U0397946

临床内科学与公共卫生

王晓光　　等 主编

上海科学普及出版社

图书在版编目（CIP）数据

临床内科学与公共卫生／王晓光等主编.—上海：上海科学普及出版社，2024.5
ISBN 978-7-5427-8687-6

Ⅰ.①临… Ⅱ.①王… Ⅲ.①内科学②公共卫生-卫生管理 Ⅳ.①R5②R1

中国国家版本馆CIP数据核字（2024）第087663号

统　　筹　张善涛
责任编辑　陈星星　郝梓涵
整体设计　宗　宁

临床内科学与公共卫生

主编　王晓光 等

上海科学普及出版社出版发行

（上海中山北路832号　邮政编码200070）

http://www.pspsh.com

各地新华书店经销　　山东麦德森文化传媒有限公司印刷

开本 787×1092 1/16　印张 22.5　插页 2　字数 576 000

2024年5月第1版　　2024年5月第1次印刷

ISBN 978-7-5427-8687-6　定价：198.00元

本书如有缺页、错装或坏损等严重质量问题

请向工厂联系调换

联系电话：0531-82601513

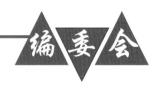

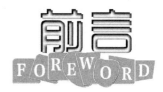

前言 FOREWORD

近年来，随着科学技术的飞速发展，医学新理论、新技术层出不穷，诊断技术与治疗方法日新月异。从事临床内科学的工作者，无疑也必须随着现代医学科学技术的发展不断丰富和更新自己的知识。

然而，守护人们的健康仅仅依靠疾病治疗是远远不够的，更需要借助公共卫生的力量。公共卫生是指通过社会集体行动，保障和改善整个社会群体的健康状况的一种学科和实践领域。它关注的是预防疾病、促进健康、延长寿命，以及提高生活质量的各种措施。所以，社会需要有一批具有奉献精神和多学科背景的临床内科医师与公共卫生工作者为人民的健康保驾护航。鉴于此，我们特邀请多位工作经验丰富的专家编写了《临床内科学与公共卫生》一书。

本书内容较为全面，包含临床内科疾病诊疗与公共卫生两方面内容。本书既阐述了临床内科常见疾病的病因、发病机制、临床表现、诊断与鉴别诊断、治疗等内容，又根据我国实际情况阐述了医院公共卫生服务的内容。本书内容丰富，资料新颖，层次清晰，涉及面广，既有助于临床内科医师对疾病做出正确的诊断和制订合理的治疗计划，又能够帮助公共卫生工作者学习和掌握医疗发展的最新动态。本书适合临床内科医师和公共卫生工作者参考阅读。

鉴于编者的知识水平和经验有限，且本书涉及面广、内容诸多，所以书中难免存在不足之处，恳请广大读者不吝赐教和指正，以便进一步修订。

《临床内科学与公共卫生》编委会

2024 年 1 月

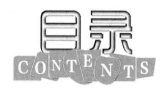

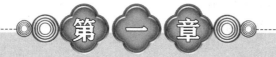

第一章
内科疾病常见症状与体征

第一节　发　　热

一、概述

（一）病因

引起发热的病因很多,按有无病原体侵入人体分为感染性发热和非感染性发热两大类。

1.感染性发热

各种病原体侵入人体后引起的发热称为感染性发热。引起感染性发热的病原体有细菌、病毒、支原体、立克次体、真菌、螺旋体及寄生虫。病原体侵入机体后可引起相应的疾病,无论急性还是慢性、局限性还是全身性均可引起发热。病原体及其代谢产物或炎性渗出物等外源性致热原,在体内作用致热原细胞如中性粒细胞、单核细胞及巨噬细胞等,使其产生并释放白细胞介素 1、干扰素、肿瘤坏死因子和炎症蛋白 1 等而引起发热。感染性发热占发热病因的 $50\%\sim60\%$。

2.非感染性发热

由病原体以外的其他病因引起的发热称为非感染性发热。常见于以下原因。

（1）吸收热:由于组织坏死,组织蛋白分解和坏死组织吸收引起的发热称为吸收热。①物理和机械因素损伤:大面积烧伤、内脏出血、创伤、大手术后,骨折和热射病等。②血液系统疾病:白血病、恶性淋巴瘤、恶性组织细胞病、骨髓增生异常综合征、多发性骨髓瘤、急性溶血和血型不合输血等。③肿瘤性疾病:各种恶性肿瘤。④血栓栓塞性疾病:静脉血栓形成,如静脉、股静脉和髓静脉血栓形成。动脉血栓形成,如心肌梗死、脑动脉栓塞、肠系膜动脉栓塞和四肢动脉栓塞等。微循环血栓形成,如溶血性尿毒综合征和血栓性血小板减少性紫癜。

（2）变态反应性发热:变态反应产生时形成外源性致热原抗原抗体复合物,激活了致热原细胞,使其产生并释放白细胞介素 1、干扰素、肿瘤坏死因子和炎症蛋白 1 等引起的发热。如风湿热、药物热、血清病和结缔组织病等。

（3）中枢性发热:有些致热因素不通过内源性致热原而直接损害体温调节中枢,使体温调定点上移后发出调节冲动,造成产热大于散热,体温升高,称为中枢性发热。①物理因素:如中暑等。②化学因素:如重度安眠药中毒等。③机械因素:如颅内出血和颅内肿瘤细胞浸润等。

④功能性因素:如自主神经功能紊乱和感染后低热。

(4)其他:如甲状腺功能亢进、脱水等。

发热都是由于致热因素的作用使人体产生的热量超过散发的热量,引起体温升高超过正常范围。

(二)发生机制

1.外源性致热原的摄入

各种致病的微生物或它们的毒素、抗原抗体复合物、淋巴因子、某些致炎物质(如尿酸盐结晶和硅酸盐结晶)、某些类固醇、肽聚糖和多核苷酸等外源性致热原多数是大分子物质,侵入人体后不能通过血-脑屏障作用于体温调节中枢,但可通过激活血液中的致热原细胞产生白细胞介素 1等。白细胞介素 1等的产生:在各种外源性致热原侵入人体后,能激活血液中的中性粒细胞、单核-巨噬细胞和嗜酸性粒细胞等,产生白细胞介素 1、干扰素、肿瘤坏死因子和炎症蛋白 1。其中研究最多的是白细胞介素 1。

2.白细胞介素 1 的作用部位

(1)脑组织:白细胞介素 1 可能通过下丘脑终板血管器(此处血管为有孔毛细血管)的毛细血管进入脑组织。

(2)下丘脑视前区(POAH)神经元:白细胞介素 1 亦有可能通过下丘脑终板血管器毛细血管到达血管外间隙(血-脑屏障外侧)的 POAH 神经元。

3.发热的产生

白细胞介素 1 作用于 POAH 神经元或在脑组织内再通过中枢介质引起体温调定点上移,体温调节中枢再对体温重新调节,发出调节命令,一方面可能通过垂体内分泌系统使代谢增加和通过运动神经系统使骨骼肌阵缩(寒战),引起产热增加;另一方面通过交感神经系统使皮肤血管和立毛肌收缩,排汗停止,散热减少。这几方面作用使人体产生的热量超过散发的热量,体温升高,引起发热,一直达到体温调定点的新的平衡点。

二、诊断

(一)发热的程度诊断

(1)低热:人体的体温超过正常,但低于 38 ℃。

(2)中度热:人体的体温为 38.1～39.0 ℃。

(3)高热:人体的体温为 39.1～41.0 ℃。

(4)过高热:人体的体温超过 41 ℃。

(二)发热的分期诊断

1.体温上升期

此期为白细胞介素 1 作用于 POAH 神经元或在脑组织内通过中枢介质引起体温调定点上移,使体温调节中枢对体温重新调节,发出调节命令,再通过代谢增加,骨骼肌阵缩(寒战),使产热增加;皮肤血管和立毛肌收缩,使散热减少。因此产热超过散热使体温升高。体温升高的方式有骤升和缓升两种。

(1)骤升型:人体的体温在数小时内达到高热或以上,常伴有寒战。

(2)缓升型:人体的体温逐渐上升,在几天内达高峰。

2.高热期

此期为人体的体温达到高峰后的时期,体温调定点已达到新的平衡。

3.体温下降期

此期由于病因已被清除,体温调定点逐渐降到正常,散热超过产热,体温逐渐恢复正常。与体温升高的方式相对应的有两种体温降低的方式。

(1)骤降型:人体的体温在数小时内降到正常,常伴有大汗。

(2)缓降型:人体的体温在几天内逐渐下降到正常。体温骤升和骤降的发热常见疟疾、大叶性肺炎、急性肾盂肾炎和输液反应。体温缓升缓降的发热常见于伤寒和结核。

(三)发热的分类诊断

1.急性发热

发热的时间在2周以内为急性发热。

2.慢性发热

发热的时间超过2周为慢性发热。

(四)发热的热型诊断

把不同时间测得的体温数值分别记录在体温单上,将不同时间测得的体温数值按顺序连接起来,形成体温曲线,这些曲线的形态称热型。

1.稽留热

人体的体温维持在高热和以上水平达几天或几周。常见于大叶性肺炎和伤寒高热期。

2.弛张热

人体的体温在一天内都在正常水平以上,但波动范围在2℃以上。常见见化脓性感染、风湿热、败血症等。

3.间歇热

人体的体温骤升到高峰后维持几小时,再迅速降到正常,无热的间歇时间持续一到数天,反复出现。常见于疟疾和急性肾盂肾炎等。

4.波状热

人体的体温缓升到高热并持续几天后,再缓降到正常,持续几天后再缓升到高热,反复多次。常见于布鲁杆菌病。

5.回归热

人体的体温骤升到高热并持续几天后,再骤降到正常,持续几天后再骤升到高热,反复数次。常见于恶性淋巴瘤和部分恶性组织细胞病等。

6.不规则热

人体的体温可高可低,无规律性。常见于结核病、风湿热等。

三、诊断方法

(一)详细询问病史

1.现病史

(1)起病情况和患病时间:发热的急骤和缓慢,发热持续时间。急性发热常见细菌、病毒、肺炎支原体、立克次体、真菌、螺旋体及寄生虫感染。其他有结缔组织病、急性白血病、药物热等。长期发热的原因,除中枢性原因外,还可包括以下四大类:①感染是长期发热最常见的原因,常见于伤寒、副伤寒、亚急性感染性心内膜炎、败血症、结核病、阿米巴肝病、黑热病、急性血吸虫病等。在各种感染中,结核病是主要原因之一,特别是某些肺外结核,如深部淋巴结结核、肝结核。②造血系统的新陈代谢率较高,有病理改变时易引起发热,如非白血性白血病、深部恶性淋巴瘤、恶性组织细胞病等。③结缔组织疾病如播散性红斑狼疮、结节性多动脉炎、风湿热等,可成为长期发热的疾病。④恶性肿瘤增长迅速,当肿瘤组织崩溃或附加感染时则可引起长期发热,如肝癌、结肠癌等早期常易漏诊。

(2)病因和诱因:常见的有流行性感冒、其他病毒性上呼吸道感染、急性病毒性肝炎、流行性乙型脑炎、脊髓灰质炎、传染性单核细胞增多症、流行性出血热、森林脑炎、传染性淋巴细胞增多症、麻疹、风疹、流行性腮腺炎、水痘、肺炎支原体肺炎、肾盂肾炎、胸膜炎、心包炎、腹膜炎、血栓性静脉炎、丹毒、伤寒、副伤寒、亚急性感染性心内膜炎、败血症、结核病、阿米巴肝病、黑热病、急性血吸虫病、钩端螺旋体病、疟疾、丝虫病、旋毛虫病、风湿热、血清病、系统性红斑狼疮、皮肌炎、结节性多动脉炎、急性胰腺炎、急性溶血、急性心肌梗死、恶性淋巴瘤、肉瘤、恶性组织细胞病、痛风发作、甲状腺危象、重度脱水、热射病、脑出血、白塞病、高温下工作等。

(3)伴随症状:有寒战、结膜充血、口唇疱疹、肝大、脾大、淋巴结肿大、出血、关节肿痛、皮疹和昏迷等。发热的伴随症状越多,越有利于诊断或鉴别诊断,所以应尽量询问和采集发热的全部伴随症状。寒战常见于大叶肺炎、败血症、急性胆囊炎、急性肾盂肾炎、流行性脑脊髓膜炎、疟疾、钩端螺旋体病、药物热、急性溶血或输血反应等。结膜充血多见于麻疹、咽结膜热、流行性出血热、斑疹伤寒、钩端螺旋体病等。口唇单纯疱疹多出现于急性发热性疾病,如大叶肺炎、流行性脑脊髓膜炎、流行性感冒等。淋巴结肿大见于传染性单核细胞增多症、风疹、淋巴结结核、局灶性化脓性感染、丝虫病、白血病、淋巴瘤、转移癌等。

2.既往史和个人史

如过去曾患的疾病、有无外伤、做过何种手术、预防接种史和过敏史等。个人经历:如居住地、职业、旅游史和接触感染史等。职业:如工种、劳动环境等。发病地区及季节,对传染病与寄生虫病特别重要。某些寄生虫病如血吸虫病、黑热病、丝虫病等有严格的地区性。斑疹伤寒、回归热、白喉、流行性脑脊髓膜炎等流行于冬春季节;伤寒、乙型脑炎、脊髓灰质炎则流行于夏秋季节;钩端螺旋体病的流行常见于夏收与秋收季节。麻疹、猩红热、伤寒等急性传染病病愈后常有较牢固的免疫力,第二次发病的可能性甚小。中毒型菌痢、食物中毒的患者发病前多有进食不洁饮食史;疟疾、病毒性肝炎可通过输血传染。阿米巴肝病可有慢性痢疾病史。

(二)仔细全面体检

(1)记录体温曲线:每天记录4次体温,以此判断热型。

(2)细致、精确、规范、全面和有重点的体格检查。

(三)准确的实验室检查

1.常规检查

血常规、尿常规、大便常规、红细胞沉降率和肺部X线。

2.细菌学检查

可根据病情取血、骨髓、尿、胆汁、大便和脓液进行培养。

(四)针对性的特殊检查

1.骨髓穿刺和骨髓活检

骨髓穿刺和骨髓活检对血液系统的肿瘤和骨髓转移癌有诊断意义。

2.免疫学检查

免疫球蛋白电泳、类风湿因子、抗核抗体、抗双链 DNA 抗体等。

3.影像学检查

如超声波、计算机体层成像(CT)和磁共振成像(MRI)下摄像仪检查。

4.淋巴结活检

淋巴结活检对淋巴组织增生性疾病的确诊有诊断价值。

5.诊断性探查术

诊断性探查术对经过以上检查仍不能诊断的腹腔内肿块可慎重采用。

四、鉴别诊断

(一)急性发热

急性发热指发热在2周以内者。病因主要是感染,其局部定位症状常出现在发热之后。准确的实验室检查和针对性的特殊检查对鉴别诊断有很大的价值。如果发热缺乏定位,白细胞计数不高或减低难以确定诊断的大多为病毒感染。

(二)慢性发热

1.长期发热

长期发热指中高度发热超过2周者。常见的病因有四类:感染、结缔组织疾病、肿瘤和恶性血液病。其中以感染多见。

(1)感染:常见的原因有伤寒、副伤寒、结核、败血症、肝脓肿、慢性胆囊炎、感染性心内膜炎、急性血吸虫病、传染性单核细胞增多症、黑热病等。

(2)结缔组织疾病:常见的原因有系统性红斑狼疮、风湿热、皮肌炎、贝赫切特综合征、结节性多动脉炎等。

结缔组织疾病所致发热的特点:①多发于生育期的妇女。②多器官受累,表现多样。③血清中有高滴度的自身抗体。④抗生素治疗无效且易过敏。⑤水杨酸或肾上腺皮质激素治疗有效。

(3)肿瘤:常见于各种恶性肿瘤和转移性肿瘤。肿瘤所致发热的特点:无寒战、抗生素治疗无效、伴进行性消瘦和贫血。

(4)恶性血液病:常见于恶性淋巴瘤和恶性组织细胞病。恶性血液病所致发热的特点:常伴肝大、脾大、全血细胞计数减少和进行性衰竭,抗生素治疗无效。

2.慢性低热

慢性低热指低度发热超过3周者,常见的病因有器质性和功能性低热。

(1)器质性低热:①感染,常见的病因有结核、慢性泌尿系统感染、牙周脓肿、鼻旁窦炎、前列腺炎和盆腔炎等。注意进行有关的实验室检查和针对性的特殊检查对鉴别诊断有很大的价值。②非感染性发热,常见的病因有结缔组织疾病和甲亢,凭借自身抗体和毛、爪的检查有助于诊断。

(2)功能性低热:①感染后低热。急性传染病等引起高热在治愈后,由于体温调节中枢的功能未恢复正常,低热可持续数周,反复的体检和实验室检查未见异常。②自主神经功能紊乱。多见于年轻女性,一天内体温波动不超过 0.5 ℃,体力活动后体温不升反降,常伴颜面潮红、心悸、手颤、失眠等。并排除其他原因引起的低热后才能诊断。

(王晓光)

第二节 眩 晕

眩晕实际上是一种运动幻觉(幻动),发作时患者感到外界旋转而自身不动,或感到环境静止而自身旋转,或两者并存,除旋转外有时则为身体来回摆动、上升下降、地面高低不平、走路晃动。多为阵发性、短暂,但也有持续数周、数月。除轻症外,通常均伴程度不等的恶心、呕吐、面色苍白、出汗、眼震、步态不稳,甚至不能坐立,严重时患者卧床不动,头稍转动症状加重。

一、病因

(一)外源性前庭障碍

因前庭神经系统(自内耳至脑干前庭神经核、小脑、大脑额叶)以外的病变或环境影响所致。

1.全身性疾病

心脏病如充血性心力衰竭、心肌梗死、心律不齐、主动脉瓣狭窄、病态窦房结综合征等,高血压和低血压,尤其是直立性低血压、颈动脉窦综合征,血管病如脉管炎、主动脉弓综合征,代谢病如糖尿病、低血糖,内分泌病如甲状腺及甲状旁腺功能不足、肾上腺皮质功能低下、月经、妊娠、绝经期或更年期等,以及贫血、真性红细胞增多症等。

2.药物中毒

耳毒性抗生素如链霉素、卡那霉素、庆大霉素等,其他如酒精、一氧化碳、铅、奎宁、水杨酸钠、苯妥英钠、卡马西平、镇静剂、三环类抗抑郁药等。

3.病灶感染

鼻窦炎、慢性咽炎、龋齿、耳带状疱疹等。

4.晕动病

晕船、晕车、晕飞机。

5.精神病

焦虑症、癔症、精神分裂症。

(二)周围性前庭障碍

周围性前庭障碍即前庭周围性、迷路性或耳源性眩晕,引起眩晕的直接病因在周围性前庭神经系统本身(半规管、椭圆囊、圆囊、前庭神经节、前庭神经)。

1.梅尼埃病

梅尼埃病或称膜迷路积水,主要有三大症状:眩晕、耳鸣、耳聋。多起病于中年,男女发病率相等,影响内耳耳蜗及前庭系统,多为单侧,10%～20%为双侧。起病突然,先有耳鸣、耳聋,随后出现眩晕,持续数分钟至数小时,伴恶心、呕吐等,发作后疲劳、无力、嗜睡;眩晕消失后,耳鸣亦消失,听力恢复。急性期过后,一切如常,或有数小时、数天的平衡失调,间歇期长短不一。起初耳鸣、耳聋可完全消失,但反复发作后,耳鸣持续,听力亦不再恢复,无其他神经症状。间歇期体检,只有听力与前庭功能障碍,眼震为急性发作期的唯一体征,发作过后眼震消失。

2.前庭神经元炎

前庭神经元炎起病于呼吸道或胃肠道病毒感染之后,为突然发作的视物旋转,严重眩晕伴恶心、呕吐及共济失调,但无耳鸣或耳聋。患者保持绝对静卧,头部活动后眩晕加重,持续数天至数周,消退很慢,急性期有眼震,快相向健侧或慢相向病灶侧,一侧或双侧前庭功能减退,见于青年,有时呈流行性。

3.位置性眩晕

其特点是患者转头至某一位置时出现眩晕,20～30秒后消失,伴恶心、呕吐、苍白,几乎都与位置有关,绝对不会自发,不论头和身体活动的快慢,仰卧时转头或站立时头后仰均能引起发作,听力及前庭功能正常,其症状与伴发的眼震可在位置试验时重现。

大多数位置性眩晕的病变在末梢器官,如圆囊自发变性、迷路震荡、中耳炎、镫骨手术后、前庭动脉闭塞等(位置试验时有一过性眼球震颤,易疲劳,而眩晕较重),故称良性阵发性位置性眩晕。部分位置性眩晕病变在中枢,如听神经、小脑、第四脑室及颞叶肿瘤,多发性硬化,后颅凹蛛网膜炎,脑脊液压力增高等。位置试验:当头保持某一特定的位置时,眼震持续,但眩晕不明显。

4.迷路炎

迷路炎为中耳炎的并发症,按病情轻重可分为迷路周围炎、浆液性迷路炎和化脓性迷路炎三种,均有不同程度的眩晕。

5.流行性眩晕

在一段时期内,眩晕患者明显增加。其特点为起病突然,眩晕十分严重,无耳蜗症状,痊愈后很少再发,以往无类似发作史。可能与病毒感染影响迷路的前庭部位有关。

(三)中枢性前庭障碍

中枢性前庭障碍即前庭中枢性眩晕,任何病变累及前庭径路与小脑及大脑颞叶皮质连接的结构都可表现眩晕。

1.颅内肿瘤

肿瘤直接破坏前庭结构,或当颅内压增高时干扰前庭神经元的血液供应均可产生眩晕。成人以胶质瘤、脑膜瘤和转移性肿瘤居多,这些肿瘤除有中枢性位置性眼震外可无其他体征。儿童应考虑髓母细胞瘤。第四脑室囊肿可产生阵发性眩晕伴恶心和呕吐,称Bruns征(改变头位时突然出现眩晕、头痛、呕吐,甚至意识丧失,颈肌紧张收缩呈强迫头位)。

听神经瘤患者最先出现耳鸣,听力减弱,常缓慢进行。眩晕不严重,多为平衡失调而非旋转感,无眼震,前庭功能减退或消失。当肿瘤自内听道扩展至脑桥小脑角时出现角膜反射消失,同侧颜面麻木;当前庭神经核受压时出现眼震;压迫小脑时可有同侧肢体共济失调;压迫舌咽、迷走神经时则有声嘶、吞咽困难、同侧软腭瘫痪,视盘水肿,面瘫常为晚期症状。

2.脑血管病

(1)小脑后下动脉闭塞:引起延髓背外侧部梗死,可出现眩晕、恶心、呕吐及眼震;病侧舌咽、迷走神经麻痹,表现为饮水呛咳、吞咽困难、声音嘶哑、软腭麻痹及咽反射消失,病侧小脑性共济失调及Horner征,病侧面部和对侧的躯肢痛觉减退或消失(交叉性感觉障碍),称Wallenberg综合征,此征常见于椎动脉血栓形成。

(2)迷路卒中:内听动脉分为耳蜗支和前庭支,前庭支受累产生眩晕、恶心、呕吐、虚脱,若耳蜗支同时受累则有耳鸣、耳聋,若为耳蜗支单独梗死则出现突发性耳聋。

(3)椎-基底动脉供血不足:典型症状为发作性眩晕和复视,常伴眼震,有时恶心、呕吐,眩晕发作可能是半规管或脑干前庭神经核供血不全影响所致。常见轻偏瘫、偏瘫伴脑神经麻痹,临床表现视脑干损害的不同平面而定,多为一侧下运动神经元型脑神经瘫痪,对侧轻偏瘫,为脑干病变的特征。可有"猝倒发作",突然丧失全身肌张力而倒地,意识清楚,由下部脑干或上部脊髓发作性缺血影响皮质脊髓束或网状结构功能所致。可有枕部搏动性痛,在发作时或梗死进展期还可见到下列症状:①同向偏盲(枕叶缺血或梗死);②幻听、幻视(与颞叶病变有关);③意识障碍,无动性缄默或昏迷;④轻偏瘫,伴颅神经障碍,辨距不良,共济失调,言语、吞咽困难(继发于脑干损害);⑤位置性眼震;⑥核间性眼肌瘫痪;⑦感觉障碍。眩晕作为首发症状时可不伴神经症状。若一次发作无神经症状,反复发作也无小脑、脑干体征时,那么椎-基底动脉供血不足的诊断就不能成立。

(4)锁骨下动脉盗血综合征:是指无名动脉或锁骨下动脉近端部分闭塞发生患侧椎动脉压力下降,血液反流以致产生椎-基底动脉供血不足症状。以眩晕和视力障碍最常见,其次为晕厥。患侧桡动脉搏动减弱,收缩压较对侧相差 2.7 kPa(20 mmHg)以上。锁骨下可听到血管杂音。

(5)小脑、脑干梗死或出血。

3.颞叶癫痫

眩晕较常见,前庭中枢在颞叶,该处刺激时产生眩晕先兆,或为唯一的发作形式,发作时严重旋转感,恶心、呕吐时间短暂。听觉中枢亦在颞叶,故同时可有幻听,也有其他幻觉,如幻嗅等。除先兆外常有其他发作症状,如失神、凝视、梦样状态,并有咀嚼、吮唇等自动症及行为异常。此外,有似曾相识,不真实感,视物变大,恐惧、愤怒、忧愁等精神症状。约 2/3 患者有大发作。病因以继发于产伤、外伤、炎症、缺血最常见,其他如肿瘤、血管畸形、变性等。

4.头部外伤

颅底骨折,尤其颞骨横贯骨折,病情严重,昏迷醒后发现眩晕。多数外伤后眩晕并无颅底骨折,具体损害部位不明。无论有无骨折,临床多为头痛、头晕、平衡失调,转头时更明显。若有迷路或第Ⅷ对脑神经损害,则有自发性眩晕。若脑干损伤,瞳孔不等大,形状改变,光反应消失,复视,眼震,症状持续数周、数月甚至数年。有的颅脑伤患者,出现持久的头晕、头痛、神经过敏、性格改变等,则与躯体及精神因素有关,称脑外伤后综合征。

5.多发性硬化

眩晕作为最初出现的症状占 25%,而在所有病例的病程中可占 75%。耳鸣、耳聋少见。眼震呈水平或垂直型。核间性眼肌麻痹(眼球做水平运动时不能内收而外展正常),其他为肢体无力,感觉障碍,深反射亢进,有锥体束征及小脑损害体征等。以多灶性、反复发作、病情波动为特征,85% 的患者脑脊液中 IgG 指数升高,头颅 CT 或 MRI 有助于诊断。

6.颈源性眩晕

眩晕伴颈枕痛,此外最显著的症状是颈项强直,有压痛,大多由颈椎关节强硬症骨刺压迫通过横突孔的椎动脉所致。

7.眼性眩晕

眼肌瘫痪复视时可产生轻度眩晕;屈光不正,先天性视力障碍,青光眼,视网膜色素变性等也可产生眩晕。

8.其他

延髓空洞症、遗传性共济失调等。

二、诊断

(一)明确是否为眩晕

病史应着重询问:发作时情况,有无自身或外界旋转感,发作与头位及运动的关系,起病缓急,程度轻重,持久或短暂等。鼓励患者详细描述,避免笼统地用"头晕"二字概括病情。询问伴随症状,有无恶心、呕吐、苍白、出汗,有无耳鸣、耳聋、面部和肢体麻木无力、头痛、发热,过去病史中应特别注意耳流脓、颅脑伤、高血压、动脉硬化、应用特殊药物等。根据病史,首先明确是眩晕,还是头重足轻、头晕眼花等一般性头晕。重度贫血、肺气肿咳嗽、久病后或者老年人突然由卧位或蹲位立起,以及神经症患者常诉头晕,正常人过分劳累也头晕,除此之外都不是真正眩晕,应加以区别。

(二)区别周围性或中枢性眩晕

1.周围性(迷路性)眩晕

其特点是明确的发作性旋转感,伴恶心、呕吐、面色苍白、出汗、血压下降,并有眼震、共济失调等,眩晕与伴发症状的严重性成正比。前庭神经核发出的纤维与迷走神经运动背核等有广泛联系,因此病变时可引起反射性内脏功能紊乱。多突然开始,症状严重,数分钟到数小时症状消失,很少超过数天或数周(因中枢神经有代偿作用),发作时出现眼震,水平型或细微旋转型,眼球转向无病变的一侧时眼震加重。严重发作时患者卧床,头不敢转动,常保持固定姿势。因病变同时侵犯耳蜗,故伴发耳鸣和耳聋。本型眩晕见于梅尼埃病、迷路炎、内耳外伤等。

2.中枢性(脑性)眩晕

无严重旋转感,多为持续不平衡感,如步态不稳。不伴恶心、呕吐及其他自主神经症状,可有自发性眼震,若有位置性眼震则方向多变且不固定,眼震的方向及特征多无助于区别中枢或周围性眩晕,但垂直型眼震提示脑干病变,眼震持续时间较长。此外,常有其他脑神经损害症状及长束征。耳鸣、耳聋少见,听力多正常,冷热水反应(变温)试验亦多正常。眩晕持续时间长,数周、数月、甚至数年。见于椎-基底动脉供血不足、脑干或后颅凹肿瘤、脑外伤、癫痫等。

(三)检查

全面体检,着重前庭功能及听力检查,诸如错定物位试验、Romberg 征、变温试验等,测两臂及立、卧位血压,尤其查有无位置性眼震(患者仰卧,头悬垂于检查台沿之外 30°,头摆向左侧或右侧,每改变位置时维持 60 秒)。正常时无眼震。周围性病变时产生的眩晕感与患者主诉相同,眼震不超过 15 秒;中枢性位置性眼震无潜伏期。

此外,应有针对性地选择各项辅助检查,如听神经瘤患者腰椎穿刺约有 2/3 病例出现脑脊液蛋白增高。可行 X 线、头颅 CT 或 MRI 检查等。怀疑颈源性眩晕时可行颈椎 X 线检查。癫痫患者做脑电图检查。经颅超声多普勒(TCD)可了解颅内血管病变及血液循环情况。眼震电图、脑干诱发电位检查有助于前庭系统眩晕的定位诊断。

(王晓光)

第三节　头　　痛

狭义的头痛只是指颅顶部疼痛而言,广义的头痛可包括面、咽、颈部疼痛。对头痛的处理首先应找到产生头痛的原因。急性剧烈头痛与既往头痛无关,且以暴发起病或不断加重为特征者,提示有严重疾病存在,可带来不良后果。慢性或复发性头痛,成年累月久治不愈,多半属血管性或精神性头痛。临床上绝大部分患者是慢性或复发性头痛。

一、病因

(一)全身性疾病伴发的头痛

(1)高血压:头痛位于枕部或全头,跳痛性质,晨醒最重为高血压性头痛的特征,舒张压在17.3 kPa(130 mmHg)以上者较常见。

(2)肾上腺皮质功能亢进、原发性醛固酮增多症、嗜铬细胞瘤等,常引起持续性或发作性剧烈头痛,头痛与伴随儿茶酚胺释放时阵发性血压升高有关。

(3)颞动脉炎以50岁以上女性居多,头痛剧烈,常突然发作,并呈持续跳动性,一般限于一侧颞部,常伴有皮肤感觉过敏;受累的颞动脉发硬增粗,如管壁病变严重,颞动脉搏动消失,常有触痛,头颅其他血管也可发生类似病变。其可怕的并发症是单眼或双眼失明。本病不少患者伴有原因不明的风湿性肌肉-关节痛,可有夜汗、发热、红细胞沉降率加速、白细胞计数增多。

(4)甲状腺功能减退或亢进。

(5)低血糖:当发生低血糖时通常有不同程度的头痛,尤其是儿童。

(6)慢性充血性心力衰竭、肺气肿。

(7)贫血和红细胞增多症。

(8)心脏瓣膜病变:如二尖瓣脱垂。

(9)传染性单核细胞增多症、亚急性细菌性心内膜炎、艾滋病所致的中枢神经系统感染或继发的机会性感染。

(10)头痛型癫痫:脑电图有癫痫样放电,抗癫痫治疗有效,多见于儿童的发作性剧烈头痛。

(11)绝经期头痛:头痛是妇女绝经期常见的症状,常伴有情绪不稳、心悸、失眠、周身不适等症状。

(12)变态反应性疾病引起的头痛常从额部开始,呈弥漫性,双侧或一侧,每次发作都是接触变应原后而发生,伴有变态反应症状。头痛持续几小时甚至几天。

(13)急慢性中毒后头痛。①慢性铅、汞、苯中毒:其特点类似功能性头痛,多伴有头晕、眩晕、乏力、食欲减退、情绪不稳,以及自主神经功能紊乱。慢性铅中毒可出现牙龈边缘的蓝色铅线,慢性汞中毒可伴有口腔炎,牙龈边缘出现棕色汞线。慢性苯中毒伴有白细胞计数减少,血小板和红细胞计数也相继减少。②一氧化碳中毒。③有机磷农药中毒。④乙醇中毒:宿醉头痛是在大量饮酒后隔天早晨出现的持续性头痛,由于血管扩张所致。⑤颠茄碱类中毒:由于阿托品、东莨菪碱过量引起头痛。

(14)脑寄生虫病引起的头痛:如脑囊虫病通常是全头胀痛、跳痛,可伴恶心、呕吐,但无明显定位意义。脑室系统囊虫病头痛的显著特征为由于头位改变突然出现剧烈头痛发作,呈强迫头位伴眩晕及喷射性呕吐,称为Bruns征。流行病学史可以协助诊断。

(二)五官疾病伴发的头痛

1.眼

(1)眼疲劳:如隐斜、屈光不正,尤其是未纠正的老视等。

(2)青光眼:眼深部疼痛,放射至前额。急性青光眼可有眼部剧烈疼痛,瞳孔常不对称,病侧角膜周围充血。

(3)视神经炎:除视物模糊外并有眼内、眼后或眼周疼痛,眼过分活动时产生疼痛,眼球有压痛。

2.耳、鼻、喉

(1)鼻源性头痛:是指鼻腔、鼻窦病变引起的头痛,多为前额深部头痛,呈钝痛和隐痛,无搏动性,上午较重,下午减轻,一般都有鼻病症状,如鼻塞、流脓涕等。

(2)鼻咽癌:除头痛外常有耳鼻症状,如鼻衄、耳鸣、听力减退、鼻塞,以及脑神经损害(第Ⅴ、Ⅵ、Ⅸ、Ⅻ对较常见)及颈淋巴结转移等。

3.齿

(1)龋病或牙根炎感染可引起第2、3支三叉神经痛。

(2)Costen 氏综合征:即颞颌关节功能紊乱,患侧耳前疼痛,放射至颞、面或颈部,伴耳阻塞感。

(三)头面部神经痛

1.三叉神经痛

疼痛不超出三叉神经分布范围,常位于口-耳区(自下犬齿向后扩展至耳深部)或鼻-眶区(自鼻孔向上放射至眼眶内或外),疼痛剧烈,来去急骤,约数秒钟即过。可伴面肌抽搐,流涎流泪,结膜充血,发作常越来越频繁,间歇期正常。咀嚼、刷牙、说话、风吹颜面均可触发。须区别原发性或症状性三叉神经痛,后者检查时往往有神经损害体征,如颜面感觉障碍、角膜反射消失、颞肌咬肌萎缩等。病因有小脑脑桥角病变、鼻咽癌侵蚀颅底等。

2.眶上神经痛

位于一侧眼眶上部,眶上切迹处有持续性疼痛并有压痛,局部皮肤有感觉过敏或减退,常见于感冒后。

3.舌咽神经痛

累及舌咽神经和迷走神经的耳、咽支的感觉分布区域,疼痛剧烈并呈阵发性,但也可呈持续性,疼痛限于咽喉,或波及耳、腭甚至颈部,吞咽、伸舌均可促发。

4.枕神经痛

病变侵犯上颈神经感觉根或枕大神经或耳后神经,疼痛自枕部放射至头顶,也可放射至肩或同侧颞、额、眶后区域,疼痛剧烈,活动、咳嗽、喷嚏使疼痛加重,常为持续性痛,但可有阵发性痛,常有头皮感觉过敏,梳头时觉两侧头皮感觉不一样。病因不一,可见于受凉、感染、外伤、上颈椎类风湿病、寰枢椎畸形、小脑扁桃体下疝畸形(Arnold-Chiari 畸形)、小脑或脊髓上部肿瘤。

5.其他

Tolosa-Hunt 综合征,带状疱疹性眼炎等。

(四)颈椎病伤引起的头痛

1.颈椎关节强硬及椎间盘病

头痛位于枕部或下枕部,多钝痛,单侧或双侧,严重时波及前额、眼或颞部,甚至同侧上臂,起初间歇发作,后呈持续性,多发生在早晨,颈转动、咳嗽和用力时头痛加重。除由于颈神经根病变或脊髓受压引起者外神经体征少见,头和颈可呈异常姿势,颈活动受限,几乎总有枕下部压痛和肌痉挛,头顶加压可再现头痛。

2.类风湿关节炎和关节强硬性脊椎炎

枕骨下深部的间歇或持续疼痛,头前屈时呈锐痛和刀割样痛,头后仰或固定于两手间可暂时缓解,疼痛可放射至颜面部或眼。

11

3.枕颈部病变

寰枢椎脱位、寰枢关节脱位、寰椎枕化及颅底压迹均可产生枕骨下疼痛,屈颈或向前弯腰促发疼痛,平卧时减轻。小脑扁桃体疝、枕大孔脑膜瘤、上颈部神经纤维瘤、室管膜瘤、转移性瘤可牵拉神经根而产生枕骨下疼痛,向额部放射。头颅和脊柱本身病变诸如骨髓瘤、转移瘤、骨髓炎、脊椎结核、佩吉特病(变形性骨炎)引起骨膜痛,并产生反射性肌痉挛。

4.颈部外伤后

头痛剧烈,有时枕部一侧较重,持续性,颈活动时加重,运动受限,颈肌痉挛。

(五)颅内疾病所致头痛

1.脑膜刺激性头痛

自发性蛛网膜下腔出血,起病突然,多为全头痛,扩展至头、颈后部,呈"裂开样"痛,常有颈项强直。脑炎、脑膜炎时也为全面性头痛,伴有发热及颈项强直,脑脊液检查有助诊断。

2.牵引性头痛

由脑膜与血管或脑神经的移位或过度牵引产生。见于颅内占位病变、颅内高压症和颅内低压症。各种颅内占位病变如硬膜下血肿、脑瘤、脑脓肿等均可产生头痛。脑瘤头痛,起初常是阵发性,早晨最剧烈,其后变为持续性,可并发呕吐。阻塞性脑积水引起颅内压增高,头痛为主要症状,用力、咳嗽、排便时头痛加重,常并发喷射性呕吐、脉缓、血压高、呼吸不规则、意识模糊、癫痫、视盘水肿等。颅内低压症见于腰穿后、颅脑损伤、脱水等,腰穿后头痛于腰穿后 48 小时内出现,于卧位坐起或站立后发生头痛,伴恶心、呕吐,平卧后头痛缓解,腰穿压力在 0.69 kPa(70 mmH$_2$O)以下,严重时无脑脊液流出,可伴有颈部僵直感。良性高颅压性头痛具有颅压增高的症状,急性或发作性全头痛,有呕吐、眼底视盘水肿,腰穿压力增高,头颅 CT 或 MRI 无异常。

(六)偏头痛

偏头痛可有遗传因素,以反复发作性头痛为特征,头痛程度、频度及持续时间可有很大差别,多为单侧,常有厌食、恶心和呕吐,有些病例伴情绪障碍。又可分为以下几种。

1.有先兆的偏头痛

占 10%～20%,青春期发病,有家族史,劳累、情绪因素、月经期等易发。发作前常有先兆,如闪光、暗点、偏盲,面、舌、肢体麻木等。继之以一侧或双侧头部剧烈搏动性跳痛或胀痛,多伴有恶心、呕吐、面色苍白、畏光或畏声。持续 2～72 小时恢复。间歇期自数天至十余年。

2.没有先兆的偏头痛

最常见,无先兆或有不清楚的先兆,见于发作前数小时或数天,包括精神障碍、胃肠道症状和体液平衡变化,面色苍白、头晕、出汗、兴奋、局部或全身水肿则与典型偏头痛相同,头痛可双侧,持续时间较长,自十多个小时至数天,随年龄增长头痛强度变轻。

3.眼肌瘫痪型偏头痛

少见,头痛伴有动眼神经麻痹,常在持续性头痛 3～5 天后,头痛强度减轻时麻痹变得明显,睑下垂最常见。若发作频繁,动眼神经偶可永久损害。颅内动脉瘤可引起单侧头痛和动眼神经麻痹。

4.基底偏头痛

少见。见于年轻妇女和女孩,与月经周期明显有关。先兆症状包括失明、意识障碍和各种脑干症状,如眩晕、共济失调、构音障碍和感觉异常,历时 20～40 分钟,继之剧烈搏动性枕部头痛和呕吐。

5.偏瘫型偏头痛

以出现偏瘫为特征,头痛消失后神经体征可保留一段时期。

(七)丛集性头痛

丛集性头痛为与偏头痛密切相关的单侧型头痛,男多于女,常在 30～60 岁起病,其特点是一连串紧密发作后间歇数月甚至数年。发作突然,强烈头痛位于面上部、眶周和前额,常在夜间发作,密集的短阵头痛每次 15～90 分钟;有明显的并发症状,包括球结膜充血、流泪、鼻充血,约 20％患者同侧有 Horner 综合征(瞳孔缩小,但对光及调节反射正常,轻度上睑下垂,眼球内陷,患侧头面颈部无汗,颜面潮红,温度增高,系交感神经损害所致),发作通常持续 3～16 周。

(八)紧张型头痛

紧张型头痛包括发作性及慢性肌肉收缩性头痛或非肌肉收缩性痛(焦虑、抑郁)。患者叙述含糊的弥漫性钝痛和重压感、箍紧感,几乎总是双侧性。偏头痛的特征样单侧搏动性疼痛少见,无明显恶心、呕吐等伴随症状。慢性头痛可以持续数十年,导致焦虑、抑郁状态、失眠、噩梦、厌食、疲乏、便秘、体重减轻等。镇痛剂短时有效,但长期服用反而可能造成药物依赖性头痛,生物反馈是较好的治疗方法。

(九)脑外伤后头痛

脑外伤后头痛指外伤恢复期后的慢性头痛,主要起源于颅外因素,如头皮局部瘢痕。可表现为肌肉收缩性痛、偏头痛、功能性头痛。有时并发转头时眩晕、恶心、变态反应和失眠。

二、诊断

(一)问诊

不少头痛病例的诊断(如偏头痛、精神性头痛等),主要是以病史为依据,特别要注意下列各点。

1.头痛的特点

(1)起病方式及病程:急、慢、长、短,发作性、持续性或在持续性基础上有发作性加重,注意发作时间长短及次数,以及头痛发作前后情况。

(2)头痛的性质及程度:压榨样痛、胀痛、钝痛、跳痛、闪电样痛、爆裂样痛、针刺样痛,加重或减轻因素,与体位的关系。

(3)头痛的部位:局部、弥散、固定、多变。

2.伴随症状

有无先兆(眼前闪光、黑矇、口唇麻木及偏身麻木、无力)、恶心、呕吐、头晕、眩晕、出汗、排便,五官症状(眼痛、视力减退、畏光、流泪、流涕、鼻塞、鼻出血、耳鸣、耳聋)、神经症状(抽搐、瘫痪、感觉障碍)、精神症状(失眠、多梦、记忆力减退、注意力不集中、淡漠、忧郁等)及发热等。

3.常见病因

有无外伤、感染、中毒或精神因素、肿瘤病史。

(二)系统和重点检查

在一般检查、神经检查及精神检查中应着重以下几点。

(1)体温、脉搏、呼吸、血压的测量。

(2)眼、耳、鼻、鼻窦、咽、齿、下颌关节有无病变,特别注意有无鼻咽癌迹象。

(3)头、颈部检查:注意有无强迫头位,颈椎活动幅度如何。观察体位改变(直立、平卧、转头)

对头痛的影响。头颈部有无损伤、肿块、压痛、肌肉紧张、淋巴结肿大,有无血管怒张、发硬、杂音、搏动消失等。有无脑膜刺激征。

(4)神经检查:注意瞳孔大小、视力、视野,视盘有无水肿,头面部及肢体有无瘫痪和感觉障碍。

(三)分析方法

根据病史和体检的发现,对照前述病因分类中各种头痛的临床特点,进行细致考虑。一般而论,首先考虑是功能性还是器质性头痛。若属后者,分析是全身性疾病,还是颅内占位性病变,或非占位性病变引起的头痛,或颅外涉及眼、耳、鼻、喉、齿部疾病和头面部神经性头痛。对一时诊断不清者,应严密观察,定期复查,切忌"头痛医头",以免误诊。

(四)选择辅助检查

根据前述设想,推断头痛患者可能的病因,依照拟诊,选做针对性的辅助检查,如怀疑蛛网膜下腔出血,可检查脑脊液;怀疑脑瘤,可做头颅 CT 或 MRI;怀疑颅内感染,可行脑电图检查。

(王爱菊)

第四节　心　　悸

一、概述

心悸是人们主观感觉心跳或心慌,患者主诉心脏像擂鼓样、心搏骤停、心慌不稳等,常伴心前区不适,是由于心率过快或过缓、心律不齐、心肌收缩力增加或神经敏感性增高等因素引起。一般健康人仅在剧烈运动、神经过度紧张或高度兴奋时才会有心悸的感觉,神经症或处于焦虑状态的患者即使没有心律失常或器质性心脏病,也常以心悸为主诉而就诊,而某些患器质性心脏病者或出现频发性期前收缩,甚至心房颤动而并不感觉心悸。

二、诊断

(一)临床表现

由于心律失常引起的心悸,在检查患者的当时心律失常不一定存在,因此务必让患者详细陈述发病的缓急、病程的长短;发生心悸当时的主观症状,如有无心脏活动过强、过快、过慢、不规则的感觉;持续性或阵发性;是否伴有意识改变;周围循环状态如四肢发冷、面色苍白,以及发作持续时间等;有无多食、怕热、易出汗、消瘦等;心悸发作的诱因与体位、体力活动、精神状态,以及麻黄碱、胰岛素等药物的关系。体检重点检查有无心脏疾病的体征,如心脏杂音、心脏扩大及心律改变,有无血压增高、脉压增宽、动脉枪击音、水冲脉等高动力循环的表现,注意甲状腺是否肿大,有无突眼、震颤及杂音,以及有无贫血的体征。

(二)辅助检查

为明确有无心律失常存在及其性质应做心电图检查,如常规心电图未发现异常,可根据患者情况予以适当运动如仰卧起坐、蹲踞活动或 24 小时动态心电图检查,怀疑冠心病、心肌炎者给予运动负荷试验,阳性检出率较高,如高度怀疑有恶性室性心律失常者,应做连续心电图监测。如怀疑有甲状腺功能亢进、低血糖或嗜铬细胞瘤时可进行相关的实验室检查。

三、鉴别诊断

心悸的鉴别需明确其为心脏原发性节律紊乱引起还是继发循环系统以外的疾病所致,进一步需确定其为功能性还是器质性疾病导致的心悸。

(一)心律失常

1.期前收缩

期前收缩为心悸最常见的病因。不少正常人可因期前收缩的发生而以心悸就诊,心突然"悬空""下沉"或"停顿"感是期前收缩的特征。此种感觉不但与代偿间歇的长短有关,且往往与期前收缩后的心搏出量有关。心脏病患者发生期前收缩的机会更多,心肌梗死患者如期前收缩发生在前一心搏的 T 波上,特别容易引起室性心动过速或心室颤动,应及时处理。听诊可发现心跳不规则,第一心音增强,第二心音减弱或消失,以后有一较长的代偿间歇,桡动脉搏动减弱,甚或消失,形成脉搏短细。

2.阵发性心动过速

阵发性心动过速是一种阵发性规则而快速的异位心律,具有突发突止的特点,发作时间长短不一,心率在 160～220 次/分,大多数阵发性室上性心动过速是由折返机制引起,多无器质性心脏病,心动过速发作可由情绪激动、突然用力、疲劳或饱餐所致,亦可无明显诱因出现心悸、心前区不适、精神不安等,严重者可出现血压下降、头晕、乏力,甚至心绞痛。室性心动过速最常发生于冠心病,尤其是发生过心肌梗死有室壁瘤的患者及心功能较差者;也可见于其他心脏病甚至无心脏病的患者。阵发性室上性心动过速和室性心动过速心电图不难鉴别,但宽 QRS 波室上性心动过速有时与室速难以区分,必要时可做心脏电生理检查。

3.心房颤动

心房颤动亦为常见心悸原因之一,特别是初发又未经治疗而心率快速者。多发生在器质性心脏病基础上。由于心房活动不协调,失去有效收缩力,加以快而不规则心室节律使心室舒张期缩短,心室充盈不足,因而心排血量不足,常可诱发心力衰竭。体征主要是心律完全不规则,输出量甚少的心搏可引起脉搏短细,心率越快,脉搏短细越显著。心电图检查示窦性 P 波消失,出现细小而形态不一的心房颤动波,心室率绝对不齐则可明确诊断。

(二)心外因素性心悸

1.贫血

常见病因和诱因有钩虫病、溃疡病、痔、月经过多、产后出血、外伤出血等。心悸因心率代偿性增快所致,头晕、眼花、乏力、皮肤黏膜苍白为贫血疾病的共性,贫血纠正,心悸好转。各种贫血有其特有的临床表现,可有皮肤黏膜出血,上腹部压痛,消瘦,产后出血等。血常规、血小板计数、网织红细胞计数、血细胞比容、外周血及骨髓涂片、粪检寄生虫卵等可资鉴别。

2.甲状腺功能亢进症

以 20～40 岁女性多见。甲状腺激素分泌过多,兴奋和刺激心脏,心悸因代谢亢进心率增快引起,稍活动心悸明显加剧,伴手震颤、怕热、多汗、失眠、易激动、食欲亢进、消瘦;甲状腺弥漫性肿大;有细震颤和血管杂音;眼球突出,持续性心动过速。实验室检查甲状腺摄碘率升高,甲状腺抑制试验阴性,血总 T_3、T_4 升高,基础代谢率升高等。

3.休克

由于全身组织灌注不足,微循环血流减少,致使心率增快,出现心悸。典型临床症状为皮肤苍白,四肢皮肤湿冷,意识模糊,脉快而弱,血压明显下降,脉压小,尿量减少,二氧化碳结合力和血 pH 有不同程度的降低,收缩压下降至 10.7 kPa(80 mmHg)以下,脉压 < 2.7 kPa(20 mmHg),原有高血压者收缩压较原有水平下降30%以上。

4.高原病

多见于初入高原者,由于在海拔 3 000 m 以上,大气压和氧分压降低,引起人体缺氧,心率代偿性增快而出现心悸,伴头痛、头晕、眩晕、恶心、呕吐、失眠、疲倦、气喘、胸闷、胸痛、咳嗽、咯血色泡沫痰、呼吸困难等,严重者可出现高原性肺脑水肿。X 线检查见肺动脉段隆凸,右心室肥大,心电图见右心室肥厚及肺性 P 波等;血常规检查见红细胞数增多,如红细胞数 > 6.5×10^{12}/L,血红蛋白 > 18.5 g/L 等。

5.发热性疾病

由病毒、细菌、支原体、立克次体、寄生虫等感染引起。心悸常与发热有明显关系,热退则心悸缓解。根据原发病不同有其不同临床体征,血、尿、粪常规检查及 X 线、超声检查等可明确诊断。

6.药物作用所致的心悸

肾上腺素、阿托品、甲状腺素等药物使用后心率加快,出现心悸。停药后心悸逐渐消失。临床表现除原有疾病的症状外,尚有心前区不适、面色潮红、烦躁不安、心动过速等,详细询问用药史及停药后症状消失可资鉴别。

(三)妊娠期心动过速

由于胎儿生长需要,血流量增加,流速加快,心率加快而致心悸。多见于妊娠后期,有妊娠期的变化,如子宫增大、乳房增大、呼吸困难等症状,下肢水肿、心动过速、腹部随妊娠月龄的增加而膨大,可伴有高血压。尿妊娠试验、黄体酮试验、超声检查等鉴别不难。

(四)更年期综合征

主要与卵巢功能衰退,性激素分泌失调有关。多发生于 45~55 岁,激素分泌紊乱、自主神经功能异常而引起心悸。主要特征为月经紊乱,全身不适,面部皮肤阵阵发红,忽冷忽热,出汗,情绪易激动,失眠,耳鸣,腰背酸痛,性功能减退等。血、尿中的雌激素及催乳素减少。卵泡刺激素(FSH)与黄体生成激素(LH)增高为诊断依据。

(五)心脏神经症

主要由于中枢神经功能失调,影响自主神经功能,造成心脏血管功能异常。患者群多为青壮年(20~40 岁)女性,心悸与精神状态、失眠有明显关系,主诉较多。如呼吸困难、心前区疼痛、易激动、易疲劳、失眠、多梦、头晕、头痛、记忆力差、注意力涣散、多汗、手足冷、腹胀、尿频等。X 线、心电图、超声心动图等检查正常。

(郑冬梅)

第五节 胸 痛

胸痛是由多种疾病引起的一种常见症状,胸痛的程度与病情的轻重可无平行关系。因其可能表示患者存在严重的,有时甚至是威胁生命的疾病,故临床医师应重视这一主诉。评价胸痛的首要任务是区别呼吸系统疾病所致的胸痛还是其他系统疾病,尤其是心血管疾病所致的胸痛。疼痛的性质和发生的环境有助于区分心绞痛或心肌梗死的疼痛,体格检查、X 线检查和心电图检查通常可用于鉴别诊断。胸膜疼痛的典型表现是深呼吸或咳嗽使之加重,固定胸壁可使之被控制。如果产生胸腔积液,由于发炎的胸膜被隔开可使疼痛消失。胸膜摩擦音常伴随着胸膜疼痛,但也可单独发生。源于胸壁的疼痛也可因深呼吸或咳嗽而加重,但通常能通过局部触痛来鉴别。胸膜疼痛也可存在一些触痛(如肺炎链球菌肺炎伴胸膜疼痛),但通常轻微,定位不明确,并且只有深压才能引出。带状疱疹在出疹以前,可出现难以诊断的胸痛。

一、原因

(一)胸壁疾病
皮肤或皮下组织的化脓性感染、带状疱疹、肌炎、肋间神经炎和外伤等。

(二)胸腔脏器疾病
1.呼吸系统疾病
胸膜炎、胸膜肿瘤、肺梗死、自发性气胸、肺癌、肺炎、肺脓肿等。
2.循环系统疾病
心绞痛、急性心肌梗死、心肌病、心包炎、夹层主动脉瘤、心脏神经症等。
3.纵隔及食管疾病
纵隔炎、纵隔肿瘤、纵隔气肿、食管炎、食管肿瘤等。

(三)横膈及腹腔脏器疾病
膈胸膜炎、膈下脓肿、肝胆疾病、脾周围炎、脾梗死、急性胰腺炎等。

二、诊断思维

各种疾病所致的胸痛在疼痛部位、性质及持续时间等方面可有一定特点,有助于鉴别诊断。

(一)疼痛的部位
胸壁疾病的疼痛常固定于局部且有明显压痛;带状疱疹的疼痛沿神经走向分布;肋间神经疼痛限于该神经的支配区;心绞痛、心肌梗死时疼痛位于胸骨后和心前区且可放射至左肩和左臂内侧;食管、纵隔疾病常在胸骨后疼痛,还可向肩部或肩胛间区放射;膈下脓肿、膈胸膜炎时患侧下胸部疼痛,也可向同侧肩部及颈部放射;胸膜炎所致胸痛常在患侧胸廓运动度较大的侧胸壁下部位。

(二)疼痛的性质
肋间神经痛呈阵发性刀割样、触电样灼痛;神经根痛为刺痛;肌原性疼痛呈酸胀痛;骨源性疼痛呈锥刺痛;心绞痛呈压榨样痛;自发性气胸与急性干性胸膜炎多呈撕裂样痛或尖锐刺痛;食管

17

炎多有灼热感或灼痛;肺癌则可有隐闷痛。

(三)疼痛的时间

肌源性疼痛常在肌肉收缩时加剧;食管疾病的疼痛常在吞咽动作时发生;胸膜炎的疼痛常在深吸气或咳嗽时加剧;心绞痛多在劳动或情绪激动时发生,持续数分钟,休息或含服硝酸甘油片后1～2分钟迅速缓解;心肌梗死的胸痛可持续数小时至数天,休息及含服硝酸甘油片无效;骨源性疼痛或肿瘤所致的疼痛则为持续性的。

(四)伴随症状

胸痛伴高热者考虑肺炎;伴咳脓痰者考虑肺脓肿;胸痛突然发生伴呼吸困难者应想到自发性气胸;纵隔和食管疾病胸骨后疼痛常伴咽下困难;带状疱疹在病变的神经支配区先有皮肤变态反应,后出现成簇小丘疹和疱疹。

(五)年龄

青壮年胸痛者多注意肌原性胸痛、肋软骨炎、胸膜炎、肺炎、肺结核;中老年胸痛多考虑心血管疾病、肿瘤侵犯。

(闫通通)

第六节 发 绀

一、概念

发绀是指血液中脱氧血红蛋白增多,使皮肤、黏膜呈青紫色的表现。广义的发绀还包括由异常血红蛋白衍生物(高铁血红蛋白、硫化血红蛋白)所致皮肤黏膜青紫现象。

发绀在皮肤较薄、色素较少和毛细血管丰富的部位如口唇、鼻尖、颊部与甲床等处较为明显,易于观察。

二、病因、发生机制及临床表现

发绀的原因有血液中还原血红蛋白增多和血液中存在异常血红蛋白衍生物两大类。

(一)血液中还原血红蛋白增多

血液中还原血红蛋白增多是发绀的主要原因。

血液中还原血红蛋白绝对含量增多。还原血红蛋白浓度可用血氧饱和度表示,正常动脉血氧饱和度为5%,静脉内血氧饱和度为30%,毛细血管中血氧饱和度约为前两者的平均数。1 g血红蛋白约与1.34 mL氧结合。当毛细血管血液的还原血红蛋白量超过50 g/L(5 g/dL)时,皮肤黏膜即可出现发绀。

1.中心性发绀

中心性发绀由心、肺疾病导致动脉血氧饱和度(SaO_2)降低引起。发绀的特点是全身性的,除四肢与面颊外,亦见于黏膜(包括舌及口腔黏膜)与躯干的皮肤,但皮肤温暖。中心性发绀又可分为肺性发绀和心性混血性发绀两种。

(1)肺性发绀。①病因:见于各种严重呼吸系统疾病,如呼吸道(喉、气管、支气管)阻塞、肺部疾病(肺炎、阻塞性肺气肿、弥漫性肺间质纤维化、肺淤血、肺水肿、急性呼吸窘迫综合征)和肺血管疾病(肺栓塞、原发性肺动脉高压、肺动静脉瘘)等。②发生机制:由于呼吸功能衰竭,通气或换气功能障碍,肺氧合作用不足,致使体循环血管中还原血红蛋白含量增多而出现发绀。

(2)心性混血性发绀。①病因:见于发绀型先天性心脏病,如法洛(Fallot)四联症、森门格(Eisenmenger)综合征等。②发生机制:心与大血管之间存在异常通道,部分静脉血未通过肺进行氧合作用,即经异常通道分流混入体循环动脉血中,如分流量超过心排血量的1/3,即可引起发绀。

2.周围性发绀

周围性发绀由周围循环血流障碍所致,发绀特点是常见于肢体末梢与下垂部位,如肢端、耳垂与鼻尖,这些部位的皮肤温度低、发凉,若按摩或加温耳垂与肢端,使其温暖,发绀即可消失。此点有助于与中心性发绀相互鉴别,后者即使按摩或加温,青紫也不消失。此型发绀又可分为淤血性周围性发绀、缺血性周围性发绀和真性红细胞增多症3种。

(1)淤血性周围性发绀。①病因:如右心衰竭、渗出性心包炎、心脏压塞、缩窄性心包炎、局部静脉病变(血栓性静脉炎、上腔静脉综合征、下肢静脉曲张)等。②发生机制:由体循环淤血、周围血流缓慢,氧在组织中被过多摄取所致。

(2)缺血性周围性发绀。①病因:常见于重症休克。②发生机制:由于周围血管痉挛收缩,心排血量减少,循环血容量不足,血流缓慢,周围组织血流灌注不足、缺氧,致皮肤黏膜呈青紫、苍白。③局部血液循环障碍:如血栓闭塞性脉管炎、雷诺病、肢端发绀症、冷球蛋白血症、网状青斑、严重受寒等,由于肢体动脉阻塞或末梢小动脉强烈痉挛、收缩,可引起局部冰冷、苍白与发绀。

(3)真性红细胞增多症:所致发绀亦属周围性,除肢端外,口唇亦可发绀。其发生机制是红细胞过多,血液黏稠,致血流缓慢,周围组织摄氧过多,还原血红蛋白含量增高。

3.混合性发绀

中心性发绀与周围性发绀并存,可见于心力衰竭(左心衰竭、右心衰竭和全心衰竭),由肺淤血或支气管-肺病变,血液在肺内氧合不足,周围血流缓慢,毛细血管内血液脱氧过多所致。

(二)异常血红蛋白衍化物

血液中存在着异常血红蛋白衍化物(高铁血红蛋白、硫化血红蛋白),较少见。

1.药物或化学物质中毒所致的高铁血红蛋白血症

(1)发生机制:由于血红蛋白分子的二价铁被三价铁取代,致使失去与氧结合的能力,当血液中高铁血红蛋白含量达30 g/L时,即可出现发绀。此种情况通常由伯氨喹、亚硝酸盐、氯酸钾、碱式硝酸铋、磺胺类、苯丙砜、硝基苯、苯胺等中毒引起。

(2)临床表现:其发绀特点是急骤出现,暂时性,病情严重,经过氧疗青紫不减,抽出的静脉血呈深棕色,暴露于空气中也不能转变成鲜红色,若静脉注射亚甲蓝溶液、硫代硫酸钠或大剂量维生素C,均可使青紫消退。分光镜检查可证明血中高铁血红蛋白的存在。由于大量进食含有亚硝酸盐的变质蔬菜而引起的中毒性高铁血红蛋白血症,也可出现发绀,称"肠源性青紫症"。

2.先天性高铁血红蛋白血症

患者自幼即有发绀,有家族史,而无心肺疾病及引起异常血红蛋白的其他原因,身体健康状况较好。

3.硫化血红蛋白血症

(1)发生机制:硫化血红蛋白并不存在于正常红细胞中。凡能引起高铁血红蛋白血症的药物或化学物质也能引起硫化血红蛋白血症,但患者须同时有便秘或服用硫化物(主要为含硫的氨基酸),在肠内形成大量硫化氢,此为先决条件。所服用的含氮化合物或芳香族氨基酸则起触媒作用,使硫化氢作用于血红蛋白,而生成硫化血红蛋白,当血中含量达 5 g/L 时,即可出现发绀。

(2)临床表现:发绀的特点是持续时间长,可达几个月或更长时间,因硫化血红蛋白一经形成,无论在体内或体外均不能恢复为血红蛋白,而红细胞寿命仍正常;患者血液呈蓝褐色,分光镜检查可确定硫化血红蛋白的存在。

三、伴随症状

(一)发绀伴呼吸困难

发绀伴呼吸困难常见于重症心、肺疾病,急性呼吸道阻塞,气胸;先天性高铁血红蛋白血症和硫化血红蛋白血症虽有明显发绀,但一般无呼吸困难。

(二)发绀伴杵状指(趾)

病程较长后出现,主要见于发绀型先天性心脏病及某些慢性肺内部疾病。

(三)急性起病伴意识障碍和衰竭

急性起病伴意识障碍和衰竭见于某些药物或化学物质急性中毒、休克、急性肺部感染等。

(代志文)

第七节 呼 吸 困 难

正常人平静呼吸时,其呼吸运动无须费力,也不易察觉。呼吸困难尚无公认的明确定义,通常是指伴随呼吸运动所出现的主观不适感,如感到空气不足、呼吸费劲等。体格检查时可见患者用力呼吸,辅助呼吸肌参加呼吸运动,如张口抬肩,并可出现呼吸频率、深度和节律的改变。严重呼吸困难时,可出现鼻翼翕动、发绀,患者被迫采取端坐位。许多疾病可引起呼吸困难,如呼吸系统疾病、心血管疾病、神经肌肉疾病、肾脏疾病、内分泌疾病(包括妊娠)、血液系统疾病、类风湿疾病以及精神情绪改变等。正常人运动量大时也会出现呼吸困难。

一、临床类型

(一)肺源性呼吸困难

肺源性呼吸困难的两个主要原因是肺或胸壁顺应性降低引起的限制性缺陷和气流阻力增加引起的阻塞性缺陷。限制性呼吸困难的患者(如肺纤维化或胸廓变形)在休息时可无呼吸困难,但当活动使肺通气接近其最大受限的呼吸能力时,就有明显的呼吸困难。阻塞性呼吸困难的患者(如阻塞性肺气肿或哮喘),即使在休息时也可因努力增加通气而致呼吸困难,且呼吸费力而缓慢,尤其是在呼气时。尽管详细询问呼吸困难感觉的特性和类型有助于鉴别限制性和阻塞性呼吸困难,然而这些肺功能缺陷常是混合的,呼吸困难可显示出混合和过渡的特征。体格检查和肺功能测定可补充得之于病史的详细信息。体格检查有助于显示某些限制性呼吸困难的原因(如胸腔积液、气胸),肺气肿和哮喘的体征有助于确定其基础的阻塞性肺病的性质和严重程度。肺功能检查可提供限制性或气流阻塞存在的数据,可与正常值或同一患者不同时期的数据做比较。

（二）心源性呼吸困难

在心力衰竭早期，心排血量不能满足活动期间的代谢增加，因而组织和大脑酸中毒使呼吸运动大大增强，患者过度通气。各种反射因素，包括肺内牵张感受器，也可促成过度通气，患者气短，常伴有乏力、窒息感或胸骨压迫感。其特征是"劳力性呼吸困难"，即在体力运动时发生或加重，休息或安静状态时缓解或减轻。

在心力衰竭后期，肺充血水肿，僵硬的肺脏通气量降低，通气用力增加。反射因素，特别是肺泡-毛细血管间隔内毛细血管旁感受器，有助于肺通气的过度增加。心力衰竭时，循环缓慢是主要原因，呼吸中枢酸中毒和低氧起重要作用。端坐呼吸是在患者卧位时发生的呼吸不舒畅，迫使患者取坐位。其原因是卧位时回流入左心的静脉血增加，而衰竭的左心不能承受这种增加的前负荷，其次是卧位时呼吸用力增加。端坐呼吸有时发生于其他心血管疾病，如心包积液。急性左心功能不全，患者常表现为阵发性呼吸困难。其特点是多在夜间熟睡时，因呼吸困难而突然憋醒，胸部有压迫感，被迫坐起，用力呼吸。轻者短时间后症状消失，称为夜间阵发性呼吸困难。病情严重者，除端坐呼吸外，尚可有冷汗、发绀、咳嗽、咳粉红色泡沫样痰，心率加快，两肺出现哮鸣音、湿性啰音，称为心源性哮喘。它是由各种心脏病发生急性左心功能不全，导致急性肺水肿所致。

（三）中毒性呼吸困难

糖尿病酸中毒产生一种特殊的深大呼吸类型，然而，由于呼吸能力储存完好，故患者很少主诉呼吸困难。尿毒症患者由于酸中毒、心力衰竭、肺水肿和贫血联合作用造成严重气喘，患者可主诉呼吸困难。急性感染时呼吸加快，是由于体温增高及血中毒性代谢产物刺激呼吸中枢引起的。吗啡、巴比妥类药物急性中毒时，呼吸中枢受抑制，使呼吸缓慢，严重时出现潮式呼吸或间停呼吸。

（四）血源性呼吸困难

由于红细胞携氧量减少，血含氧量减低，引起呼吸加快，常伴有心率加快。发生于大出血时的急性呼吸困难是一个需立即输血的严重指征。呼吸困难也可发生于慢性贫血，除非极度贫血，否则呼吸困难仅发生于活动期间。

（五）中枢性呼吸困难

颅脑疾病或损伤时，呼吸中枢受到压迫或供血减少，功能降低，可出现呼吸频率和节律的改变。病损位于间脑及中脑上部时出现潮式呼吸；中脑下部与脑桥上部受累时出现深快均匀的中枢型呼吸；脑桥下部与延髓上部病损时出现间停呼吸；累及延髓时出现缓慢不规则的延髓型呼吸，这是中枢呼吸功能不全的晚期表现；叹气样呼吸或抽泣样呼吸常为呼吸停止的先兆。

（六）精神性呼吸困难

癔症时，其呼吸困难主要特征为呼吸浅表频速，患者常因过度通气而发生胸痛、呼吸性碱中毒，易出现手足搐搦症。

二、诊断思维

根据呼吸困难多种多样的临床表现可引导出对某些疾病的诊断思维。以下可供参考。

（一）呼吸频率

每分钟呼吸超过 24 次称为呼吸频率加快，见于呼吸系统疾病、心血管疾病、贫血、发热等。每分钟呼吸少于 10 次称为呼吸频率减慢，是呼吸中枢受抑制的表现，见于安眠药物中毒、颅内压增高、尿毒症、肝性脑病等。

（二）呼吸深度

呼吸加深见于糖尿病及尿毒症酸中毒；呼吸变浅见于肺气肿、呼吸肌麻痹及镇静剂过量。

（三）呼吸节律

潮式呼吸和间停呼吸见于中枢神经系统疾病和脑部血液循环障碍如颅内压增高、脑炎、脑膜炎、颅脑损伤、尿毒症、糖尿病昏迷、心力衰竭、高山病等。

（四）年龄性别

儿童呼吸困难应多注意呼吸道异物、先天性疾病、急性感染等；青壮年则应想到胸膜疾病、风湿性心脏病、结核；老年人应多考虑冠状动脉粥样硬化性心脏病（简称"冠心病"）、肺气肿、肿瘤等。癔症性呼吸困难较多见于年轻女性。

（五）呼吸时限

吸气性呼吸困难多见于上呼吸道不完全阻塞如异物、喉水肿、喉癌等，也见于肺顺应性降低的疾病如肺间质纤维化、广泛炎症、肺水肿等。呼气性呼吸困难多见于下呼吸道不完全阻塞，如慢性支气管炎、支气管哮喘、肺气肿等。大量胸腔积液、大量气胸、呼吸肌麻痹、胸廓限制性疾病则呼气、吸气均感困难。

（六）起病缓急

呼吸困难缓起者包括心肺慢性疾病，如肺结核、尘肺、肺气肿、肺肿瘤、肺纤维化、冠心病、先心病等。呼吸困难发生较急者有肺水肿、肺不张、呼吸系统急性感染、迅速增长的大量胸腔积液等。突然发生严重呼吸困难者有呼吸道异物、张力性气胸、大块肺梗死、成人呼吸窘迫综合征等。

（七）患者姿势

端坐呼吸见于充血性心力衰竭患者；一侧大量胸腔积液患者常喜卧向患侧；重度肺气肿患者常静坐而缓缓吹气；心肌梗死患者常叩胸作痛苦貌。

（八）劳力活动

劳力性呼吸困难是左心衰竭的早期症状，肺尘埃沉着症、肺气肿、肺间质纤维化、先天性心脏病往往也以劳力性呼吸困难为早期表现。

（九）职业环境

接触各类粉尘的职业是诊断尘肺的基础；饲鸽者、种蘑菇者发生呼吸困难时应考虑外源性过敏性肺泡炎。

（十）伴随症状

伴咳嗽、发热者考虑支气管-肺部感染；伴神经系统症状者注意脑及脑膜疾病或转移性肿瘤；伴霍纳（Horner）综合征者考虑肺尖瘤；伴上腔静脉综合征者考虑纵隔肿块；触及颈部皮下气肿时立即想到纵隔气肿。

（徐　萃）

第八节　恶心与呕吐

一、概述

恶心与呕吐是临床上最常见的症状之一。恶心是一种特殊的主观感觉,表现为胃部不适和胀满感,常为呕吐的前奏,多伴有流涎与反复的吞咽动作。呕吐是一种胃的反射性强力收缩,通过胃、食管、口腔、膈肌和腹肌等部位的协同作用,能迫使胃内容物由胃食管经口腔急速排出体外。恶心、呕吐可由多种迥然不同的疾病和病理生理机制引起。两者可或不相互伴随。

二、病因

恶心与呕吐的病因很广泛,包括多方面因素,几乎涉及各个系统。

(一)感染

急性病毒性胃肠炎、急性细菌性胃肠炎、急性病毒性肝炎、急性阑尾炎、胆囊炎、腹膜炎、急性输卵管炎、盆腔炎等。

(二)腹腔其他脏器疾病

1.脏器疼痛

胰腺炎、胆石症、肾结石、肠缺血、卵巢扭转。

2.胃肠道梗阻

幽门梗阻。

3.溃疡病、胃癌、腔外肿物压迫

胃及十二指肠溃疡、十二指肠梗阻、十二指肠癌、胰腺癌、肠粘连、肠套叠、克罗恩病、肠结核、肠道肿瘤、肠蛔虫、肠扭转、肠系膜上动脉压迫综合征、输出袢综合征;胃肠动力障碍(糖尿病胃轻瘫、非糖尿病胃轻瘫)、假性肠梗阻(结缔组织病、糖尿病性肠神经病、肿瘤性肠神经病、淀粉样变等)。

(三)内分泌代谢性疾病

低钠血症、代谢性酸中毒、营养不良、维生素缺乏症、糖尿病酸中毒、甲状腺功能亢进、甲状腺功能低下、甲状旁腺功能亢进症、垂体功能低下、肾上腺功能低下、各种内分泌危象、尿毒症等。

(四)神经系统疾病

中枢神经系统感染(脑炎、脑膜炎)、脑瘤、脑供血不足、脑出血、颅脑外伤。

(五)药物等理化因素

麻醉剂、洋地黄类、化学治疗(以下简称"化疗")药物、抗生素、多巴胺受体激动剂、非甾体抗炎药、茶碱、乙醇、放射线等。

(六)精神性呕吐

神经性多食、神经性厌食。

(七)前庭疾病

晕动症、梅尼埃病、内耳迷路炎。

（八）妊娠呕吐

妊娠剧吐、妊娠期急性脂肪肝。

（九）其他

心肺疾病（心肌梗死、肺梗死、高血压、急性肺部感染、肺源性心脏病）、泌尿系统疾病（急性肾炎、急性肾盂肾炎、尿毒症）、周期性呕吐、术后恶心和呕吐、青光眼等。

三、发病机制

恶心是人体一种神经精神活动，多种因素可引起恶心，如内脏器官疼痛、颅内高压、迷路刺激、某些精神因素等。恶心发生时，胃蠕动减弱或消失，排空延缓，十二指肠及近端空肠紧张性增加，出现逆蠕动，导致十二指肠内容物反流至胃内。恶心常是呕吐的前兆。

呕吐是一种复杂的病理生理反射过程。反射通路包括以下几个。

（一）信息传入

由自主神经传导（其中迷走神经纤维较交感神经纤维起的作用大）。

（二）呕吐反射中枢

目前认为中枢神经系统的两个区域与呕吐反射密切相关。一是延髓呕吐中枢，二是化学感受器触发区（CTZ）。通常把内脏神经末梢传来的冲动，引起的呕吐称为反射性呕吐，把CTZ受刺激后引起的呕吐称为中枢性呕吐。延髓呕吐中枢位于延髓外侧网状结构背外侧，迷走神经核附近，主要接受来自消化道和内脏神经、大脑皮质、前庭器官、视神经、痛觉感受器和CTZ的传入冲动。化学感受器触发区（CTZ）位于第四脑室底部的后极区，为双侧性区域，有密集多巴胺受体。多巴胺受体在CTZ对呕吐介导过程中起重要作用，因为应用阿扑吗啡、左旋多巴、溴隐亭等多巴胺受体激动剂可引起呕吐，而其拮抗剂、甲氧氯普胺、吗丁啉等药物有止呕作用。化学感受器触发区的5-羟色胺、去甲肾上腺素、神经胺物质等也可能参与呕吐反射过程。CTZ主要接受来自血液循环中的化学等方面的呕吐刺激信号，并发出引起呕吐反应的神经冲动。但CTZ本身不能直接引起呕吐，必须在延髓呕吐中枢完整及其介导下才能引起呕吐，但两者的关系尚不明了。CTZ位于血-脑屏障之外，许多药物或代谢紊乱均可作用于CTZ。麻醉剂类药物、麦角衍生物类药物、吐根糖浆等及体内某些多肽物质如甲状腺激素释放激素、P物质、血管紧张素、胃泌素、加压素、血管肠肽等均作用于CTZ，引起恶心呕吐。此外，某些疾病如尿毒症、低氧血症、酮症酸中毒、放射病、晕动症等引起的恶心和呕吐也与CTZ有关。

（三）传出神经

传出神经包括迷走神经、交感神经、体神经和脑神经。上述传出神经将呕吐信号传至各效应器官，引起恶心、呕吐过程，呕吐开始时，幽门口关闭，胃内容物不能排到十二指肠。同时，贲门口松弛，贲门部上升，腹肌、膈肌和肋间肌收缩，胃内压及腹内压增高，下食管括约肌松弛，导致胃内容排出体外。

四、诊断

恶心、呕吐的病因广泛，正确的诊断有赖于详尽的病史以及全面的体检和有针对性的实验室检查。

（一）病史

1.呕吐的伴随症状

呕吐伴发热者，须注意急性感染。呕吐伴有不洁饮食或同食者集体发病者，应考虑食物或药物中毒。呕吐伴胸痛常见于急性心肌梗死或急性肺梗死等。呕吐伴有腹痛者,常见于腹腔脏器炎症、梗阻和破裂。腹痛于呕吐后暂时缓解者,提示消化性溃疡、急性胃炎及胃肠道梗阻疾病。呕吐后腹痛不能缓解者,常见于胆管疾病、泌尿系统疾病、急性胰腺炎等。呕吐伴头痛,除考虑颅内高压的疾病外,还应考虑偏头痛、鼻炎、青光眼及屈光不正等疾病。呕吐伴眩晕,应考虑前庭、迷路疾病、基底-椎动脉供血不足、小脑后下动脉供血不足以及某些药物(如氨基糖苷类抗生素)引起的颅神经损伤。

2.呕吐的方式和特征

喷射性呕吐多见于颅内炎症、水肿出血、占位性病变、脑膜炎症粘连等所致颅内压增高,通常不伴有恶心。此外,青光眼和第Ⅷ对颅神经病变也可出现喷射性呕吐。呕吐不费力,餐后即发生,呕吐物量少,见于精神性呕吐。

应注意呕吐物的量、性状和气味等。呕吐物量大,且含有腐烂食物提示幽门梗阻、胃潴留、胃轻瘫及回肠上段梗阻等。呕吐物为咖啡样或血性,见于上消化道出血;含有未完全消化的食物则提示食管性呕吐(贲门失弛缓症、食管癌等)和神经性呕吐;含有胆汁者,常见于频繁剧烈呕吐、十二指肠乳头以下的十二指肠或小肠梗阻、胆囊炎、胆石症及胃大部切除术后等,有时见于妊娠剧吐、晕动症。呕吐物有酸臭味者,说明为胃内容物。有粪臭味提示小肠低位梗阻、麻痹性肠梗阻、结肠梗阻、回盲瓣关闭不全或胃结肠瘘等。

3.呕吐和进食的时相关系

进食过程或进食后早期发生呕吐常见于幽门管溃疡或精神性呕吐;进食后期或积数餐后呕吐,见于幽门梗阻、肠梗阻、胃轻瘫或肠系膜上动脉压迫导致十二指肠淤积。晨间呕吐多见于妊娠呕吐,有时亦见于尿毒症、慢性酒精中毒和颅内高压症等。

4.药物或放射线接触史

易引起呕吐的常用药物有抗生素、洋地黄、茶碱、化疗药物、麻醉剂、乙醇等。深部射线治疗,镭照射治疗和^{60}Co照射治疗亦常引起恶心、呕吐。

5.其他

呕吐可为许多系统性疾病的表现之一,包括糖尿病、甲状腺功能亢进或减退、肾上腺功能减退等内分泌疾病,硬皮病等结缔组织病,脑供血不足、脑出血、脑瘤、脑膜炎、脑外伤等中枢神经疾病,尿毒症等肾脏疾病。

(二)体格检查

1.一般情况

应注意神志、营养状态、脱水、循环衰竭、贫血及发热等。

2.腹部伴症

应注意胃型、胃蠕动波、振水音等幽门梗阻表现;肠鸣音亢进、肠型等急性肠梗阻表现;腹肌紧张、压痛、反跳痛等急腹症表现。此外,还应注意有无腹部肿块、疝气等。

3.其他

眼部检查注意眼球震颤、眼压测定、眼底有无视盘水肿等;有无病理反射及腹膜刺激征等。

(三)辅助检查

辅助检查主要包括与炎症、内分泌代谢及水盐电解质代谢紊乱等有关的实验室检查。必要时可做 CT、MRI、B超、胃镜等特殊检查以确定诊断。

五、鉴别诊断

(一)急性感染

急性胃肠炎有许多病因,常见的有细菌感染、病毒感染,化学性和物理性刺激,过敏因素和应激因素作用等,其中急性非伤寒性沙门菌感染是呕吐的常见原因。急性胃肠炎所引起的呕吐常伴有发热、头痛、肌痛、腹痛、腹泻等。另外,恶心、呕吐也是急性病毒性肝炎的前驱症状。某些病毒感染可引起流行性呕吐。其主要的临床特征有突然出现频繁的恶心、呕吐,多于早晨发生,常伴有头晕、头痛、肌肉酸痛、出汗等。该病恢复较快,通常10天左右呕吐停止,但3周后有可能复发。

(二)脏器疼痛所致恶心、呕吐

脏器疼痛所致恶心、呕吐属反射性呕吐,如急性肠梗阻、胆管结石、输尿管结石、肠扭转、卵巢囊肿扭转等。急性内脏炎症(阑尾炎、胰腺炎、胆囊炎、憩室炎、腹膜炎、重症克罗恩病及溃疡性结肠炎等)常伴有恶心、呕吐。患者多有相应的体征,如腹肌紧张、压痛、反跳痛、肠鸣音变化等。实验室检查可见白细胞计数升高,有的患者血清淀粉酶升高(胰腺炎)或胆红素升高(胆石症)。

(三)机械性梗阻

1.幽门梗阻

急性幽门管或十二指肠球部溃疡可使幽门充血水肿、括约肌痉挛引起幽门梗阻,表现为恶心、呕吐、腹痛。呕吐于进食早期(餐后3～4小时)发生,呕吐后腹痛缓解。经抗溃疡治疗及控制饮食后,恶心、呕吐症状可消失。慢性十二指肠溃疡瘢痕引起的幽门梗阻表现为进食后上腹部饱胀感,迟发性呕吐,呕吐物量大、酸臭、可含隔夜食物。上腹部可见扩张的胃型和蠕动波并可闻及振水音。胃窦幽门区晚期肿瘤也可引起幽门梗阻,表现为恶心、呕吐、食欲缺乏、贫血、消瘦、乏力、上腹疼痛等。

2.十二指肠压迫或狭窄

引起十二指肠狭窄的病变有十二指肠癌、克罗恩病、肠结核等,引起腔外压迫的疾病有胰头、胰体癌及肠系膜上动脉压迫综合征。这类呕吐的特点是餐后迟发性呕吐,伴有上腹部饱胀不适,有时伴有上腹部痉挛性疼痛,呕吐物中常含胆汁,呕吐后腹部症状迅速缓解。肠系膜上动脉压迫综合征,多发生于近期消瘦、卧床、脊柱前凸患者,前倾位或胸膝位时呕吐可消失;胃肠造影示十二指肠水平部中线右侧呈垂直性锐性截断,胃及近端十二指肠扩张,患者有时需做松解或短路手术。

3.肠梗阻

肠腔的肿瘤、结核及克罗恩病等,或肠外粘连压迫均可引起肠道排空障碍,导致肠梗阻。常表现为腹痛、腹胀、恶心、呕吐和肛门停止排便排气。呕吐反复发作,较剧烈。早期呕吐物为食物、胃液或胆汁,之后呕吐物呈棕色或浅绿色,晚期呈粪质样,带恶臭味。呕吐后腹痛常无明显减轻。检查可见肠型,压痛明显,可扪及包块,肠鸣音亢进。结合腹部X线平片等检查,可做出诊断。

(四)内分泌或代谢性疾病

许多内分泌疾病可出现恶心、呕吐,如胃轻瘫、结缔组织病性甲亢危象、甲低危象、垂体肾上腺危象、糖尿病酸中毒等。低钠血症可以反射性地引起恶心、呕吐,另外,恶心、呕吐常出现于尿毒症的早期,伴有食欲缺乏、嗳气、腹泻等消化道症状。根据各种疾病的临床特征及辅助检查,可明确恶心、呕吐的病因。

(五)药物性呕吐

药物是引起恶心、呕吐的最常见原因之一,药物或及其代谢产物,一方面可通过刺激 CTZ 受体(如多巴胺受体),由此产生冲动并传导至呕吐中枢而引起恶心、呕吐,如化疗药物、麻醉药物、洋地黄类药物等;另一方面可刺激胃肠道,使胃肠道神经兴奋并发出冲动,传入呕吐中枢,引起呕吐中枢兴奋,出现恶心、呕吐,如部分化疗药物、非甾体抗炎药及某些抗生素等。

(六)中枢神经系统疾病

脑血管病、颈椎病及各种原因所致的颅内压增高均可引起恶心、呕吐。

1.脑血管病

常见疾病有偏头痛和基-椎底动脉供血不足。偏头痛可能与5-羟色胺、缓激肽等血管活性物质引起血管运动障碍有关。常见的诱因有情绪激动、失眠、饮酒及过量吸烟等。主要临床表现为阵发性单侧头痛,呕吐常呈喷射状,呕吐胃内容物,呕吐后头痛可减轻,还伴有面色苍白、出冷汗、视觉改变及嗜睡等症状,应用麦角衍生物制剂可迅速缓解症状。椎-基底动脉供血不足也可出现恶心、呕吐,且有眩晕、视力障碍、共济失调、头痛、意识障碍等表现。

2.颅内压增高

脑血管破裂或阻塞,中枢神经系统感染(如急性脑炎、脑膜炎)和颅内肿瘤均可引起颅内压增高而出现呕吐,其特点为呕吐前常无恶心或仅有轻微恶心,呕吐呈喷射状且与饮食无关,呕吐物多为胃内容物,常伴有剧烈头痛和不同程度的意识障碍,呕吐后头痛减轻不明显。脑血管病变常出现剧烈头痛、呕吐、意识障碍、偏瘫等;颅内感染者除头痛、呕吐外,还伴有畏寒、发热,严重者可出现神志、意识障碍。脑肿瘤的呕吐常在头痛剧烈时发生,呕吐后头痛可暂时减轻,常伴有不同程度颅神经损害的症状。

(七)妊娠呕吐

恶心、呕吐是妊娠期最常见的临床表现之一,50%~90%的妊娠妇女有恶心,25%~55%的孕妇出现呕吐。恶心、呕吐常发生于妊娠的早期,于妊娠 15 周后消失。呕吐多见于早晨空腹时,常因睡眠紊乱、疲劳、情绪激动等情况而诱发。孕妇若为第一次怀孕,更易出现呕吐。妊娠呕吐一般不引起水电解质平衡或营养障碍,也不危及孕妇和胎儿的安全和健康。约3.5%的妊娠妇女有妊娠剧吐,可引起严重的水电解质紊乱和酮症酸中毒。妊娠剧吐较易发生于多胎妊娠、葡萄胎及年轻而精神状态欠稳定的妇女。关于妊娠呕吐的发生机制目前尚不清楚,可能与内分泌因素和精神因素有关。

(八)精神性呕吐

精神性呕吐常见于年轻女性,有较明显的精神心理障碍,包括神经性呕吐、神经性厌食和神经性多食。其特点为呕吐发作与精神受刺激密切相关。呕吐常发生于进食开始或进食结束时,无恶心,呕吐不费力,呕吐物不多,常为食物或黏液,吐完又可进食,患者可自我控制或诱发呕吐。除少数神经性厌食者因惧怕或拒绝进食可有极度消瘦和营养不良、闭经外,许多神经性呕吐患者食欲及营养状态基本正常。有时患者甚至多食导致营养过剩。

(马艳艳)

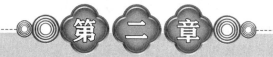

第二章

神经内科疾病

第一节　周围型面神经麻痹

面神经麻痹是以颜面表情肌群的运动功能障碍为主要特征的一种常见病,也称为面瘫。根据引起面神经麻痹的损害部位不同,分为中枢型面神经麻痹和周围型面神经麻痹两种。

本节重点是讲述周围型面神经麻痹;对于因颅内病变如肿瘤、出血等所致的中枢型面瘫不属本节讨论的内容。

一、病因

本病可由面部、颞骨内和颅内多种疾病所引起,据统计,90％以上的面神经麻痹是发生在颞骨内面神经,其中以贝尔(Bell)面瘫最为多见,其他如外伤(包括手术损伤和颞骨骨折)、化脓性中耳炎、耳带状疱疹和肿瘤等均可引起。

(一)Bell面瘫

本病病因尚不明确。通常认为可能是局部营养神经的血管受风寒而发生痉挛,导致该神经组织缺血、水肿、受压迫而致病。或因风湿性面神经炎,茎乳突孔内的有膜炎引起面神经肿胀、受压、血液循环障碍而致。

(二)外伤性面瘫

包括手术损伤和颞骨骨折。

1.手术损伤

手术损伤常由于手术者对颞骨解剖不熟悉和手术操作不当引起,仅少数病例存在面神经解剖变异因素。胎儿难产若应用产钳不当亦可造成面神经损伤。某些腮腺和颞骨的恶性肿瘤以及桥小脑角肿瘤切除后可能导致周围性面瘫。常见的损伤部位包括面神经鼓室段、锥段和乳突段。

2.颞骨骨折

严重的颅脑外伤多可因颞骨骨折而造成面神经损伤。其中以颞骨纵行骨折较为常见,骨折线可由颞肌鳞部开始,经外耳道骨部后上穿鼓室顶和迷路向内,终止于颈内动脉管和棘孔。

（三）炎症性面瘫

1.急性化脓性中耳炎

急性化脓性中耳炎引起的面神经麻痹多是感染引起面神经水肿所致，面神经鼓室段骨管往往存在先天性缺损。多为非完全性面瘫。

2.慢性化脓性中耳炎

在慢性胆脂瘤型中耳炎时，胆脂瘤和肉芽组织可破坏面神经骨管而导致面神经麻痹。急性炎症发作和脓性分泌物引流不畅可为面瘫的诱发因素。其损伤的部位多在鼓室段，也可发生在乳突。

3.肿瘤

小脑脑桥角、颞骨内和腮腺区的各种良、恶性肿瘤，如外耳道或中耳癌、颈静脉球体瘤、听神经瘤、面神经鞘膜瘤和腮腺恶性肿瘤等可压迫、浸润面神经而引起面神经麻痹。

4.耳带状疱疹

耳带状疱疹亦称膝状神经节炎或 RamsayHunt 综合征，为带状疱疹病毒感染引起。常表现为耳痛，耳道或耳郭疱疹，面瘫和感音性耳聋。其程度多较 Bell 面瘫严重，且预后亦较差。

5.先天性面瘫

先天性面瘫可单独发生也可伴有其他先天性畸形，多由于脑干或面神经运动核的发育不全所致，如 Moebius 综合征。

二、诊断

（一）病史

可有局部寒冷刺激、面部外伤、腮腺区手术、颅内外肿瘤、脑血管意外或栓塞等病史。

（二）临床表现

（1）眼睑闭合不全，迎风流泪，易患结膜炎。

（2）面肌松弛，口角下垂；鼓腮、吹气时漏气，饮水外漏，口涎外溢。

（3）患侧额纹消失，两侧额纹不对称。

（4）根据病变发作的不同部位，可有味觉、听觉，唾液、泪液分泌功能等不同障碍。

（三）诊断要点

（1）患侧睑裂增大，眼睑闭合不全，角膜、结膜外露，用力紧闭时眼球转向外上方。

（2）伴结膜炎，下结膜囊内可有泪液积滞或溢出。

（3）患侧额纹消失，皱眉功能障碍。

（4）口角下垂，并向健侧歪斜，笑时尤甚。

（5）鼻唇沟变浅或消失。

（6）神经电图、肌电图检查有利于诊断。

（7）需与中枢性面瘫鉴别。

三、治疗

面神经外科已经有了很长的历史。近几十年来，由于耳显微外科，尤其是耳神经外科的发展，面神经麻痹的外科治疗也有了很大的进展。

(一)手术适应证

1.Bell 面瘫

对已经发生神经变性的严重 Bell 面瘫的病例,及时手术减压有利于面神经功能的恢复和避免后遗症的发生。而对不完全性面神经麻痹,可采用保守治疗,并密切注意病情的发展。一旦面神经功能检查提示严重的神经变性,应立即做面神经减压。

2.外伤性面瘫

颅脑外伤、颞骨骨折后立即发生的面神经麻痹,如患者全身情况允许,外伤后立即发生的面瘫,应立即手术探查。术中根据面神经受损的情况,做面神经减压、吻合或移植术。对于迟发性面神经麻痹,宜采用保守治疗,但应密切观察面神经功能,一旦有迹象提示面神经发展为严重变性,应立即做手术减压。对于手术中发生的面神经麻痹,无论是完全性还是不完全性麻痹,均应立即手术探查。

3.炎症性面瘫

急性中耳炎引起的面神经麻痹多是感染引起面神经水肿,应全身应用足量抗生素,必要时行鼓膜切开术,面神经功能常能完全恢复。急性中耳炎发病后 8～10 天出现的面神经麻痹多是急性乳突炎引起,应做乳突手术,清除病灶。若面神经功能检查提示有面神经变性,应做面神经水平段和垂直段减压。

对于慢性胆脂瘤型中耳炎引起的面神经麻痹应尽早做乳突根治术,清除胆脂瘤和肉芽组织并行面神经减压术。有条件者应同时行鼓室成形术。

4.肿瘤引起的面神经麻痹

对桥小脑角、颞骨和腮腺区肿瘤引起的面神经麻痹,既要手术切除肿瘤,又要保留面神经的功能。腮腺恶性肿瘤引起的面瘫,手术切除肿瘤的同时常一同切除受累的面神经,这种病例可考虑做面神经移植术或面神经-舌下神经吻合术。对大听神经瘤术中无法保留面神经以及已经侵犯面神经的听神经瘤术中切除了面神经,可取耳大神经或腓肠神经做神经移植,或者做面神经-舌下神经吻合术来恢复面神经的功能。

5.耳带状疱疹面瘫

耳带状疱疹面瘫和 Bell 面瘫的治疗原则相同。

(二)手术治疗原则

(1)如面部表情肌功能良好(无面肌萎缩),面神经病变或损伤的部位是手术可以达到的(如病变在颞骨内或腮腺区),可通过做面神经减压、吻合、改道和移植等方法来恢复面神经的功能。

(2)如面部表情肌功能良好,这部分肌肉如重新得到面神经的支配能引起正常的收缩,但是面神经病变或损伤的部位是手术无法达到的(如大听神经瘤手术、术中未能保存面神经、术后出现的面神经麻痹),可通过把面神经与另一根脑神经吻合来恢复面部肌肉的运动功能,如面神经-舌下神经吻合术、面神经-副神经吻合术等。

(3)如面神经麻痹的时间已经很久,面部表情肌的功能已经丧失(面肌已萎缩),这种情况只有行面部的整形手术才能恢复患者面部的对称性。

(三)手术治疗方法

手术治疗的方法很多,各有它的适应证,现简述如下。

1.神经减压术

神经减压术适用于 Bell 面瘫,如发病后 2 个月仍未见恢复者,可试用减压手术。手术目的在于暴露面神经以解除其管内压力,增加血运以恢复神经功能。对晚期患者无效。

2.神经吻合术

神经吻合术适用于面神经受外伤断裂,或手术误伤后,如手术当时发现,可立即做神经吻合修复术。如发现较晚,亦应及早重新暴露断端,做神经缝合。术中如神经有缺损不能拉拢时,可做神经移植手术(神经吻合修补手术越早施行效果越佳)。吻合方法以采用神经鞘膜缝合为好。晚期采用神经黏合剂有一定效果。移植神经的来源可选择口径相似者,如腓肠神经及长隐神经等。

3.神经转移手术

将舌下神经、舌咽神经、副神经、膈神经等与面神经远端做端端缝合,以代替面神经的功能。这种手术适用于较早期病例,可望得到较好效果,但功能活动必须借助于舌部活动(舌下神经转移)、呼吸运动(膈神经转移)、抬肩动作(副神经转移)来完成,故此面部常可能出现不自主的肌肉收缩,效果不太理想,临床上已较少应用。

4.筋膜悬吊手术

这是一种静止性或动力性的较保守的面瘫整复手术,适用于各种原因导致的、长期存在的完全性面瘫。手术主要步骤是借助筋膜悬吊或肌肉牵动来对抗健侧的肌肉活动,或恢复患侧表现肌的部分运动。

(四)手术中注意事项

面神经重建修复方法较多,其关键是要根据面神经损伤特点、部位和程度选择恰当的手术方式。在手术中无论是直接吻合、间接吻合或神经桥接移植,均要做到神经无张力、吻合精确,并要保证神经局部组织有正常血运。在进行面瘫功能修复的手术时,要根据面瘫程度及需修复的部位采取相应手术,使眼睑闭合或口角歪斜下垂的纠正与健侧对称。术后应用 B 族维生素、神经生长因子及加强面部功能锻炼,对促进神经再生和面部功能恢复有裨益。

四、预后

影响预后的因素主要取决于病情的严重程度,以及治疗是否及时和得当。Bell 面瘫约 80% 的病例可在 2～3 个月恢复。轻症病例多无神经变性,经 2～3 周即开始恢复,于 1～2 个月可痊愈;神经部分变性者,需 3～6 个月恢复,更严重者恢复缓慢或不恢复。目前判断面瘫预后优劣的较好方法是采用肌电图与电兴奋性测验。根据随意活动时瘫痪肌的电位不同,可以在示波器上显示有无反应或反应强弱的变化。当出现电位变化时,即表示神经的功能尚存在,反之表示神经变性。通过上述检查可进一步明确面神经的功能状态,对预后的估计是有帮助的。

（韩　娜）

第二节　脑　梗　死

一、概述

脑梗死又称缺血性脑卒中,是由各种原因所致的局部脑组织区域血液供应障碍,导致脑组织缺血缺氧性病变坏死,进而产生临床上对应的神经功能缺失表现。脑梗死依据发病机制的不同分为脑血栓形成、脑栓塞和腔隙性脑梗死等主要类型。其中脑血栓形成是脑梗死最常见的类型,约占全部脑梗死的 60%,因而通常所说的脑梗死实际上指的是脑血栓形成。

二、病理生理

颅内血管急性堵塞时会引起脑组织的血流急剧下降,血流减少的量取决于侧支循环的功能,依赖于患者的血管解剖、堵塞部位及系统血压。脑血流断流 4~10 分钟,会引起脑组织死亡;每 100 g 脑组织每分钟血流＜18 mL 会在 1 小时内引起脑梗死;每 100 g 脑组织每分钟血流＜20 mL 会引起脑缺血而非脑梗死,除非持续数小时或数天;如果血流在一定数目的细胞死亡之前恢复,患者仅会有短暂性的症状,这种临床症状称为短暂性脑缺血发作。梗死核心周围是功能可逆的缺血脑组织,称为缺血半暗带。缺血半暗带可以通过 MRI 或 CT 的灌注成像显示。如果血流增加,缺血半暗带最终会变成梗死区域,因此拯救缺血半暗带是血管再通治疗的目标。

发生局部脑梗死有两条不同通路:①坏死通路,由于细胞能量代谢衰竭,细胞骨架迅速破坏;②凋亡通路,细胞发生程序化死亡。缺血会使细胞缺氧缺糖,最终导致线粒体不能产生 ATP,而发生坏死。没有 ATP,细胞膜的离子泵停止工作,神经元去极化,导致细胞内钙离子超载。细胞去极化也会导致突触末端释放谷氨酸盐;过量的谷氨酸盐会通过激活突触后膜的谷氨酸盐受体,增加钙离子内流,产生细胞毒性。细胞膜脂质代谢和线粒体代谢障碍会产生大量自由基。自由基会破坏细胞膜和其他重要的细胞功能。轻度缺血,在缺血半暗带内发生细胞凋亡,致细胞几天或几周后死亡。发热与高血糖症[葡萄糖＞11.1 mmol/L(200 mg/dL)]会加重脑缺血的损伤,所以要尽量控制发热和血糖,诱导低温疗法一直是卒中临床研究的热点。

三、病因与发病机制

尽管急性脑梗死的治疗不依赖于病因,但是确定病因是预防卒中复发的关键,尤其应该关注心房颤动和动脉粥样硬化,因为这会有助于制订卒中二级预防策略。临床表现和检查有助于确定病因或缩小病因范围。即使明智地使用实验室检查和影像学检查完成初步评估,近 30% 的卒中仍病因不明,除非通过特殊检查。临床检查应该关注外周和颈部血管系统(颈动脉听诊杂音、血压、两臂之间压力比较)、心脏(心律失常、心脏杂音)、四肢(周围栓子)、视网膜[高血压、胆固醇栓子(Hollenhorst 斑块)]。完整的神经系统查体是为了确定卒中的部位。

溶栓患者需要进行影像学检查,可以结合颈部或颅内 CTA 或 MRA 检查。对所有的患者均考虑完善以下检查:胸部 X 线,心动图、尿液检查,血细胞计数、红细胞沉降率(ESR)、电解质、尿素氮(BUN)、肌酐、血糖、血清梅毒检查,血脂、凝血酶原时间(PT)、部分凝血活酶时间(PTT)检查,这些检查十分有用。心动图可能提示心律失常或近期心肌梗死的证据。

(一)心源性卒中

心源性卒中约占全部卒中的 20%。心脏疾病导致的卒中通常是心房、心室壁或左心瓣膜的栓子脱落进入动脉系统。这些血栓可以迅速破裂或溶解,仅表现为短暂性脑缺血发作,长时间动脉堵塞会导致卒中。栓塞性卒中常突然发病,神经功能缺陷瞬间达到高峰。长时间缺血恢复灌注后,会在缺血灶内形成出血点,常没有临床症状,应该与脑梗死病灶内脑出血相鉴别,后者会因血肿效应使神经功能缺损症状加重。心源性栓子通常堵塞在大脑中动脉(MCA)、大脑后动脉(PCA)或它们的分支,很少出现在大脑前动脉(ACA)区域。如果栓子足够大堵塞 MCA 主干

(3～4 mm)会导致大面积脑梗死,包括深部灰质、白质和部分皮质和皮质下白质。小栓子会堵塞在皮质小动脉或动脉穿支。血管流域内脑梗死的部位和大小取决于侧支循环范围。

1.非风湿性房颤

非风湿性房颤是心源性栓塞最常见的病因。卒中机制假说为颤动的心房或心耳形成血栓导致栓塞。房颤患者每年卒中风险为5％。卒中风险可以通过 CHADS2 评分进行评估。左心房扩大是心房栓子形成的额外危险因素。当风湿性心脏病存在明显的二尖瓣狭窄和心房颤动时常会引起脑梗死。

2.心肌梗死

近期心肌梗死是栓子的来源之一,尤其是透壁心肌梗死和前顶心室壁。研究发现,心肌梗死后预防性应用抗凝血药物能减少卒中风险。二尖瓣脱垂通常不是栓子来源,除非脱垂很严重。当静脉栓子迁移到动脉系统时称为反常栓塞,通常通过未闭合的卵圆孔或缺损的房间隔。泡沫对比剂超声心动图(静脉注射含有气体的生理盐水,通过经胸或经食管超声心动图)能够发现右向左分流的通道,发现反常栓塞的通道。如果静脉注射含有气体的生理盐水,经颅多普勒检测MCA 时监测到微泡,提示存在右向左分流的通道。如果该检查为阳性,而超声心动图未发现心脏分流时,应该考虑肺动静脉畸形可能。这两种方法均对检测右向左分流非常敏感。除了静脉栓子,脂肪栓、瘤栓、细菌性心内膜炎、空气栓子和婴儿出生时的羊水栓塞都有发生反常栓塞的可能。

3.右向左分流

右向左分流作为卒中的一种病因受到质疑,尤其因为这种分流占人群的15％发生率。一些研究建议,仅在房间隔瘤时,发生反常栓塞的风险会增加。静脉源性栓子,尤其是深静脉血栓,可能在某个特殊病例中,证实了右向左分流的重要性。细菌性心内膜炎会导致瓣膜赘生物形成脓毒性栓子。如果卒中患者表现出多发的症状和体征,那么细菌性心内膜炎的可能性比较大。此时可以发生微小梗死,而大的脓毒性梗死可能会形成脑脓肿或引起梗死部位出血,一般不用抗凝血药或溶栓治疗。细菌性栓子所致的感染性动脉瘤会导致蛛网膜下腔出血或颅内出血。

(二)动脉到动脉栓塞性卒中

动脉粥样硬化性斑块表面形成的血栓,可能栓塞颅内动脉形成动脉到动脉栓塞性脑梗死。很少情况下,病变血管形成血栓。不像心脏血管,动脉到动脉栓塞是引起脑缺血的主要血管机制,而不是局部形成血栓。任何病变血管都可能成为血栓来源,包括主动脉弓、颈总动脉、颈内动脉、椎动脉和基底动脉。颈动脉分叉处动脉粥样硬化是最常见的动脉到动脉栓子来源,特殊治疗能有效减少复发风险。

1.颈动脉粥样硬化

颈动脉粥样硬化最常发生在颈总动脉分叉处和颈内动脉近心端。此外,颈动脉虹吸部(海绵窦内部分)也是动脉粥样硬化的好发部分。男性、高龄、高血压、糖尿病、高脂血症是颈动脉疾病及卒中的危险因素。颈动脉粥样硬化会导致约10％的脑梗死。颈动脉疾病可根据是否具有症状和狭窄程度(狭窄程度是最狭窄部分与紧邻的远端颈内动脉的百分比)来划分。症状性颈动脉病是指在该颈动脉供血范围内发生过卒中或短暂性脑缺血发作,发生卒中复发的危险性大于无症状性颈动脉狭窄,无症状性颈动脉狭窄无临床症状,往往于筛查中发现。动脉狭窄越重,卒中风险越大,但近乎闭塞的患者卒中风险低。

2.其他动脉到动脉栓塞性卒中

颅内动脉粥样硬化可能通过栓子机制或其他病变血管血栓导致卒中发生。亚洲和非裔美国人多见。每年卒中再发风险为15%，与未治疗的症状性颈动脉粥样硬化发生率相当。

3.夹层

颈内动脉、椎动脉或Willis环外的动脉夹层是青年(年龄<60岁)栓塞性卒中的常见来源。夹层通常伴随疼痛，会发生在卒中前几小时或几天。颅外动脉外膜非常厚，夹层通常不会引起出血。颅内动脉外膜薄会发生蛛网膜下腔出血，形成假性动脉瘤，需要紧急处理，预防破裂。无症状动脉夹层假性动脉瘤的治疗目前仍有争议。夹层原因通常不明，再发的可能性小。先天性结缔组织发育不全综合征(Ehlers-Danlos)Ⅳ型、马方综合征、囊性中层坏死和肌纤维发育不良与动脉夹层有关。外伤(通常是机动车事故或运动损伤)会引起颈动脉或椎动脉夹层。脊柱推拿治疗与椎动脉夹层和卒中独立相关。许多夹层可以自愈，2周后卒中和短暂性脑缺血发作不常见。尽管没有试验比较抗凝血药和抗血小板药物的疗效，但是许多医师急性期采用抗凝血药，有满意的血管再通之后换成抗血小板药。

(三)小血管性卒中

腔隙性梗死是指动脉粥样硬化性血栓或玻璃样病变堵塞脑内小动脉(30～300 μm)所致的梗死。小血管性卒中是指此类小穿支动脉闭塞，是目前推荐的术语。小血管性卒中约占所有卒中类型的20%。

1.病理生理学

MCA主干，Willis环的血管(A1部分，前后交通动脉，P1部分)，椎-基底动脉，发出30～300 μm的分支，深入大脑或脑干灰质和白质。任何分支都可能因为起始部位粥样硬化或者脂质透明样变性增厚导致堵塞。这些血管血栓形成会引起小梗死，称为"腔梗"(尸检报告中的拉丁语，意思为液体湖)。直径在3 mm～2 cm。高血压和年龄是主要危险因素。

2.临床表现

腔隙综合征的主要临床表现：①单纯运动性偏瘫，内囊后肢或脑桥基底部梗死所致，面部、上下肢经常完全受累；②单纯感觉性卒中，丘脑腹侧梗死；③震颤性轻偏瘫，脑桥腹侧或内囊梗死；④构音障碍-手笨拙综合征，脑桥腹侧或内囊膝部梗死。短暂性症状(小血管短暂性脑缺血发作)可能预示着小血管梗死；可能一天发作几次，仅持续几分钟。小血管卒中的恢复比大血管卒中快且完全。但是在一些案例中，可能有严重的永久性残疾。联合抗栓治疗通常不会阻断最终脑梗死。大血管源(栓塞性或血栓形成)最初可表现为小血管梗死，因此，在这类患者评估中，不能放弃寻找栓子的来源(颈动脉或心脏)。腔隙性脑梗死的二级预防包括危险因素控制，尤其是降压治疗。

(四)卒中少见原因

1.高凝性疾病

最初会引起静脉血栓形成，因此可能会引起静脉窦血栓形成。蛋白S缺乏症和高同型半胱氨酸血症可能也会引起动脉血栓形成。系统性红斑狼疮性非典型疣状心内膜炎(LibmanSacks心内膜炎)是栓塞性卒中的病因之一。这些疾病(包括抗心磷脂抗体综合征)需要长期抗凝血治疗以预防卒中发生。

2.侧窦、矢状窦或小的皮层静脉血栓形成

侧窦、矢状窦或小的皮层静脉血栓形成是口服避孕药、孕期或产后、炎性肠道病、颅内感染

(脑膜炎)和脱水的常见并发症。也常见于实验室确定易栓症患者,包括红细胞增多症、镰状细胞性贫血、蛋白 C 和蛋白 S 缺乏、V 因子 Leiden 变异(抵抗活性蛋白 C)、抗凝血酶Ⅲ缺乏症、高同型半胱氨酸血症、凝血酶原 G20210 变异。口服避孕药且有凝血酶原 G20210 变异的女性患者发生静脉窦血栓的风险非常高。患者表现为头痛及局灶性神经功能体征(尤其是偏瘫)和癫痫。CT 成像一般正常,除非有颅内静脉出血。MR 或 CT 静脉成像或者传统的 X 线血管成像可以显示静脉窦闭塞情况。静脉窦血栓程度越严重,患者越容易表现出颅内压增高和昏迷。不论有无颅内出血,静脉注射肝素会降低发病率和死亡率,长期预后效果好。肝素能预防进一步的血栓形成,减少静脉高压和缺血。如果未发现潜在的高凝血药状态,临床医师会使用维生素 K 拮抗药 3～6 个月之后换成阿司匹林,这取决于静脉窦血栓再通的程度。如果确定是易栓症,抗凝药要长期使用。

3.镰状细胞性贫血(SS 疾病)

镰状细胞性贫血(SS 疾病)是儿童卒中常见的原因。这种血红蛋白突变的纯合子携带者会在儿童时期出现卒中,经颅多普勒超声会表现为 MCAs 流速增快。MCAs 流速增快的儿童,通过积极的换血疗法会减少卒中的发生,如果此疗法停止,卒中风险会再次增加,同时伴有 MCAs 流速增快。

4.肌纤维发育不良

肌纤维发育不良会影响颈动脉,通常女性多发。颈动脉或椎动脉会表现多发的节段性狭窄和扩张,形成串珠样改变,堵塞往往不完全。常表现为无症状性或偶有杂音、短暂性脑缺血发作或卒中。常累及肾动脉引起高血压,肌纤维发育不良的原因和自然史不明。仅当动脉狭窄非常严重或出现夹层时会表现为短暂性脑缺血发作或卒中。抗凝血药或抗血小板药可能有效。

5.颞(巨细胞)动脉炎

青年人相对常见,主要累及颈外动脉系统,尤其是颞动脉,伴有巨细胞亚急性肉芽肿性炎症。眼动脉的分支睫状后动脉堵塞会导致单眼或双眼失明,糖皮质激素治疗有效。由于颈内动脉通常不会累及,所以甚少引起卒中发生。特发性巨细胞动脉炎会累及主动脉弓发出的大血管(Takayasu 动脉炎)而导致颈动脉或椎动脉血栓形成。该病很少发生在西方人群。

6.坏死性(或肉芽肿性)动脉炎

坏死性(或肉芽肿性)动脉炎可单独发生或者是广义上的结节性多动脉炎或肉芽肿性多血管炎(Wegener),累及颅内动脉的远端小分支(直径＜2 mm),引起脑组织、视神经或脊髓小梗死。脑脊液(CSF)细胞数增多,蛋白水平刁高。原发性神经系统血管炎比较少见,累及中小血管,没有系统性血管炎。鉴别诊断包括其他炎性原因所致的血管管径改变,包括感染(结核性、真菌性)、肉状瘤病、血管中心性淋巴瘤、脑膜癌病等;其他非炎性原因,如动脉粥样硬化、栓塞、结缔组织病、血管痉挛、偏头痛相关的血管病变、药物原因等。一些病例于产后出现,有自限性。

7.任何形式的血管病

任何形式的血管病可以隐匿进展,表现为白质灰质梗死、明显的头痛、认知功能低下。通常需要脑活检或高分辨率 X 线血管造影术。腰椎穿刺炎性结果支持炎性的原因。炎症确定后,有必要使用糖皮质激素、环磷酰胺等免疫抑制药抑制疾病进展。在免疫抑制治疗前,应该查找感染原因,如结核等。如果及时发现和治疗,则患者获益良好。

8.药物

尤其是安非他命和可卡因,会引起卒中,尤其在急性高血压或药物诱导的血管病变的基础上。没有资料提供此种情况的治疗效果。苯丙醇胺与脑出血有关,可卡因和甲基苯丙胺可能与药物诱导的血管病变有关。Moyamoya 病(moyamoya 是日语)目前了解很少,是一种主要累及颅内大血管,尤其是颈内动脉末端、MCA 和 ACA 主干的闭塞性非血管炎性疾病。豆纹动脉围绕闭塞部位建立良好的侧支循环,X 线血管造影表现为烟雾样改变。

9.其他侧支循环

其他侧支循环包括经软脑膜皮层支与头皮动脉间跨硬膜吻合支。该疾病主要发生在亚洲儿童或青年人,与动脉粥样硬化患者,尤其是合并糖尿病的患者表现相似。由于硬脑膜或软脑膜吻合支可以发生脑出血,所以抗凝风险高。扩张的豆纹动脉破裂可能导致脑实质出血;脑表面大血管可能逐渐堵塞,引起大动脉流域性脑卒中。颈外动脉和硬脑膜或 MCAs 旁路移植会预防脑卒中和脑出血。

10.可逆性后部白质脑病

可逆性后部白质脑病可发生在脑损伤、癫痫、偏头痛、拟交感神经药物使用、子痫、产后。病理生理机制不明,可能与广泛的大脑节段性血管收缩和脑水肿有关。患者主诉头痛,表现为波动性的神经功能缺损症状和体征,尤其是视觉症状。有时会出现脑梗死,但是典型的临床和影像学表现提示局部缺血完全可逆。MRI 表现典型,传统的 X 线血管造影可能有助于诊断。

11.脑白质疏松症或脑室周围白质病变

脑白质疏松症或脑室周围白质病变是皮层下白质多发小血管性梗死。CT 或 MRI 都可见室周或放射冠的白质损伤,腔隙性脑梗死区也常见。该病的病理生理学基础是白质内小穿支动脉发生类似于慢性高血压所致的脂质透明变。有室周白质病变的患者可能出现皮层下痴呆综合征,取决于白质梗死的数量,降压治疗可以推迟或预防痴呆病程。

12.短暂性脑缺血发作

短暂性脑缺血发作具有脑梗死的症状,持续时间短暂,不超过 24 小时,但大部分持续时间<1 小时。短暂性脑缺血发作的病因与脑梗死原因相似,但是短暂性脑缺血发作可能是卒中的先兆,是卒中的重要危险因素,应该单独考虑。短暂性脑缺血发作可由栓子堵塞脑内血管,或颈内动脉的原位血栓形成。但是,15%~50%的短暂性脑缺血发作会发生脑梗死,尽管缺乏神经功能的症状和体征。短暂性脑缺血发作的新定义与卒中的鉴别是有无新发梗死,而不论症状持续时间长短,但是大多数的研究标准基于时间的定义。除了之后讨论的卒中症状,短暂性脑缺血发作特殊的症状应该引起特别的注意。栓子堵塞一侧视网膜中央动脉时,会出现一过性黑矇或短暂性的单眼盲。这可能提示颈动脉狭窄或局部眼动脉病变。短暂性脑缺血发作后 3 个月内发生卒中的风险为 10%~15%,大部分在最初的 2 天内发生。这种风险可以用 AB-CD2 评分评估。因此,需要及时评估和治疗。由于卒中或短暂性脑缺血发作病因相同,因此对短暂性脑缺血发作的评估等同于卒中。短暂性脑缺血发作的症状改善是溶栓的禁忌证。但是,在短暂性脑缺血发作后最初几天内卒中的风险很高,在正确判断收住入院的情况下如果发生卒中,就可能迅速给予rtPA 治疗大多数患者。短暂性脑缺血发作后给予抗血小板聚集药物虽未检测过,但是很可能有效,并且推荐使用。目前短暂性脑缺血发作后给予抗血小板聚集药物以预防卒中的大型试验正在进行。

13.其他

伴皮质下梗死和白质脑病的常染色体显性遗传性的动脉病(CADASIL)是一种遗传病,表现为小血管性卒中、进展性痴呆,MRI 表现为广泛对称性白质病变。大约 40%患者有先兆性偏头痛,先兆表现为短暂性运动或感觉缺失。发病年龄常在40~50岁。由Notch3一个或多个基因突变,Notch3属于高度保守的基因家族成员,特点是引起表皮生长因子在细胞外区域重复。其他单基因脑梗死综合征包括伴有皮质下梗死和白质脑病的常染色体隐性遗传性脑动脉病(CARASIL)及遗传性血管内皮细胞病、视网膜病变、肾病和卒中(HERNS)。Fabry病会同时导致大血管病变和小血管性梗死,但机制不明。

四、临床表现

详细的病史及体格检查可定位神经功能缺损的部位,如果该症状符合脑动脉供应范围,则导致该症状的责任病变基本确定。这种情况在患者表现为短暂性脑缺血发作而查体是正常时则尤为重要。如一个患者,主要表现为语言功能丧失和右侧偏盲,下一步需寻找左侧大脑中动脉栓子来源。若检查发现该患者右侧颈内动脉狭窄,则提示为无症状性颈动脉狭窄,则需进一步寻找其他病因。以下内容主要描述缺血性脑血管病对应的脑动脉供血区域的临床表现。卒中的症状可分为:①前循环大动脉卒中;②后循环大动脉卒中;③任意血管床病变所致的小动脉疾病。

(一)前循环卒中

颈内动脉及其分支组成颅内前循环血管。这些血管闭塞可由血管本身疾病所致(如动脉粥样硬化或夹层)或由近端来源的栓子所堵塞。不同颅内大动脉闭塞可导致不同的临床征象。

1.大脑中动脉(MCA)闭塞

MCA近端或某主要分支的闭塞栓塞(包括动脉-动脉栓塞、心源性栓塞或其他未知来源的栓子)可能性通常较动脉本身粥样硬化可能性大。MCA近端的动脉粥样改变可以导致MCA远端区域栓塞,也可以导致更少见低流速短暂性脑缺血发作。软脑膜的侧支代偿可以减少MCA狭窄后出现临床症状。MCA皮质分支主要供应大脑半球外侧表面大部分区域,除了:①ACA供应额极、额叶和顶叶上内侧条形区域;②PCA供应颞叶下侧和枕极区域。MCA近端(M1段)发出穿支(豆纹动脉)供应壳核、苍白球、内囊后肢、邻近的放射冠和尾状核大部分。在外侧裂,大部分患者的MCA可分为上干和下干(M2段)。下干的主要分支供应顶叶下侧和颞叶的皮质,上干分支供应额叶和顶叶上部的皮层。若患者MCA在其起始处出现闭塞(堵塞了皮层支和深穿支),同时远端侧支建立较少,患者的临床表现为偏瘫、偏身感觉障碍和偏盲,在发病后的1~2天可出现凝视同侧,面瘫导致构音障碍。当优势半球受累时,患者可表现为完全性失语。当为非优势半球受累时,患者可表现为病感失认、结构性失用和忽视。完全的MCA综合征最常见于动脉主干的闭塞。皮层的侧支血流和动脉供应范围的不同导致很多局灶性症状的出现。局灶性神经功能缺损的症状还可见于栓子进入MCA近端而未完全栓塞的MCA、堵塞MCA远端分支,或栓塞破裂转移到远端。由于栓子堵塞单一血管分支所致的局灶性神经功能缺损症状包括手或上肢和手单侧无力(分支症状),或面部无力伴有非流利失语(Broca失语),伴或不伴肢体无力(额叶症状)。同时出现感觉障碍、肢体无力、非流利性失语的患者通常提示栓子堵塞MCA上干近端,存在较大面积额叶和顶叶皮层梗死。如果患者出现流利性失语(Wernicke失语)但无肢体无力的表现,通过提示优势半球MCA下干供应的后部(颞叶皮质)受累。以不能理解书写及说话为显著表现时,通常伴有对侧上1/4象限的偏盲。偏侧忽视或空间认识不能但不伴肢体无力通常提示非优势半球MCA下干受累。豆纹动脉闭塞导致内囊区域的小血管卒中(腔隙性脑梗死),表现为对侧纯运动性卒中或感觉-运动性卒中;内囊膝部向后部缺血先后导致面瘫、上肢无力、下肢无力,也可以主要表现为对侧手共济失调和构音困难(笨拙手、构音困难腔隙综合征);苍白球和壳核受累很少有临床症状,但是有帕金森综合征和偏侧投掷症的报道。

2.大脑前动脉(ACA)闭塞

ACA 可分为两段,交通前段即 A1 段(连接颈内动脉和前交通动脉)和交通后段 A2 段(ACA 远端血流)。A1 段发出数条深穿支供应内囊前肢、前穿肢、杏仁核、下丘脑前部和尾状核头的下部。ACA 近端闭塞的患者可无症状,血流可通过前交通动脉和来自 MCA、PCA 的侧支动脉进行代偿。单纯 A2 段闭塞导致对侧症状出现。若患者双侧 A2 段均来源于同一大脑前动脉主干(A1 段共干),闭塞可引起双侧症状。患者可表现为显著的意志缺失(言语及运动反应延迟)、偏瘫或四肢轻瘫伴双侧锥体束征和尿失禁。

3.脉络膜前动脉闭塞

该动脉来源于颈内动脉,供应内囊后肢和后外侧白质,该部分通过膝距束纤维。脉络膜前动脉闭塞的全部症状主要包括对侧偏瘫、偏身感觉障碍(偏身感觉减退)和偏盲。但是,该部分的血液供应还来源于 MCA 深穿支、后交通动脉和脉络膜后动脉,可以出现轻微局灶性神经功能缺失的症状,通常恢复较快。脉络膜前动脉的血栓通过来源于血管的原位血栓形成,颈内动脉动脉瘤外科夹闭术过程中该血管容易受损导致医源性闭塞。

4.颈内动脉(ICA)闭塞

颈内动脉闭塞的症状多种多样,其表现取决于导致缺血的机制,如栓塞、原位栓子或低灌注。最常见的受累部位是 MCA 供血区域的皮质。Willis 环完整的患者常无症状。若栓子从颈内动脉进入 MCA,表现出的症状与 MCA 闭塞类似(见前面所述)。有时还可表现为皮质和深部白质大面积梗死。若栓子堵塞颈内动脉末端-ACA 和 MCA 的起始处,患者可表现为意志缺失或木僵,并伴有偏瘫、偏身感觉障碍、失语或痛觉缺失。若 PCA 起源于颈内动脉(称为胚胎性大脑后动脉),则 ICA 闭塞后还可出现相应 PCA 供应区域的症状。颈内动脉除供血同侧大脑外,还发出眼动脉供应视神经和视网膜。约 25% 的症状性颈内动脉疾病患者可出现频繁发作的短暂性黑矇。患者通常主诉在视野出现水平阴影升起和落下。该类患者还可主诉患侧眼睛视物模糊,或上半或下半视野缺损。大部分患者的症状持续数分钟,少数患者在短暂性脑缺血发作或脑梗死时出现眼动脉或视网膜中央动脉缺血或梗死。高调且能持续到舒张期的颈动脉杂音提示严重的狭窄,随着狭窄程度逐渐增加,远端血流逐渐减少,杂音逐渐减弱,如血管完全闭塞杂音则完全消失。

5.颈总动脉闭塞

颈内动脉闭塞的所有症状和体征均可出现在颈内动脉闭塞的患者。颈外动脉的低血流量可能导致下肢跛行。双侧颈总动脉起始处出现闭塞可能是由大动脉炎所致。

(二)后循环卒中

后循环由成对的椎动脉、基底动脉及成对的大脑后动脉组成。椎动脉在脑桥延髓交界处会合形成基底动脉。基底动脉在脚间窝分为两条大脑后动脉。这些主要动脉发出长短旋支及更小的深穿支供应小脑、延髓、脑桥、中脑、丘脑底部、丘脑、海马及内侧颞叶和枕叶。各支血管的闭塞产生各自特有的综合征。

1.大脑后动脉闭塞

对于 75% 的患者,双侧 PCAs 来源于基底动脉分叉处。20% 的患者通过后交通动脉来源于同侧颈内动脉,约有 5% 的患者 PCA 均来源于同侧颈内动脉。PCA 综合征主要是由于基底动脉顶端动脉粥样硬化性血栓形成或栓子脱落堵塞该部位引起。后循环疾病还可由于椎动脉夹层或肌纤维发育不良所致。PCA闭锁可引起两大类临床综合征：①P1综合征，即中脑、下丘脑和丘脑综合征，该综合征是由于PCA P1近端及其深穿支病变所致（丘脑膝状体动脉、Percheron动脉、脉络膜后动脉）；②P2综合征，病灶在颞叶和枕叶皮质，由PCA P2段远端闭塞所致。

2.P1综合征

梗死通常发生在同侧下丘脑、内侧丘脑、同侧大脑脚和中脑。患者可能出现第Ⅲ对脑神经麻痹伴对侧共济失调（Claude综合征）或伴对侧偏瘫（Weber综合征）。共济失调是由于红核或齿状核-红核-丘脑受累。若下丘脑核团受累，可表现为单侧的偏身投掷。Percheron动脉闭塞可表现为向上凝视和嗜睡。双侧PCA近端闭塞可出现中脑、下丘脑的缺血梗死灶，患者可表现为昏迷、对光反射消失、双侧锥体束征和去大脑强直。丘脑穿通动脉和丘脑膝状体动脉闭塞可表现为丘脑或丘脑内囊区域腔隙性梗死灶。丘脑综合征主要包含对侧偏身感觉障碍，随后出现偏身极其痛苦的灼烧样疼痛。该症状持续且对镇痛药反应较差。抗惊厥药（卡马西平或加巴喷丁）或三环类抗抑郁药可能有效。

3.P2综合征

PCA远端闭塞可能导致颞叶内侧和枕叶梗死灶。常表现为对侧同向性偏盲伴黄斑回避。通常仅上象限视野缺损受累。若视觉区域受累或仅有距状沟受累，该患者可意识到视野缺损。颞叶内侧和海马区域受累可引起急性记忆下降，特别是优势半球受累时常见。因为记忆存在双侧功能区，该症状通常能够恢复。若优势半球受累，病灶累及胼胝体压部，患者可表现为失读症但无失写症。该类患者还可能出现面容失认、物体失认、数学符号失认、颜色失认和命名性失语，甚至在不累及胼胝体的患者也可出现上述表现。大脑后动脉闭塞的患者可出现大脑脚幻觉综合征（颜色和物体的视幻觉）。双侧PCAs梗死可出现皮质盲（全盲，但对光反射仍存在）。该类患者通常意识不到失明或不承认失明（Anton综合征）。视觉区的微小病灶仍可能存在，但是该类患者可能称视野缺损，可能由尚保存的视野所代偿。较少见的是，患者仅周边视野缺损，但中央视野仍保存，成为"管状视野"。双侧视觉区受累可能导致Balint综合征，患者扫视周围环境异常，通常是由于PCA和MCA交界分水岭区低血流量梗死导致，如心搏骤停后。患者即便在凝视其他物体情况下，仍持续出现先前视觉图像数分钟（视觉存留），或不能合成完整的图像（画片动作失认）。栓子堵塞基底动脉顶端可能出现中央或周围区域的部分或全部症状。最典型的表现是双侧症状，包括眼睑下垂、双侧瞳孔不对称、对光反射消失或嗜睡。

4.椎动脉和小脑后下动脉闭塞

（1）椎动脉右侧起始于无名动脉，左侧起源于左侧锁骨下动脉，可分为4段，V1段自椎动脉起始处至C$_6$～C$_7$或第7段横突孔，V2段穿自C$_2$～C$_6$横突孔，V3段穿寰椎横突孔绕寰椎弓经枕骨大孔穿过硬脑膜，V4段是V3后与对侧椎动脉合并成基底动脉前这一部分。仅V4段发出分支供应脑干和小脑的血供。

（2）小脑后下动脉（PICA）在其近端供应延髓外侧，远端分支供应小脑的下侧面。血管动脉粥样硬化易累及V1段和V4段。

V1段起始处病变可导致后循环栓子形成，来源于对侧椎动脉、颈升动脉、甲状颈干或枕动脉的侧支血流通常可以提供足够血流，可抑制低灌注性短暂性脑缺血发作或卒中。若一侧椎动脉起始处不通，另一侧椎动脉起始处出现动脉粥样硬化性改变，此时即使出现基底动脉血液逆流至椎动脉的侧支循环，仍不能满足相应的供血。此时患者可出现低灌注性短暂性脑缺血发作，出现持续头晕、眩晕或交叉瘫，此时也易形成血栓。

V4 段远端的疾病能够加速血栓形成,导致基底动脉栓塞或血栓发展到基底动脉。椎动脉在 PICA 起始处近心端狭窄能影响延髓外侧和小脑半球后下部分。椎动脉起始处近心端的锁骨下动脉闭塞,会导致同侧椎动脉反向血流。同侧上肢活动可能引起椎动脉供血需求增加,产生后循环短暂性脑缺血发作,或称为"锁骨下动脉盗血"。虽然动脉粥样硬化很少累及椎动脉第 2 段和第 3 段,但这部分更容易出现夹层、肌纤维发育不良,或偶见椎间孔内骨刺压迫椎动脉产生症状。V4 段原位血栓形成或栓塞可能引起延髓外侧的缺血。可出现眩晕、同侧面部和对侧肢体麻木、复视、声嘶、构音障碍、吞咽困难、同侧 Horner 征,被称为"延髓背外侧综合征",也称为"Wallenberg 综合征"。大部分病例来源于同侧的椎动脉闭塞,也有部分来源于 PICA 闭塞。椎动脉的延髓穿支闭塞或 PICA 闭塞可出现部分症状。偏瘫不是椎动脉闭塞典型的表现,但是,四肢瘫可能是由于脊髓前动脉闭塞所致。也有少部分患者发生为延髓内侧综合征,主要表现为锥体束征、对侧上下肢偏瘫,但无面瘫的表现。但若内侧丘系与舌下神经纤维受累可出现对侧关节位置觉的消失和同侧舌无力。小脑梗死后伴水肿形成可导致患者出现突然的呼吸暂停,可能是由于颅后窝压力增高所致。眩晕、巴宾斯基征、共济失调和双侧无力的症状可能不出现,或者在呼吸暂停前迅速短暂出现。步态不稳、头痛、头晕、恶心和呕吐可能是唯一的早期症状,出现这些表现时需提高警惕,下一步处理可能需要神经外科行减压术,术后通常预后较好。这些症状与病毒性迷路炎不好鉴别,但是头痛、颈强直、单侧辨距不良需高度怀疑卒中。

5.基底动脉闭塞

基底动脉分支主要供应脑桥基底部、小脑上部,然后发出 3 组分支:①旁中央支,为 7~10 支,供应脑桥中线两侧的楔形部分;②短旋支,5~7 支,供应脑桥外侧 2/3、小脑中脚和上脚;③双侧长旋支(小脑上动脉和小脑前下动脉),环绕脑桥供应小脑半球。

基底动脉任何部分均可发生动脉粥样硬化改变,但最常见的部位仍是基底动脉近心段和椎动脉的远端。典型的动脉硬化斑块发生在基底动脉近心段和单侧或双侧椎动脉。临床表现多样,主要取决于是否存在来源于后交通动脉的反向侧支血流。也有少见的情况,一侧椎动脉夹层累及基底动脉,这取决于真假腔的位置,可出现多发穿支动脉卒中。虽然动脉粥样硬化斑块偶尔导致基底动脉远端出现闭塞,但来自心脏或椎动脉近端或基底部分的栓子可能引起"基底动脉尖"综合征。

由于脑干相邻的位置包含多个结构,因此脑干梗死的患者可表现出多种多样的临床表现,可出现累及皮质脊髓束、皮质脑干束、上行感觉传导通路和脑神经核团的表现。基底动脉供血区域出现短暂性缺血或梗死后的症状通常不能直接鉴别是基底动脉本身或是其某个分支的病变,但是其特征具有急需干预处理的强烈指征。基底动脉完全闭塞后出现双侧长纤维束(感觉和运动)受累,并伴有脑神经和小脑功能缺失的症状和体征。闭锁状态是指意识保留,但出现四肢瘫和脑神经麻痹的症状和体征,主要是脑干和低位中脑缺血梗死后导致的。

治疗的目标是在恶性梗死发生前识别即将发生的基底动脉闭塞。连续出现的短暂性脑缺血发作症状、缓慢进展且症状波动的卒中多有较显著的意义,通常为椎动脉远端或基底动脉近端动脉粥样硬化血栓闭塞的先兆。基底动脉近心段供血分布区的短暂性脑缺血发作症状通过产生眩晕(患者通常描述为摇晃不稳、头晕目眩、身体移动、站立不稳或头昏沉感)提示。其他提示为基底动脉血管的症状还包括复视、构音障碍、面部或口周麻木和偏身感觉障碍。

通常,基底动脉分支短暂性脑缺血发作通常累及脑干单侧,但基底动脉主干短暂性脑缺血发作通常表现为双侧症状,但偏瘫仍被认为是基底动脉闭塞先兆的症状。大部分短暂性脑缺血发作患者,是否为短程(5～30分钟)、反复发作、一天发作数次,则预示基底动脉或基底动脉某一个分支是否要闭塞。该发作类型通常提示间断脑供血不足。较多神经科医师采用肝素治疗用于预防血栓进展。动脉粥样硬化斑块导致的基底动脉闭塞性脑干梗死通常引起脑干双侧症状。凝视麻痹或核间性眼肌麻痹伴同侧的偏瘫可能是双侧脑干缺血的唯一征象。更常见的是,脑干缺血的症状通常表现出不匹配的体征。基底动脉完全闭塞可引起较高的死亡率。基底动脉分支的闭塞通常引起单侧的症状和体征,可累及运动、感觉和脑神经。若患者症状持续为单侧的表现,则患者出现基底动脉完全闭塞的可能性会降低。

小脑上动脉闭塞可导致严重的同侧小脑性共济失调,表现为恶心、呕吐、构音障碍,对侧肢体、躯干和面部(累及脊髓丘脑束和三叉丘系)痛觉和温度觉消失。部分性耳聋、单侧上肢共济失调性颤抖、Horner征、上腭肌阵挛较为少见。部分性综合征常可出现。梗死面积大、水肿和容积效应可能导致中脑受压,出现脑积水,症状可能会迅速进展加重。此时神经外科干预对该类患者可能是保命的治疗策略。

小脑前下动脉闭塞后产生的梗死症状通常多样,主要由于动脉粗细及其供血区域的差异导致,通常与PICA供应范围不同。其核心症状主要包括:①单侧耳聋、面肌无力、眩晕、恶心、呕吐、眼球震颤、耳鸣、小脑性共济失调、Horner征、共轭性侧向凝视麻痹;②对侧偏身痛觉和温度觉丧失。闭塞位于动脉的起始段可能出现皮质脊髓束的体征。基底动脉的某一短旋支发生闭塞后可导致脑桥外2/3和小脑中、上脚部位出现梗死,而闭塞位于旁中央支可出现中脑单侧近中线楔形梗死。

五、辅助检查

(一)CT检查

CT可诊断或排除出血性脑卒中,也可诊断脑实质外出血、脑脓肿、占位或其他类似卒中的疾病。颅脑CT在脑梗死最初几小时内可表现为正常,其在24～48小时梗死灶仍可表现得不明显。由于骨头伪影,CT不能显示后循环小梗死,皮质的小病灶仍可能被漏诊。增强CT可增加亚急性期梗死灶诊断的敏感性,并可显示静脉系统的结构。随着新一代多排CT出现,静脉注入造影剂,CT血管造影(CTA)可在一个序列对颈动脉、颅内动脉、颅内静脉、主动脉弓甚至冠状动脉显影。该方法使得诊断颈动脉和颅内动脉病变更容易。静脉注入造影剂后,由于血管闭塞后导致的脑组织低灌注也可被显示出来,可用于预测缺血性脑组织和可能出现梗死的危险脑组织(也就是通常所说的"缺血半暗带",见"脑梗死病理生理")。CT扫描对蛛网膜下腔出血的诊断同样敏感(即使单靠CT检查不能除外蛛网膜下腔出血),且CTA可迅速确诊颅内动脉瘤。非增强CT由于其检查的迅速性及广泛性,作为诊断急性脑梗死的选择,且CTA和CTP也作为诊断脑梗死的有效且便捷的手段。

(二)MRI检查

MRI对诊断全脑缺血脑组织的范围及位置较为敏感,包括颅后窝和皮质梗死。MRI还可有助于确诊颅内出血及其他的异常,但对新鲜的出血不如CT诊断敏感。高场强的核磁诊断更为可靠且更准确。弥散加权序列(DWI)对诊断早期梗死灶较常规MRI序列和CT更为敏感,在水抑制反转序列(FLAIR)同样敏感。在静脉使用钆造影剂后,磁灌注成像也可获得。磁灌注上显示低灌注但是在DWI序列未见明显异常的脑组织也可被认为是缺血半暗带组织,若患者显示大面积的低灌注区,则提示这个患者可能是急性期血管重建治疗更大的获益者。MRI对诊断颈内动脉颅外段血管狭窄及颅内大血管狭窄具有较高的敏感性。随着狭窄程度升高,与常规的 X 线照相相比,MRI 对诊断血管狭窄程度可能出现过度估计。磁共振上脂肪显像是诊断颅外或颅内段动脉夹层的一个特殊序列,它通过显示夹层血管壁内聚集血块进行诊断。MRI 对急性出血性疾病较 CT 相比敏感性较差,且费用较高、费时及阅读难度较差。幽闭恐惧症的患者也不能进行该项检查。大部分急性期卒中治疗方案首选 CT 也是因为磁共振的这些缺陷。但是,对于急性期以外的脑卒中患者,磁共振可更加清晰地显示受损脑组织的范围,并能分辨脑梗死的急性期病灶和陈旧性病灶。MRI 可能对短暂性脑缺血发作的患者更为有效,能更好地确诊新发梗死灶,对可能出现的卒中有更强的预测价值。

(三)脑血管造影检查

传统的脑血管造影是确诊和评估脑动脉粥样硬化性狭窄程度的金标准,也可评估和判断其他病因,包括动脉瘤、血管痉挛、动脉内膜血栓、肌纤维发育不良、动静脉瘘、血管炎和脑血管的侧支代偿。目前进展迅速的血管内操作,在颅内动脉血管内使用支架,在狭窄区域内给予球囊扩张,通过弹簧圈栓塞颅内动脉瘤,通过机械取栓装置开通急性脑梗死责任血管。一些随机对照研究结果显示,在急性期 MCA 闭塞的脑梗死患者中,使用血管内取栓装置可明显提高患者血管再通率,改善患者 90 天的临床预后。在美国和欧洲国家,血管造影连同血管内再通治疗已成为一个常规的治疗手段,且该项技术在日本也将很快得到普及。掌握该项技术的中心被认作是"综合性的卒中中心",与传统的仅可以进行静脉 rtPA 溶栓但不可行血管内治疗的初级卒中单元不同。但是传统的血管造影可增加动脉的风险、腹股沟出血的风险、栓塞性卒中和肾衰竭的风险,所以该项检查应是在其他无创检查不能获得良好效果的前提下进行。颈内动脉起始段的狭窄可通过 B 超和颈部多普勒超声检查技术(双功超声)进行诊断和评估。经颅多普勒超声(TCD)在评估 MCA、ACA、PCA 血流和椎-基底动脉血流时是有用的。该项检查可用于诊断颅内大动脉狭窄,因狭窄可增加收缩期血流流速。而且,TCD 可在 rtPA 静脉溶栓后辅助溶栓和改善大动脉再通的概率,这项技术疗效是目前研究的课题。在很多情况下,MRA 联合颈动脉超声和经颅多普勒超声检查来确定传统血管造影评估血管狭窄的必须性。在急性卒中的初期也可选择包含整个颅内和颈部血管的 CTA 检查。除非是心源性的卒中,大部分临床上的卒中可通过该项检查进行明确诊断。

(四)灌注技术氙气技术(特别是氙气 CT)和 PET 检查

可用于评估脑血容量。这些手段一般仅用于研究,但在诊断颅内动脉狭窄程度和计划血管重建治疗的患者意义较大。单电子发射计算机扫描技术(SPECT)和 MRI 灌注(MRP)可判断相对脑血容量。自从 CT 用于急性脑梗死的最初诊断技术后,部分中心采用 CTA 和 CTP 联合平扫 CT 对急性脑梗死进行评估。CTP 技术增加诊断缺血的敏感性,且可以用于判定半暗带组织;或者磁共振弥散加权成像系列判断缺血性半暗带,也就是两个序列的不匹配区。对急性脑梗死患者,通过判断缺血半暗带,能够明智地选择出接受急性干预(包括行溶栓、取栓及干预性的神经保护)可以获益的患者。

六、治疗

(一)卒中/短暂性脑缺血发作的一级预防和二级预防

1.一般原则

许多内科和外科干预及生活方式的改变,可用于预防卒中。因为它们成本低和风险小,其中的一些可以被广泛应用;其他方法则昂贵而且有重大风险,但对经筛选的高危患者有效。识别和管理可控的风险因素是最佳的策略,可以大幅减少卒中的负担和发生卒中的总人数。

2.动脉粥样硬化的危险因素

高龄、血栓性卒中家族史、糖尿病、高血压、吸烟、胆固醇异常[特别是高密度脂蛋白胆固醇(HDL)低和(或)低密度脂蛋白胆固醇(LDL)高]及其他因素被证明或疑似脑梗死的风险因素,主要由于它们跟动脉粥样硬化相关。既往有卒中或短暂性脑缺血发作的患者发生再次卒中的风险更大。许多心脏情况会导致卒中,包括心房颤动和近期的心肌梗死。口服避孕药和激素替代疗法会增加卒中风险,某些遗传性和获得性高凝血状态易发卒中。高血压是最重要的危险因素,一般来说,所有的高血压都应该治疗。已知的脑血管疾病的存在不是降压达标的禁忌证。

此外,治疗老年收缩期高血压会使患者获益。将血压降至传统高血压定义以下,能更加明显地降低卒中风险。尤其是噻嗪类利尿药和血管紧张素转化酶抑制药类降压药。数项试验已经证实他汀类药物能降低卒中危险,甚至对低密度脂蛋白胆固醇不高或高密度脂蛋白胆固醇不低的患者也有效。强化降低胆固醇水平(SPARCL)预防卒中的试验证实,能明显降低近期患卒中或短暂性脑缺血发作患者的卒中再发风险,规定的阿托伐他汀每天 80 mg。初级预防试验中他汀类药物预防效果提示:瑞舒伐他汀干预研究评估(JUPITER),发现患者日常使用此他汀会降低 C 反应蛋白升高所引起的 LDL(<130 mg/dL)升高,初次卒中风险减少 51%(危害比 0.49,$P = 0.004$),没有增加颅内出血的发生率。因此,所有既往患脑梗死的患者应该考虑使用他汀类药物。应该禁止所有患者吸烟。2 型糖尿病患者严格控制血糖能降低卒中、心肌梗死和其他死亡风险,但目前没有能够提示降低卒中风险的充分研究证据。使用他汀类药物和吡格列酮,更积极的血压控制对预防卒中是有效的。

3.抗血小板药物

抗血小板药物通过抑制动脉内的血小板聚集物的形成可预防动脉粥样硬化血栓形成事件,包括短暂性脑缺血发作和卒中。血小板聚集物可形成于病变动脉,诱导血栓形成,阻塞动脉或栓塞远端循环。抗血小板药物包括阿司匹林、氯吡格雷等,阿司匹林与缓释双嘧达莫复方制剂最常用于这一目的。噻氯匹定由于其不良反应,大部分已被弃用,但也可以用作替代氯吡格雷。

(1)阿司匹林是研究最广泛的抗血小板药。阿司匹林会使血小板环氧化酶乙酰化,不可逆地抑制血小板内血栓素 A_2 的形成,血栓素 A_2 能够引起血小板聚集和血管收缩。这种效果是持久性的,持续 8 天(血小板的通常寿命)。矛盾的是,阿司匹林也会抑制内皮细胞的前列环素(一种抗血小板聚集和血管舒张的前列腺素),这种效果是短暂的。血液中阿司匹林一旦被清除,有核内皮细胞就会产生前列环素。低剂量阿司匹林每天 1 次会抑制血小板产生血栓素 A_2,而不会抑制前列环素的形成。没有证据证明高剂量阿司匹林比低剂量阿司匹林更有效,广泛推荐每天阿司匹林 50～325 mg 预防卒中发生。

(2)噻氯匹定和氯吡格雷能阻止血小板的腺苷二磷酸(ADP)受体,从而防止糖蛋白Ⅱb/Ⅲa 受体激活所产生的瀑布反应,即纤维蛋白原结合到血小板,导致血小板聚集。噻氯匹定比阿司匹林更有效,但是,它的缺点是会引起腹泻、皮疹,少数情况下,还会引起中性粒细胞减少和血栓性血小板减少性紫癜。氯吡格雷很少引起血栓性血小板减少性紫癜,不会引起中性粒细胞减少。

(3)双嘧达莫是一种抗血小板药,抑制各类细胞吸收腺苷酸,包括血管内皮细胞。累积的腺苷是聚集的一种抑制药,至少一部分通过其对血小板和血管壁磷酸二酯酶的作用。双嘧达莫还会增强内皮产生的前列环素和一氧化氮的抗聚集作用,抑制血小板的磷酸二酯酶,促进循环中

AMP 降解。循环中 AMP 的升高会抑制血小板聚集。双嘧达莫吸收不规律,双嘧达莫缓释片 200 mg 加 25 mg 阿司匹林新配方,口服生物利用度更好。双嘧达莫的主要不良反应是头痛。推荐双嘧达莫缓释片联合阿司匹林治疗卒中患者。许多大型临床试验已经清楚地表明,大多数抗血小板药物能降低有动脉粥样硬化危险患者动脉粥样硬化性血管事件的所有风险(即脑梗死、心肌梗死和全因血管死亡)。非致死性卒中风险降低 25%~30%,所有血管事件降低约 25%。风险降低变化非常大,依赖于个体风险。卒中风险低的患者也表现相似风险降低,但其风险可能是太低,获益没有意义。相反,每年血管事件风险 10%~15% 的患者风险降低 7.5%~11%。阿司匹林便宜,可以使用低剂量,并且可以推荐给所有的成年人,以预防卒中和心肌梗死发生。然而,它会引起上腹部不适、胃溃疡和胃肠道出血,可能是无症状性的,也可能会危及生命。

因此,并不是每个 40 岁或 50 岁的成年人都被建议规律服用阿司匹林,因为动脉粥样硬化卒中风险很低,被阿司匹林的不良反应抵消。反之,每一位既往有动脉粥样硬化性卒中或短暂性脑缺血发作且无禁忌证的患者应该规律服用抗血小板药,因为再次发生卒中风险率是 8%~10%;另一小部分患者可能出现心肌梗死或血管性死亡,显然,获益的可能性远远大于治疗的风险。抗血小板药和剂量的选择必须平衡卒中的风险,预期获益,以及治疗的风险和费用。然而,没有明确的数据,观点各不相同。许多权威人士认为低剂量(每天 30~75 mg)和高剂量(每天 650~1 300 mg)的阿司匹林是等效的。有学者主张低剂量使用避免产生不良反应,以避免不利影响,但是还有学者主张使用高剂量,以争取最大获益。北美大多数医师推荐每天 81~325 mg,而大多数欧洲学者推荐每天 50~100 mg。氯吡格雷或双嘧达莫缓释片加阿司匹林逐渐被推荐为二级预防的一线药物。同样地,阿司匹林、氯吡格雷或双嘧达莫加阿司匹林的选择要平衡这一事实,后者比阿司匹林更有效但成本高,这很可能影响患者的长期依从性。因为缺乏数据,使用抗血小板聚集的研究采用阿司匹林是有争议的。

4.抗凝血治疗和栓塞性卒中

多项研究显示,慢性非瓣膜(非风湿性)性房颤患者抗凝血(INR 值为 2~3)治疗可以预防脑卒中,且是安全的。对于一级预防和既往有卒中或短暂性脑缺血发作的患者,使用维生素 K 拮抗药抗凝能减少卒中风险 67%,远远超过每年 1%~3% 的出血风险。

最近一项随机试验比较了新型口服凝血酶抑制药达比加群与维生素 K 拮抗药在非瓣膜性房颤患者中预防卒中或全身性栓塞的作用。有两种剂量的达比加群,每天 110 mg 和每天 150 mg,达比加群的两种剂量对预防二次卒中和全身栓塞的作用不劣于维生素 K 拮抗药,较高剂量者更优。低剂量者的达比加群比维生素 K 拮抗药的主要出血率较低。此药携带更方便,因为不需要血液监测滴定药物剂量,口服摄取维生素 K 不影响它的疗效。对于不能口服抗凝血药的患者,房颤氯吡格雷试验与厄贝沙坦预防血管事件试验,比较了氯吡格雷联合阿司匹林和单用阿司匹林的疗效。氯吡格雷联合阿司匹林比单独阿司匹林在预防血管事件中更有效,主要是预防卒中更有效,但会增加主要出血风险(相对危险度 1.57,P<0.001)。一级预防使用抗凝血治疗取决于风险因素。不论是否有其他危险因素,如果既往有短暂性脑缺血发作或卒中病史的患者则不能使用抗凝血药。在隐源性卒中患者,这种风险因素很重要,很多临床医师会进行扩展动态心电监测,以监测到间歇性心房颤动。因为间歇性心房颤动的发现,会将治疗转向长期口服抗凝药。

由于未经治疗的风湿性心脏病伴心房颤动的患者每年发生卒中风险很高,目前尚无卒中一级预防的双盲研究,这些患者应接受长期抗凝治疗。抗凝治疗也能减少急性心肌梗死的脑栓塞风险。当出现前 Q 波心肌梗死、严重的左心功能不全、充血性心力衰竭、附壁血栓或心房颤动时,大多数临床医师推荐3个月的抗凝治疗。如果心房颤动持续存在,则推荐长期使用维生素K拮抗药。

栓塞性卒中是人工心脏瓣膜植入最严重的并发症。根据人工瓣膜的类型和部位,决定抗凝和(或)抗血小板治疗的强度。如果不能消除栓子来源,尚不能确定大多数情况应服用抗凝药物。许多神经病学家对使用抗凝药失败的患者(如有卒中或短暂性脑缺血发作复发),推荐抗血小板与抗凝药联合治疗。

5.抗凝治疗和非心源性卒中

无论颅内或颅外脑血管病变,不推荐长期使用维生素K拮抗药预防动脉粥样硬化性卒中。在华法林阿司匹林再发卒中研究中发现,华法林(INR为1.4～2.8)在卒中二级预防中疗效并未明显优于阿司匹林(325 mg),且华法林组出血率轻度增高。

(二)颈动脉粥样硬化的治疗

可以通过手术切除颈动脉粥样硬化斑块(动脉内膜切除术),或行血管内支架置入术,带或不带球囊血管成形缓解血管狭窄。颈动脉疾病目前尚无抗凝与抗血小板治疗的对比研究。

1.手术治疗

北美症状性颈动脉内膜切除术试验(NASCET)和欧洲颈动脉手术试验(ECST)研究了症状性颈动脉狭窄的问题。对狭窄率≥70%的患者,手术治疗明显获益。在NASCET研究中,药物治疗组患者,2年同侧发生卒中的平均累积风险为26%,而药物联合颈动脉内膜剥脱组为9%。手术组绝对风险减少17%,相对风险降低65%,支持手术治疗。NASCET研究也表明,颈动脉狭窄率50%～70%的患者,手术治疗会使患者获益,但是获益不很明显。ECST发现,手术治疗对狭窄率<30%的患者有害无益。患者的卒中风险和手术可能的获益与视网膜或大脑半球症状、动脉狭窄的程度、内科状况(值得注意,NASCET和ECST排除了"高风险"的患者,如存在明显心、肺、肾疾病等)、机构的手术发病率和死亡率、手术距症状出现的时间等一系列因素有关。在ACAS和ACST研究中,女性在围术期并发症的发生率较高,可能会抵消降低5年卒中风险的获益。随访时间延长,女性获益会逐渐出现。

目前,对无症状颈动脉狭窄的女性患者是否行颈动脉内膜剥脱术仍然存在争议。总之,无症状性颈动脉狭窄每年发生卒中风险是2%,而症状性颈动脉狭窄患者每年的卒中风险为13%。是否对无症状性颈动脉狭窄患者推荐颈动脉重建治疗,存在一定争议,这取决于许多因素,包括患者选择、狭窄程度、年龄、性别及并发症。减少动脉粥样硬化危险因素的药物治疗,包括降低胆固醇的药物、抗血小板药物,通常推荐给无症状颈动脉狭窄患者。如果患者合并房颤,一定要告知患者关于短暂性脑缺血发作知识,以便一旦出现症状能够修改治疗。

2.血管内治疗

球囊扩张术和支架置入术用于增加狭窄颈动脉的血流,以维持正常功能。这种手术不仅可以治疗颈动脉分叉处狭窄,而且能够治疗颅底近段和颅内段的颈动脉病变。

3.旁路移植手术

颅外到颅内(ECIC)搭桥手术已被证明,对无法进行传统颈动脉内膜切除术的动脉粥样硬化性狭窄患者是无效的。然而,一项基于正电子发射断层扫描(PET)成像的试验正在评价脑低灌注患者是否受益于ECIC旁路移植手术。

(三)急性脑梗死的治疗

脑梗死的临床诊断,按照以下流程进行评估和治疗。首要目标是预防或逆转脑损伤。重视开放患者气道、呼吸、循环(ABCs),治疗低血糖症或高血糖症。紧急情况下行急诊头颅 CT 平扫确定是脑梗死或出血性卒中;如果患者意识水平下降、初始血压偏高、发病后症状加重支持脑出血,如果初始症状最重,或者缓解,提示脑梗死,但是没有可靠的临床发现难以鉴别脑出血和脑缺血。治疗的目的是逆转或减少梗死的脑组织,改善临床结局,包括 6 个方面:①医疗支持;②静脉溶栓;③血管内治疗;④抗栓治疗;⑤神经保护;⑥卒中单元和康复治疗。

1.医疗支持

当发生脑梗死时,首要目标是改善缺血半暗带周围的脑灌注。卧床患者也应该注意预防常见的并发症如感染(肺炎、泌尿系统感染、皮肤感染)、深静脉血栓(DVT)和肺栓塞。内科医师常采用气动压弹力袜预防 DVT;皮下注射肝素(普通肝素和低分子量肝素)是安全有效的,也可以同时使用。由于脑缺血的侧支循环是血压依赖性的,因此急性期是否降压存在争议,但是如果发生恶性高血压、合并心肌缺血需要溶栓治疗,而血压>24.7/14.7 kPa(185/110 mmHg)的情况下则应该进行降压治疗,当心脑治疗出现矛盾时,首选 β_1 受体阻滞剂来降低心率(如艾司洛尔)和心脏工作负荷,稳定血压;发热有害,因此需要用退热药或物理降温;应该监测血糖,必要时通过注射胰岛素维持血糖到低于 6.1 mmol/L(110 mg/dL)水平。有 5%~10% 的患者会出现脑水肿致意识障碍或脑疝。水肿会在卒中后 2~3 天达高峰,但是它所引起的占位效应会持续至 10 天左右。脑梗死面积越大,临床发生水肿的可能性越大。限制水的摄入和使用甘露醇会增加血清渗透压,但是应尽量避免血容量减少,否则会导致低血压和脑梗死面积扩大。

综合分析欧洲三项大骨板减压术(颅骨切开术和临时移除部分颅骨)的随机试验发现,大骨瓣减压术会明显降低死亡率,存活者的临床结局尚可。应该警惕小脑梗死的患者,此类患者会出现类似于迷路炎的明显眩晕和呕吐,头痛或颈部疼痛会帮助临床医师诊断椎动脉夹层导致的小脑梗死。即使轻度水肿也可引起颅内压(ICP)极度升高或直接压迫脑干,脑干受压会引起昏迷和呼吸抑制,需要紧急外科减压治疗。大面积小脑梗死出现在脑干受压前,预防性进行枕骨下减压术在大多数的卒中单元证明是有效的,这还需要进行严格的临床试验验证。

2.静脉溶栓治疗

美国国家神经系统疾病与脑卒中研究所(NINDS)重组 tPA(rtPA)卒中研究发现,急性卒中患者静脉应用 rtPA 可以获益。NINDS 研究对卒中发病 3 小时内患者静脉应用 rtPA(0.9 mg/kg 至 90 mg/kg;10% 静脉注射,剩下的 60 分钟内静脉滴注)和安慰剂,半数以上患者 90 分钟内被给予治疗;症状性脑出血的发生率为 6.4%(rtPA 组)vs 0.6%(安慰剂组);rtPA 组患者死亡率较安慰剂组下降 4%(17% vs 21%),无统计学差异;rtPA 组患者轻度致残率较安慰剂组增加(44% vs 32%)。因此,发病 3 小时内脑梗死患者静脉用 rtPA 溶栓治疗,尽管症状性脑出血的风险高,但是临床结局会改善。rtPA 静脉应用治疗急性脑梗死管理如下。

(1)适应证:①临床确诊为脑梗死;②发病至用药≤3 小时;③CT 扫描未发现脑出血或>1/3MCA 供血区域水肿;④年龄≥18 岁;⑤患者或代理人知情同意。

(2)禁忌证:①血压持续高于 24.7/14.7 kPa(185/110 mmHg);②血小板<100 000/mL;HCT<25%;葡萄糖<50 mg/dL 或>400 mg/dL;③48 小时内使用肝素,PTT 延长,或 INR 值升高;④症状迅速缓解;⑤3 个月内有卒中或头部外伤病史;颅内出血;⑥14 天内有重大手术史;⑦小卒中症状;⑧21 天内有消化道出血病史;⑨近期有心肌梗死病史;⑩昏迷或昏睡。

(3)说明:①开放两条静脉通道(避免动脉穿刺或中心静脉导管置入);②查阅 rtPA 的适应证;③0.9 mg/kg(最大 90 mg),10% 静脉注射,余下在 1 小时内静脉滴注;④频繁监测血压;

⑤24 小时内不再给予其他抗血栓药物;⑥神经功能状态下降或血压不能控制,停止注射,给予冷沉淀物,立即进行脑成像;⑦2 小时内避免导尿管导尿。

3.血管内治疗

颅内大血管堵塞性脑梗死患者死亡率和致残率很高。大血管堵塞[大脑中动脉(MCA)、颈内动脉、基底动脉]通常栓子很大,单独静脉使用 rtPA 难以开通。动脉溶栓会增加血栓点的药物浓度并减少系统性出血的并发症。急性脑血栓栓塞尿激酶原试验Ⅱ(PROCAT)发现,对发病 6 小时内的急性大脑中动脉堵塞采用尿激酶原动脉溶栓会使患者获益。基底动脉溶栓可能对部分患者有效。急性脑梗死动脉溶栓未通过美国食品药品监督管理局(FDA)审批。但是许多卒中中心基于这些研究结果已经开展动脉溶栓治疗。

4.抗栓治疗

(1)血小板抑制药:阿司匹林是唯一被证明治疗急性脑梗死有效的抗血小板药物;有多种抗血小板剂被证明对卒中二级预防有效。两项大型研究国际卒中试验(IST)和中国急性卒中试验(CAST)发现,卒中后 48 小时内用阿司匹林会降低卒中再发风险和死亡率。

(2)糖蛋白Ⅱb/Ⅲa受体抑制药:阿昔单抗会引起颅内出血,应该尽量避免脑梗死患者急性期使用。目前正在研究氯吡格雷预防短暂性脑缺血发作/轻型卒中患者卒中复发的效果。

5.神经保护治疗

神经保护是指延长脑耐受缺血的治疗。动物实验发现,阻断兴奋性氨基酸通路的药物具有保护神经元和胶质细胞的作用,但是人体试验未发现具有神经保护作用。低温对心搏骤停患者和动物卒中模型,是一种有效的神经保护治疗,但是没有在脑梗死患者中充分研究过。

6.卒中单元和康复治疗

综合性卒中单元会进行康复治疗以改善神经功能预后,减少死亡率。临床路径和医师对患者一心一意的服务会改善预后。卒中团队可以全天候对急性卒中进行紧急评估,包括对急性卒中患者药物治疗和溶栓或血管内治疗的评估,这些分别是初级和综合性卒中中心的重要任务之一。卒中患者恰当的康复治疗,包括早期物理疗法、作业疗法和语言康复,以及对患者及其家属关于神经功能缺损、预防卧床并发症的宣教等(包括肺炎、DVT 和肺栓塞、皮肤压力性损伤、肌肉挛缩),鼓励患者克服这些缺陷并提供指导。康复的目的是帮助患者返回家庭,通过提供安全、适合的指导,最大程度恢复患者功能。此外,抑制疗法(制动健侧肢体)能够改善患者卒中后或卒中多年后的偏侧肢体瘫痪,表明物理疗法能够恢复未用神经元通路。这些发现表明,神经元系统适应性要比我们想象的强,已经开始有研究探索能够促进神经元长期恢复的物理和药动学方面的疗法。

(韩　娜)

第三节　脑　出　血

一、概述

脑出血是指非外伤性脑实质内血管破裂引起的出血,占全部脑卒中的 20%～30%,急性期病死率为 30%～40%。发生的原因主要与脑血管的病变有关,即与高血脂、糖尿病、高血压、血管的老化、吸烟等密切相关。脑出血的患者往往由于情绪激动、费劲用力时突然发病,早期死亡率很高,幸存者中多数留有不同程度的运动障碍、认知障碍、言语吞咽障碍等后遗症。

二、病因与发病机制

颅内出血通常在卒中的急性期可通过非增强 CT 评价发现。由于 CT 较常规 MRI 对血肿的敏感性更高,故在卒中的诊断中作为首选的检查手段。血肿的部位对脑出血诊断具有鉴别的作用。表 2-1 列举了出血原因及解剖位置的一些常见病因。

表 2-1　颅内血肿的病因

病因	出血位置	机制
头颅外伤	脑实质:额叶、颞叶前部;蛛网膜下腔	脑组织受外力后出现减速造成同侧损伤及对侧冲伤
高血压性脑出血	壳核、基底节区、丘脑、小脑半球、脑干	慢性高血压导致该部位小血管破裂
脑梗死后出血转化	基底节区、皮质下、脑叶	1%～6% 的脑梗死后可出现,特别是大面积脑梗死后
脑转移瘤	脑叶	肺癌、绒毛膜癌、黑色素瘤、肾细胞癌;甲状腺肿瘤;心房黏液瘤
凝血机制相关	任何部位	不常见的原因,通常与既往卒中或潜在的血管异常相关
药物相关	脑叶、蛛网膜下腔	可卡因,安非他明,苯丙氨醇
动静脉畸形	脑叶、脑室内、蛛网膜下腔	每年出血率为 2%～4%
动脉瘤	蛛网膜下腔、脑室内,罕见于硬膜下	真菌性或非真菌性动脉瘤
淀粉样变性	脑叶	颅内血管退行性疾病;与 AD 相关,60 岁以下患者少见
海绵状血管瘤	脑实质内	多发的海绵状血管瘤与 *KRIT1*、*CCM2*、*PDCDl0* 基因突变相关
硬脑膜动静脉瘘	脑叶,蛛网膜下腔	由于静脉内压力增高导致脑出血
毛细血管扩张症	通常见于脑干	较为罕见的出血

三、临床表现

(一)高血压性脑实质出血

虽然脑出血并不一定与用力相关,但是通常发生在患者清醒时或应激时。脑出血的患者表现为突然出现局灶性神经功能缺损的症状和体征。癫痫不常出现。局灶性神经功能的改变通常可于发病 30～90 分钟恶化进展,可出现意识水平的下降和由于颅内压升高导致的头痛和恶心、呕吐。壳核出血是高血压性脑出血最常累及的部位,且经常累及其周边的内囊部位,故对侧偏瘫是标志性体征。

当症状较轻时,在出血 5～30 分钟可出现单侧面瘫,出现言语不清,之后逐渐出现肢体无力、双眼向偏瘫侧凝视。偏瘫侧肢体功能障碍可能持续进展直到患肢肌张力降低或升高。若出血量较大时,患者意识状态从嗜睡逐渐进展至昏睡,则提示上位脑干受压。当患者出现昏迷伴有深的、不规则、间断的呼吸,出现同侧瞳孔扩大及固定或去大脑强直,则患者病情可能迅速恶化。在轻症患者中,压迫邻近脑组织产生的水肿可能使患者神经功能障碍在 12～72 小时仍加重。

(1)丘脑出血的患者可能出现对侧的偏瘫和偏身感觉障碍,主要是由于压迫或侵及邻近的内囊所致。显著的感觉障碍通常可出现。失语，但通常仍有复述保留，可能在优势侧丘脑受累后出现，非优势侧半球受累可能出现结构性失用或缄默，还可出现同向性视野缺损。由于累及中脑上部程度不一，丘脑出血可能引起严重且典型的眼动障碍，包括双眼内下视时出现分离、双侧瞳孔不等大、瞳孔对光反射消失、病灶对侧斜视、同侧 Horner 征、集合反射消失、凝视障碍、病理性眼球震颤。患者可逐渐出现慢性对侧疼痛综合征（DejerineRoussy 综合征）。

（2）脑干出血的患者可在数分钟内进展为深昏迷和四肢瘫。通常可出现显著的去大脑强直和针尖样瞳孔（1 mm），但对光反射仍存在。头位改变时患者眼球水平活动受损（玩偶眼或头眼反射消失）或冰水灌耳眼球反射消失。呼吸深快、严重的高血压和大量出汗是较常见的，部分患者在数小时内可能死亡，但是出血量较小时通常可抢救过来。

（3）小脑出血的患者通过在数小时内进展，通常表现为后枕部头痛、持续呕吐及步态共济失调。小量出血的患者可能仅出现肢体共济失调而不出现其他神经功能缺损的症状及体征，头晕或眩晕可能是主要表现。患者可出现病灶侧的共轭凝视麻痹，出现向病灶对侧强迫性眼位，或出现同侧第Ⅵ对脑神经麻痹。其他少见的眼部症状主要包括眼睑痉挛、单眼不自主闭合、眼球浮动及反向斜视。构音障碍和吞咽困难较为常见。数小时后，患者可出现嗜睡至昏迷，这是由于脑干受压或梗阻性脑积水，在脑干受压前行即时的外科干预可能会避免患者死亡。第 4 脑室梗阻后出现的脑积水可被脑室外引流缓解，但最终的血肿清除对患者的存活是必需的。若患者深部的小脑核团未受累，则可以完全康复。

（二）脑叶出血症状和体征

脑叶出血症状和体征可在数分钟内出现。大部分脑叶出血较少，引起的神经功能缺损症状及体征较为局限。如枕叶出血大多出现偏盲；左侧颞叶出血多表现为失语和谵妄状态；顶叶出血多表现为感觉障碍；额叶出血多表现为上肢无力。大量脑出血患者若压迫丘脑或中脑，多可表现出嗜睡或昏迷。大部分脑叶出血的患者可出现局部头痛，半数以上出现呕吐或昏睡，颈强直和癫痫少见。

（三）其他原因所致的脑出血

（1）脑淀粉样变性是一种老年退行性疾病，多累及小动脉，为淀粉样蛋白沉积在脑动脉壁上所致。淀粉样血管病可导致患者出现首次或复发脑叶出血，也是老年患者脑叶出血最常见的原因。部分急性心肌梗死患者行静脉溶栓后出现脑出血与此有关。患者如在数月内或数年内表现为多处出血（或梗死）或在 MRI 对含铁血黄素磁敏感序列上见微出血信号可能也与脑淀粉样变性有关。但其最终诊断依靠病理检查，病理检查显示血管壁上可被刚果红染色的淀粉样蛋白沉积。

（2）载脂蛋白 E 基因上的 ε2 和 ε4 基因发生等位突变导致复发性脑叶出血风险增高，可能是淀粉样血管病的标志。目前，仍无特殊的治疗方法，但是抗血小板药物和抗凝药物是需要避免使用的。可卡因和麻黄碱是青年患者（<45 岁）脑卒中的常见原因。脑出血、脑梗死和蛛网膜下腔出血均与兴奋药的使用相关。血管检查无特异性，可表现为完全正常的血管、大血管闭塞或狭窄、血管痉挛，或与血管病变一致。这种拟交感神经药相关的卒中发生机制目前仍不明，但是可卡因可提高交感神经的活性，进而引起急性且严重的血压升高，这可能会导致出血发生。半数以上的兴奋药所致的脑出血多为脑内出血，其他的为蛛网膜下腔出血。对于蛛网膜下腔出血患者，多可发现囊状动脉瘤，推测可能是由于急性血压升高导致动脉瘤破裂。

（3）脑外伤通常也可引起颅内出血，常见出血位置为脑内（特别是颞叶、前额叶）和进入蛛网膜下腔、硬膜下和硬膜外区域。对于突然出现的不明原因的局灶性神经功能缺损症状（包括偏瘫、嗜睡或昏迷),必须考虑到外伤的可能,特别是缺损的症状在患者跌倒后出现。与抗凝药物相关的脑出血可发生在脑内的任何部位,大部分见于脑叶或硬膜下。

(4)抗凝药物相关的脑出血进展缓慢,可超过 24～48 小时。凝血功能障碍和血小板减少症应被及时纠正。血液系统疾病相关的脑出血(如白血病、再生障碍性贫血、血小板减少性紫癜)可见于任何部位,也表现为多个部位的出血。皮肤和黏膜出血通常也是一个证据,是诊断的线索。脑肿瘤出血可能是颅内占位性病变最早的表现。绒毛膜癌、恶性黑色素瘤、肾细胞癌、支气管肺癌是最常见的可能导致脑出血的转移性肿瘤。成人多形性胶质母细胞瘤和儿童髓母细胞瘤也会导致出血。高血压性脑病是恶性高血压的一个并发症。严重的高血压通常可出现头痛、恶心、呕吐、惊厥发作、意识模糊、嗜睡和昏迷。短暂或持久的局灶性神经功能缺损的症状,多提示其他血管性疾病(脑出血、血栓或动脉粥样硬化性血栓形成),包括视网膜出血和渗出、视盘水肿(高血压性视网膜病)、肾和心脏疾病的证据。大部分患者颅内压和脑脊液蛋白升高。MRI 显示典型的后部脑水肿(枕叶＞额叶),且是可逆的,也就是“可逆性后部白质脑病”。该类患者高血压可能是原发的,也可能由于慢性肾病、急性肾小球性肾炎、妊娠所致的急性细胞毒血症、嗜铬细胞瘤或其他病因所致。降低血压可逆转该疾病过程,但是可导致卒中发生,特别是血压下降过快时。神经病理检查可见点状或弥漫的脑水肿改变,或可出现点状或大面积的脑出血改变。显微镜检查可提示小动脉坏死、点状脑梗死灶和出血灶。这种改变需考虑高血压性脑病的可能,慢性复发性头痛、头晕、复发性短暂性脑缺血发作、小卒中通常与高血压相关。原发性脑室出血较为罕见。多由于脑实质出血后破入脑室系统而不表现出脑实质受损的神经功能症状,或者出血可起源于室管膜周围的静脉。血管炎,特别是结节性多动脉炎或系统性红斑狼疮,可导致任何部位颅内静脉系统的出血改变,但是动脉系统也可出现血管壁破裂后导致脑出血。近一半的原发脑室出血患者通过全脑血管造影检查可发现病因,脓毒血症可导致全脑白质区小出血灶出现。Moyamoya 病是动脉闭塞后脑梗死的改变,特别对于年轻患者,也可出现脑实质内出血。脊髓内出血多由于动静脉畸形、海绵窦血管畸形或转移瘤所致。脊髓硬膜外出血多可出现迅速进展的脊髓或神经根受压综合征,脊髓出血多表现为突然出现背痛和脊髓病的征象。

四、辅助检查

(一)实验室检查

1.脑脊液检查

诊断明确者,一般不做脑脊液检查,以防脑疝发生,但在无条件做脑 CT 扫描或脑 MRI 检查时,腰穿仍有一定诊断价值,脑出血后由于脑组织水肿,颅内压力一般较高,80％患者在发病 6 小时后,脑脊液呈血性或黄色,但腰穿脑脊液清亮时,不能完全排除脑出血的可能,术前应给脱水剂降低颅内压,有颅内压增高或有脑疝的可能时,应禁忌做腰穿。

2.血常规、尿常规和血糖检查

重症患者在急性期血常规检查可见白细胞增高,可有尿糖与蛋白尿阳性,脑出血急性期血糖增高由应激反应引起,血糖升高不仅直接反映机体代谢状态,而且反映病情的严重程度,血糖越高,应激性溃疡、脑疝、代谢性酸中毒、氮质血症等并发症发生率越高,预后越差。

(二)神经影像学检查

1.CT 检查

颅脑 CT 扫描可清楚显示出血部位、出血量大小、血肿形态、是否破入脑室以及血肿周围有无低密度水肿带和占位效应等。病灶多呈圆形或卵圆形均匀高密度区,边界清楚,脑室大量积血时多呈高密度铸型,脑室扩大。1周后血肿周围有环形增强,血肿吸收后呈低密度或囊性变。动态 CT 检查还可评价出血的进展情况。

2.MRI 和 MRA 检查

对发现结构异常,对检出脑干和小脑的出血灶和监测脑出血的演进过程优于 CT 扫描,对急性脑出血诊断不及 CT。

3.数字减影脑血管造影(DSA)检查

数字减影脑血管造影可检出脑动脉瘤、脑动静脉畸形、Moyamoya 病和血管炎等。

4.心电图检查

脑血管病患者因为脑-心综合征或心脏本身就有疾病,可有心脏功能和血管功能的改变。①传导阻滞:如 P-R 间期延长,结性心律或房室分离。②心律失常:房性或室性期前收缩。③缺血性改变:S-T 段延长,下降,T 波改变。④其他:假性心肌梗死的心电图改变等。

5.经颅多普勒超声(TCD)检查

有助判断颅内高压和脑死亡,当血肿大于 25 mL,TCD 显示颅内血流动力学不对称改变,表示颅内压力不对称,搏动指数较平均血流速度更能反映颅内压力的不对称性。

(三)其他检查

包括、血液生化、凝血功能和胸部 X 线检查。外周白细胞和尿素氮水平可暂时升高,凝血活酶时间和部分凝血活酶时间异常提示有凝血功能障碍。

五、治疗

(一)急性期处理

患者常出现意识水平下降,并且逐渐进展,需密切注意患者气道的管理。在 CT 检查完成前需要维持患者最初的血压。脑出血血肿扩大与血压升高是相关的,但是目前仍不明确的是降低血压是否会降低脑血肿扩大。在更多的研究结果出来之前,除非怀疑患者颅内压明显升高,目前推荐控制患者平均动脉压(MAP)<17.3 kPa(130 mmHg)。若患者已行 ICP 监测,目前推荐将脑灌注压(MAPICP)控制至 8.0 kPa(60 mmHg)以上(也就是说若患者血压升高,则需降低患者的平均动脉压)。降压药物需选择静脉注射非血管扩张药物(如尼卡地平、拉贝洛尔或艾司洛尔)。小脑出血的患者或伴有意识状态明显下降、影像学检查提示脑积水改变的患者需紧急给予神经外科评估。基于临床表现和 CT 检查的结果,则需要采用进一步的影像学评估手段,包括 MRI 或血管造影检查。如果外科会诊已经完成,嗜睡或昏迷的患者处理上需关注 ICP 升高、气管插管、过度通气、甘露醇和抬高患者床头。

(二)急性期过后处理

约有 50% 的高血压性脑出血患者在急性期死亡,其他患者若急性期过后通常可得到较好的恢复。ICH 评分是一个用于评估死亡和临床预后较好的指标。任何确诊的凝血性疾病需立即给予纠正。对于服用维生素 K 抑制药的患者,静脉输注凝血酶原复合物后给予新鲜冰冻血浆和维生素 K 制剂可迅速逆转凝血异常。若脑出血与血小板减少症相关(血小板计数<50 000/μL),静脉输注新鲜血小板就有必要。紧急血小板抑制功能测定对指导输注血小板的临床意义仍不清楚。

目前,对出血本身可做的处理较少。血肿在出血的前几小时有可能扩大,因此在脑出血的急性期控制血压可能对于预防血肿扩大是合理的。一个使用Ⅶa 因子复合物用于降低脑血肿扩大的Ⅲ期临床研究结果并未提高患者的功能预后,因此临床上尚不提倡使用该类药物。幕上脑室出血的清除并不能提高患者的预后。国际脑出血神经外科联盟(STICH)将 1 033 位幕上脑出血患者随机分为两组:早期外科行血肿清除术组和常规内科治疗组。该研究结果是早期行外科手术组并未获得更好的功能预后,但该结果仍存在争议,因 26%的常规内科治疗组的患者最终仍因神经功能恶化而接受外科手术治疗。

总之,该研究结果不支持幕上出血患者常规行外科治疗,但是,很多治疗中心在患者出现进展性神经功能恶化后行手术治疗。

脑出血外科手术的技巧在提高,在将来,创伤少的内镜血肿清除术可能被研究证实其有效性。对小脑出血患者进行评估时需神经外科会诊;直径>3 cm 的小脑出血患者大部分需行外科治疗。当患者神志清且无脑干受累的征象、血肿直径<1 cm 时,则外科手术通常不需要。当患者血肿直径在 1~3 cm 时,需被严密监测,及早发现意识障碍和呼吸循环功能衰竭的表现。血肿周围的脑组织受压移位,但未必出现缺血梗死。

因此,大部分脑出血存活的患者在血肿吸收后,邻近脑组织可再次恢复功能。脑出血急性期的仔细管理可使患者得到良好地恢复。但是令人惊讶的是,大面积脑出血的患者颅内压可正常。

但是,若血肿导致显著的中线结构受压,患者随后可出现昏迷、脑水肿、脑积水、渗透性物质引起 ICP 降低。这可为脑室穿刺引流术或 ICP 监测提供足够的时间和机会。一旦患者行 ICP 监测后,可根据监测结果调整患者通气及渗透性药物的使用,以控制患者脑灌注压(MAPICP)在8.0 kPa(60 mmHg)以上。如 ICP 监测显示患者 ICP 升高,患者可能需进行脑室引流,继续使用渗透性药物;如患者 ICP 持续升高,则可能需行外科手术治疗进行血肿清除及呼吸支持治疗;相反,当患者 ICP 监测显示在正常范围内或轻度升高,则患者通气治疗及渗透性药物的使用可暂缓。因为过度通气可导致脑血管痉挛,出现缺血表现,当患者 ICP 升高已被解除,或渗透性药物已对患者治疗足够时,过度通气则不需紧急给予。糖皮质激素对血肿周围的水肿无效。

六、预防

高血压是原发性脑出血最常见的原因。控制血压、不酗酒、禁止兴奋性药品(如可卡因和安非他命)使用均是预防脑出血的措施。怀疑淀粉样变性的患者应避免使用抗血小板聚集药物。

(韩 娜)

第四节 脑 膜 炎

一、流行性脑脊髓膜炎

(一)概述

流行性脑脊髓膜炎简称流脑,是由脑膜炎双球菌引起的脑脊髓膜的急性化脓性炎症性疾病,多呈地方性流行。其致病菌为脑膜炎双球菌,流行季节多为冬春季,可累及任何年龄组,病死率及致残率高。

(二)病因病理

脑膜炎双球菌为革兰阴性球菌,属奈瑟菌属,常寄生于正常人咽喉部。传播途径为口咽部分泌物的飞沫。平均潜伏期为 3～4 天。病原菌由鼻咽部侵入血液循环形成败血症,最常见的转移性病灶为脑脊髓膜。脑膜炎球菌性败血症常导致弥散性血管损害,包括血管内皮坏死、管腔内血栓形成及血管周围出血等。脑脊髓膜的主要病理变化为急性广泛性渗出性炎症反应,脑脊液中常充满白细胞,渗出物中含有脑膜炎双球菌。脓性渗出物可沿血管周围间隙深入脑实质。软脑膜广泛出血及血管扩张。重症病例有脑实质充血、出血、坏死及水肿,可有脑疝形成。暴发型病例往往有循环衰竭、血管内皮损害、DIC 及休克。若不及时治疗,有 30%～40% 的病例将死于脑疝或败血症等。

(三)临床表现

1.症状

(1)可发生于任何年龄,但以儿童及青少年多见。较少累及 3 岁以下及 50 岁以上的人。

(2)常呈地方性流行。

(3)冬季及早春多发。

(4)最初症状为上呼吸道感染,如咳嗽、头痛和咽喉痛等,持续数天后发病。

(5)常见症状为高热、呕吐、严重头痛、精神异常、意识障碍或癫痫发作等,约 1/4 的患者起病急剧,病情迅速加重。意识障碍通常为淡漠、意识模糊、嗜睡或昏睡。昏迷少见,往往提示预后不良。

(6)大部分患者有全身肌痛、关节痛及颈项强直。

(7)部分患者会出现皮疹。

(8)婴幼儿患者的症状有很大不同,发展速度可能较慢。激惹及喷射性呕吐常见,而颈项强直少见。约 40% 的患儿可能在最初几天出现癫痫发作。

2.体征

(1)几乎所有病例都有脑膜刺激征,少部分患者有角弓反张。

(2)婴儿常有前囟隆起,脑膜刺激征不明显。

(3)患者可有不同程度的意识障碍。

(4)少部分病例有眼底视盘水肿或双侧瞳孔不等大。

(5)60%～80% 的患者在眼结膜、黏膜、腋下及躯干有皮下出血斑,并可呈融合趋势。

(6)10%～20% 的患儿会出现休克、广泛皮肤黏膜出血及 DIC。

(7)慢性病例可有脑神经损害表现。

(四)辅助检查

1.脑脊液检查

理论上应尽快做腰椎穿刺进行病原学诊断。但如患者有严重意识障碍、眼底水肿、局灶性神经系统体征或癫痫发作等,则应先做神经影像学检查。脑脊液常为脓性,同时压力升高、糖含量降低及蛋白含量升高。细菌涂片可发现革兰阴性双球菌(阳性率为 70%～90%)。

2.细菌学检查

脑脊液及瘀斑涂片可找到脑膜炎双球菌,阳性率为 60%～80%。血和脑脊液培养阳性率可达 80%。

3.血常规检查

白细胞计数明显增高,多在 $20 \times 10^9/L$ 以上,中性粒细胞百分比也明显增高。并发 DIC 时,血小板计数减少。

4.血清学检查

用免疫学方法可检测血或脑脊液中的特异性抗原或抗体,以协助诊断。

5.神经影像学检查

CT往往不能显示明显异常。MRI增强扫描能较好地显示脑膜病变、脑水肿及脑梗死。在腰椎穿刺之前进行CT扫描的指征包括明显的意识改变、眼底水肿、局灶性神经体征及癫痫发作等。

(五)治疗

1.抗生素

(1)青霉素:从单药大剂量静脉使用青霉素治疗本病取得成功以来,它一直作为治疗的主要用药。近来有耐药菌株出现的报道。现大多主张首先选用大剂量青霉素。成人每天1 200万～2 000万U,分次静脉注射,连用7～10天。使用青霉素不能有效清除健康携带者口腔及鼻咽部寄生的菌株。

(2)氨苄西林:被证实对本病有效。适用于儿童及年长者,但常需与三代头孢菌素联合使用。4～6 g/d,分次静脉使用。

(3)头孢菌素三代及四代:此类药物抗菌活性强,易透过血-脑屏障,且不良反应小,重症病例可优先考虑使用,如头孢曲松4～6 g/d,对耐药菌株有较好疗效。对于诊断不明确的病例,经验性治疗首选三代头孢菌素。

(4)磺胺:曾是治疗的首选药物,必要时仍可考虑。

2.地塞米松

10～20 mg/d,分次静脉注射。对脑水肿、休克及败血症有益,短期使用。

3.脑水肿及脑疝

脑疝发生率为6%～8%。颅内高压者需用20%甘露醇溶液,每次250 mL,静脉注射,每天3～4次。必要时,可外科手术减压或脑室引流。

4.休克及DIC

需扩容、改善微循环及使用肝素等。

5.有高热者

应使用物理及药物降温。

6.有抽搐者

应及早给予抗惊厥药物,如肌内注射苯巴比妥钠或使用冬眠疗法等。

7.有呼吸衰竭或严重肺部感染者

应尽早气管切开行人工辅助通气。

8.保护重要器官

如心、肾等的功能。

9.晚期并发症的处理

恢复期可能并发交通性脑积水,需进行分流处理。

(六)预后

即使能早期诊断并给予合适的治疗,其总体病死率仍为5%～10%,而重症脓毒败血症的病死率可能超过40%。10%～20%的生存者有神经系统后遗症。

(七)预防

1.患者的隔离

按照属地化原则就地隔离与治疗,并要求执业人员在使用抗生素前收集医学标本进行检验。

2.密切接触者的医学管理

密切接触者指患者护理人员、密切接触的家庭成员及医护人员等,应至少观察 7 天。一旦出现相关症状,应及时报告并就诊,并需进行应急性预防服药,如服用磺胺及等量碳酸氢钠 3～5 天。

3.上报疫情

按照传染病防治法规定,流脑属于乙类传染病的报告和管理。医学执业人员在发现病例后 6 小时内(城市)或 12 小时内(农村),通过传染病疫情信息监测系统进行报告。

4.应急接种

当有流行时,相应部门会根据流行菌株对高危人群进行应急性接种工作。

二、化脓性脑膜炎

(一)概述

化脓性脑膜炎是化脓性细菌所致的软脑膜-蛛网膜及其包绕的蛛网膜下腔及脑室内液体的炎症反应,脑及脊髓的表面轻度受累。脓液聚集在蛛网膜下腔及脑室内,可阻碍脑脊液循环,引起阻塞性脑积水,并可能引起脑神经及脊神经粘连。脑及脊髓实质可有小脓肿、小软化灶及动静脉炎。重症病例有脑疝形成。

(二)病因病理

致病细菌因年龄不同而异,常见菌种包括肺炎球菌、脑膜炎双球菌、B 型流感嗜血杆菌、金黄色葡萄球菌、乙型溶血性链球菌及革兰阴性杆菌等。它们通过外伤、直接蔓延、血液循环、静脉窦或脑脊液等途径到达软脑膜-蛛网膜。脑膜对细菌或毒素的反应依次为脑膜小血管及毛细血管充血、通透性增加、蛋白渗出及炎细胞聚集等。渗出的纤维蛋白原在数天内转化成纤维素,与各种细胞渗出物一起覆盖在脑表面或脑室内。病程较长者会出现纤维化而导致软脑膜、蛛网膜增厚、粘连,使脑神经受累及脑脊液循环受阻。中小血管的炎性改变可导致脑实质病变。若早期使用抗生素,在最初的几天细菌及炎细胞会消失而不留下各种慢性改变。

(三)临床表现

1.症状

(1)任何年龄均可发病。

(2)新生儿急性化脓性脑膜炎发生频率较高,可有高热,而神经系统表现甚少。常有早产、产伤或产前母亲有感染史。起病快,常有高热、呼吸困难、黄疸及嗜睡等,随后可有抽搐、角弓反张及呼吸暂停等。

(3)婴幼儿症状可稍有不同,表现为发热、食欲差、易激惹、精神错乱、抽搐及意识不清。年长儿有头痛。

(4)成人脑膜炎表现极为相似,多为起病急、畏寒、高热、头痛、呕吐、抽搐、颈项强直及意识障碍等。发病前可有上呼吸道、肺、耳、鼻窦等部位的感染。

2.体征

儿童表现有意识障碍、角弓反张、呼吸不规则、前囟隆起及脑神经损害。成人则有典型的脑膜炎表现,如颈项强直、Kerning 征阳性、Brudzinski 征阳性、意识障碍或眼底视盘水肿等。病程稍晚可有脑神经受累表现,如动眼神经麻痹等。在肺炎球菌及流感杆菌感染的早期,可能就有明显的局灶性神经系统体征。发病 1 周后出现持续性神经功能缺损或顽固性癫痫发作,往往提示血管炎。

(四)辅助检查

1.脑脊液常规检查

腰椎穿刺是明确诊断的必要检查,但若有明显的局灶性神经系统体征或有严重颅内高压的证据,则需先进行脑部 CT 或 MRI 检查。脑脊液压力往往增高。其外观浑浊、脓样,白细胞数多在每升数百到数千个,分类以多形核细胞为主,可达 90% 以上。偶有首次腰椎穿刺正常,数小时后复查变为脓性。葡萄糖含量常降低,低于 2 mmol/L。氯化物含量也降低。蛋白含量升高,可达 1 g/L 以上。若在早期即经验性使用有效抗生素治疗,脑脊液改变可能非常不典型。

2.脑脊液培养

脑脊液涂片及细菌培养可明确诊断。

3.血常规检查

白细胞明显增高,以中性粒细胞为主。

4.脑部影像学检查

CT 或 MRI 检查可发现脑实质肿胀、局部脑软化、坏死及脑膜反应等。

5.其他检查

皮肤瘀斑涂片。

(五)治疗

化脓性脑膜炎的诊断一旦确立,应立即给予强有力的抗生素治疗,以提高疗效、减少后遗症及降低病死率。

1.抗生素应用

对脑脊液涂片未能找到致病菌的患者,可根据病史、年龄及体征初步估计致病菌而给予适当治疗。婴儿多为革兰阴性杆菌、葡萄球菌及链球菌感染。幼儿以流感嗜血杆菌最多,其次为肺炎链球菌及脑膜炎双球菌。多次复发性脑膜炎为肺炎链球菌感染。成人往往以肺炎链球菌及脑膜炎双球菌最多。

2.选择抗生素

在等待检查结果的同时,应根据经验立即开始使用具有杀菌能力强并能透过血-脑屏障的抗生素,力争在最短时间内控制感染。待检验结果出来后再进行调整。目前,使用的头孢三代及四代抗生素多为广谱抗菌,透过血-脑屏障的能力最强,且其抗菌谱广,可考虑优先选用。青霉素类、喹诺酮类及大环内酯类抗生素等也可选用。红霉素、羧苄西林素、一和二代头孢菌素、氨基糖苷类抗生素通过血-脑屏障的能力较差,较少选用。对于耐药金黄色葡萄球菌,需选万古霉素或利奈唑胺。用药途径应尽量考虑分次静脉给药。

3.抗生素疗程

使用抗生素的时间一般为 10~14 天或更长。无并发症者早期给予恰当治疗,可在 1 天至数天内清除脑脊液中的病原菌,有并发症者应相应延长。如患者临床症状进行性好转,并不需要反复腰椎穿刺来评价疗效。如患者有较长时间的发热,或迟发性嗜睡或偏瘫,则应怀疑有硬膜下积脓、乳头炎、静脉窦血栓形成或脑脓肿等,需延长治疗时间。停药后的症状复发,需立即重新开始治疗。

三、结核性脑膜炎

(一)概述

结核性脑膜炎(TBM)是结核病的严重并发症之一,常继发于原发病灶或其他器官的结核灶。在发展中国家,TBM 是最常见的慢性中枢神经系统感染。本病多见于儿童,是小儿结核病死亡最重要的原因。近年来,成人发病率有增加趋势,虽然有抗结核病药和肾上腺皮质激素的使用,但病死率仍很高,主要是因为早期诊断不易,治疗不及时或不规范。故结核性脑膜炎的早期诊断和治疗极为重要。此外,HIV 感染者患 TBM 的概率比普通人群高 500 倍,有时 TBM 可能为 AIDS 的首发症状。

(二)病因病理

本病病原菌为结核分枝杆菌。病理变化主要有无数小的结核结节,脑膜广泛炎症,弥漫性充血,浆液纤维蛋白渗出物多聚集在脑底和脑干周围或外侧裂及脑沟。大脑半球凸面较少受累。蛛网膜下腔及脑室内也有渗出物。渗出物可阻塞脑脊液循环引起脑积水或损害脑神经(如第Ⅲ、第Ⅵ、第Ⅶ对脑神经)及脊神经根。炎性渗出物主要由纤维素、淋巴细胞、浆细胞、其他单个核细胞和一些多形核白细胞组成。脑实质可因炎症性血管损害而引起梗死、出血或脓肿。在脑或脊髓实质内的干酪样结节可形成脓肿或肉芽肿(结核球)。有时,渗出物可能主要聚集在脊髓导致多发性脊神经根损害及脊髓受压。

(三)临床表现

1.症状

(1)婴儿及儿童多发,但成年人发病明显增多。

(2)起病多较缓慢,偶有急剧起病者。

(3)儿童往往以精神差、易疲乏、激惹、食欲差、呕吐及低热起病。成人常诉乏力、体重减轻、头痛、畏光、视力障碍、食欲缺乏及低热起病。这些中毒症状可持续 1～2 周。

(4)因脑膜刺激而出现头痛、呕吐加重,精神症状,意识改变,可有抽搐、偏瘫、不自主运动、共济失调,或脑神经如动眼神经、面神经损害的表现。

(5)部分患者可能有双下肢无力、麻木及大小便异常等脊髓受累的表现。

(6)病情继续发展,患者可出现昏迷、呼吸不规则及极度衰竭。

2.体征

(1)早期多无明显神经系统异常发现。

(2)病情进展后,多数患者有明显脑膜刺激征,婴儿前囟隆起,眼底视盘水肿或渗出、出血。

(3)可有脊髓、脊髓膜或脊神经根受累的表现。

(4)全身呈消耗状态。

(5)部分患者有单瘫、偏瘫、截瘫、四肢瘫、角弓反张、失语、失明、视盘水肿、动眼神经麻痹、周围性面瘫、瞳孔不等大或脑疝形成等。

(四)辅助检查

1.脑脊液检查

脑脊液检查为最重要的检查。脑脊液压力高,外观清亮或呈"毛玻璃"样,偶为绿色或草黄色,久置后表面出现一种蛛网状凝块。白细胞计数 $50×10^6/L～500×10^6/L$,以淋巴细胞为主,早期可能以多形核细胞为主。早期蛋白含量仅轻重度增加,病程进展后,则可达到 $2\sim4$ g/L。糖含量常明显下降或完全缺如(糖含量持续显著下降往往提示预后不良)。钠及氯化物逐渐下降,中晚期相当显著,可能与 ADH 分泌失调或肾上腺结核有关。但早期有部分患者的脑脊液检查可能完全正常。

2.病原学检查

(1)细菌学检查:脑脊液检出结核分枝杆菌是确诊的依据。其方法有脑脊液离心沉淀或蛋白薄膜做抗酸染色,或脑脊液做培养加动物接种。结核菌培养时要注意获得阳性结果的概率与送检脑脊液的量有直接关系。除非采用新的技术,至少要等到 4 周后才会有细菌生长。最近,有一项新的快速结核菌培养技术,有可能在 1 周内鉴定出微生物,但不能依靠它排除本病的诊断。

(2)PCR 检查:用 PCR 的方法检测脑脊液中的结核分枝杆菌 DNA 是早期诊断敏感的方法,但存在假阳性,若同时做斑点杂交可提高阳性率。

(3)抗结核抗体检测:用 ELISA 或斑点免疫结合实验检查血或脑脊液中的结核分枝杆菌抗体有辅助诊断意义,脑脊液中结核抗体少有假阳性结果。

(4)脑脊液中脑膜炎神经生化标志检测:TBM 患者脑脊液中亚硝酸盐、精氨酸前体、同型半胱氨酸、苯丙氨酸及维生素 B_{12} 水平明显升高,而在无菌性脑膜炎患者的脑脊液中无改变。这些生化标志可作为早期鉴别诊断的辅助方法。

(5)PPD 试验:PPD 试验阳性可协助诊断,但阴性不能排除 TBM 的诊断,必要时可加大 PPD 的试验剂量。

(6)结核分枝杆菌素试验:是基于 ELISPOT 技术来分析结核分枝杆菌抗原特异性 T 辅助细胞分泌 γ 干扰素能力,比结核菌素试验特异性高。对成人而言,其特异性可达 97.2%,而儿童的特异性稍差。

3.脑部影像学检查

CT 或 MRI 在一定程度上有诊断意义。常见的改变有明显脑膜强化、阻塞性脑积水、脑水肿、脑梗死及结核病等,增强扫描更具诊断价值。MRA 有可能发现脑底部大血管的阻塞性改变。

4.脑外结核病灶检查

胸部 X 线检查是必须进行的项目,可发现肺活动性结核病灶。对怀疑有脊柱结核者,可进行相应部位的 X 线检查。约 2/3 的 TBM 患者可在肺、小肠、骨骼或肾脏发现脑外结核。

(五)治疗

早期积极治疗是降低病死率和病残率的关键。对于高度怀疑 TBM 的患者,在基本排除其他类型的慢性脑膜炎之后,无须等到有确凿证据即可尽早开始抗结核治疗。

1.一般治疗

(1)给予高营养及富含维生素的饮食,昏迷患者应鼻饲流质饮食或使用静脉高营养。

(2)加强护理,防止肺部感染,压力性损伤和水、电解质紊乱等并发症。

(3)惊厥时给予抗癫痫药物,如苯巴比妥钠 0.2 g,肌内注射,或 6% 水合氯醛溶液 $30\sim50$ mL,保留灌肠。

(4)颅内高压的处理:使用高渗性脱水药和利尿剂。

2.抗结核药物

抗结核药物应早期、适量、联合、规律及全程用药。

（1）抗结核药物的选择：首选一线药物，主张四联用药。①异烟肼：成人剂量每天 0.3 g，分次口服。儿童剂量为 15 mg/(kg·d)。重症病例成人剂量可增加到 0.6～0.9 g/d，短期使用。可加用维生素 B_6 防止神经系统并发症。有明显药物性肝炎或严重肝功能损害时需停药。②利福平：为一线药物。成人每天 0.45 g，早晨一次顿服[儿童 10～20 mg/(kg·d)]。③以上两种为基本联合用药，同时还需选用乙胺丁醇或吡嗪酰胺。④乙胺丁醇剂量儿童及成人均为 15～25 mg/(kg·d)，分次口服。其主要不良反应为球后视神经炎。⑤吡嗪酰胺每天 1 次口服，剂量为 20～35 mg/(kg·d)。其主要不良反应为胃肠道不适及肝脏损害（药物性肝炎）。以上 4 种药物均能透过血-脑屏障。对于耐药菌株需同时使用这 4 种药物。因患者不能耐受上述某种药物时，可酌情选用下列药物。⑥对氨基水杨酸钠：为一线药物，较不易产生耐药性，但不易透过血-脑屏障，在炎症时脑脊液中可达治疗浓度。本品多与其他药物合用。剂量成人每天 8～16 g（儿童每天 200 mg/kg），分次口服。⑦链霉素：成人每天 0.75～1 g，肌内注射，连续 1～2 个月后或脑脊液及脑膜刺激征好转时停药。卡那霉素等也可酌情选用。

（2）疗程：至少 1 年半，但并不是完全必要全程使用所选约物。一般推荐四联治疗2个月。症状控制后改为异烟肼和利福平，半年后异烟肼单用至 1 年半到 2 年。定期复查肝肾功能、头部 CT 及脑脊液，来决定药物剂量及疗程。

3.肾上腺皮质激素

在应用抗结核药物的基础上，加用激素能减轻中毒症状，防止颅内粘连和治疗脑水肿，对于有严重肝脏损害或颅内压增高者适用。多主张早期短程使用。多用地塞米松，成人 10～20 mg/d（儿童酌减），静脉使用。2～3 周后减量，4～6 周停药。

4.脑积水的处理

因粘连所致的阻塞性脑积水，用药物治疗效果不佳时，可考虑脑室引流或腹腔分流。

（六）预后

未经治疗者大都在起病后 4～8 周死亡。结核性脑膜炎总病死率约为 10%，一旦患者陷于昏迷，其病死率可达 50%。20%～30% 的生存者会遗留有各种神经系统损害，如智能障碍、精神症状、癫痫发作、视觉损害、眼外肌麻痹、耳聋或轻偏瘫等。

四、病毒性脑膜炎

（一）概述

中枢神经系统病毒性感染往往是其他组织和器官先行感染的最后结果，在神经系统受累之前常有神经外病毒复制期。无菌性脑膜炎指一组临床上表现为发热、头痛、脑膜刺激征及 CSF 以淋巴细胞增多为主、糖正常而细菌培养阴性的疾病。尽管其病因可能是多方面的，但其中最主要的是病毒性脑膜炎。它是由多种特异性病毒感染所致的良性、自限性中枢神经系统疾病。其病程短，预后良好。但有少数病例病情严重，预后不佳。

（二）病因病理

我国致病病毒常为肠道病毒（包括脊髓灰质炎病毒）、腮腺炎病毒、Ⅱ型疱疹病毒及 HIV 等。通常这些病毒不能进入脑部，但当保护屏障破坏或抵抗力降低时，它们可通过血行播散侵入中枢神经系统。由于很少为致死性，故病理改变不很清楚，推测主要改变为软脑膜、蛛网膜的充血、水肿及渗出，脑实质受累很轻。

（三）临床表现

（1）好发年龄：多见于儿童及年轻人。流行性腮腺炎病毒性脑膜炎以男性儿童多见。

（2）好发季节：肠道病毒感染主要发生在中夏及早秋，8～9月达高峰。单纯疱疹脑膜炎呈散发。腮腺炎性脑膜炎可呈局部小流行。

（3）尽管本病由多种特异性病毒引起，但其临床表现大多相同。主要为急性起病的高热（体温为39～40℃）、剧烈头痛、颈背疼痛、畏光、咽喉疼痛、畏寒、疲乏及颈项僵硬等。

（4）少部分患者可发生不同程度的嗜睡或轻度意识障碍，但不严重，并不影响患者叙述病史。一般无抽搐、偏瘫或昏迷等严重脑实质损害的表现。

（5）最主要的体检发现为不同程度的脑膜刺激征，但不如化脓性脑膜炎或蛛网膜下腔出血明显，且持续时间短。神经系统以外的发现可提供病毒感染的线索，如皮疹是柯萨奇病毒或埃可病毒感染的突出特征。

（6）症状经过数天或1～2周后迅速好转，大部分不遗留后遗症。

（四）辅助检查

1.脑脊液检查

脑脊液的异常在第4～6天最为明显。腰椎穿刺脑脊液压力常增高。外观清亮、无色，偶有微浑。白细胞计数通常为(10～100)×10^6/L，淋巴细胞占3/4，但早期可能以中性粒细胞为主。蛋白、糖及氯化物含量一般正常。若白细胞增高持续以中性粒细胞为主或蛋白含量高于1 500 mg/L，则病毒性脑膜炎的可能性极小。如糖含量降低，则需考虑TBM或真菌性脑膜炎等。脑脊液细菌学检查为阴性。

2.血常规检查

白细胞大多正常，约1/3的患者白细胞计数减少。

3.病毒学检查

脑脊液的病毒分离或培养可确诊，但临床意义非常有限。

4.血清学试验

血或脑脊液抗体检测可进行快速诊断。在恢复期与急性期抗体滴度呈4倍以上的升高有诊断意义。病毒特异的IgM测定也有助于早期诊断。

5.病毒PCR检查

在脑脊液中检测各种病毒核酸有极高的敏感性和特异性，可用于早期诊断，具有临床意义。

6.神经影像学检查

由于脑实质病变轻微，CT或MRI检查往往正常。

（五）治疗

病毒性脑膜炎是自限性疾病，其治疗主要是对症性的。发热及其他症状大多在数天内消失。一般2周内可望痊愈，不留后遗症。

1.抗生素

抗生素本身对病毒感染无效。但由于细菌性脑膜炎的病死率及致残率很高，尽快清除CSF中的细菌和炎症细胞极为重要，故对于早期不能和细菌性脑膜炎相鉴别的病例，经验性地使用抗生素恰当而且必要。若有使用肾上腺皮质激素的必要，则必须加用抗生素。

2.抗病毒制剂

针对单纯疱疹病毒、水痘病毒及巨细胞病毒已有有效的抗病毒制剂可以选用。对于有免疫功能缺损的患者,则有必要较长时间使用。可选用的药物有阿昔洛韦、更昔洛韦、伐昔洛韦及膦甲酸。一些病情较重或免疫低下的患者,应酌情应用干扰素或丙种球蛋白。此外,一些具有抗病毒作用的中药,如抗病毒口服液也可应用。使用这类药物要注意肝肾功能及白细胞的变化。

3.肾上腺皮质激素

现普遍认为肾上腺皮质激素能抑制宿主的免疫力,故不主张常规使用。由于激素能减轻中毒症状、脑水肿和脑实质的损害,当有严重颅内高压时可考虑短期使用。对于由 EpsteinBarr 病毒感染所致的传染性单核细胞增多症脑膜炎,激素对缩短病程有显著疗效。

4.脑水肿处理

根据患者头痛、视盘检查及脑脊液压力情况,酌情应用激素和高渗性脱水剂。

5.发热处理

使用物理降温。

6.其他

护理及支持治疗。

五、真菌性脑膜炎

(一)概述

真菌性脑膜炎多继发于机体其他部位的感染,常由肺部原发病灶经血行播散而来。但有时原发病灶很小,临床检查不易发现。真菌可主要损害脑膜或脑实质,临床上以脑膜损害多见,称真菌性脑膜炎。对神经科医师而言,CNS 真菌性感染的诊断主要依据两点:一是有肺、皮肤或其他器官真菌感染的证据;二是有亚急性脑膜病变或多灶性脑部病变的表现。CNS 真菌病种类繁多,尽管其发生也可能没有明确的诱因,但更常见于导致免疫功能缺损的疾病,如 AIDS、器官移植、血液病、其他恶性疾病或长时间使用免疫抑制剂等。新型隐球菌性脑膜炎是最常见的 CNS 真菌病,下面重点介绍。

(二)病因病理

新型隐球菌性脑膜炎由新型隐球菌感染所致,是最常见的中枢神经系统真菌病。新型隐球菌呈圆形或卵圆形,为条件致病菌。从鸽巢或鸽粪中分出的菌种多有致病性,可以认为接触鸽子排泄物是发生新型隐球菌病的主要原因。隐球菌一般先被吸入肺部,然后被肺泡巨噬细胞吞噬而死亡。肺部感染往往为亚临床过程。如感染剂量过大或机体免疫功能低下,则病原菌可生长,经血液播散到全身,中枢神经系统最易受到感染。病理变化主要为脑膜增厚、肉芽肿形成及脑脊液浑浊;蛛网膜下腔含大量似肥皂泡样的黏性渗出物。颅底蛛网膜粘连导致脑积水;脑组织水肿,脑实质可见小结节、肉芽肿及小脓肿,在脑脊液、脑膜及脑实质肉芽肿内存在大量的隐球菌。同时,可侵犯血管引起动脉炎,进而导致脑梗死。由于个体反应性不同以及病变性质和部位的差异,临床表现差别甚大,大体上表现为脑膜炎、脑膜脑炎及占位性病变。

(三)临床表现

(1)起病形式:多为亚急性起病,也可为慢性或急性起病。虽然肺部感染发生于几乎所有患者,但其症状多短暂且轻微而被忽视。

(2)首发症状:常为头痛、呕吐、不规则发热或进行性颅内高压的症状。少部分患者可能以卒中样形式起病。

(3)随着病情进展,患者呈现明显的脑膜刺激征及视盘水肿,可伴有脑神经损害、偏瘫、失语、抽搐、精神症状或意识障碍等。其中脑神经损害并不十分常见。

（4）不经治疗的病例大多呈进行性发展，症状及体征进行性加重，最后死于脑疝。

（5）少部分患者可呈反复发作的病程，迁延数年或数十年。

（6）另有部分病例表现为局灶性神经系统损害，病程类似于脑肿瘤。

（四）辅助检查

1.脑脊液检查

尽管脑脊液检查对诊断至关重要，但约 1/4 的患者脑脊液正常。变化类似于结核性脑膜炎的轻微炎性改变。压力多明显增高。外观清亮或微浑。约 1/3 患者的白细胞计数轻至中度增加，多为（10～500）×10^6/L，以淋巴细胞为主，糖、氯化物含量常降低，蛋白含量轻中度增加。与其他中枢神经系统的慢性感染的区别在于脑脊液中找到隐球菌。约 2/3 的患者脑脊液常规印度墨汁染色即可发现新型隐球菌，小脑延髓池穿刺取脑脊液，离心后用沉渣镜检可大幅提高阳性率。真菌培养阳性率近乎 100%，经 1 周左右有菌落出现。必要时，动物接种。

2.血标本培养

约 60% 患者的血标本培养为阳性。

3.血和尿常规检查

多属正常。

4.隐球菌抗原测定

特异性和敏感性均较高。脑脊液隐球菌抗原测定可能是较好的检查方法，和印度墨汁染色查隐球菌能相得益彰。

5.胸部 X 线检查

半数以上可见异常，表现为结核样、肺炎样改变。

6.脑部影像学检查

CT 可能有阳性发现，但 MRI（增强或不增强）可发现肉芽肿、灶周脑水肿、脑软化、脑积水或脑膜强化等改变。

7.脑组织活检

脑膜或肉芽组织活检能提高阳性诊断率。

（五）治疗

1.抗真菌治疗原则

强调早期诊断、早期治疗。用药剂量要足，疗程要长。必要时可多途径联合用药。未经治疗的病例几乎在 1～3 年死亡。一旦发现有复发迹象，应及时重复治疗。

2.常用抗真菌药物

（1）两性霉素 B：目前仍为首选。能与敏感真菌胞膜上的甾醇部分结合，改变膜的通透性和膜内外的离子平衡而抑制真菌生长。一次静脉给药后，高血峰浓度可维持 6～8 小时，尿中排泄极慢。用法为 0.7～1 mg/（kg·d），用 5% 葡萄糖注射液 500 mL 溶解，浓度不超过 0.1 mg/mL，避光静脉滴注 6 小时以上。总疗程 6～8 周。脑脊液中的浓度较低，鞘内注射可提高脑脊液中的有效浓度，一般认为并不必要。鞘内注射开始剂量为每次 0.1 mg，以后渐增至每次 0.5～1 mg，用 1～2 mL 注射用水溶解，注射时缓慢反复地用脑脊液 2～3 mL 稀释后注入。注射前先注入地塞米松 2～4 mg。每周 2～3 次，总量不超过 15 mg。但鞘内注射可导致抽搐，颅内高压时慎用。两性霉素 B 常见的不良反应有高热、寒战、头痛、肾功能损害、低血钾及血栓性静脉炎等。当血尿素氮达到 40 mg/dL 或肌酐升高时,需停用;血尿素氮或肌酐降到正常时,又可重新开始。

(2)酯化的两性霉素 B:能明显降低肾毒性而又能较快取得疗效,用量 3～4 mg/(kg·d)。或两性霉素 B 脂质复合体,5 mg/(kg·d)。可以与氟胞嘧啶联合使用。适用于不能耐受普通两性霉素 B 患者。疗程至少在 4 周,如果脑脊液培养仍为阳性,则延长治疗。

(3)氟胞嘧啶:该药不良反应较少,与两性霉素 B 或酯化两性霉素 B 合用作为诱导治疗。该药能较好透过血-脑屏障。口服吸收良好。用法为 100 mg/(kg·d),分次口服。疗程 1～2 个月或以上。

(4)氟康唑:为第三代抗真菌药,被认为是两性霉素 B 的替代品,其疗效与之相当而不良反应少。用药后血及脑脊液中未结合的药物浓度高,尤其是脑脊液中的浓度可达血浆浓度的 80%。该药半衰期长,每天只需给药 1 次。作为巩固治疗,用法为 400～800 mg 静脉输入,连用 8 周。然后为维持治疗,每天 200 mg,连续 6～12 个月。其不良反应较小,患者耐受性较好,使用简单。

(5)米康唑:不良反应稍小。但抗菌力较弱,脑脊液中的浓度仅为血浓度的 5%～10%。用法为成人每次 200～400 mg,溶于 5% 葡萄糖注射液或生理盐水中,静脉输入,每 8 小时 1 次。该药不宜与其他全身抗真菌药合用。

(6)伊曲康唑:为广谱抗真菌药物,尤其对曲霉菌有效。口服剂量为 100 mg,每 12 小时 1 次。由于很难透过血-脑屏障,很少用于 CNS 的真菌性感染。

3.抗真菌治疗方案

(1)非 HIV 感染或非器官移植患者隐球菌性脑膜脑炎的治疗方案:见表 2-2。

表 2-2　非 HIV 感染或非器官移植患者隐球菌性脑膜脑炎的治疗方案

治疗方案	疗程
诱导治疗	
1.两性霉素 B+氟胞嘧啶	大于 4 周
2.两性霉素 B(不能耐受氟胞嘧啶时)	大于 6 周
3.脂质体两性霉素 B(不能耐受两性霉素 B 时)	大于 4 周
4.两性霉素 B 脂质复合体+氟胞嘧啶	
5.两性霉素 B+氟胞嘧啶(治疗有良好反应者)	大于 2 周
巩固治疗:氟康唑(每天 400～800 mg)	8 周
维持治疗:氟康唑(每天 200 mg)	6～12 个月

(2)HIV 感染或器官移植患者隐球菌性脑膜脑炎的治疗方案:见表 2-3。

表 2-3　HIV 感染或器官移植患者隐球菌性脑膜脑炎的治疗方案

治疗方案	疗程
诱导治疗	
1.两性霉素 B+氟胞嘧啶	2 周
2.脂质体两性霉素 B+氟胞嘧啶	2 周
3.两性霉素 B 脂质复合体+氟胞嘧啶	2 周
4.两性霉素 B,脂质体两性霉素 B,或两性霉素 B 脂质复合体(氟胞嘧啶不能耐受时)	4～6 周

续表

治疗方案	疗程
替代方案:两性霉素 B+氟康唑;两性霉素 B+氟胞嘧啶;氟康唑;伊曲康唑	不定
巩固治疗:氟康唑(每天 400 mg)	8 周
维持治疗:氟康唑(每天 200 mg)	大于 1 年
维持治疗替代疗法	
1.伊曲康唑(每天 400 mg)	大于 1 年
2.两性霉素 B(每周 1 mg)	大于 1 年

4.对症治疗

患者常有明显颅内高压,可使用高渗性脱水药,必要时行脑室引流或去骨瓣减压。有抽搐者,给予止惊治疗。

5.手术治疗

对于单个较大的肉芽肿或脑脓肿,引起颅内高压或进行性局灶性神经系统损害者,经抗真菌治疗效果不佳,可考虑手术切除。

6.其他

加强全身护理、支持治疗及防治并发症。

(六)预后

未经治疗患者的病死率几乎为 100%,即使使用最完善的治疗方案,病死率也达 6%。

（韩　娜）

第五节　脑蛛网膜炎

一、概述

脑蛛网膜炎是由不同病因引起的非特异性蛛网膜炎症。可发生于任何年龄,以中年多见,多为慢性或亚急性起病,少部分为急性起病。

二、病理生理

脑蛛网膜炎基本病理变化为蛛网膜呈弥漫性或局限性增厚,常与硬脑膜及软脑膜粘连。可有囊肿形成,内充满液体。镜下见蛛网膜有大量的炎细胞浸润。脑蛛网膜炎可出现脑组织及脑神经粘连及损害,并可影响到脑脊液循环、吸收而出现脑室系统扩大及脑积水。脑部病变主要侵犯大脑半球凸面、脑底部(视交叉区及大脑脚间区)及颅后窝(小脑半球及桥小脑角)等。

三、病因与发病机制

(一)感染

1.颅内感染

由细菌、病毒和寄生虫等感染所致的各种类型脑膜炎、脑脊髓膜炎、脓肿等均可能引起蛛网膜炎。其中,结核性脑膜炎是最常见的病因。

2.颅外感染

中耳炎、乳突炎、鼻旁窦炎是比较常见的病因。另外,颜面感染、盆腔炎、口腔炎等也可以成为致病因素。

(二)颅脑损伤或手术

颅脑损伤或手术也是脑蛛网膜炎的重要病因。

(三)某些鞘内注射的药物

如抗生素、抗毒素、麻醉剂、造影剂和蛛网膜下腔出血均可能成为致病因素。

(四)颅内原发性病变

如脑肿瘤、脱髓鞘疾病和脑血管硬化等均可并发局部蛛网膜炎。

四、临床表现

(一)急性弥漫型

表现可与其他急性脑膜炎相似,但程度较轻。

(二)慢性弥漫型

主要表现为头痛、呕吐、视盘水肿、脑神经损害及脑膜刺激征。

(三)半球型

常有偏瘫、失语、局灶性癫痫、感觉障碍及颅内高压征等。

(四)颅底型

常影响视交叉。多表现为头痛及单眼或双眼视力障碍,眼底检查可见视盘水肿或视神经萎缩,并有视野改变。如累及第三脑室底部,可出现内分泌障碍的表现(如多尿、肥胖、嗜睡或糖代谢异常等)。

(五)颅后窝型

阻塞第四脑室出口,引起阻塞性脑积水。多为急性起病的头痛、呕吐、视盘水肿、眼球震颤、共济失调及脑神经损害等。如累及桥小脑角多属慢性起病,有第Ⅴ、第Ⅵ、第Ⅶ、第Ⅷ对脑神经损害的表现及小脑性共济失调等。

五、辅助检查

(一)实验室检查

脑脊液压力正常或增高,可有轻度细胞数及蛋白含量增高。

(二)特殊检查

CT 或 MRI 可发现脑室系统扩大及颅底脑池闭塞,增强扫描可有局部强化。

六、治疗

(一)抗感染治疗

对有感染或结核病者,应使用抗生素或抗结核治疗。

(二)肾上腺皮质激素

对弥漫型及有严重粘连的患者,可在使用抗生素的基础上使用肾上腺皮质激素治疗,可静脉或口服用药。如地塞米松 5～10 mg/d,静脉滴注,连用 7～14 天。但如果是结核病遗留的慢性蛛网膜粘连,不能使用激素治疗。

(三)颅内高压的处理

使用高渗性脱水剂。内科治疗无效者,可考虑外科脑脊液分流或行粘连松解术。

(四)鞘内用药

解除粘连可谨慎鞘内使用糜蛋白酶或地塞米松,每周1次。

(五)其他

有明显压迫症状的蛛网膜囊肿,可考虑手术摘除。

(韩　娜)

第六节　脑　　炎

一、流行性乙型脑炎

(一)定义

流行性乙型脑炎简称乙脑,是以脑实质炎症为主要病变的中枢神经系统急性传染病。病原体为乙脑病毒,经蚊虫传播,多在夏秋季流行,主要分布在东南亚地区,多见于儿童。近年来,随着乙脑疫苗的普遍接种,本病的发病率明显降低。

(二)病理生理

人被携带乙脑病毒的蚊虫叮咬后,病毒经人体淋巴管或毛细血管至单核-吞噬细胞系统进行增殖,进入血液循环形成病毒血症。多数人仅表现为隐性感染,少数人因机体抵抗力低或感染病毒量大,乙脑病毒突破血-脑屏障侵入中枢神经系统引起广泛病变。基本病变为神经细胞坏死、溶解后形成大小不等的软化灶,从大脑到脊髓均可受损,但以大脑皮质、间脑和中脑最为严重。

(三)临床表现

多见于儿童、老年人及抵抗力低下者,集中在7~9月发病,潜伏期4~21天。

1.初热期

起病急,病程1~3天即有发热、头痛、呕吐及不同程度的意识障碍。

2.极期

第4~10天出现相应的症状。

(1)高热:体温多在39~40 ℃或以上。

(2)意识障碍:自嗜睡到昏迷程度不等,意识障碍出现早、程度深以及持续时间长提示病情严重。

(3)抽搐:可有手、足、面部或全身抽搐,为脑实质炎症、脑水肿、高热及低钠血症等所致,并可查及脑膜刺激征、锥体束征和颅内压增高甚至脑疝等相应体征。

(4)呼吸衰竭:是引起死亡的主要原因,以中枢性呼吸衰竭为主,常伴瞳孔变化、血压上升、肌张力增高等;外周性呼吸衰竭则由呼吸肌麻痹或肺内感染所致。

3.恢复期

体温逐渐下降,神志逐渐清醒。通常2周左右完全恢复,少数可有低热、失语、癫痫样发作、吞咽困难、自主神经功能紊乱和精神行为异常等,经治疗常可于6个月内恢复。超过6个月尚未恢复则为后遗症,以失语、痴呆等多见。

(四)辅助检查

1.脑脊液检查

(1)从脑脊液中分离出乙脑病毒的阳性率很低。近年来,应用聚合酶链反应(PCR)技术能将脑脊液中微量的乙脑病毒RNA迅速扩增,这种敏感、快速的基因诊断方法已逐渐得到推广。

(2)特异性抗体:应用酶联免疫吸附法(ELISA)检测血清及脑脊液中的IgG、IgM抗体,IgG抗体于发病第3天即可检出,可用于早期诊断。其他尚有反向被动血凝抑制试验、免疫荧光法等检测方法。

(3)一般性检查:脑脊液压力增高,白细胞计数增加,多为$(50\sim500)\times10^6/L$,蛋白可轻度升高,糖和氯化物正常。

(4)其他:病程$1\sim2$周,脑脊液中谷草转氨酶活性增高提示脑组织严重受损。近年来,国外资料提出,在患者脑脊液中检出的髓磷脂碱性蛋白(MBP)抗体和神经丝蛋白(NFP)抗体与预后有关。

2.血液检查

(1)血清学检查:乙脑特异性IgM抗体出现较早,起病1周阳性率可达80%以上,有助于早期诊断。补体结合试验特异性强,但阳性反应出现较晚,于发病1个月后达高峰,多用于回顾性确诊,抗体效价以双份血清4倍以上增高为阳性。

(2)血常规检查:多数患者血液中白细胞总数增高,中性粒细胞增至80%以上。

3.脑组织活检

可进行组织病理学检查及病毒分离等。

(五)诊断

1.诊断标准

(1)疑似病例:在疾病流行地区的蚊子叮咬季节出现发热、头痛、恶心、呕吐、嗜睡、颈部抵抗、抽搐等中枢神经系统症状。

(2)确诊病例:①曾在疫区有蚊子叮咬史;②高热昏迷、肢体瘫痪、脑膜刺激征及巴宾斯基征阳性、肌张力增高;③高热昏迷、抽搐、躁狂进而呼吸循环衰竭而死亡;④脑组织、脑脊液或血清中分离出乙脑病毒;⑤脑脊液或血液中特异性IgM抗体阳性;⑥恢复期血清中特异性IgG抗体滴定度比急性期有4倍以上升高或急性期抗体阴性,恢复期抗体阳性。临床诊断:疑似病例加①和②或①+②+③并除外细菌性脑膜炎。实验确诊:疑似病例加④或⑤或⑥。

2.鉴别诊断

(1)结核性脑膜炎:结核性脑膜炎无季节性,起病较缓,常有结核病史,脑脊液外观呈毛玻璃样,糖和氯化物降低,蛋白增高,可检出结核分枝杆菌。

(2)中毒性菌痢:中毒性菌痢起病更急,24小时内即有抽搐、昏迷并有中毒性休克。一般无脑膜刺激征,脑脊液多正常,粪便可查及大量脓细胞。

(六)治疗

1.一般治疗

住院隔离,加强护理,维持水、电解质平衡及足够的营养。

2.对症治疗

(1)高热。①控制室温<25 ℃。②物理降温:如冰枕、擦浴。③药物降温:如阿司匹林口服、安乃近滴鼻、退热栓塞肛等,注意防止虚脱;高热伴抽搐者可行亚冬眠治疗,同时监测呼吸和血压等情况。

(2)抽搐。①去除诱因:脱水、降温、吸痰、给氧,纠正低钙、低钠血症。②镇静止痉:首选地西泮,儿童 0.1～0.3 mg/kg(每次<10 mg),成人 10～20 mg 静脉注射。此外,还可应用水合氯醛、苯巴比妥等。

(3)呼吸衰竭。①保持呼吸道通畅,应用化痰药物,体位引流,翻身拍背,及时吸痰,必要时行气管插管及气管切开术。②呼吸兴奋剂:中枢性呼吸衰竭常用洛贝林等,但此类药物易引起或加重抽搐,应用东莨菪碱则既能兴奋呼吸中枢又能解痉、改善微循环和减轻脑水肿,其常用剂量为儿童每次 0.02～0.03 mg/kg,成人每次 0.3～0.5 mg,静脉滴注。

3.其他治疗

近年来研究表明,早期应用特异性吗啡受体拮抗剂纳洛酮能改善症状、缩短病程,还可应用干扰素、乙脑单克隆抗体等。此外,应用安宫牛黄丸、白虎汤等中药与西医结合治疗也取得良好效果。恢复期还应进行理疗及运动。

(七)预后与预防

本病病死率为 17%,致残率为 57%,可出现记忆力减退、反应迟钝、精神异常、癫痫、失语、脑神经麻痹及肢体瘫痪等后遗症。早期诊治和对易感人群接种疫苗是减少后遗症和病死率的关键。

二、疱疹病毒脑炎

(一)单纯疱疹脑炎

单纯疱疹脑炎又称单纯疱疹病毒脑炎,故可简称为 HSE 或 HSVE。

1.病因

HSE 的病因是由单纯疱疹病毒感染所致。单纯疱疹病毒有两种血清型:HSV1 和 HSV2。6 个月后的婴儿易发生 HSV1 的原发性感染,HSV2 原发性感染多起于性生活后,原发性生殖器疱疹约 80% 由 HSV2 引起,而单纯疱疹病毒脑炎主要由 HSV1 引起,它是致命的散发性病毒性脑炎中最为常见的病因。据美国的统计,HSE 在该国已知病因的脑炎中占 5%～20%,我国也常有报道。此处主要阐述 HSV1 脑炎。

2.病理

主要受累部位为颞叶内侧,额叶眶面和边缘系统如海马、杏仁核、嗅皮质、脑岛及扣带回等,疾病早期可仅损害一侧,即使双侧均受累,受损程度并不对称。肉眼观可见脑组织坏死、软化、出血及肿胀,故曾命名为急性坏死性脑炎;镜检可见坏死区内单核细胞、多形核细胞及巨噬细胞浸润,神经胶质细胞增生,神经元与神经胶质细胞核内有 CowdryA 型嗜酸性包涵体,内含病毒颗粒及抗原。

3.临床表现

临床表现不尽一致,有的患者可有上呼吸道感染等前驱症状,有些患者可突然发生局限性或弥漫性脑功能受损的征象。单纯疱疹性皮肤损害仅见于少数病例,但也可为其他疾病的并发症,有唇疱疹病史者也无助于 HSE 的诊断,因为与一般人群的发生率相似。早期症状常为头痛与发热,体温可高达 40～41 ℃,体温正常者约占 10%。失语、局部性或全身性癫痫发作、偏瘫、精神异常或意识障碍均属常见症状。因额叶、颞叶及边缘系统受损,精神异常可重于神经症状,精神意识障碍可呈定向不良、妄想、幻觉、躁动不安、精神混乱、人格改变、嗜睡甚至昏迷。还可出现嗅觉丧失或视野缺损。由于有脑水肿、颅内压增高,可查及视盘水肿,头痛愈加剧烈并伴呕吐。其他体征尚有脑膜刺激征与自主神经功能障碍。病情发展迅速,数小时至数天内到达高峰,随病情恶化可因脑疝或内科并发症(肺炎、电解质紊乱)而导致死亡。少数病例呈亚急性或慢性病程,长达数月。未经治疗者的病死率为 60%～80%。极少数临床治愈的病例间隔 2 周至 3 个月可以复发。

4.辅助检查

(1)脑脊液检查:10%～20%的患者在疾病早期脑脊液压力与化验正常,但大多数患者有颅内压增高及白细胞计数增多,为(50～1 000)×10⁶/L,初期以多形核为主,随后转变为淋巴细胞占优势;脑脊液中查到红细胞表明 HSV 感染引起出血性坏死,见于 75%～85%的患者,对诊断有一定的帮助;蛋白定量轻至中度增高,也可能正常;糖定量正常,有时可以降低。

(2)免疫学检查:①HSVDNA,应用 PCR 证实脑脊液中的 HSVDNA 是最敏感的早期非创伤性方法,此法能将微量 HSVDNA 迅速扩增达几百万倍,有助于确诊 HSE,近年来已逐渐推广;②特异性 HSV 抗体,酶联免疫吸附分析法(ELISA)敏感性最高,其他方法尚有免疫荧光法、中和试验、补体结合试验、被动血凝试验及免疫吸附血凝试验等。这些方法是用双份血清与双份脑脊液做动态检测,血和脑脊液抗体比值小于 20(或 40)、脑脊液中抗体 4 倍以上增长有诊断价值;缺点是只能做回顾性研究,不能尽早得出结论。

(3)脑组织活检:脑活检的诊断价值可达 96%,如果由有经验的医师施行,并发症率仅为 2%。检查项目包括:①组织病理学检查 CowdryA 型核内包涵体;②电镜证实 HSV 颗粒;③免疫荧光技术发现 HSV 抗原;④病毒培养。活检标本还应进行细菌和真菌培养以排除其他致病因素。

(4)影像学检查:①CT 检查。异常改变为病变好发部位的边界不清的低密度区,造影剂部分可增强,还可见到肿块效应与脑水肿;疾病早期 CT 可能正常。②MRI。对脑的含水量改变很敏感,能多维成像,病程早期即可见异常改变,特别是 T₂ 加权像的高信号改变,T₁ 加权像则显示低信号病灶,以颞叶为常见,其次为额叶,偶见于枕叶,均同时累及白质和灰质,并与侧脑室不相关联。③放射性核素(锝)脑扫描。显示坏死区吸收异常或弥漫性吸收异常,阳性率约占半数。

(5)脑电图检查:在病程早期脑电图显示异常者占 80%～90%,常在一侧颞区出现周期性发放的尖波、棘波或棘慢复合波;如果为双侧性异常,为预后不良的征兆。

5.鉴别诊断

本病需与某些颅内占位性病变及其他中枢神经系统感染(如脑脓肿、化脓性脑膜炎、结核性脑膜炎、真菌性脑膜炎、带状疱疹病毒脑炎及麻疹病毒脑炎等)进行鉴别。但根据本病起病急、发展快、继发热、头痛等症状之后,精神异常与意识障碍明显,加上脑脊液、脑电图及影像学等辅助检查,不难作出正确诊断。

6.治疗

(1)病因治疗:最有效的抗病毒药物为阿昔洛韦,为治疗 HSE 的首选药物,剂量为 30 mg/(kg·d),分 3 次静脉滴注(每次 8 小时),每次需滴注 1 小时,疗程为 10～14 天。此药主要经肾脏排泄,肾病患者慎用。不良反应甚少,偶见神经毒性反应,如意识改变、震颤、幻觉及癫痫发作。阿糖腺苷为次选药物,用法为 15 mg/(kg·d),静脉滴注,每天量要在 12 小时滴完,10 天为 1 个疗程,主要不良反应有恶心、呕吐,大剂量可引起造血功能障碍,由于难溶于水,输液量大,对颅内压增高的患者颇为不利。对阿昔洛韦无效的病例还可选用膦甲酸钠,尤其对 TK 酶缺陷的单纯疱疹病毒变异株感染有效。

(2)对症治疗:对高热、抽搐、精神异常及颅内压增高的患者,可给予降温、解痉、镇静及脱水降颅压等相应治疗,有学者主张应用地塞米松等激素制剂来减轻脑水肿,克服脱水剂所致的颅内压反跳作用,宜早期、大量、短程使用。

(3)支持疗法:包括心脏功能监护,补充营养,注意水和电解质平衡。

7.预后

(1)预后与开始治疗的时期有关:以应用阿昔洛韦为例,发病 4 天以内施治的病死率仅为7%,4 天以上接受治疗的病死率增至 25%。

(2)预后与治疗手段有关:据统计,阿糖腺苷治疗使病死率降低至 28%～44%(不同学者在发病后 1 个月与 6 个月的统计资料),显然不如阿昔洛韦的疗效。其他治疗措施是否合适均会影响预后。

(3)预后与年龄有关:30 岁以下的患者预后较好。

(4)预后与病情轻重有关:意识障碍愈重则预后愈差,有些患者存在严重的后遗症。

(二)水痘-带状疱疹脑炎

水痘-带状疱疹病毒(VZV)是水痘-带状疱疹脑炎(VZE)的病原体。VZV 呈全球性分布。水痘的流行有一定的季节性,通常发生于春、冬二季,带状疱疹则全年均可见到。VZV 除引起皮肤损害外,还可引起神经系统不同部位的病变,包括脑神经(三叉神经和面神经)、外周神经、脊髓、脑膜、脑血管及脑实质,后者受损时称为水痘-带状疱疹脑炎。

1.病因

水痘-带状疱疹病毒在形态学上不易与其他疱疹病毒区别,受 VZV 感染在儿童可引起水痘,成人则引起带状疱疹。患过水痘的患者,病毒可潜伏在体内,某一时期再活化可发生带状疱疹,表明水痘病毒与带状疱疹病毒实际上是同一种病原体。

2.病理

水痘-带状疱疹脑炎分为两种类型:①水痘脑炎是病毒直接侵犯脑部,病理检查显示脑膜的炎性改变以及脑血管周围炎细胞浸润(血管周围袖套),如果是小脑炎,常为免疫反应的结果,应属于感染后脑炎;②带状疱疹脑炎则为 VZV 感染后潜伏于脊神经后根神经节细胞或脑神经的半月神经节与膝状神经节内,老年和免疫功能低下促使潜伏的 VZV 再活化(复能),免疫功能低下见于霍奇金病、恶性淋巴瘤、放射治疗、人类免疫缺陷病毒(HIV)感染、应用细胞毒性药物或皮质酮类药物后。被激活的病毒通过受累神经节的周围突起,引起相应节段皮肤的带状疱疹,病毒再沿神经纤维(通常是三叉神经眼支)传入脑部,引起带状疱疹脑炎。此外,脑部症状也可因病毒直接侵犯所致。带状疱疹脑炎的病理变化为脑血管周围的单核细胞浸润、神经元变性、髓鞘脱失、神经细胞核内 CowdryA 型包涵体和病毒样颗粒,如果伴脉管炎,呈肉芽肿性巨细胞动脉炎。

3.临床表现

(1)水痘脑炎:水痘脑炎主要见于儿童。水痘性小脑炎见于 0.1%～0.75% 的水痘患者,以构音障碍、眼球震颤、共济失调、恶心、呕吐和头痛为主要症状,起病突然,多在水痘消退后 1 周出现症状。水痘脑炎见于 0.05% 的水痘患者,于水痘发生后 5～6 天出现发热、头痛、意识障碍和癫痫发作,可查及脑膜刺激征或局限性神经系统受损征象。病死率为15%～35%,存活者中10%～15%留下明显后遗症。

(2)带状疱疹脑炎:好发于中老年患者。脑炎发生时间与皮疹出现时间不定,多数患者出疹在前,脑部症状随后发生,平均间隔9天,也可长达3周,此时皮肤疱疹已消退,遗留色素斑,脑炎与皮疹同时发生或先于皮肤损害属偶见现象。带状疱疹脑炎又可分为以下3型。①弥漫性脑炎:起病较急,有头痛、呕吐、发热、抽搐和意识障碍,还可查及脑神经麻痹、锥体束征、脑膜刺激征及共济失调。病情一般较轻,可完全康复,少数遗留轻偏瘫和意识障碍,病情严重者可能死亡,如不发生并发症,也有可能恢复。②局限性脑炎:主要为脑白质受损,临床表现类似多灶性进行性白质脑病(宾斯旺格病),是免疫抑制患者的罕见并发症,皮疹发生后许久才出现脑病症状。③脑动脉炎:为疱疹后中枢神经系统的严重并发症,由三叉神经眼支的带状疱疹造成同侧颈内动脉及其分支的炎症和闭塞,呈卒中样起病,临床表现为病变对侧偏瘫。出疹到脑部症状的间隔时间不等,可同时发生,也可间隔半年之久,平均为7周。

4.辅助检查

(1)脑脊液:脑脊液常清亮无色,40%的患者有白细胞增高,以淋巴细胞为主,细胞数(10～500)×10⁶/L,蛋白定量呈正常至中度增高,糖定量正常,压力可轻度增高。

(2)水痘-带状疱疹的特征性皮疹可为VZE的诊断提供重要依据,如仅有少量疱疹则需要仔细检查才能发现,极少数患者不出现皮肤损害,造成诊断困难。除对皮疹的好发部位、分布及形态等进行辨认外,还可进行刮片或疱疹液检查,镜检观察到多形核巨细胞与核内包涵体,电镜可发现病毒颗粒,应用PCR证实病毒类型等。

(3)血清学检查:如补体结合试验、放射免疫测定法、免疫荧光技术、免疫过氧化酶法、荧光免疫对膜抗原试验(FAMA)、ELISA及病毒分离等,均有助于本病的诊断。

(4)脑脊液:采用补体结合试验等查VZV抗体。

(5)脑组织活检:可用于局限性脑炎的患者,检查CowdryA型包涵体、VZV抗原或核酸,可进行病毒分离。

5.鉴别诊断

(1)单纯疱疹病毒脑炎:一般病情较重,脑脊液可查及红细胞甚至黄变,脑脊液HSVDNA经PCR得以证实,但血清补体结合试验在VZV与HSV之间可能出现交叉反应,皮疹刮片PCR可能将带状疱疹误诊为单纯疱疹,需引起注意,因此还必须结合临床表现及其他辅助检查予以区分。

(2)其他颅内感染:如化脓性脑膜炎,全身感染中毒症状严重,周围血常规及脑脊液白细胞增高,以中性粒细胞为主,脑脊液涂片及细菌培养可获阳性结果。

6.治疗与预防

(1)病因治疗:用于治疗VZE的抗病毒药物及疗法同HSE。

(2)激素的应用:鉴于VZV感染伴发脑动脉炎可能为变态反应所致;对于此型患者,除了应用抗病毒制剂外,还可与地塞米松等激素(皮质酮类)联用。也有学者主张应用激素治疗疱疹后神经痛。

(3)防止病毒扩散:三叉神经眼支的带状疱疹、免疫功能受抑制的水痘或带状疱疹患者易发生感染向全身或神经系统扩散。阿昔洛韦能防止感染扩散和促使皮疹消退,静脉应用按5～10 mg/kg给药,每次8小时,5～7天为1个疗程;或阿昔洛韦口服,800 mg,每天5次(夜间除外),7～10天为1个疗程。国外近来应用新药伐昔洛韦治疗无并发症的带状疱疹,500 mg,每天3次,7天为1个疗程,此药在急性 VZV 感染期应用还可缩短疱疹后神经痛的时期。

(4)疱疹后神经痛的治疗:可应用镇痛剂、卡马西平、甲钴胺,或短期服用激素如泼尼松(起始量 60 mg/d,逐渐减量,7～10天为1个疗程)。

(5)预防 VZV 感染。①疫苗接种:如接种减毒的水痘活疫苗,不仅适用于儿童,对成人也有预防作用。目前,主要使用含 VZVOKA 株的减毒水痘活疫苗,而另一种 VZV 疫苗则可以刺激老年人衰退的细胞介导的免疫反应,预防带状疱疹。②免疫球蛋白:用于预防水痘易感者,选择抗 VZV 滴度高的正常人血浆制备水痘-带状疱疹免疫球蛋白。

三、巨细胞病毒脑炎

(一)概述

巨细胞病毒也是一种疱疹病毒,同样呈全球性分布。此种病毒在子宫内对胎儿的破坏作用引起死胎或早产,或先天性(宫内)感染引起新生儿多系统(包括神经系统)的病变或畸形,其脑部的病变有脑积水、脑内积水(内水脑)、小头畸形、小脑回畸形、脑内钙化(以脑室周围为主)和脑穿通畸形等,极少数婴儿可能发生巨细胞病毒脑炎;成人巨细胞病毒感染所致神经系统的疾病几乎仅见于免疫功能受抑制的情况,属于机会性感染,神经系统的病变包括脑炎、脊髓炎、神经根炎及外周神经病等。

(二)病理

脑炎的病理改变主要有两种,即小胶质结节脑炎与脑室脑炎。巨细胞病毒感染的病变部位可见特征性的巨细胞,故命名为巨细胞病毒,此种细胞内含有大的核内或胞质内嗜酸性包涵体。以下仅阐述成人的巨细胞病毒脑炎。

(三)临床表现

巨细胞病毒脑炎为器官移植接受者与获得性免疫缺陷综合征(AIDS)患者常见的并发症,AIDS 的病原已查明为人类免疫缺陷病毒(HIV),随着受 HIV 感染者的增加,巨细胞病毒的感染也逐渐多见。对表现为亚急性脑病的同性恋男患者,且患 AIDS 已逾1年,又有全身性巨细胞病毒感染的病史,应高度怀疑为巨细胞病毒脑炎。巨细胞病毒脑炎的症状与体征无特异性,呈弥漫性脑功能障碍;注意力和认知能力下降,精神与行为异常,并有代谢性脑病的一些症状;有时可伴轻偏瘫等局限性病状,或有癫痫发作,如果尚有视网膜病则具有诊断价值。

(四)辅助检查

1.实验室检查

脑脊液常规及生化、脑电图均可能异常,但无特异性。

2.特殊检查

(1)PCR 技术:证实脑脊液中的巨细胞病毒 DNA 有助于早期诊断。

(2)MRI 检查:在 T_2 加权像上可显示病变区的高信号,如属脑室周围脑炎可观察到脑室附近实质下的异常或脓肿样的小病灶,有一定的特异性。

(3)SPECT 检查:显示脑部病变[201]铊摄入增加。

(4)原位杂交方法:应用地高辛配基标记的巨细胞病毒 DNA 探针,检查巨细胞病毒脑炎患者 CSF 细胞内的巨细胞病毒 DNA,如获阳性结果也是有价值的诊断试验。

（五）治疗

曾报道阿糖腺苷治疗成人巨细胞病毒脑炎能改善症状并使病毒培养转为阴性。但近年来，相继有几种抗巨细胞病毒的药物问世，也用于治疗巨细胞病毒脑炎。

1.丙氧鸟苷（更昔洛韦）

5 mg/kg，按每 12 小时 1 次，静脉注射，14～21 天为 1 个疗程，维持量 5 mg/kg，肾功能不良者酌情减量，主要不良反应为白细胞及血小板计数减少。

2.膦甲酸

用于治疗对更昔洛韦产生抗药性或疗效不好的巨细胞病毒脑炎患者，也有学者主张将此两种药物联合应用，膦甲酸在国外已广泛用于治疗免疫抑制患者有巨细胞病毒感染时，此药有良好的透过血-脑屏障功用，剂量 60 mg/kg，每 8 小时 1 次，14～21 天为 1 个疗程，维持量用 90～120 mg/kg，每天 1 次，静脉注射，此药有一定的毒性，不良反应包括肾功能受损，低镁、低钾与低钙血症，以及抽搐、发热和皮疹等；每种不良反应见于 5％以上的病例。

3.昔多呋韦

在试用中，个别 AIDS 患者伴巨细胞病毒脑炎用昔多呋韦治疗获得改善。

四、EB 病毒脑炎

（一）概述

EB 病毒（EBV）也是一种疱疹病毒，是传染性单核细胞增多症（IM）的病原体，虽命名有"传染性"，实际上仅低度传染，或呈散发性。IM 通常为良性疾病，主要特点为发热、淋巴结病、咽炎及肝脾肿大，神经系统的病变并不多见，且常发生于全身症状的病程之中。神经系统各个部位均可受累，因此可分为脑炎、脑膜炎、脑脊髓炎、贝尔麻痹（面神经炎）、单神经炎和多发性神经炎。

（二）病理生理

EB 病毒脑炎的病理改变为脑水肿与充血，镜检有神经细胞变性及血管周围淋巴细胞浸润。

（三）临床表现

EB 病毒脑炎呈急性或亚急性起病，好发于儿童或青年，脑炎的临床表现也根据脑部受损部位的不同或并发邻近部位的病变而有所差异。如果为弥漫性脑部损害，以头痛、意识障碍、癫痫样发作、精神异常与视幻觉为常见症状；如果为局限性脑部损害，可以有小脑脑炎、脑干脑炎或颞叶等相应部位受累的症状；如果脑与其他部位均受损，则出现脑脊髓炎或脑膜脑炎的症状。

一般而言，儿童 EB 病毒脑炎被认为是自限性疾病，通常不留后遗症或少有后遗症；但也有报道，相当多的患者发生神经系统后遗症，特别是年长者。必须强调的是，EB 病毒脑炎的临床表现多种多样，无特异性，若发生在出现全身性典型症状的同时或以后则较易诊断，若 EB 病毒脑炎是 IM 的最初或唯一表现，患者又是儿童或青少年，需考虑本病。为了明确诊断，应借助特殊检查。

（四）辅助检查

1.血常规检查

淋巴细胞增多，可查及不典型的淋巴细胞。

2.脑脊液检查

细胞数和蛋白定量可能正常，也可能增高，细胞的增多主要为淋巴细胞轻度增加。

3.免疫学检查

(1)血清 EBV-VCA 抗体滴定度增高。

(2)血清嗜异抗体滴定度增高,但并非见于所有患者,且在病程的第1周获阴性结果者仅占 10%～15%。

(3)血清 EA 抗体的产生,见于80%的 IM 患者。

(4)血清 EBV-NA 抗体在6～8周产生并终身持续存在。

(5)血清 EBV-DNA 可应用 PCR 技术测定。

(6)脑脊液可测得 EBV-VCA 抗体与嗜异抗体,此外,应用 PCR 测定 EBV-DNA 是目前很受推崇的早期诊断神经系统 EBV 感染的方法。

4.病毒分离检测

能从急性期患者的咽部分离病毒。此外,有学者从 EB 病毒脑炎患者的脑脊液中分离出病毒。

5.影像学检查

(1)MRI 可发现灰质与白质 T_2 加权短期性延长(高信号)、脑室周围白质软化和脑萎缩。

(2)SPECT 有时可显示病变部位血流灌注减少。

6.脑电图检查

EB 病毒脑炎患者的脑电图虽无特征性改变,但可见到弥漫性或局限性慢波或棘波,表明脑实质受到损害。

(五)治疗

EB 病毒脑炎同全身性 IM 一样,大多数病例不需要特殊治疗即可完全康复。据报道,一例接受骨髓移植者患 EB 病毒脑炎,应用更昔洛韦得以治愈;阿昔洛韦在体外可抑制 EBV 复制;临床上还可应用肾上腺皮质激素和对症治疗,后者包括止痉剂、退热剂和脱水剂;应用肾上腺皮质激素的原因可能与本病属变态反应性疾病有关。

五、肠道病毒脑炎

(一)概述

肠道病毒属于微小 RNA(核糖核酸)病毒,无囊膜,在细胞质内繁殖,包括脊髓灰质炎病毒、柯萨奇病毒、埃可(ECHO)病毒以及近年来发现的肠道病毒68～71型。前3种肠道病毒又分成许多亚型。脊髓灰质炎病毒分为3型;柯萨奇病毒分 A、B 两组,分别有23型与6型;埃可病毒分成32型。人类是肠道病毒的自然宿主,约有70种血清型可使人类受到感染。主要的传播方式是直接或间接的粪-口传播,虽然肠道病毒经粪便排出,所引起的临床症状不限于胃肠等消化系统,病毒株及其亲嗜性不同,造成其靶器官的差异,上述4种肠道病毒均可引起中枢神经系统疾病。由于脊髓灰质炎疫苗的广泛应用,脊髓灰质炎病毒的致病率显著下降,其他肠道病毒(统称非脊髓灰质炎肠道病毒)的感染仍需重视。现已证实:埃可病毒3、4、6、9、11、18、30,柯萨奇病毒 A9、B1～B5 以及肠道病毒70与71型为脑部病变的病原体。肠道病毒感染引起的颅内病变以脑膜炎更为常见,但这些病毒也能引起脑炎或脑膜脑炎。

(二)病理

肠道病毒脑炎的病理变化为神经细胞变性及脑血管周围单核细胞浸润。此处仅阐述非脊髓灰质炎性肠道病毒引起的脑炎或脑膜脑炎。

（三）临床表现

肠道病毒脑炎与其他部位的肠道病毒感染一样,好发于夏季及早秋,但全年均可见到散发病例。儿童易于罹患,流行时成人也可发病。相当多的患者感染肠道病毒后无明显症状,出现脑炎症状者也因感染病毒株的不同而症状不同,常见的症状有发热、头痛、恶心、呕吐、抽搐及不同程度的意识障碍,有些患者可查及轻偏瘫或小脑共济失调等局限性脑炎的征象。柯萨奇 B 组病毒可引起新生儿脑炎;埃可病毒与肠道病毒 71 型可引起儿童小脑共济失调;肠道病毒 71 型感染时,在脑炎症状出现之前常有急性出血性结膜炎。这些情况可能有利于判断脑炎的感染源。肠道病毒脑炎通常预后较好,但也曾报道病死率为 2.5%。

（四）辅助检查

1.实验室检查

（1）血常规:白细胞正常或多形核细胞增多。

（2）脑脊液:白细胞数正常或增加,初期以中性粒细胞为主,随后以单核细胞占优势;蛋白定量正常或增高,尤其在病程后期;糖与氯化物含量正常。

2.特殊检查

（1）病毒分离:在脑脊液中分离出肠道病毒是诊断肠道病毒脑炎的重要依据(阳性率为10%～85%)。

（2）应用 PCR 技术可以快速和灵敏地诊断肠道病毒感染,脑脊液病毒分离呈阴性结果的患者中,有 40% 经 PCR 可以查获肠道病毒 RNA,表明 PCR 较培养敏感,且很少出现假阴性结果。但血清型的特异性诊断仍需依赖细胞培养分离病毒。此外,埃可 22 型与 23 型不能借助 PCR 检出,因其 RNA 在扩增部位与其他肠道病毒差别太大。

（3）免疫荧光方法与 ELISA 检测肠道病毒的 IgM 抗体。

（4）脑脊液中和试验在康复期较急性期中和抗体呈 4 倍以上增长也有诊断价值。

（5）核酸杂交法:由于不同血清型的肠道病毒基因组间存在同源性,特别是 5'端非编码区部分区域高度保守,故可供核酸杂交,使近年来对肠道病毒鉴定有了新的技术。①cDNA 探针:以病毒 RNA 某一片段为模板,由反转录酶催化产生,大多克隆在质粒载体中,再把带有显色基因(生物素或地高辛)或放射性核素的核苷酸掺入新合成的 cDNA 链中去,加以标记,若标本先经12～24 小时组织培养可提高阳性率。②RNA 探针:由于 RNA 是单链分子,故它与靶序列的杂交反应效率极高,一般用特异的转录载体克隆肠道病毒 RNA 探针,混合几种 RNA 探针可使检测病毒型更广,RNA 探针在特异性和敏感性方面都优于 cDNA 探针。③寡核苷酸探针:比较上述两种探针,有两方面的优点-因其链短,与等量靶位点完全杂交时间短,且可识别靶序列内一个碱基的变化,可检测点突变,又可大量合成、价廉;此探针因选择 5'端非编码区共同序列,故可牢固而特异地同大多数临床常见肠道病毒结合。为了克服标本中肠道病毒滴度太低的问题,近年来,采用 PCR 法将单一基因或短 DNA 序列放大,再与探针杂交,此法已应用于临床。在肠道病毒中枢神经系统感染流行时,从脑脊液中检测肠道病毒 RNA,阳性率高,并可在 24 小时内获得结果,比病毒培养(需 6～8 天)快得多。临床标本用 PCR 扩增后,再与非放射性核素标记肠道病毒探针杂交,数小时即有结果,更有助于临床确诊。

（五）治疗

目前,尚无有效的抗肠道病毒的制剂,对肠道病毒脑炎主要是对症治疗与支持疗法,包括退热、镇静、止痛、抗抽搐、脱水及补充营养等,一般不主张应用激素。急性期应卧床休息,呕吐、腹泻者要注意水、电解质平衡;对惊厥及严重肌痛者,应适当给予镇静剂和止痛药。

六、麻疹脑炎

(一)概述

麻疹脑炎又称麻疹病毒脑炎(ME 或 MVE),是由副黏病毒族的麻疹病毒(MV)引起的疾病。MV 可导致中枢神经系统 3 种不同形式的感染:①急性感染后脑炎,为自身免疫反应性疾病;②急性进行性传染性脑炎,又名麻疹包涵体脑炎,是通称的麻疹脑炎,如果脊髓也受累,称为麻疹脑脊髓炎;③迟发性进行性脑炎,即亚急性硬化性全脑炎,归于慢病毒感染的范畴。

(二)病理

麻疹脑炎的主要病理变化为神经元与胶质细胞内出现大量核内嗜酸性包涵体,偶见血管周围单核细胞浸润,有时可查及多核巨细胞、包涵体及巨细胞内含 MV 抗原。

(三)临床表现

麻疹脑炎好发于 6 个月至学龄前儿童(同麻疹的好发年龄),其他年龄组均可能发生,多在麻疹出疹后 4~7 天出现脑病症状,也可能发生于皮疹出现之前或出疹后数周。脑炎症状可为弥漫性或局限性。高热、头痛、呕吐、抽搐以及不同程度的意识障碍为弥漫性脑部病变的常见症状;局限性症状与病变部位有密切关系,一侧大脑半球受损有偏瘫、失语、偏盲等;小脑病变有共济失调、眼球震颤及肌张力减低;脊髓也受到波及,则同时有脑与脊髓的症状,以此类推。麻疹脑炎的病死率约为 10%。

(四)辅助检查

1.实验室检查

(1)血常规:前驱期白细胞总数减少。

(2)脑脊液:一般化验的细胞数、蛋白定量正常或轻度增高。

(3)脑电图:脑电图可出现弥漫性高波幅慢波,但无特异性。

2.辅助检查

(1)PCR:应用 PCR 检测脑脊液 MV-RNA 是目前快速而灵敏的技术,对麻疹脑炎有很大的诊断价值。

(2)血凝抑制试验、中和试验或补体结合试验测定:急性期与康复期血清与脑脊液中抗体滴度,如有 4 倍或 4 倍以上增长可确定诊断。

(3)酶免疫测定法(EIA)与免疫荧光试验:也可用来诊断麻疹脑炎。

(五)治疗

本病主要为对症治疗与支持疗法(参看其他脑炎的相应治疗),尚需注意防治并发症(包括呼吸系统与泌尿系统的细菌性感染)。近来有文献报道,非特异性转移因子的免疫治疗麻疹脑炎取得较好效果。

(六)预防

注射麻疹疫苗。

七、腮腺炎脑炎

(一)概述

腮腺炎是由一种 RNA 副黏液病毒-腮腺炎病毒引起的呼吸道传染病,又称流行性腮腺炎。

这种病毒只有一种血清型,人类是其唯一的自然宿主。病毒主要侵犯唾液腺,尤其是腮腺,有炎性改变而出现腮腺肿大,其他腺体也可受累而发生睾丸炎、胰腺炎、乳腺炎及甲状腺炎等;腮腺炎病毒还可引起神经系统病变,是病毒性脑膜炎最常见的病因之一,患腮腺炎脑膜炎的儿童中有少数伴脑实质的损害,即脑膜脑炎,成年人患纯腮腺炎脑炎者极为罕见。

(二)病理

由于腮腺炎脑炎实际上是脑膜脑炎,其病理变化除脑组织水肿和软化、白质髓鞘脱失、神经细胞变性及胶质细胞增生外,还有脑膜与脑静脉周围淋巴细胞和吞噬小胶质细胞浸润。

(三)临床表现

腮腺炎的好发季节为冬末春初,两种性别易患性相等,但神经系统并发症男性为女性的3倍,又以儿童居多,流行时期在社团生活的青年也可发病。前驱症状为厌食、低热、头痛、耳痛等,其后出现腮腺肿大和疼痛,中枢神经系统症状常在腮腺炎出现后5天内发生。据报道,约2/3的腮腺炎患者存在脑脊液白细胞增多,但其中半数具有中枢神经系统症状;反之,有中枢神经系统症状的患者只有半数患腮腺炎,表明腮腺炎病毒可仅引起脑膜脑炎而无前驱的腮腺炎症状。脑部症状如发生于腮腺炎后1个月,则不像由病毒直接感染所致,而是由免疫介导的脱髓鞘性感染后脑脊髓炎或脑炎,不属于本文讨论范畴。发热、抽搐发作、精神异常和意识障碍等弥漫性脑病症状,偏瘫、运动和平衡障碍等局限性脑病症状,头痛、呕吐、颈项强直等脑膜受刺激的症状构成腮腺炎脑膜脑炎的表现形式。症状通常较轻,呈良性病程;部分患者可遗留导水管狭窄和脑积水、共济失调、行为异常、智力减退及听力丧失等后遗症。

(四)辅助检查

1.实验室检查

(1)血常规检查:白细胞总数轻度减低,但淋巴细胞百分率增高,早期多形核白细胞占优势。

(2)脑脊液检查:压力可升高,白细胞轻至中度增加,以淋巴细胞为主,蛋白定量轻度增高,糖及氯化物正常,5%～10%的患者糖定量可减低。

2.特殊检查

这些检查有助于病因的确定。

(1)病毒分离:血和脑脊液可分离出腮腺炎病毒,从感染第2周起可从唾液中分离出病毒。

(2)电镜观察:脑脊液细胞内可以观察到含病毒核壳体样物质的包涵体。

(3)免疫学检查:感染早期,血清中IgM腮腺病毒抗体即可出现,6个月后消失;感染后第1周,IgG抗体出现,3～4周达高峰。直接IgG抗体捕获ELISA可在脑脊液中测出高滴度的抗腮腺炎病毒抗体。其他免疫学方法,如补体结合试验、血凝抑制试验、中和试验、凝胶溶血试验、免疫荧光技术均可用来诊断腮腺炎脑炎。

(4)PCR检查:PCR是当前检测脑脊液腮腺炎病毒RNA的快速而敏感的技术。

(5)脑电图检查:脑电图可见轻至中度的弥漫性异常,严重者可有重度弥漫性棘波和慢波,但缺少特异性。

(五)治疗

无特殊抗腮腺炎病毒的药物,因此,可给予对症治疗与支持疗法,中药板蓝根和青黛有一定的疗效,还可酌情应用肾上腺皮质激素。多数患者预后较好,但少数患者,尤其是儿童可能继发阻塞性脑积水。

（六）预防

预防腮腺炎及其并发症可应用灭活腮腺炎疫苗,但有发热或恶性病变的患者以及孕妇应禁用。

八、急性小脑共济失调症

（一）概述

急性小脑共济失调症又称 Leyden-Westphal 共济失调,临床症状以躯干、四肢共济失调,眼球震颤和言语障碍为特点。本症任何年龄均可发病,但主要发生于儿童,好发年龄为 1～4 岁,男女发病率相等。

（二）病因和发病机制

病因目前尚不清楚,多数学者认为与急性感染有关,其根据为:①大多数病例在病前 1～4 周曾患病毒、细菌和支原体感染性疾病;②不少文献报道,从患者的脑脊液、咽部分泌物及粪便中分离出埃可病毒、柯萨奇 A 病毒、流感病毒、疱疹病毒、水痘病毒、腮腺炎病毒和腺病毒等;有些患者的血清和脑脊液还查出抗体效价增高。发病机制多认为是机体对病毒感染引起的自身免疫反应,主要影响小脑;也有学者认为是病毒直接侵入小脑组织引起的急性病毒性小脑炎。

（三）临床表现

1.症状

（1）多数患者在发生共济失调的 1～4 周前有前驱感染症状,如发热、皮疹、上呼吸道症状等,通常在前驱症状消失后,或在完全健康的情况下,急起出现共济失调,病情进展迅速,在数小时至 3～4 天达高峰。

（2）少数病例有发热、头痛、呕吐、眩晕、畏光、躁动不安或嗜睡。

2.体征

（1）步态障碍:这是本病首发和突出的症状,表现为小脑共济失调步态,一般来说,躯干共济失调比下肢严重,下肢则比上肢明显,两侧呈对称性损害,症状轻重不一,轻者表现为行走不稳、步态蹒跚、躯干摇晃,易于跌倒;重者站不稳、不能行走,扶行都困难,甚至静坐时不能维持躯干和头部的正常姿态,而使患者卧床不起。

（2）粗大震颤:患者头部、躯干及四肢出现振幅粗大、不规则的震颤,可为静止性、意向性,也可为混合性;肢体意向性震颤表现为指鼻试验和跟膝胫试验笨拙、不准确。

（3）眼球异常运动:这是眼球在静止或自主运动时出现的异常运动。有 3 种形式:①眼球震颤;②眼辨距不良,患者注视某物时,由于眼球运动过度,因此,出现眼球来回摆动,其振幅逐渐减少,当达到精确注视时摆动才停止;③斜视眼阵挛,这是眼球的一种快速而不规则的双眼协同运动,可呈水平、垂直和旋转性,但无快相和慢相之分。

（4）言语障碍:约半数患者有某种类型的言语障碍,3 岁以下小儿呈寡言不语,3 岁以上表现为口吃样断续言语或发音不清,构音困难,重者完全不能说话。

（四）辅助检查

1.脑脊液检查

多数病例脑脊液无异常改变,少数可见淋巴细胞轻度增加;有的病例在病程中出现蛋白及 γ 球蛋白增加。

2.影像学检查

颅脑 CT 多正常,颅脑 MRI 部分患者急性期显示小脑轻度肿胀,或小脑白质内 T2 高信号病灶,恢复期消失;个别患者可出现继发性小脑萎缩。

(五)治疗

本病目前尚缺乏特殊病因治疗,一般采用如下方式。

(1)患者在急性期卧床,直至共济失调停止发展为止。

(2)加强护理,防止外伤,注意补充营养及维持水、电解质平衡。

(3)应用适量镇静剂,减轻躁动不安和不随意运动。

(4)静脉滴注皮质激素,如地塞米松 10~15 mg 加入 10%葡萄糖注射液 500 mL 中,静脉滴注,每天 1 次,2~3 周为 1 个疗程;并配合应用抗生素和神经营养剂。水痘患儿不能使用激素。

(5)静脉注射大量丙种球蛋白。

(六)预后

本病一般预后较好,多数患者在 1 周至 6 个月完全恢复正常,但有 1/3 的患者在数年后仍遗留共济失调、震颤、眼辨距不良和智能障碍。

(韩 娜)

第七节 抽动障碍

一、概述

抽动障碍是一种病因不明、具有明显遗传倾向的神经精神疾病,主要表现为反复发作、不自主的运动性或发声性抽动,常合并注意缺陷多动障碍(ADHD)、强迫症(OCD)或情感障碍等。多数患者伴有感觉先兆,表现为抽动前出现的感觉异常或难以形容的不适感。其中最常见的抽动障碍是儿童抽动秽语综合征,又称进行性、多发性抽动障碍,是一种家族性神经退行性疾病,常在儿童期发病,临床以多发性抽动、爆发性发声为主要表现。病程多在 1 年以上,常有起伏波动的特点。50%~90%的儿童抽动秽语综合征患者可能有焦虑、抑郁、人格障碍、学习障碍、工作能力下降、情绪控制能力差等;还可能有各种行为异常,如 ADHD、OCD、认知障碍(如智力发育迟钝、学习困难、视觉或运动失认)、易冲动及其他强迫性行为异常。

二、病因及分类

抽动障碍是很多疾病的表现之一,其中最常见的疾病是儿童抽动秽语综合征。自身免疫异常和遗传易感性是儿童抽动秽语综合征发病的重要原因。

(一)原发性抽动障碍

1.散发性

(1)短暂运动性或发声性抽动(TTD),病程<1 年,18 岁前发病。

(2)慢性运动性和(或)慢性发声性抽动(CMTD 或 CVTD),单一或多种抽动类型,运动抽动,发声性抽动,或者两者均无,病程>1 年,18 岁前发病。

（3）成人发作性抽动（复发性）：运动和（或）发声抽动，18岁后发病，病程＜1年，但不能完全缓解。

（4）儿童抽动秽语综合征。

2.遗传性

抽动-秽语综合征遗传方式尚不明确，多在4～12岁起病，病程较长，至少持续1年。

（二）继发性抽动障碍

（1）遗传性：①亨廷顿病原发型肌张力障碍。②神经棘红细胞增多症。③NBIA1（I型伴脑组织铁离子蓄积的神经变性病）。④结节性硬化。⑤肝豆状核变性。⑥Duchenne型肌营养不良。

（2）感染性：脑炎，克-雅病（CJD），神经梅毒，风湿性舞蹈病。

（3）药物诱导：安非他明，哌甲酯，匹莫林，左旋多巴，可卡因，卡马西平，苯妥英钠，苯巴比妥，拉莫三嗪，抗精神病药物，其他多巴胺受体拮抗剂药物（迟发性抽动症，迟发性类儿童抽动秽语综合征）。

（4）中毒：一氧化碳中毒。

（5）发育障碍：精神发育迟滞，染色体异常，自闭症（阿斯伯格综合征）。

（6）染色体疾病：Down综合征，克氏综合征，XYY核型综合征，脆性X综合征等。

（7）其他：头外伤，脑卒中，神经皮肤综合征，精神分裂症，神经变性疾病。

三、病理生理

儿童抽动秽语综合征发病机制目前仍不清楚，基于临床表现的解剖和神经生化改变，观察到有以下特点。

（1）基底核和其他神经系统的功能和结构改变，尤其是皮质纹状体-丘脑通路，多巴胺的黑质纹状体通路，会严重影响该病的病理生理状态及症状。这些变化可能导致感觉阈值的下降，促发机体过度和（或）频繁地执行动作和发音。

（2）在尾状核和壳核，高达60％的GABA能神经元和胆碱能中间神经元减少。

（3）影像学显示，儿童抽动秽语综合征患者普遍表现为基底核区代谢程度下降，运动区和运动前区代谢增加，与神经解剖结构的改变一致。

（4）射频消融或电刺激苍白球内部/丘脑核，能降低抽搐严重程度；多巴胺D2受体拮抗剂能够有效减轻儿童抽动秽语综合征的运动症状，相反提高多巴胺水平，能加重抽动频率。

（5）对于其他神经通路，如去甲肾上腺素能、血清素、组胺、谷氨酰胺、GABA、胆碱能系统，均有可能与儿童抽动秽语综合征发病有关，针对这些系统的药物，可以在一定程度上改善儿童抽动秽语综合征的症状。

四、临床表现

简单的运动性抽动是身体上部孤立而重复的刻板运动，抽动是突然发生且不连续的，特别是面颈部产生简单的刻板运动，如眨眼、抬眉、短暂耸肩。复杂的运动性抽动包含有广泛的多组肌肉收缩和抽动，在不同的肌群中呈序贯和协调的肌肉运动，类似于正常的运动姿势。抽动起始突然，并且孤立地从一部分肢体到另一部分肢体而波动，在注意力不集中、松弛状态或注视某一活动时减少，在情绪紧张激动时可增加。许多患者有能力自发地控制抽动动作。运动性抽动能通过意愿及集中精力而抑制，当患者放松时可以消失。

抽动可以先于或伴随感觉现象而出现,最常见的感觉现象是不同寻常的肢体感觉(如触觉),这种伴随有痛苦或疼痛的不适感的异常抽动障碍,称为感觉性抽动。儿童抽动秽语综合征是最常见的抽动障碍,其临床特点主要包括以下几个方面。

(1)以前本病的流行率约占人群的 0.8‰,现在发现其发病率有逐年上升的趋势,可达 1‰,男女发病比为 4.4∶1。

(2)多发于 4～6 岁的儿童,14～16 岁的青少年仍有发作,10～12 岁达高峰。在青春期,抽动症状趋于缓解;在成年早期,抽动明显减少甚至无抽动障碍。成年抽动障碍可归因于幼年时期抽动的复发,或其他因素(药物、创伤、脑卒中、颅内感染等)的刺激。

(3)动作性抽动多于发声性抽动之前出现,多由简单抽动发展为复杂抽动。是主要以儿童的面部、手足以及身体不自主抽动、异常发声及猥秽语言为特征的综合征。

(4)抽动部位常见于面部,如挤眉、眨眼、口角抽动、肩部和上下肢体抽动,干咳、吼叫、不自主地发出怪声、骂人或骂脏话。

(5)儿童抽动秽语综合征有时表现类似舞蹈病的肌阵挛性运动和刻板行为,但可出现抽动先兆,并能够短暂性抑制抽动,可作为儿童抽动秽语综合征与其他抽动障碍的区别。

五、诊断

(一)TTD 的诊断标准

(1)存在单个或多个运动或发声性抽动。

(2)抽动每天发生多次,几乎每天发生,至少持续 1 个月,但不会超过 12 个月。

(3)对职业、学习或其他社会活动造成明显的影响。

(4)抽动首次发生在 18 岁以前。

(5)抽动不是由药物所致。

(6)不符合 CMTD、CVTD 或 TD 标准。

(二)儿童抽动秽语综合征的诊断标准

(1)多种运动性和(或)发声性抽动必须在同一段时间内发生,但不必同时发生。

(2)抽动每天发生多次,几乎每天发生,发作持续时间超过 1 年。在发作期内,从来不会有连续 3 个月的无抽动期。

(3)患者的抽动发作对社会工作、职业、学习以及其他重要的日常生活造成明显影响。

(4)抽动第一次发作在 18 岁以前。

(5)排除由于药物(如可卡因等)或其他继发原因(脑卒中、亨廷顿病、病毒性脑炎等)引起的抽动。

(三)CMTD 或 CVTD 的诊断标准

(1)在疾病发作期的某一时候出现单(多)部位运动性抽动或者发声性抽动。

(2)抽动每天发生多次,几乎每天发生,发作持续时间超过 1 年。在发作期内,从来不会有连续 3 个月的无抽动期。

(3)患者的抽动发作对社会工作、职业、学习以及其他重要的日常生活造成明显影响。

(4)抽动第一次发作在 18 岁以前。

(5)排除由于药物引起的抽动。

(6)排除儿童抽动秽语综合征。

六、治疗

至今仍没有治愈儿童抽动秽语综合征的药物。单纯的轻度抽动障碍一般不需要药物治疗，必要时可以采取行为干预等治疗方式。约20％的儿童抽动秽语综合征不需要药物干预，即使某些严重的患者也不需要药物治疗。需要药物治疗的标准是抽动障碍开始影响患者的人际关系、社会关系、工作及日常生活等。由于每个患者的临床症状表现多种多样，且症状轻重不等，治疗常常需要个体化。治疗应遵循的原则是处理最明显的症状，药物治疗应从小剂量开始，逐渐加量至最低有效剂量，在无压力期间逐渐减量（如学龄儿童的寒暑假）。在减量的过程中，如果患者重新出现抽动，造成功能损害，需立即重新给予正规治疗。治疗的目标不是完全抑制抽动运动，而是减少这种抽动运动使之不再造成严重的功能障碍。治疗应该遵循最小有效剂量。

患者应定期随访，以决定是否继续治疗，但药物治疗效果不佳。行为和外科治疗，尤其是脑深部刺激，目前尚处于临床尝试阶段，目前的结果提示可能有广泛的应用前景。尽管许多种药物用于抑制抽动的发生，但只有匹莫齐特（抗精神病药）和氟哌啶醇通过美国 FDA 认证可用于治疗儿童抽动秽语综合征。

(一)非药物治疗

1.行为学方法

包括意外事件管理，松弛训练，认知训练，行为学治疗，行为反向训练，抽动症的综合行为干预等。

2.饮食调整和环境治疗

如注意妥善安排日常作息时间，避免过度紧张疲劳，适当参加一定的体育和文娱活动，使其尽量处于一种轻松愉快的环境之中。食物添加剂等可促使这类儿童行为问题的发生，包括活动过度和学习困难。含咖啡因的饮料可加重抽动症状。为此，对这些儿童的食物应避免应用食物添加剂、色素、咖啡因和水杨酸等。

3.其他

针灸及 rTMS，小样本研究对儿童抽动秽语综合征治疗有效。

(二)药物治疗

药物治疗见表 2-4。

表 2-4 抽动障碍常用的治疗药物选择

一线药物	二线药物	其他药物
可乐定	匹莫齐特	丁苯那嗪
胍法辛	氟奋乃静	多巴胺受体激动剂
巴氯芬	利培酮	BTX
托吡酯	奥氮平	
左乙拉西坦	阿立哌唑	
氯硝西泮	齐拉西酮	
	喹硫平	
	舒必利	
	硫必利	

（三）其他药物治疗

大麻及免疫调节治疗，小样本研究部分有效。

（四）外科治疗

深部脑刺激是目前可能有潜在治疗前景的治疗方法。有小样本研究其可以减少 70％～90％的抽动发生频率。但由于是有创的方法，需要严格选择病例，也需要进一步的临床实验研究证实。其他神经外科治疗方法包括额叶、边缘系统、小脑、丘脑损毁术被尝试用于治疗难治性抽动障碍。

（韩　娜）

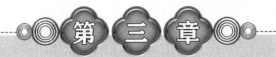

第三章

心内科疾病

第一节　原发性高血压

　　原发性高血压是以体循环动脉压升高为主要临床表现的心血管综合征,通常简称为高血压。高血压常与其他心血管病危险因素共存,是重要的心脑血管疾病危险因素,可损伤重要脏器,如心、脑、肾的结构和功能,最终导致这些器官的功能衰竭。

　　血压与心血管、肾脏不良事件连续相关,不太容易用一个切点来分区正常血压和高血压。但根据临床及流行病学资料,临床已广泛用一个切点来界定高血压,这种方法既能简化诊断,也便于指导治疗。在未使用降压药物的情况下,一般将诊室收缩压≥18.7 kPa(140 mmHg)和(或)舒张压≥12.0 kPa(90 mmHg)定义为高血压。

一、发病机制

(一)危险因素

　　我国大多数高血压患者发病的危险因素包括高钠、低钾膳食、超重、肥胖、过量饮酒、精神紧张及其他。

　　1.高钠、低钾膳食

　　钠盐(氯化钠)摄入量与血压水平和高血压患病率呈正相关,而钾盐摄入量与血压水平呈负相关。膳食钠/钾与血压的相关性更强。我国 14 组人群研究表明,膳食钠盐摄入量平均增加 2 g/d,收缩压和舒张压分别增高 0.3 kPa(2.0 mmHg)和 0.2 kPa(1.2 mmHg)。

　　2.超重和肥胖

　　身体脂肪含量与血压水平呈正相关。人群中体重指数(bodymassindex,BMI)与血压水平呈正相关,BMI 每增加 3 kg/m²,4 年内发生高血压的风险男性增加 50%,女性增加 57%。我国 24 万成人随访资料的汇总分析显示,BMI≥24 kg/m²者发生高血压的风险是 BMI 正常者的 3～4 倍。身体脂肪的分布与高血压发生也有关,腹部脂肪聚集越多,血压水平就越高。腰围≥90(男性)或≥85 cm(女),发生高血压的风险是腰围正常者的 4 倍以上。

　　3.过量饮酒

　　过量饮酒也是高血压发病的危险因素,人群高血压患病率随饮酒量增加而升高。虽然少量饮酒后短时间内血压会有所下降,但长期少量饮酒可使血压轻度升高;过量饮酒则使血压明显升高。如果每天平均饮酒>3 个标准杯(1 个标准杯相当于 12 g 酒精),收缩压与舒张压分别平均升高 0.4 kPa(3.5 mmHg)与 0.3 kPa(2.1 mmHg),且血压上升幅度随着饮酒量增加而增大。

4.精神紧张及其他

长期精神过度紧张也是高血压发病的危险因素,长期从事高度精神紧张工作的人群高血压患病率增加。此外,高血压的其他危险因素还包括吸烟、年龄、高血压家族史和缺乏体力活动等。

(二)病理机制

高血压的病因和发病机制至今未明,参与血压调节的机制很多,有中枢神经和周围反射的整合作用,有肾脏作用,有神经活性因子的作用,还有体液和血管因素的影响。因此,血压水平维持是一个复杂过程,目前认为本病是多种因素综合作用的结果。

1.神经机制

各种原因使大脑皮质下神经中枢功能发生变化,各种神经递质浓度与活性异常,包括去甲肾上腺素、肾上腺素、多巴胺、神经肽 Y、5-羟色胺、血管升压素、脑啡肽、脑钠肽和中枢肾素-血管紧张素系统,最终使交感神经系统活性亢进,血浆儿茶酚胺浓度升高,阻力小动脉收缩增强而导致血压增高。

2.肾脏机制

各种原因引起肾性水、钠潴留,增加心排血量,通过全身血流自身调节使外周血管阻力和血压升高,启动压力-利尿钠机制再将潴留的水、钠排泄出去。也可能通过排钠激素分泌释放增加,例如内源性类洋地黄物质,在排泄水、钠同时使外周血管阻力增高而使血压增高。这个学说的理论意义在于将血压升高作为维持体内水、钠平衡的一种代偿方式。现代高盐饮食的生活方式加上遗传性或获得性肾脏排钠能力的下降是许多高血压患者的基本病理生理异常。

3.激素机制

肾素-血管紧张素-醛固酮系统(RAAS)激活,经典的 RAAS 包括:肾小球入球动脉的球旁细胞分泌肾素,激活从肝脏产生的血管紧张素原(AGT),生成血管紧张素Ⅰ(ATⅠ),然后经肺循环的转换酶(ACE)生成血管紧张素Ⅱ(ATⅡ)。ATⅡ是 RAAS 的主要效应物质,作用于血管紧张素Ⅱ受体(AT1),使小动脉平滑肌收缩,刺激肾上腺皮质球状带分泌醛固酮,通过交感神经末梢突触前膜的正反馈使去甲肾上腺素分泌增加,这些作用均可使血压升高。近年来发现很多组织,例如血管壁、心脏、中枢神经、肾脏及肾上腺,也有 RAAS 各种组成成分。

4.血管机制

大动脉和小动脉结构和功能的变化在高血压发病中发挥重要作用。覆盖在血管壁内表面的内皮细胞能生成、激活和释放各种血管活性物质,例如一氧化氮(NO)、前列腺素(PGI₂)、内皮素(ET-1)、内皮依赖性血管收缩因子(EDCF)等,调节心血管功能。年龄增长以及各种心血管危险因素,例如血脂异常、血糖升高、吸烟、高同型半胱氨酸血症等,导致血管内皮细胞功能异常,使氧自由基产生增加,NO 灭活增强,血管炎症,氧化应激反应等影响动脉弹性功能和结构。

5.胰岛素抵抗

胰岛素抵抗(insulinresistance,IR)是指必须以高于正常的血胰岛素释放水平来维持正常的糖耐量,表示机体组织对胰岛素处理葡萄糖的能力减退。约 50%原发性高血压患者存在不同程度的 IR,在肥胖、血甘油三酯升高、高血压与糖耐量减退同时并存的四联症患者中最为明显。近年来认为 IR 是 2 型糖尿病和高血压发生的共同病理生理基础,但 IR 是如何导致血压升高,尚未获得肯定解释。多数认为是 IR 造成继发性高胰岛素血症引起的,继发性高胰岛素血症使肾脏水、钠重吸收增强,交感神经系统活性亢进,动脉弹性减退,从而血压升高。在一定意义上,胰岛素抵抗所致交感活性亢进使机体产热增加,是对肥胖的一种负反馈调节,这种调节以血压升高和血脂代谢障碍为代价。

二、临床表现

(一)一般症状

大多数原发性高血压见于中老年,起病隐匿,进展缓慢,病程长达十多年至数十年,初期很少有症状,约半数患者因体检或因其他疾病就医时测量血压后,才偶然发现血压增高,不少患者一旦知道患有高血压后,反而会产生各种各样神经症样症状,诸如头晕、头胀、失眠、健忘、耳鸣、乏力、多梦、易激动等,1/3～1/2 高血压患者因头痛、头胀或心悸而就医,也有不少患者直到出现高血压的严重并发症和靶器官功能性或器质性损害,出现相应临床表现才就医。

(二)靶器官损害症状

1.心脏

高血压病的心脏损害症状主要与血压持续升高有关,后者可加重左心室后负荷,导致心肌肥厚,继之引起心腔扩大和反复心力衰竭发作,此外,高血压是冠心病主要危险因子,常合并冠心病可出现心绞痛、心肌梗死等症状,高血压早期左室多无肥厚,且收缩功能正常,随病情进展可出现左室向心性肥厚,此时其收缩功能仍多属正常,随着高血压性心脏病变和病情加重,可出现心功能不全的症状,诸如心悸、劳力性呼吸困难,若血压和病情未能及时控制,可发生夜间阵发性呼吸困难、端坐呼吸、咳粉红色泡沫样痰,肺底出现水泡音等急性左心衰和肺水肿的征象,心力衰竭反复发作,左室可产生离心性肥厚,心腔扩大,此时,左室收缩舒张功能均明显损害,甚至可发生全心衰竭。

高血压性心脏病变心脏检查可表现为心尖冲动增强,呈抬举性并向左下移位,心浊音界向左下扩大,心尖部可有收缩期杂音(1/6～2/6级),若并发左室扩大或乳头肌缺血和功能不全,则可出现二尖瓣关闭不全的征象,此时收缩期杂音可增强至3/6～4/6级,当心功能不全时心尖部常有第3心音奔马律或出现病理性第4心音,主动脉瓣区第2心音亢进,并主动脉硬化时可呈金属音,因主动脉扩张可出现收缩期杂音,甚至由于主动脉瓣相对性关闭不全产生轻度主动脉瓣关闭不全的舒张期杂音,此外,高血压性心脏病变也可产生各种心律失常,如频发期前收缩,阵发性室上性或室性心动过速,房颤等,可出现相应的临床表现。

2.肾脏

原发性高血压肾损害主要与肾小动脉硬化有关,此外,与肾脏自身调节紊乱也有关,早期无泌尿系统症状,随病情进展可出现夜尿增多伴尿电解质排泄增加,表明肾脏浓缩功能已开始减退,继之可出现尿液检查异常,如出现蛋白尿、管型、红细胞,肾功能明显减退时尿相对密度(比重)常固定在 1.010 左右,由于肾小管受损使尿内 β_2 微球蛋白增多。

高血压有严重肾损害时可出现慢性肾衰竭症状,患者可出现恶心、呕吐、厌食、代谢性酸中毒和电解质紊乱的症状,由于氮质潴留和尿毒症,患者常有贫血和神经系统症状,严重者可嗜睡、谵妄、昏迷、抽搐、口臭尿味,严重消化道出血等,但高血压患者死于尿毒症者在我国仅占高血压死亡病例的 1.5%～5%,且多见于急进型高血压。

3.脑

高血压可导致脑小动脉痉挛,产生头痛、眩晕、头胀、眼花等症状,当血压突然显著升高时可产生高血压脑病,出现剧烈头痛、呕、视力减退、抽搐、昏迷等脑水肿和颅内高压症状,若不及时抢救可以致死。高血压脑部最主要并发症是脑出血和脑梗死,持续性高血压可使脑小动脉硬化,微动脉瘤形成,常因血压波动,情绪激动,用力等情况下突然破裂出血,部分病例可在无先兆的情况下破裂出血。脑出血一旦发生,患者常表现为突然晕倒,呕吐和出现意识障碍,根据出血部位不同可出现偏瘫、口角歪斜、中枢性发热、瞳孔大小不等,若血液破入蛛网膜下腔时可出现颈项强直等脑膜刺激征象。高血压引起脑梗死多见于 60 岁以上伴有脑动脉硬化的老人,常在安静或睡眠时发生,部分患者脑梗死发生前可有短暂性脑缺血发作,表现为一过性肢体麻木,无力,轻瘫和感觉障碍。

4.视网膜

可造成视盘水肿、渗血等。

三、辅助检查

(一)体格检查

仔细的体格检查有助于发现继发性高血压线索和靶器官损害情况,体格检查包括:正确测量血压和心率,必要时测定卧立位血压和四肢血压;测量体重指数(BMI)、腰围及臀围;观察有无库欣面容、神经纤维瘤性皮肤斑、甲状腺功能亢进性突眼征或下肢水肿;听诊颈动脉、胸主动脉、腹部动脉和股动脉有无杂音;触诊甲状腺;全面的心肺检查;检查腹部有无肾脏增大(多囊肾)或肿块,检查四肢动脉搏动和神经系统体征。

(二)实验室检查

1.基本项目

血生化(钾、空腹血糖、血清总胆固醇、甘油三酯、高密度脂蛋白胆固醇、低密度脂蛋白胆固醇和尿酸、肌酐);全血细胞计数、血红蛋白和血细胞比容;尿液分析(尿蛋白、糖和尿沉渣镜检);心电图。

2.推荐项目

24 小时动态血压监测(ABPM)、超声心动图、颈动脉超声、餐后血糖(当空腹血糖≥6.1 mmol 时测定)、同型半胱氨酸、尿白蛋白定量(糖尿病患者必查项目)、尿蛋白定量(用于尿常规检查蛋白阳性者)、眼底、胸片、脉搏波传导速度(PWV)以及踝肱血压指数(ABI)等。

3.选择项目

对怀疑继发性高血压患者,根据需要可以分别选择以下检查项目:血浆肾素活性、血和尿醛固酮、血和尿皮质醇、血游离甲氧基肾上腺素(MN)及甲氧基去甲肾上腺素(NMN)、血和尿儿茶酚胺、动脉造影、肾和肾上腺超声、CT 或 MRI、睡眠呼吸监测等。对有并发症的高血压患者,进行相应的脑功能、心功能和肾功能检查。

四、诊断与鉴别诊断

(一)诊断

对高血压患者需进行诊断性评估,内容包括以下三方面:①确定血压水平及其他心血管危险因素;②判断高血压的原因,明确有无继发性高血压;③寻找靶器官损害以及相关临床情况。血压水平的定义和分类见表3-1。

表3-1 血压水平的定义和分类

分类	收缩压(mmHg)		舒张压(mmHg)
正常血压	<120	和	<80
正常高值	120~139	和(或)	80~89
1级高血压(轻度)	140~159	和(或)	90~99
2级高血压(中度)	160~179	和(或)	100~109
3级高血压(重度)	≥180	和(或)	≥110
单纯收缩期高血压	≥140	和	<90

注:当收缩压和舒张压分属不同级别时,以较高的分级为准。

(二)鉴别诊断

1.慢性肾脏疾病

慢性肾脏病早期均有明显的肾脏病变的临床表现,在病程的中后期出现高血压。肾穿刺病理检查有助于诊断慢性肾小球肾炎;多次尿细菌培养和静脉肾盂造影对诊断慢性肾盂肾炎有价值。糖尿病肾病者则有多年糖尿病病史。

2.肾血管疾病

肾动脉狭窄是继发性高血压的常见原因之一。高血压特点为病程短,为进展性或难治性高血压,舒张压升高明显[常>14.7 kPa(110 mmHg)],腹部或肋脊角连续性或收缩期杂音,血浆肾素活性增高,两侧肾脏大小不等(长径相差>1.5 cm)。可行超声检查,静脉肾盂造影,血浆肾素活性测定,放射性核素肾显像,肾动脉造影等以明确。

3.嗜铬细胞瘤

高血压呈阵发性或持续性。典型病例常表现为血压的不稳定和阵发性发作。发作时除血压骤然升高外,还有头痛、恶心、多汗、四肢冰冷和麻木感、视力减退、上腹或胸骨后疼痛等。典型的发作可由于情绪改变如兴奋、恐惧、发怒而诱发。血和尿儿茶酚胺及其代谢产物的测定、胰高糖素激发试验、酚妥拉明试验、可乐定试验等药物试验有助于做出诊断。

4.原发性醛固酮增多症

原发性醛固酮增多症典型的症状和体征:①轻至中度高血压;②多尿尤其夜尿增多、口渴、尿比重偏低;③发作性肌无力或瘫痪、肌痛、搐搦或手足麻木感等。凡高血压者合并上述3项临床表现,并有低钾血症、高血钠而无其他原因可解释的,应考虑本病可能。实验室检查可见血和尿醛固酮升高,PRA降低。

5.皮质醇增多症

垂体瘤、肾上腺皮质增生或肿瘤所致,表现为满月脸、多毛、皮肤细薄,血糖增高,24小时尿游离皮质醇和17羟或17酮类固醇增高,肾上腺超声可以有占位性病变。

6.主动脉缩窄

多表现为上肢高血压、下肢低血压。如患者血压异常升高,或伴胸部收缩期杂音,应怀疑本症存在。CT和MRI有助于明确诊断,主动脉造影可明确狭窄段范围及周围有无动脉瘤形成。

五、治疗

(一)治疗目标

1.标准目标

对检出的高血压患者,在非药物治疗的基础上,使用起始与维持治疗的抗高血压药物,特别是每天给药 1 次能控制 2 小时血压并使血压达到治疗目标的药物。同时,控制其他的可逆性危险因素,并对检出的亚临床靶器官损害和临床疾病进行有效干预。

2.基本目标

对检出的高血压患者,在非药物治疗的基础上,使用国家食品与药品监督管理局审核批准的任何安全有效的抗高血压药物,包括每天给药 2~3 次的短、中效药物,使血压达到治疗目标。同时,尽可能控制其他的可逆性危险因素,并对检出的亚临床靶器官损害和临床疾病进行有效干预。

对高血压患者实施降压药物治疗的目的是,通过降低血压,有效预防或延迟脑卒中、心肌梗死、心力衰竭、肾功能不全等并发症发生;有效控制高血压的疾病进程,预防高血压急症、亚急症等重症高血压发生。较早进行的以舒张压[≥12.0 kPa(90 mmHg)]为入选标准的降压治疗试验显示,舒张压每降低 0.7 kPa(5 mmHg)[收缩压降低 1.3 kPa(10 mmHg)]可使脑卒中和缺血性心脏病的风险分别降低 40% 和 14%;稍后进行的单纯收缩期高血压[收缩压≥21.3 kPa(160 mmHg),舒张压<12.0 kPa(90 mmHg)]降压治疗试验显示,收缩压降低 1.3 kPa(10 mmHg),舒张压降低 0.5 kPa(4 mmHg)可使脑卒中和缺血性心脏病的风险分别降低 30% 和 23%。

(二)降压达标方式

将血压降低到目标水平可以明显降低心脑血管并发症的风险。但在达到上述治疗目标后,进一步降低血压是否仍能获益尚不确定。有研究显示,冠心病患者的舒张压<8.0 kPa(60 mmHg)时,心血管事件的风险可能会增加。应及时将血压降低到上述目标血压水平,但并非越快越好。大多数高血压患者,应根据病情在数周至数月内将血压逐渐降至目标水平。年轻、病程较短的高血压患者,可较快达标。但老年人、病程较长或已有靶器官损害或并发症的患者,降压速度宜适度缓慢。

(三)降压治疗时机

高危、很高危或 3 级高血压患者,应立即开始降压药物治疗。确诊的 2 级高血压患者,应考虑开始药物治疗;1 级高血压患者,可在生活方式干预数周后,如血压仍≥18.7/12.0 kPa(140/90 mmHg),再开始降压药物治疗。

(四)降压药物应用的基本原则

降压治疗药物应用应遵循以下 4 项原则,即小剂量开始,优先选择长效制剂,联合用药及个体化。①小剂量:初始治疗时通常应采用较小的有效治疗剂量,并根据需要,逐步增加剂量。②优先应用长效制剂:尽可能使用给药 1 次/天,而有持续 24 小时降压作用的长效药物,以有效控制夜间血压与晨峰血压,更有效预防心脑血管并发症发生。如使用中、短效制剂,则需给药2~3 次/天,以达到平稳控制血压。③联合用药:可增加降压效果又不增加不良反应,在低剂量单药治疗疗效不满意时,可以采用 2 种或多种降压药物联合治疗。事实上,2 级以上高血压为达到目标血压常需联合治疗。对血压≥21.3/13.3 kPa(160/100 mmHg)、高于目标血压 2.7/1.3 kPa(20/10 mmHg)或高危及以上患者,起始即可采用小剂量 2 种药物联合治疗,或用固定配比复方制剂。④个体化:根据患者具体情况和耐受性及个人意愿或长期承受能力,选择适合患者的降压药物。

(五)常用降压药物的种类和作用特点

常用降压药物包括钙通道阻滞剂、ACEI、ARB、利尿剂和β受体阻滞剂5类,以及由上述药物组成的固定配比复方制剂。此外,α受体阻滞剂或其他种类降压药有时亦可应用于某些高血压人群。其他还包括新型降压药物,如直接肾素抑制剂等。建议5大类降压药物均可作为初始和维持用药,应根据患者的危险因素、亚临床靶器官损害以及合并临床疾病情况,合理使用药物。优先选择某类降压药物,有时又可将这些临床情况称为适应证。

1.钙通道阻滞剂

主要通过阻断血管平滑肌细胞上的钙离子通道发挥扩张血管降低血压的作用。包括二氢吡啶类钙通道阻滞剂和非二氢吡啶类钙通道阻滞剂。我国以往完成的较大样本的降压治疗临床试验多以二氢吡啶类钙通道阻滞剂为研究用药,并证实以二氢吡啶类钙通道阻滞剂为基础的降压治疗方案可明显降低高血压患者脑卒中风险。此类药物可与其他4类药联合应用,尤其适用于老年高血压、单纯收缩期高血压、伴稳定型心绞痛、冠状动脉或颈动脉粥样硬化及周围血管病患者。常见不良反应包括反射性交感神经激活导致心跳加快、面部潮红、脚踝部水肿、牙龈增生等。二氢吡啶类钙通道阻滞剂没有绝对禁忌证,但心动过速与心力衰竭患者应慎用。急性冠状动脉综合征患者一般不推荐使用短效硝苯地平。

临床上常用的非二氢吡啶类钙通道阻滞剂,也可用于降压治疗,常见不良反应包括抑制心脏收缩功能和传导功能,有时也会出现牙龈增生。二度或三度房室传导阻滞、心力衰竭患者禁忌使用。因此,在使用非二氢吡啶类钙通道阻滞剂前应详细询问病史,应进行心电图检查,并在用药2~6周复查。

2.ACEI

作用机制是抑制血管紧张素转换酶阻断肾素血管紧张素系统发挥降压作用。在欧美国家人群中进行了大量的大规模临床试验,结果显示此类药物对于高血压患者具有良好的靶器官保护和心血管终点事件预防作用。ACEI降压作用明确,对糖代谢、脂代谢无不良影响。限盐或加用利尿剂可增加ACEI的降压效应。尤其适用于伴慢性心力衰竭、心肌梗死后伴心功能不全、心房颤动预防、糖尿病肾病、非糖尿病肾病、代谢综合征、蛋白尿或微量白蛋白尿患者。最常见不良反应为持续性干咳,多见于用药初期,症状较轻者可坚持服药,不能耐受者可改用ARB。其他不良反应有低血压、皮疹,偶见血管神经性水肿及味觉障碍。长期应用有可能导致血钾升高,应定期监测血钾和血肌酐水平。禁忌证为双侧肾动脉狭窄、高钾血症及妊娠妇女。

3.ARB

作用机制是阻断血管紧张素Ⅱ1型受体发挥降压作用。在欧美国家进行了大量较大规模的临床试验研究,结果显示,ARB可降低有心血管病史(冠心病、脑卒中、外周动脉病)的患者心血管并发症的发生率和高血压患者心血管事件危险;降低糖尿病或肾病患者的蛋白尿及微量白蛋白尿。尤其适用于伴左心室肥厚、心力衰竭、心房颤动预防、糖尿病肾病、冠心病、代谢综合征、微量白蛋白尿或蛋白尿患者,以及不能耐受ACEI的患者。不良反应少见,偶有腹泻,长期应用可升高血钾,应注意监测血钾及肌酐水平变化。双侧肾动脉狭窄、妊娠妇女、高钾血症者禁用。

4.利尿剂

主要通过利钠排尿、降低高血容量负荷发挥降压作用。用于控制血压的利尿剂主要是噻嗪类利尿剂。在我国,常用的噻嗪类利尿剂主要是氢氯噻嗪和吲达帕胺。PATS 证实吲达帕胺治疗可明显减少脑卒中再发危险。小剂量噻嗪类利尿剂(如氢氯噻嗪 6.25～25.00 mg)对代谢影响很小,与其他降压药(尤其 ACEI 或 ARB)合用可明显增加后者的降压作用。此类药物尤其适用于老年和高龄老年高血压、单纯收缩期高血压或伴心力衰竭患者,也是难治性高血压的基础药物之一。其不良反应与剂量密切相关,故通常应采用小剂量。噻嗪类利尿剂可引起低血钾,长期应用者应定期监测血钾,并适量补钾,痛风者禁用。对高尿酸血症,以及明显肾功能不全者慎用,后者如需使用利尿剂,应使用袢利尿剂,如呋塞米等。保钾利尿剂如阿米洛利、醛固酮受体拮抗剂如螺内酯等有时也可用于控制血压。在利钠排尿的同时不增加钾的排出,在与其他具有保钾作用的降压药如 ACEI 或 ARB 合用时需注意发生高钾血症的危险。螺内酯长期应用有可能导致男性乳房发育等不良反应。

5.β 受体阻滞剂

主要通过抑制过度激活的交感神经活性、抑制心肌收缩力、减慢心率发挥降压作用。高选择性 β_1 受体阻滞剂对 β_1 受体有较高选择性,因阻断 β_2 受体而产生的不良反应较少,既可降低血压,也可保护靶器官、降低心血管事件风险。β 受体阻滞剂尤其适用于伴快速性心律失常、冠心病、慢性心力衰竭、交感神经活性增高以及高动力状态的高血压患者。常见的不良反应有疲乏、肢体冷感、激动不安、胃肠不适等,还可能影响糖、脂代谢。Ⅱ度或Ⅲ度心脏传导阻滞、哮喘患者禁用。慢性阻塞性肺病、运动员、周围血管病或糖耐量异常者慎用。糖脂代谢异常时一般不首选 β 受体阻滞剂,必要时也可慎重选用高选择性 β 受体阻滞剂。长期应用者突然停药可发生反跳现象,即原有的症状加重或出现新的表现,较常见有血压反跳性升高,伴头痛、焦虑等,称之为撤药综合征。

6.α 受体阻滞剂

不作为一般高血压治疗的首选药,适用于高血压伴前列腺增生患者,也用于难治性高血压患者的治疗。开始给药应在入睡前,以预防直立性低血压发生,使用中注意测量坐、立位血压,最好使用控释制剂。直立性低血压者禁用。心力衰竭者慎用。

7.肾素抑制剂

肾素抑制剂为一类新型降压药,可明显降低高血压患者的血压水平,但对心脑血管事件的影响尚待大规模临床试验的评估。

(六)降压药的联合应用

联合应用降压药物已成为降压治疗的基本方法。为了达到目标血压水平,许多高血压患者需要应用≥2 种降压药物。

1.联合用药的适应证

2 级高血压、高于目标血压 2.7/1.3 kPa(20/10 mmHg)和(或)伴有多种危险因素、靶器官损害或临床疾病的高危人群,往往初始治疗即需要应用 2 种小剂量降压药物,如仍不能达到目标血压,可在原药基础上加量或可能需要 3 种,甚至 4 种以上降压药物。

2.联合用药的方法

两药联合时,降压作用机制应具有互补性,同时具有相加的降压作用,并可互相抵消或减轻不良反应。例如,在应用 ACEI 或 ARB 基础上加用小剂量噻嗪类利尿剂,降压效果可以达到甚至超过将原有的 ACEI 或 ARB 剂量倍增的降压幅度。同样加用二氢吡啶类钙通道阻滞剂也有相似效果。

3.联合用药方案

(1)ACEI 或 ARB＋噻嗪类利尿剂:ACEI 和 ARB 可使血钾水平略有上升,能拮抗噻嗪类利尿剂长期应用所致的低血钾等不良反应。ACEI 或 ARB＋噻嗪类利尿剂合用有协同作用,有利于改善降压效果。

(2)二氢吡啶类钙通道阻滞剂＋ACEI 或 ARB:钙通道阻滞剂具有直接扩张动脉的作用,ACEI 或 ARB 既扩张动脉又扩张静脉,故两药合用有协同降压作用。二氢吡啶类钙通道阻滞剂常见的不良反应为踝部水肿,可被 ACEI 或 ARB 抵消。CHIEF 研究表明,小剂量长效二氢吡啶类钙通道阻滞剂＋ARB 初始治疗高血压患者,可明显提高血压控制率。此外,ACEI 或 ARB 也可部分阻断钙通道阻滞剂所致反射性交感神经张力增加和心率加快的不良反应。

(3)钙通道阻滞剂＋噻嗪类利尿剂:FEVER 研究证实,二氢吡啶类钙通道阻滞剂＋噻嗪类利尿剂治疗,可降低高血压患者脑卒中发生的风险。

(4)二氢吡啶类钙通道阻滞剂＋β受体阻滞剂:钙通道阻滞剂具有的扩张血管和轻度增加心率的作用,恰好抵消β受体阻滞剂的缩血管及减慢心率的作用。两药联合可使不良反应减轻。

我国临床主要推荐应用优化联合治疗方案:二氢吡啶类钙通道阻滞剂＋ARB;二氢吡啶类钙通道阻滞剂＋ACEI;ARB＋噻嗪类利尿剂;ACEI＋噻嗪类利尿剂;二氢吡啶类钙通道阻滞剂＋噻嗪类利尿剂;二氢吡啶类钙通道阻滞剂＋β受体阻滞剂。次要推荐使用的联合治疗方案:利尿剂＋β受体阻滞剂;α受体阻滞剂＋β受体阻滞剂;二氢吡啶类钙通道阻滞剂＋保钾利尿剂;噻嗪类利尿剂＋保钾利尿剂。不常规推荐的但必要时可慎用的联合治疗方案:ACEI＋β受体阻滞剂;ARB＋β受体阻滞剂;ACEI＋ARB;中枢作用药＋β受体阻滞剂。多种药物的合用:①三药联合的方案。在上述各种两药联合方式中加上另一种降压药物便构成三药联合方案,其中二氢吡啶类钙通道阻滞剂＋ACEI(或 ARB)＋噻嗪类利尿剂组成的联合方案最为常用;②4 种药联合的方案。主要适用于难治性高血压患者,可以在上述 3 药联合基础上加用第 4 种药物如β受体阻滞剂、螺内酯、可乐定或α受体阻滞剂等。

(5)固定配比复方制剂:固定配比复方制剂是常用的一组高血压联合治疗药物。通常由不同作用机制的两种降压药组成,也称为单片固定复方制剂。与随机组方的降压联合治疗相比,其优点是使用方便,可改善治疗的依从性及疗效,是联合治疗的新趋势。对 2 或 3 级高血压或某些高危患者可作为初始治疗的选择药物之一。应用时注意其相应组成成分的禁忌证或可能的不良反应。

我国传统的固定配比复方制剂:包括复方利血平(复方降压片)、复方利血平氨苯蝶啶片(降压 0 号)、珍菊降压片等。以当时常用的利血平、氢氯噻嗪、盐酸双屈嗪或可乐定为主要成分,此类复方制剂组成的合理性虽有争议,但仍在基层广泛使用。

新型的固定配比复方制剂:一般由不同作用机制的两种药物组成,多数每天口服 1 次,使用方便,改善依从性。目前我国上市的新型的固定配比复方制剂主要包括:ACEI＋噻嗪类利尿剂,ARB＋噻嗪类利尿剂,二氢吡啶类钙通道阻滞剂＋ARB,二氢吡啶类钙通道阻滞剂＋β受体阻滞剂,噻嗪类利尿剂＋保钾利尿剂等。降压药与其他心血管治疗药物组成的固定配比复方制剂:有二氢吡啶类钙通道阻滞剂＋他汀,ACEI＋叶酸;此类复方制剂使用应基于患者合并的危险因素或临床疾病,需掌握降压药和相应非降压药治疗的适应证及禁忌证。

(七)高血压危象和治疗

高血压急症和高血压亚急症曾被称为高血压危象。高血压急症是指原发性或继发性高血压患者在某些诱因作用下，血压突然明显升高[一般超过 24.0/16.0 kPa(180/120 mmHg)]，同时伴有进行性心、脑、肾等重要靶器官功能不全的表现。高血压急症包括高血压脑病、颅内出血(脑出血和蛛网膜下腔出血)、脑梗死、急性心力衰竭、肺水肿、急性冠状动脉综合征(不稳定型心绞痛、急性非 ST 段抬高和 ST 段抬高心肌梗死)、主动脉夹层、子痫等，应注意血压水平的高低与急性靶器官损害的程度并非成正比。一部分高血压急症并不伴有特别高的血压值，如并发于妊娠期或某些急性肾小球肾炎的患者，但如血压不及时控制在合理范围内会对脏器功能产生严重影响，甚至危及生命，处理过程中需要高度重视。并发急性肺水肿、主动脉夹层、心肌梗死者，即使血压仅为中度升高，也应视为高血压急症。

血压升高的程度不是区别高血压急症与高血压亚急症的标准，区别两者的唯一标准是有无新近发生的急性进行性的严重靶器官损害。

当怀疑高血压急症时，应进行详尽的病史收集、体检和实验室检查，评价靶器官功能受累情况，以尽快明确是否为高血压急症。但初始治疗不要因为对患者整体评价过程而延迟。高血压急症的患者应进入急诊抢救室或加强监护室，持续监测血压；尽快应用适合的降压药；酌情使用有效的镇静药以消除患者恐惧心理；并针对不同的靶器官损害给予相应的处理。

高血压急症需立即进行降压治疗以阻止靶器官进一步损害。在治疗前要明确用药种类、用药途径、血压目标水平和降压速度等。在临床应用时需考虑到药物的药理学和药代动力学作用对心排血量、全身血管阻力和靶器官灌注等血流动力学的影响，以及可能发生的不良反应。理想的药物应能预期降压的强度和速度。

在严密监测血压、尿量和生命体征的情况下，应视临床情况的不同使用短效静脉降压药物。降压过程中要严密观察靶器官功能状况，如神经系统症状和体征的变化，胸痛是否加重等。由于已经存在靶器官的损害，过快或过度降压容易导致组织灌注压降低，诱发缺血事件。所以起始的降压目标并非使血压正常，而是渐进地将血压调控至不太高的水平，最大限度地防止或减轻心、脑、肾等靶器官损害。

一般情况下，初始阶段(数分钟到 1 小时)血压控制的目标为平均动脉压的降低幅度不超过治疗前水平的 25%。在随后的 2～6 小时将血压降至较安全水平，一般为 21.3/13.3 kPa(160/100 mmHg)左右，如果可耐受这样的血压水平，临床情况稳定，在以后 24～48 小时逐步降低血压达到正常水平。降压时需充分考虑患者的年龄、病程、血压升高的程度、靶器官损害和合并的临床状况，因人而异地制订具体的方案。如果患者为急性冠状动脉综合征或以前没有高血压病史的高血压脑病(如急性肾小球肾炎、子痫所致等)，初始目标血压水平可适当降低。若为主动脉夹层，在患者可以耐受的情况下，降压的目标应该低至收缩压 13.3～14.7 kPa(100～110 mmHg)，一般需要联合使用降压药，并要给予足量 β 受体阻滞剂。降压的目标还要考虑靶器官特殊治疗的要求，如溶栓治疗等。一旦达到初始靶目标血压，可以开始口服药物，静脉用药逐渐减量至停用。

在处理高血压急症时，要根据患者具体临床情况做其他相应处理，争取最大限度保护靶器官，并针对已经出现的靶器官损害进行治疗。

（孙绪群）

第二节　心　肌　梗　死

心肌梗死包括急性心肌梗死和陈旧性心肌梗死,主要是指心肌的缺血性坏死。其中,急性心肌梗死(AMI)是指在冠状动脉病变的基础上,发生冠状动脉血供急剧的减少或中断,使相应的心肌发生严重、持久的急性缺血而导致的心肌坏死,属冠心病的严重类型。

一、病因与发病机制

基本病因主要是冠状动脉粥样硬化造成一支或多支冠状动脉狭窄,导致心肌血供不足,且侧支循环未充分建立。在此基础上,一旦发生粥样斑块破裂等突发情况,就会造成冠状动脉阻塞,使心肌血供急剧减少或中断,若急性缺血严重而持久达1小时以上,即可发生心肌坏死。大量研究证明,绝大多数心肌梗死的发生,是由不稳定粥样斑块的破溃、出血和管腔内血栓形成所致冠状动脉闭塞;少数是由于粥样斑块内或其下出血,或血管持续痉挛;偶为冠状动脉栓塞、炎症或先天性畸形,或主动脉夹层累及冠状动脉开口等造成。

促使粥样斑块破裂出血及血栓形成的诱因有以下几点。

(1)日间6时至12时交感神经活动增加,机体应激反应性增强,心肌收缩力增强,心率和血压升高,冠状动脉张力增加,易致冠状动脉痉挛。

(2)在饱餐特别是进食大量脂肪后,血脂增高,血黏稠度增高,易致血流缓慢,血小板聚集。

(3)重体力活动、情绪过分激动、血压急剧上升或用力大便时,致左心室负荷突然显著加重。

(4)休克、脱水、出血、外科手术或严重心律失常,导致心排血量和冠状动脉灌流量骤减。

(5)夜间睡眠时迷走神经张力增高,冠状动脉容易发生痉挛。

(6)介入治疗或外科手术操作时损伤冠状动脉。

心肌梗死可发生在频发心绞痛的患者,也可发生于原无症状者。心肌梗死后继发的严重心律失常、休克或心力衰竭,均可使冠状动脉灌流量进一步降低,心肌坏死范围扩大。

二、病理生理和病理解剖

(一)左心室功能障碍

冠状动脉发生向前血流中断,阻塞部位以下的心肌丧失收缩能力,无法完成收缩功能,并可依次出现四种异常收缩形式。

(1)运动同步失调,即相邻心肌节段收缩时相不一致。

(2)收缩减弱,即心肌缩短幅度减小。

(3)无收缩,即心肌不运动。

(4)反常收缩,即矛盾运动,表现为梗死区心肌于收缩期膨出。

(二)心室重构

心肌梗死发生后,左心室腔大小、形态和厚度发生改变,这些改变称为心室重构。重构是左心室扩张和残余非梗死心肌肥厚等因素的综合结果,重构过程反过来影响左心室功能及患者的预后。除了梗死范围以外,影响左心室扩张的重要因素还有左心室负荷状态和梗死相关动脉的通畅程度。左心室压力升高可导致室壁张力增加和梗死扩展,而通畅的梗死区相关动脉可加快瘢痕形成和梗死区组织的修复,减少梗死扩展和心室扩大。

（三）心肌梗死形成过程

几乎所有的心肌梗死都是在冠状动脉粥样硬化的基础上发生血栓形成所致。在冠状动脉闭塞后 20～30 分钟,其所供血心肌即有少量坏死;1～2 小时后绝大部分心肌呈凝固性坏死,心肌间质充血、水肿,伴大量炎性细胞浸润。之后,坏死的心肌纤维逐渐溶解,形成肌溶灶,并逐渐形成肉芽组织;坏死组织 1～2 周后开始吸收,并逐渐纤维化,并于 6～8 周形成瘢痕愈合,称为陈旧性或愈合性心肌梗死。瘢痕大者可逐渐向外膨出形成室壁瘤。病变可波及心包产生反应性心包炎,也可波及心内膜形成附壁血栓。在心腔压力的作用下,坏死的心壁还可发生破裂。

三、临床表现

急性心肌梗死的临床表现与梗死的范围、部位和侧支循环形成等密切相关。

（一）先兆

半数以上患者在发病前数天有乏力、胸部不适以及活动时心悸、气急、烦躁、心绞痛等前驱症状,其中以新发心绞痛(初发型心绞痛)或原有心绞痛加重(恶化型心绞痛)最为突出;心绞痛发作较以往频繁、剧烈、持续时间长,硝酸甘油疗效差,诱发因素不明显;心电图示 ST 段一过性明显抬高(变异性心绞痛)或压低,T 波倒置或增高(假性正常化)。此时应警惕近期内发生心肌梗死的可能。发现先兆,及时住院处理,可使部分患者避免发生心肌梗死。

（二）症状

1.疼痛

疼痛是最先出现的症状,多发生于清晨,疼痛发生的部位和性质常类似于心绞痛,但多无明显诱因,且常发生于静息或睡眠时,疼痛程度较重,范围较广,持续时间较长(可达数小时或数天),休息和含硝酸甘油多不能缓解。患者常烦躁不安、出汗、恐惧或有濒死感。少数患者(多为糖尿病或老年患者)无疼痛,或一开始即表现为休克或急性心力衰竭。部分患者疼痛位于上腹部,易被误认为胃穿孔或急性胰腺炎等急腹症;部分患者疼痛放射至下颌、颈部或背部上方,易被误认为牙痛或骨关节痛。另有少数患者在整个急性病程中无任何明显症状,而被以后体检或尸检发现曾患过心肌梗死。

2.全身症状

全身症状主要有发热、心动过速、白细胞计数增高和红细胞沉降率增快等,系由坏死物质吸收所致。发热一般于疼痛发生后 24～48 小时出现,程度与梗死范围常呈正相关,体温一般在 38 ℃左右,很少超过 39 ℃,持续 1 周左右。

3.胃肠道症状

约 1/3 的患者在疼痛剧烈时伴有频繁的恶心、呕吐和上腹胀痛,与迷走神经受坏死心肌刺激和心排血量降低致组织灌注不足等有关;肠胀气亦不少见,重症者可发生呃逆(以下壁心肌梗死多见)。

4.心律失常

心律失常见于 75%～95% 的患者,多发生于起病 1～2 周,而以 24 小时内最为多见,可伴乏力、头晕、晕厥等症状。心律失常以室性心律失常最多见,尤其是室性期前收缩。若室性期前收缩呈频发(>5 次/分)、成对、成串(连发≥3 个)、多源性出现或落在前一心搏的易损期(R 在 T

上)时,常为心室颤动的先兆。房室传导阻滞和束支传导阻滞也较多见,多见于下壁心肌梗死。室上性心律失常则较少,多发生在心力衰竭患者中。前壁心肌梗死易发生室性心律失常,若前壁心肌梗死并发房室传导阻滞或右束支传导阻滞,表明梗死范围广泛,病情严重。

5.低血压和休克

疼痛时血压下降常见,未必是休克,但如疼痛缓解后收缩压仍低于 10.7 kPa(80 mmHg),且伴有烦躁不安、面色苍白、皮肤湿冷、脉细而快、大汗淋漓、尿量减少(<20 mL/h)、神志迟钝甚至昏厥者,则为休克表现。休克多在起病后数小时至 1 周内发生,见于约 20％的急性心肌梗死患者。休克主要是由心肌广泛(40％以上)坏死、心排血量急剧下降所致,也与神经反射引起的周围血管扩张或血容量不足等因素有关。休克一般持续数小时至数天,可反复出现,严重者可在数小时内致死。

6.心力衰竭

主要是急性左心衰竭,可在起病最初几天内发生或在疼痛、休克好转阶段出现,系梗死后心脏舒缩力显著减弱或收缩不协调所致,发生率为 32％～48％。表现为呼吸困难、咳嗽、发绀、烦躁等,严重者可发生肺水肿,随后出现颈静脉怒张、肝大、水肿等右心衰竭表现。右心室梗死者可一开始即出现右心衰竭表现,伴血压下降。

(三)体征

1.心脏体征

心脏浊音界可有轻至中度增大,心率多增快,少数也可减慢,心尖处和胸骨左缘之间扪及迟缓的收缩期膨出,是由心室壁反常运动所致,可持续几天至几周;心尖区有时可扪及额外的收缩期前的向外冲动,伴有听诊时的第四心音(即房性或收缩期前奔马律),是由左心室顺应性减弱使左心室舒张末期压力升高所致。第一、二心音多减弱,可出现第四心音(房性)奔马律,少数有第三心音(室性)奔马律。10％～20％的患者在发病第 2～3 小时出现心包摩擦音,是由反应性纤维蛋白性心包炎所致。乳头肌功能障碍或断裂引起二尖瓣关闭不全时,心尖区可出现粗糙的收缩期杂音或伴收缩中晚期喀喇音。发生室间隔穿孔者,胸骨左下缘出现响亮的收缩期杂音,常伴震颤。右心室梗死较重者可出现颈静脉怒张,深吸气时更为明显。

2.血压

除发病极早期可出现一过性血压升高外,几乎所有患者在病程中都会有血压降低。起病前有高血压者,血压可降至正常;起病前无高血压者,血压可降至正常以下,且可能不再恢复到发病前的水平。

3.其他

另外可有与心律失常、休克或心力衰竭有关的其他体征。

四、辅助检查

(一)心电图检查

心电图常有进行性改变,对急性心肌梗死的诊断、定位、定范围、估计病情演变和预后都有帮助。

1.特征性改变

(1)急性 ST 段抬高性心肌梗死(STEMI)。在面向梗死区的导联上出现下列特征性改变:①宽而深的 Q 波(病理性 Q 波);②ST 段呈弓背向上型抬高;③T 波倒置,往往宽而深,两肢对称。在背向心肌梗死区的导联上则出现相反的改变,即 R 波增高、ST 段压低和 T 波直立并增高。

(2)急性非 ST 段抬高性心肌梗死(NSTEMI):不出现病理性 Q 波;ST 段压低≥0.1 mV,但 aVR(有时还有 V_1)导联 ST 段抬高;对称性 T 波倒置。

2.动态性改变

(1)STEMI。①超急性期改变:起病数小时内,可无异常,或出现异常高大、两肢不对称的 T 波。②急性期改变:数小时后,ST 段明显抬高呈弓背向上,与直立的 T 波相连形成单向曲线;数小时到 2 天内出现病理性 Q 波,同时 R 波降低,Q 波在 3~4 天内稳定不变,以后 70%~80% 者永久存在。③亚急性期改变:如未进行治疗干预,ST 段抬高持续数天至 2 周并逐渐回到基线水平;T 波则变为平坦或倒置。④慢性期改变:数周至数月以后,T 波呈 V 形倒置,两肢对称,波谷尖锐,T 波倒置可永久存在,也可在数月到数年内逐渐恢复。

(2)NSTEMI:ST 段普遍压低(除 aVR 或 V_1 导联外)或轻度抬高,继而 T 波倒置,但始终不出现 Q 波,但相应导联的 R 波电压进行性降低。ST-T 改变可持续数天、数周或数月。

3.定位和定范围

STEMI 的定位和定范围可根据出现特征性改变的心电图导联数来判断。

(二)超声心动图检查

超声心动图可以根据室壁运动异常判断心肌缺血和梗死区域,并可将负荷状态下室壁运动异常分为运动减弱、运动消失、矛盾运动及室壁瘤。该技术有助于除外主动脉夹层,评估心脏整体和局部功能、乳头肌功能和室间隔穿孔的发生等。

(三)放射性核素检查

1.放射性核素扫描

利用坏死心肌细胞中的 Ca^{2+} 能结合放射性锝(Tc)焦磷酸盐或坏死心肌细胞的肌凝蛋白可与其特异性抗体结合的特点,静脉注射^{99m}Tc-焦磷酸盐或^{111}In-抗肌凝蛋白单克隆抗体进行"热点"扫描或照相;或利用坏死心肌血供断绝和瘢痕组织中无血管以致^{201}TI(铊)或^{99m}Tc-MIBI 不能进入细胞的特点,静脉注射这些放射性核素进行"冷点"扫描或照相,均可显示心肌梗死的部位和范围。前者主要用于急性期,后者主要用于慢性期。

2.放射性核素心腔造影

静脉内注射焦磷酸亚锡被细胞吸附后,再注射^{99m}Tc 即可使红细胞或清蛋白被标记上放射性核素,得到心腔内血池显影,可显示室壁局部运动障碍和室壁瘤,测定左室射血分数,判断心室功能。

3.正电子发射计算机断层扫描(PET)

利用发射正电子的核素示踪剂如^{18}F、^{11}C、^{12}N 等进行心肌显像,既可判断心肌血流灌注,也可了解心肌的代谢情况,准确评估心肌的存活状态。

(四)冠状动脉造影检查

选择性冠状动脉造影就是利用特制定型的心导管经皮穿刺入下肢股动脉沿降主动脉逆行至升主动脉根部,分别将导管置于左、右冠脉口,在注射显影剂的同时行 X 线电影摄像或磁带录像,可清楚地将整个左或右冠状动脉的主干及其分支的血管腔显示出来,可以了解血管有无狭窄病灶存在,对病变部位、范围、严重程度、血管壁的情况等做出明确诊断,决定治疗方案(介入手术或内科治疗),还可用来判断疗效。这是一种较为安全可靠的有创诊断技术。

1.适应证

(1)拟行手术治疗的冠心病患者。

(2)拟行瓣膜置换术前了解有无冠状动脉疾病。

(3)经冠状动脉溶栓治疗或行经皮冠状动脉腔内成形术。

(4)冠状血管重建术后复查冠状动脉通畅情况。

(5)不典型心绞痛或原因不明的胸痛而需确诊者。

(6)疑有先天性冠状动脉畸形或其他病变者如冠状动静脉瘘和冠状动脉瘤等。

2.禁忌证

(1)对造影剂过敏者。

(2)有严重肝肾功能不全者。

(3)有严重心肺功能不全者。

(4)有严重心律失常和完全性房室传导阻滞者。

(5)有电解质紊乱明显低钾者。

(6)合并严重感染者。

3.术前护理

(1)心理护理患者多表现为紧张、恐惧、急躁、焦虑等,护理人员要安慰患者,使其配合,以避免这种不良的心理反应造成病情的加重。

(2)指导患者完善各种检查如血常规、尿常规、出凝血时间、肝肾功能、心电图、心脏超声检查、胸部 X 线检查。

(3)双侧腹股沟区备皮,做碘过敏试验。

(4)标记双侧足背动脉搏动部位,以便术后对比观察。

(5)保证良好的休息和睡眠。对于精神紧张的患者,可在术前 1 天晚应用镇静剂。

(6)术前教会患者练习床上排尿排便。

4.术后护理

(1)鼓励患者多饮水,以便使造影剂尽快排出体外。观察有无造影剂引起的不良反应。

(2)因术后极易引起腹胀,不宜进食奶制品或生冷食物,不宜吃得过饱,最好吃粥类或面汤类食物,待可下床活动后再常规进食。

(3)术后卧床休息。穿刺一侧下肢应绝对制动 4～6 小时,术后 24 小时可下床活动。应用血管缝合器的患者术后 6 小时可下床活动。

(4)观察穿刺局部有无出血、血肿,注意足背动脉搏动情况。

(5)术后给予心电监护和血压监测。

(五)实验室检查

针对急性心肌梗死可做如下实验室检查。

1.一般实验室检查

起病 24～48 小时后,白细胞可增至$(10～20)\times10^9/L$,中性粒细胞增多至 75%～90%,嗜酸性粒细胞减少或消失;红细胞沉降率加快;C 反应蛋白(CRP)增高。这些炎症反应可持续 1～3 周。起病数小时至 2 天血中游离脂肪酸增高,显著增高者易发生严重室性心律失常。血糖可应激性增高,糖耐量可下降,2～3 周后恢复。

2.血心肌坏死标记物增高

(1)肌红蛋白:起病后 2 小时内升高,12 小时内达高峰,24～48 小时内恢复正常。

(2)肌钙蛋白 I(cTnI)或 T(cTnT):均于起病 3～4 小时后升高,其中 cTnI 于 11～24 小时达高峰,7～10 天降至正常;cTnT 于 24～48 小时达高峰,10～14 天降至正常。

(3)肌酸激酶同工酶 CK-MB:起病后 4 小时内增高,16～24 小时达高峰,3～4 天恢复正常。

对心肌坏死标记物的测定应进行综合评价,如肌红蛋白在急性心肌梗死后出现最早,也十分敏感,但特异性不强;cTnT 和 cTnI 出现稍延迟,敏感性强,特异性高,在症状出现后 6 小时内测定为阴性者,则 6 小时后应再复查,其缺点是持续时间可长达 10～14 天,对在此期间出现胸痛者,不利于判断是否为出现新的梗死;CK-MB 虽不如 cTn 敏感,但对急性心肌梗死早期(起病<4 小时)诊断有较重要价值,其增高程度能较准确地反映梗死范围,其高峰出现时间是否提前有助于判断溶栓治疗是否成功。

以往沿用多年的急性心肌梗死心肌酶谱测定,包括肌酸激酶(CK)、天门冬酸氨基转移酶(AST)和乳酸脱氢酶(LDH),其特异性及敏感性均远不如上述心肌坏死标记物高,但仍有一定的参考价值。三者在急性心肌梗死发病后 6～10 小时开始升高,分别于 12 小时、24 小时和 2～3 天内达高峰,并分别于 3～4 天、3～6 天和 1～2 周内回降至正常。

五、治疗

急性心肌梗死是临床最急危重症之一,"时间就是心肌,心肌就是生命。"因此必须争分夺秒地进行抢救和治疗。

(一)内科治疗

强调及早发现,及早住院,并加强住院前的就地处理。治疗原则:尽快恢复心肌血液再灌注,挽救濒死心肌,防止梗死范围扩大,缩小心肌缺血范围,保护和维持心脏功能;及时处理严重心律失常、泵衰竭和各种并发症,防止猝死,使患者不但能渡过急性期,且康复后还能保存尽可能多的有功能心肌。

1.监护和一般治疗

(1)休息:急性期宜卧床休息,保持环境安静,减少探视,防止不良刺激,解除焦虑,以减轻心脏负担。

(2)吸氧:吸氧特别用于休克或泵衰竭患者,对一般患者也有利于防止心律失常、改善心肌缺血和缓解疼痛。通常在发病早期给予持续鼻导管或面罩吸氧 2～3 天,氧流量为 3～5 L/min。病情严重者根据氧分压处理。

(3)监测:在冠心病监护室对患者心电、血压和呼吸进行监测,同时观察其神志、出入量和末梢循环,对严重泵衰竭者还需监测肺毛细血管压和静脉压。除颤仪应随时处于备用状态。

2.解除疼痛

选用下列药物尽快解除疼痛:①哌替啶 50～100 mg 肌内注射,必要时 1～2 小时后再注射一次,以后每 4～6 小时可重复应用;吗啡 5～10 mg 稀释后静脉注射,每次 2～3 mL。注意对呼吸功能的抑制。②疼痛较轻者,可用可卡因或罂粟碱 0.03～0.06 g 肌内注射或口服,或再试用硝酸甘油 0.3～0.6 mg 或硝酸异山梨酯 5～10 mg 舌下含化或静脉滴注,注意可引起心率增快和血压下降。

3.心肌再灌注治疗

起病后应尽早并最迟在12小时内实施心肌再灌注治疗(如到达医院后30分钟内开始溶栓或90分钟内开始介入治疗),可使闭塞的冠状动脉再通,心肌得到再灌注,濒临坏死的心肌可能得以存活或使坏死范围缩小,可防止或减轻梗死后心肌重塑,改善患者预后,是一种积极的治疗措施。

(1)溶栓疗法:即通过溶解血管中的新鲜血栓而使血管再通,具有简便、经济、易操作等优点,早期应用可改善症状,降低死亡率。对无条件施行或估计不能及时(接诊后90分钟之内)实施急症介入治疗的急性STEMI患者,应在接诊后30分钟内行溶栓治疗。

适应证:①发病12小时以内,心电图至少两个相邻导联ST段抬高(胸导联≥0.2 mV,肢导联≥0.1 mV),或新出现或推测新出现的左束支传导阻滞,患者年龄<75岁;②发病12小时以内且12导联心电图符合正后壁的STEMI患者;③急性STEMI发病时间已超过12小时但在24小时之内者,若仍有进行性缺血性胸痛或广泛ST段抬高,仍应给予溶栓治疗;④对年龄>75岁但ST段显著性抬高的急性心肌梗死患者,经慎重权衡利弊后仍可考虑溶栓治疗,但用药剂量宜减少。

绝对禁忌证:①出血性脑卒中史,或3个月(不包括3小时)内有缺血性脑卒中者;②脑血管结构异常(如动静脉畸形)患者;③颅内恶性肿瘤(原发或转移)患者;④可疑主动脉夹层患者;⑤活动性出血或出血体质者(月经者除外);⑥3个月内有严重头面部闭合性创伤患者。

相对禁忌证:①慢性、严重高血压病史血压控制不良,或目前血压≥24.0/14.7 kPa(180/110 mmHg)者;②3个月之前有缺血性脑卒中、痴呆或已知的其他颅内病变者;③3周内有创伤或大手术史,或较长时间(>10分钟)的心肺复苏史者;④近2~4周有内脏出血者;⑤有不能压迫的血管穿刺者;⑥妊娠;⑦活动性消化性溃疡;⑧目前正在使用治疗剂量的抗凝药或已知有出血倾向者;⑨5天前用过链激酶或对该药有过敏史而计划再使用该药者。

溶栓药物的应用:纤维蛋白溶酶激活剂可激活血栓中纤维蛋白溶酶原,使其转变为纤维蛋白溶酶而溶解冠状动脉内血栓。国内常用的溶栓药物有:①尿激酶(UK),150万~200万U(或2.2万U/kg)溶于100 mL注射盐水中,于30~60分钟静脉滴入。溶栓结束后继续用普通肝素或低分子肝素3~5天。②链激酶(SK)或重组链激酶(rSK),150万U在30~60分钟内静脉滴入,注意可出现寒战、发热等变态反应。③重组组织型纤维蛋白溶酶原激活剂(rt-PA),阿替普酶,全量100 mg在90分钟内静脉给予,具体用法:先于2分钟内静脉注射15 mg,继而在30分钟内静脉滴注50 mg,之后于60分钟内再滴注35 mg;国内有报道半量给药法也能奏效,即总量50 mg,先静脉注射8 mg,再将剩余的42 mg于90分钟内静脉滴入。瑞替普酶,10 MU于2分钟以上静脉注射,30分钟后重复上述剂量。注意用rt-PA前先静脉注射负荷剂量普通肝素60 U/kg,随后静脉注射12 U/kg,调整APTT在50~70秒,连用3~5天。

溶栓再通直接判断指标:根据冠状动脉造影显示的血流情况,采用TIMI分级标准,将冠状动脉血流分为4级。①TIMI 0级:梗死相关血管完全闭塞,远端无造影剂通过;②TIMI 1级:少量造影剂通过冠状动脉闭塞处,但远端血管不显影;③TIMI 2级:梗死相关血管完全显影,但与正常血管相比血流缓慢;④TIMI 3级:梗死相关血管完全显影,且血流正常。

溶栓再通间接判断指标:即临床判断标准。具备下列2项或以上者视为再通(但②和③组合除外):①心电图抬高的ST段于用药开始后2小时内回降>50%;②胸痛于用药开始后2小时内基本消失;③用药开始后2小时内出现再灌注性心律失常,如各种快速、缓慢性心律失常,最常见为一过性非阵发性室性心动过速;④血清 CK-MB 酶峰值提前至 12～14 小时出现,cTn 峰值提前至 12 小时内。

(2)介入治疗。

(3)紧急主动脉-冠状动脉旁路移植术。

4.消除心律失常

心律失常必须及时消除,以免演变为严重心律失常甚至猝死。

(1)室性心律失常:频发室性期前收缩或室性心动过速,立即用以下药物。①利多卡因:50～100 mg 稀释后静脉注射,每 5～10 分钟重复一次,直至期前收缩消失或用药总量达 300 mg,继以 1～3 mg/min 维持静脉滴注。稳定后可用美西律维持口服。②胺碘酮:首剂 75～150 mg(负荷量≤5 mg/kg)生理盐水 20 mL 稀释,10 分钟内静脉注射,有效后继以 0.5～1.0 mg/min 维持静脉滴注,总量<1 200 mg/d,必要时 2～3 天后改为口服,负荷量 600～800 mg/d,7 天后改为维持量 100～400 mg/d。③索他洛尔:首剂 1～1.5 mg/kg 葡萄糖 20 mL 稀释,15 分钟内静脉注入,必要时重复 1.5 mg/kg 一次,后可改用口服,每天 160～640 mg。

室性心动过速药物疗效不满意时,尤其是发生持续多形性室性心动过速或心室颤动时,应尽快采用同步或非同步直流电除颤或复律。

(2)缓慢性心律失常:对缓慢性窦性心律失常,可用阿托品 0.5～1 mg 反复肌内或静脉注射;若同时伴有低血压,可用异丙肾上腺素;药物无效或不良反应明显时可应用临时心脏起搏治疗。

对房室传导阻滞出现下列情况时,宜安置临时心脏起搏器:①二度Ⅱ型或三度房室传导阻滞伴 QRS 波增宽者;②二度或三度房室传导阻滞出现过心室停搏者;③三度房室传导阻滞心室率<50 次/分,伴有明显低血压或心力衰竭药物治疗效果差者;④二度或三度房室传导阻滞合并频发室性心律失常或伴有血流动力学障碍者。

(3)室上性快速心律失常:可选用 β 受体阻滞剂、洋地黄类制剂(起病 24 小时后)、维拉帕米、胺碘酮等,药物治疗不能控制时,也可考虑用同步直流电转复。

(4)心搏骤停:立即实施心脏复苏处理。

5.控制休克

(1)补充血容量:估计有血容量不足,或中心静脉压和肺动脉楔压(PCWP)低者,用右旋糖酐-40 或 5%～10%葡萄糖静脉滴注,补液后如中心静脉压上升至 1.77 kPa(18 cmH$_2$O)以上或 PCWP>2.4 kPa(18 mmHg)时,则应停止扩容。右心室梗死时,中心静脉压的升高未必是补充血容量的禁忌。

(2)应用升压药:若补充血容量后血压仍不升,且 PCWP 和心排血量正常时,提示周围血管张力不足,可用多巴胺起始剂量 3～5 μg/(kg·min)静脉滴注,或去甲肾上腺素 2～8 μg/min 静脉滴注,亦可选用多巴酚丁胺,起始剂量 3～10 μg/(kg·min)静脉滴注。

(3)应用血管扩张剂:若经上述处理血压仍不上升,且 PCWP 增高,心排血量低或周围血管显著收缩以致四肢厥冷并有发绀时,可用硝普钠静脉滴注,15 μg/min 开始,每 5 分钟逐渐增量,至 PCWP 降至 2.0～2.4 kPa(15～18 mmHg);或硝酸甘油 10～20 μg/min 开始,每 5～10 分钟增加 5～10 μg/min,直至左心室充盈压下降。

(4)其他治疗:措施包括纠正酸中毒、避免脑缺血、保护肾功能以及必要时应用洋地黄制剂等。为了降低心源性休克导致的死亡率,主张有条件的医院用主动脉内气囊反搏(IABP)治疗。

6.治疗心力衰竭

主要是治疗急性左心衰竭,以应用吗啡(或哌替啶)和利尿剂为主,亦可选用血管扩张剂减轻左心室负荷,或用多巴酚丁胺 $10~\mu g/(kg\cdot min)$ 静脉滴注,或用短效血管紧张素转换酶抑制剂。由于最早期出现的心力衰竭主要是坏死心肌间质充血和水肿引起的顺应性下降所致,而左心室舒张末期容量尚不增大,因此在梗死发生后 24 小时内应尽量避免使用洋地黄制剂。右心室梗死患者慎用利尿剂。

7.其他治疗

下列治疗方法可能有助于挽救濒死心肌,防止梗死扩大,缩小缺血范围,加快愈合,但有些治疗方法尚未完全成熟或疗效尚存争议,因此可根据患者具体情况选用。

(1)血管紧张素转换酶抑制剂和血管紧张素 Ⅱ 受体阻滞剂:若无禁忌证且收缩压 $>13.3~kPa$(100 mmHg)[或较前下降不超过 $4.0~kPa$(30 mmHg)]者,可在起病早期从低剂量开始应用血管紧张素转换酶抑制剂,有助于改善恢复期心肌重塑,降低心力衰竭发生率和死亡率,尤其适用于前壁心肌梗死伴肺充血或 $LVEF<40\%$ 的患者。常用制剂有卡托普利起始 6.25 mg,然后 $12.5\sim25.0$ mg,每天 2 次;依那普利 2.5 mg,每天 2 次;雷米普利 $5\sim10$ mg,每天 1 次;福辛普利 10 mg,每天 1 次。不能耐受血管紧张素转换酶抑制剂者,可选用血管紧张素 Ⅱ 受体阻滞剂,如氯沙坦、缬沙坦或坎地沙坦等。

(2)抗凝和抗血小板治疗:在梗死范围较广、复发性梗死或有梗死先兆者可考虑应用。其药物治疗包括:①继续应用阿司匹林;②应用肝素或低分子量肝素,维持凝血时间在正常的两倍左右(试管法 $20\sim30$ 分钟,APTT 法 $60\sim80$ 秒,ACT 法 300 秒左右);③氯吡格雷 75 mg,每天 1 次,维持应用,必要时先给予 300 mg 负荷量;④血小板糖蛋白 Ⅱb/Ⅲa 受体阻滞剂:可选择用于血栓形成的高危患者尤其接受 PCI 的高危患者。有出血、出血倾向或出血既往史、严重肝肾功能不全、活动性消化溃疡、血压过高、新近手术而伤口未愈者,应慎用或禁用。

(3)调脂治疗:3-羟基-3-甲基戊二酰辅酶 A(HMG-CoA)还原酶抑制剂可以稳定粥样斑块,改善内皮细胞功能,建议及早应用。如辛伐他汀每天 $20\sim40$ mg,普伐他汀每天 $10\sim40$ mg,氟伐他汀每天 $40\sim80$ mg,阿托伐他汀每天 $10\sim80$ mg,或瑞舒伐他汀每天 $5\sim20$ mg。

(4)极化液:氯化钾 1.5 g、胰岛素 $8\sim10$ U 加入 10% 葡萄糖液 500 mL 中静脉滴注,每天 $1\sim2$ 次,$7\sim14$ 天为 1 个疗程。极化液可促进心肌摄取和代谢葡萄糖,使钾离子进入细胞内,恢复细胞膜极化状态,有利于心脏正常收缩,减少心律失常,并促使心电图抬高的 ST 段回到等电位线。近年有人建议在上述溶液中加入硫酸镁 5 g,称为改良极化液,但不主张常规应用。

8.右心室梗死的处理

治疗措施与左心室梗死略有不同。右心室心肌梗死引起右心衰竭伴低血压而无左心衰竭表现时,宜扩张血容量治疗。在血流动力学监测下静脉补液,直到低血压得到纠治或肺毛细血管压达 $2.0\sim2.4~kPa$(15~18 mmHg);如输液 $1\sim2$ L 后低血压未能纠正,可用正性肌力药物如多巴酚丁胺。不宜用利尿药。伴有房室传导阻滞者可予以临时心脏起搏治疗。

9.急性非 ST 段抬高性心肌梗死的处理

无 ST 段抬高的急性心肌梗死住院期病死率较低,但再梗死率、心绞痛再发生率和远期病死率则较高。低危组患者(无并发症、血流动力稳定、不伴反复胸痛)以阿司匹林和肝素尤其是低分子量肝素治疗为主;中危组(伴持续或反复胸痛,心电图无变化或 ST 段压低 1 mV 左右)和高危组(并发心源性休克、肺水肿或持续低血压)患者则以介入治疗为首选。

10.并发症处理

并发栓塞时,用溶栓和(或)抗凝疗法。室壁瘤如影响心功能或引起严重心律失常,宜手术切除或同时做冠状动脉旁路移植手术。心脏破裂和乳头肌功能严重失调可考虑手术治疗,但手术死亡率高。心肌梗死后综合征可用糖皮质激素或阿司匹林、吲哚美辛等治疗。

11.恢复期的处理

如病情稳定,体力增进,可考虑出院。主张出院前做症状限制性运动负荷心电图、放射性核素和(或)超声显像检查,若显示心肌缺血或心功能较差,宜行冠状动脉造影检查,以决定是否进一步处理。提倡恢复期进行康复治疗,逐步进行适当的体育锻炼,有利于体力和工作能力的提高。如每天 1 次或每周至少 3 次进行≥30 分钟的运动(步行、慢跑、踏车或其他有氧运动),并辅以日常活动的增加(如工作间歇步行、园艺和家务等)。经 2～4 个月的体力活动锻炼后,酌情恢复部分或轻体力工作;部分患者可恢复全天工作,但应避免过重体力劳动或精神过度紧张。

(二)介入治疗

PCI 是目前公认的首选的最安全有效的恢复心肌再灌注的治疗手段,因此具备实施介入治疗条件的医院,应尽早对急性心肌梗死患者实施急症介入治疗。

(三)外科治疗

急性心肌梗死的外科冠状动脉旁路移植手术主要用于:①介入治疗失败或溶栓治疗无效且有手术指征者;②冠状动脉造影显示高危病变(如左主干病变)者;③心肌梗死后合并室壁瘤、室间隔穿孔或乳头肌功能不全所致严重二尖瓣反流者;④非 Q 波性心肌梗死内科治疗效果不佳者。

(孙绪群)

第三节　急性心包炎

急性心包炎是一种以心包膜急性炎症病变为特点的临床综合征。

一、病因

(一)性质
急性非特异性。

(二)感染
细菌(包括结核杆菌)、病毒、真菌、寄生虫、立克次体。

(三)肿瘤
原发性、继发性。

(四)自身免疫和结缔组织病
风湿热及其他结缔组织病如系统性红斑狼疮、结节性动脉炎、类风湿关节炎等,心脏损伤后(心肌梗死后综合征、心包切开后综合征)、血清病。

(五)内分泌、代谢异常
尿毒症、黏液性水肿、胆固醇性痛风。

（六）邻近器官疾病

急性心肌梗死、胸膜炎。

（七）先天性异常

心包缺损、心包囊肿。

（八）其他

外伤、放疗、药物等。

二、病理

急性心包炎根据病理变化可分为纤维蛋白性和渗液性心包炎。心包渗出液体无明显增加时为急性纤维蛋白性心包炎，渗出液增多时称渗液性心包炎。渗液可分为浆液纤维蛋白性、浆液血性、化脓性和出血性几种，多为浆液纤维蛋白性。液体量 100～500 mL，也可多达 2～3 L。心包渗液一般在数周至数月吸收，但也可发生脏层和壁层的粘连。增厚而逐渐形成慢性心包炎。

三、诊断

（一）症状

1.胸痛

心前区呈锐痛或钝痛，随体位改变、深呼吸、吞咽而加剧，常放射到左肩、背部或上腹部。病毒性者多伴胸膜炎，心前区疼痛剧烈。

2.呼吸困难

呼吸困难是心包渗液时最突出的症状。在心脏压塞时，可有端坐呼吸、呼吸浅而快、身躯前倾、发绀等。

3.全身症状

全身症状随病变而异。结核性者起病缓慢，有低热、乏力、食欲减退等。化脓性者起病急，高热及中毒症状严重。病毒性者常有上呼吸道感染及其他病毒感染的表现。

（二）体征

1.心包摩擦音

心包摩擦音是纤维蛋白性心包炎的重要体征，呈抓刮样音调，粗糙，以胸骨左缘 3、4 肋间及剑突下最显著，前倾坐位较易听到。心包摩擦音是一种由心房、心室收缩和心室舒张早期三个成分所组成的三相摩擦音，也可仅有心室收缩早期所组成的双相摩擦音。心包渗液增多时消失，但如心包两层之间仍有摩擦，则仍可听到摩擦音。

2.心包积液引起的相应体征

心包积液在 300 mL 以上者心浊音界向两侧扩大，且随体位而改变。平卧时心底浊音区增宽，坐位时下界增宽，心尖冲动减弱或消失，或位于心浊音界左缘之内侧，心音遥远，心率快。大量心包积液可压迫左肺引起左下肺不张，于左肩胛下叩诊浊音，并可听到支气管呼吸音，即左肺受压征（Ewart 征）。如积液迅速积聚，可发生急性心脏压塞。患者气促加剧、面色苍白、发绀、心排血量显著下降，产生休克。若不及时解除心脏压塞，可迅速致死；如积液较慢，可形成慢性心脏压塞，表现为发绀、颈静脉怒张、肝大、腹水、皮下水肿、脉压小，常有奇脉。

四、辅助检查

(一)化验检查

感染性者常有白细胞计数增加及红细胞沉降率增快等炎性反应。

(二)X线检查

一般渗液＞200 mL时可出现心影;向两侧扩大,积液多时心影呈烧瓶状,心脏搏动减弱或消失,肺野清晰。

(三)心电图检查

心电图异常表现主要由心外膜下心肌受累而引起。

(1)常规12导联(除aVR及V_1外)皆出现ST抬高,呈弓背向下。

(2)一天至数天后ST段回到基线,出现T波低平以至倒置。

(3)T波改变持续数周至数月,逐渐恢复正常,有时保留轻度异常。

(4)心包积液时可有QRS波群低电压。

(5)心脏压塞或大量渗液时可见电交替。

(6)无病理性Q波。

(四)超声心动图检查

M型超声心动图中,右室前壁与胸壁之间或左室后壁之后与肺组织之间均可见液性暗区。二维超声心动图中很容易见有液性暗区,还有助于观察心包积液量的演变。

(五)放射性核素心腔扫描检查

用^{99m}Tc静脉注射后进行心脏血池扫描,正常人心血池扫描图示心影大小与X线心影基本相符,心包积液时心血池扫描心影正常而X线心影明显增大。二者心影横径的比值小于0.75。

(六)心包穿刺检查

(1)证实心包积液的存在,检查其外观和进行有关的实验室检查,如细菌培养、寻找肿瘤细胞、渗液的细胞分类、解除心脏压塞症状等。

(2)心包腔内注入抗生素、化疗药物。心包穿刺主要指征是心脏压塞和未能明确病因的渗液性心包炎。

(七)心包活检

主要指征为病因不明确而持续时间较长的心包积液,可以通过心包组织学、细菌学等检查以明确病因。

五、鉴别诊断

(一)心脏扩大

心包积液与心脏扩大的鉴别见表3-2。

表3-2 心包积液与心脏扩大的鉴别

项目	心包积液	心脏扩大
心尖冲动	不明显或于心浊音内侧	与心浊音界一致
奇脉	常有	无
心音及杂音	第一心音远,一般无杂音(风湿性例外)	心音较清晰,常有杂音或奔马律

项目	心包积液	心脏扩大
X 线	心影呈三角形,肺野清晰	心影呈球形,肺野淤血
心电图	Q-T 间期多正常或缩短或有电交替	Q-T 间期延长,心肌病变者常伴有室内阻滞,左室肥大,心律失常多见
超声心动图	有心包积液征象,心腔大小正常	无心包积液征象,心腔多扩大
放射性核素扫描	心腔扫描大小正常,而 X 线心影大	心腔大小与 X 线心影大体一致
心包穿刺	见心包积液	不宜心包穿刺

(二)急性心肌梗死

心包炎者年龄较轻,胸痛之同时体温、白细胞计数升高,红细胞沉降率加快;而急性心肌梗死常在发病后期 48～72 小时出现体温、白细胞计数升高,红细胞沉降率加快。此外,心包炎时多数导联 ST 段抬高,且弓背向下,无对应导联 ST 段压低,ST 段恢复等电位线后 T 波才开始倒置,亦无 Q 波。心肌酶谱仅轻度升高且持续时间较长。

(三)早期复极综合征

本综合征心电图中抬高的 ST 段与急性心包炎早期的心电图改变易混淆,前者属正常变异。鉴别:早期复极时 ST 段抬高很少超过 2 mm,在 aVR 及 V$_1$ 导联中 ST 段常不压低,运动后抬高的 ST 段可转为正常,在观察过程中不伴有 T 波演变。

六、治疗

(一)一般对症治疗

患者卧床休息,直至疼痛及发热等症状消退;解除心脏压迫和对症处理,疼痛剧烈时可给予镇痛剂如阿司匹林 325 mg,每 4 小时一次,吲哚美辛 25 mg,每 4 小时一次。心包积液量多时,行心包穿刺抽液以解除压迫症状。

(二)心包穿刺

心包穿刺可用以解除心脏压塞症状和减轻大量渗液引起的压迫症状,并向心脏内注入治疗药物。

(三)心包切开引流

心包切开引流用于心包穿刺引流不畅的化脓性心包炎。

(四)心包切除术

心包切除术主要指征为急性非特异性心包炎有反复发作,以致长期致残。

七、常见几种不同病因的急性心包炎

(一)急性非特异性心包炎

急性非特异性心包炎是一种浆液纤维蛋白性心包炎,病因尚未完全肯定。病毒感染和感染后发生变态反应可能是主要病因,起病前 1～8 周常有呼吸道感染史。

1.临床表现

起病多急骤,表现为心前区或胸骨后疼痛,为剧烈的刀割样痛,也可有压榨痛或闷痛。有发热,体温在 4 小时内达 39 ℃ 或更高,为稽留热或弛张热。其他症状有呼吸困难、咳嗽、无力、食欲缺乏等。心包摩擦音是最重要的体征。心包渗液少量至中等量,很少发生心脏压塞。部分患者合并肺炎或胸膜炎。

2.实验室检查

白细胞计数正常或中度升高,心包积液呈草黄色或血性,以淋巴细胞居多,心包液细菌培养阴性。X线检查示有心影增大或伴有肺浸润或胸膜炎改变。心电图有急性心包炎表现。病毒所致者,血清或心包积液的补体结合实验效价常增高。

3.治疗

本病能自愈,但可多次反复发作。无特异性治疗方法,以对症治疗为主,如休息,止痛剂给予水杨酸钠制剂或吲哚美辛,肾上腺皮质激素可抑制本病急性期,如有反复发作,应考虑心包切除。

(二)结核性心包炎

5%～10%的结核患者发生结核性心包炎,占所有急性心包炎的7%～10%,在缩窄性心包炎的比例更大。结核性心包炎常由纵隔淋巴结结核、肺或胸膜结核直接蔓延而来,或经淋巴、血行播散而侵入心包。

1.临床表现

(1)起病缓慢,不规则发热。

(2)胸痛不明显,心包摩擦音较少见,心包积液量较多,易致心脏压塞。

(3)病程长,易演变为慢性缩窄性心包炎。

2.实验室检查

(1)心包积液多呈血性,内淋巴细胞占多数。

(2)涂片、培养及动物接种有时可发现结核杆菌。

(3)结核菌素试验阳性对本病诊断有一定帮助。

3.治疗

(1)急性期卧床,增加营养。

(2)抗结核治疗一般用链霉素、异烟肼及对氨基水杨酸钠联合治疗,疗程1.5～2.0年,亦可用异烟肼5 mg/(kg·d)、乙胺丁醇25 mg/(kg·d)及利福平10 mg/(kg·d)联合治疗。

(3)常用肾上腺皮质激素4～6周,逐渐停药,减少渗出或粘连。

(4)有心脏压塞征象者,应进行心包穿刺,抽液后可向心包腔内注入链霉素及激素。

(5)若出现亚急性渗液缩窄性心包炎表现或有心包缩窄趋势者,应尽早做心包切除。

(三)化脓性心包炎

化脓性心包炎主要致病菌为葡萄球菌、革兰阳性杆菌、肺炎球菌等。多为邻近的胸内感染直接蔓延如肺炎、脓胸、纵隔炎等,也可由血行细菌播散,如败血症等,或心包穿刺性损伤带入细菌。偶可因膈下脓肿或肝脓肿蔓延而来。

1.临床表现

高热伴严重毒血症,胸痛,心包摩擦音,部分患者可出现心脏压塞。发病后2～12周易发展为缩窄性心包炎。

2.实验室检查

白细胞计数明显升高,血和心包液细菌培养阳性,心包液呈脓性,中性粒细胞占多数。

3.治疗

(1)针对病原菌选择抗生素,抗生素用量要足,并在感染被控制后维持2周。

(2)应及早心包切开引流。

(四)肿瘤性心包炎

心包的原发性肿瘤主要为间皮瘤,且较少见。转移性肿瘤较多见,主要来自支气管和乳房的肿瘤,淋巴瘤和白血病也可侵犯心包。

1.临床表现

患者可有心包摩擦音、心包渗液,渗液为血性,渗液抽走后又迅速产生,可引起心脏压塞。预后极差。

2.实验室检查

心包渗液中寻找肿瘤细胞可以确诊。

3.治疗

治疗包括用心包穿刺术、心包切开术,甚至心包切除术解除心脏压塞以及心包内滴注抗癌药。

(五)急性心肌梗死并发心包炎

透壁性心肌梗死累及心包时可引起心包炎,多呈纤维蛋白性,偶有少量渗液。临床发生率7％～16％,常在梗死后 2～4 小时发生,出现胸痛及短暂而局限的心包摩擦音,心电图示 ST 段再度升高,但无与心肌梗压部位方向相反的导联 ST 段压低。治疗以对症处理为主,予以吲哚美辛、阿司匹林等,偶尔需要用肾上腺皮质激素。

(六)心脏损伤后综合征

心脏损伤后综合征包括心包切开术后综合征、心脏创伤后综合征及心肌梗死后综合征,一般症状于心脏损伤后 2～3 周或数月出现,反复发作,每次发作 1～4 周,可能为自身免疫性疾病,亦可能与病毒感染有关。

1.临床表现

临床表现有发热、胸痛、心包炎、胸膜炎渗液和肺炎等。白细胞计数增高,红细胞沉降率加快,半数患者有心包摩擦音,亦可有心包渗液。症状有自限性,预后良好,但易复发,每次 1 周至数周。心脏压塞常见。

2.治疗

合并有心包积液或胸腔积液者,需穿刺抽液。发热胸痛者可用吲哚美辛,重症患者可予以肾上腺皮质激素,有较好效果。

(七)风湿性心包炎

风湿性心包炎为风湿性全心炎的一部分,常伴有其他风湿病的临床表现,胸痛及心包摩擦音多见,心脏可有杂音,心包积液量少,多呈草绿色。抗链"O"滴定度及血清黏蛋白增高,红细胞沉降率增快,抗风湿治疗有效。愈后可有心包粘连,一般不发展为缩窄性心包炎。

(孙绪群)

第四节 慢性心包炎

急性心包炎以后,可在心包上留下瘢痕粘连和钙质沉着。多数患者只有轻微的瘢痕形成和疏松的或局部的粘连,心包无明显的增厚,不影响心脏的功能,称为慢性心包炎。部分患者心包渗液长期存在,形成慢性渗出性心包炎,主要表现为心包积液,预后良好。少数患者由于形成坚厚的疤痕组织,心包失去伸缩性,明显地影响心脏的收缩和舒张功能,称为缩窄性心包炎,它包括典型的慢性缩窄性心包炎和在心包渗液的同时已发生心包缩窄的亚急性渗液性缩窄性心包炎,后者在临床上既有心包堵塞又有心包缩窄的表现,并最终演变为典型的慢性缩窄性心包炎。

一、病因

部分由结核性、化脓性和非特异性心包炎引起,也见于心包外伤后或类风湿关节炎的患者。有许多缩窄性心包炎患者虽经心包病理组织检查也不能确定其病因。心包肿瘤和放射治疗(简称"放疗")也偶可引起本病。

二、发病机制及病理改变

在慢性缩窄性心包炎中,心包脏层和壁层广泛粘连增厚和钙化,心包腔闭塞成为一个纤维瘢痕组织外壳,紧紧包住和压迫整个心脏和大血管根部,也可以局限在心脏表面的某些部位,如在房室沟或主动脉根部形成环状缩窄。在心室尤其在右心室表面,瘢痕往往更坚厚,常为 0.2～2.0 cm 或更厚。在多数患者中,瘢痕组织主要由致密的胶原纤维构成,呈斑点状或片状玻璃样变性,因此不能找到提示原发病变的特征性变化。有些患者心包内尚可找到结核性或化脓性的肉芽组织。

由于时常发现外有纤维层包裹、内为浓缩血液成分和体液存在,提示心包内出血是形成心包缩窄的重要因素。心脏外形正常或较小,心包病变常累及贴近其下的心肌。缩窄的心包影响心脏的活动和代谢,有时导致心肌萎缩、纤维变性、脂肪浸润和钙化。

三、临床表现

缩窄性心包炎的起病常隐袭。心包缩窄的表现出现于急性心包炎后数月至数十年,一般为2～4 年。在缩窄发展的早期,体征常比症状显著,即使在后期,已有明显的循环功能不全的患者亦可能仅有轻微的症状。

(一)症状

劳累后呼吸困难常为缩窄性心包炎的最早期症状,是心排血量相对固定,在活动时不能相应增加所致。后期可因大量的胸腔积液、腹水将膈抬高和肺部充血,以致休息时也发生呼吸困难,甚至出现端坐呼吸。大量腹水和肿大的肝脏压迫腹内脏器,产生腹部膨胀感。此外可有乏力、胃纳减退、眩晕、衰弱、心悸、咳嗽、上腹疼痛、水肿等。

(二)体征

1.心脏本身的表现

心浊音界正常或稍增大。心尖冲动减弱或消失,心音轻而远,这些表现与心脏活动受限制和心排血量减少有关。第二心音的肺动脉瓣成分可增强。部分患者在胸骨左缘第3～4肋间可听到一个在第二心音后 0.1 秒左右的舒张早期额外音(心包叩击音),性质与急性心包炎有心脏压塞时相似。心率常较快。心律一般是窦性,可出现期前收缩、心房颤动、心房扑动等异位心律。

2.心脏受压的表现

颈静脉曲张、肝大、腹水、胸腔积液、下肢水肿等与心脏舒张受阻,使心排血量减少,导致水、钠潴留,从而使血容量增加,以及静脉回流受阻使静脉压升高有关。缩窄性心包炎常有大量腹水,而且较皮下水肿出现得早,与一般心力衰竭有所不同。一些患者可发生胸腔积液,有时出现奇脉,心排血量减少使动脉收缩压降低,静脉淤血,反射性引起周围小动脉痉挛使舒张压升高,因此脉压变小。

四、辅助检查

(一)X 线检查

心脏阴影大小正常或稍大,心影增大可能由于心包增厚或伴有心包积液,左右心缘正常弧弓消失,呈平直僵硬,心脏搏动减弱,上腔静脉明显增宽,部分患者心包有钙化呈蛋壳状,此外,可见心房增大。

(二)心电图检查

多数有低电压,窦性心动过速,少数可有心房颤动,多个导联 T 波平坦或倒置。有时 P 波增宽或增高呈"二尖瓣型 P 波"或"肺型 P 波"表现,左、右心房扩大,也可有右心室肥厚。

(三)超声心动图检查

超声心动图可见右心室前壁或左心室后壁振幅变小,如同时有心包积液,则可发现心包壁层增厚程度。

(四)心导管检查

右心房平均压升高,压力曲线呈"M"形或"W"形,右心室压力升高,压力曲线呈舒张早期低垂及舒张晚期高原图形,肺毛细楔嵌压也升高。

五、诊断

患者有急性心包炎病史,伴有体、肺循环淤血的症状和体征,而无明显心脏增大,脉压小,有奇脉,X 线显示心包钙化,诊断并不困难。

六、鉴别诊断

本病应与肝硬化门静脉高压症及充血性心力衰竭相鉴别。肝硬化有腹水及下肢水肿,但无静脉压增高及颈静脉曲张等。充血性心力衰竭者多有心瓣膜病的特征性杂音及明显心脏扩大而无奇脉,超声心动图及 X 线检查有助鉴别。

限制型心肌病的血流动力学改变与缩窄性心包炎相似,故其临床表现与钙化的缩窄性心包炎极为相似,很难鉴别,其鉴别要点可参见表3-3。

表 3-3　缩窄性心包炎和限制型心肌病的鉴别

鉴别项目	缩窄性心包炎	限制型心肌病
疲劳和呼吸困难	逐渐发生,后来明显	一开始就明显
吸气时颈静脉扩张	有	无
心尖冲动	常不明显	常扪及
奇脉	常有	无
二尖瓣与三尖瓣关闭不全杂音	无	常有
舒张期杂音	在第二心音之后较早出现,较响,为舒张早期额外音(心包叩击音)	在第二心音之后较迟出现,较轻,为第三心音,常可听到第四心音

续表

鉴别项目	缩窄性心包炎	限制型心肌病
X线	心脏轻度增大,常见心包钙化	心脏常明显增大,无心包钙化,可有心内膜钙化
心电图	QRS波群低电压和广泛性T波改变,可有心房颤动或提示左房肥大的P波改变	可有波群低电压和广泛性T波改变,有时出现异常Q波,常有房室和心室内传导阻滞(特别是左束支传到阻滞)和心室肥大劳损,也有心房颤动
收缩时间间期测定	正常	异常(PEP延长,LVET缩短,PEP/LVET比值增大)
超声心电图		
心房显著扩大	不常见	常见
舒张早期二尖瓣血流速率	有明显的呼吸变化	随呼吸变化极小
彼此相反的心室充盈	有	无
血流动力学检查		
左、右室舒张末期压	相等,相差≤0.7 kPa(5 mmHg)	>0.7 kPa(5 mmHg)
右室收缩压	≤0.7 kPa(5 mmHg)	>6.7 kPa(50 mmHg)
右室舒张末期压	>1/3右室收缩压	<1/3右室收缩压
计算机化断层显像	心包增厚	心包正常
心内膜心肌活组织检查	正常	异常
洋地黄治疗反应	静脉压不变	静脉压下降

七、治疗

应及早施行心包剥离术。如病程过久,心肌常有萎缩和纤维变性,影响手术的效果。因此,只要临床表现为心脏进行性受压,用单纯心包渗液不能解释,或在心包渗液吸收过程中心脏受压征象越来越明显,或在进行心包腔注气术时发现壁层心包显著增厚,或磁共振显像显示心包增厚和缩窄,如心包感染已基本控制,就应及早争取手术。结核性心包炎患者应在结核活动已静止后考虑手术,以免过早手术造成结核的播散。如结核尚未稳定,但心脏受压症状明显加剧时,可在积极抗结核治疗下进行手术。手术中心包应尽量剥离,尤其两心室的心包必须彻底剥离。因心脏长期受到束缚,心肌常有萎缩和纤维变性,所以手术后心脏负担不应立即过重,应逐渐增加活动量。静脉补液必须谨慎,否则会导致急性肺水肿。由于萎缩的心肌恢复较慢。因此手术成功的患者常在术后4~6月才逐渐出现疗效。

手术前应改善患者一般情况,严格休息,低盐饮食,使用利尿药或抽除胸腔积液和腹水,必要时给以少量多次输血。有心力衰竭或心房颤动的患者可适当应用洋地黄类药物。

八、预后

如能及早进行心包的彻底剥离手术,大部分患者可获满意的效果。少数患者因病程较久,有明显心肌萎缩和心源性肝硬化等严重病变,则预后较差。

(孙绪群)

第五节 感染性心内膜炎

感染性心内膜炎(infective endocarditis,IE)为心脏内膜表面微生物感染导致的炎症反应。IE 最常累及的部位是心脏瓣膜,包括自体瓣膜和人工瓣膜,也可累及心房或心室的内膜面。近年来随着诊断及治疗技术的进步,IE 的致死率和致残率显著下降,但诊断或治疗不及时的患者,病死率仍然很高。

一、流行病学

由于疾病自身的特点及诊断的特殊性,很难对 IE 进行前瞻性研究,所以没有准确的患病率数字。每年的发病率为 1.9/10 万～6.2/10 万。近年来,随着人口老龄化、抗生素滥用、先天性心脏病存活年龄延长以及心导管和外科手术患者的增多,IE 的发病率呈增加的趋势。

二、病因与诱因

(一)患者因素

1.瓣膜性心脏病

瓣膜性心脏病是 IE 最常见的基础病。近年来,随着风湿性心脏病发病率的下降,风湿性心脏瓣膜病在 IE 基础病中所占的比例已明显下降,占 6%～23%。与此对应,随着人口老龄化,退行性心脏瓣膜病所占的比例日益升高,尤其是主动脉瓣和二尖瓣关闭不全。

2.先天性心脏病

由于介入封堵和外科手术技术的进步,成人先天性心脏病患者越来越多,在此基础上发生的 IE 也较前增加,室间隔缺损、法洛四联症和主动脉缩窄是最常见的原因。主动脉瓣二叶钙化也是诱发 IE 的重要危险因素。

3.人工瓣膜

人工瓣膜置换者发生 IE 的危险是自体瓣膜的 5～10 倍,术后 6 个月内危险性最高,之后在较低的水平维持。

4.既往 IE 病史

既往 IE 病史是再次感染的明确危险因素。

5.近期接受可能引起菌血症的诊疗操作

各种经口腔(如拔牙)、气管、食管、胆管、尿道或阴道的诊疗操作及血液透析等,均是 IE 的诱发因素。

6.体内存在促非细菌性血栓性赘生物形成的因素

如白血病、肝硬化、癌症、炎性肠病和系统性红斑狼疮等可导致血液高凝状态的疾病,也可增加 IE 的危险。

7.自身免疫缺陷

自身免疫缺陷包括体液免疫缺陷和细胞免疫缺陷,如 HIV。

8.静脉药物滥用

静脉药物滥用者发生 IE 的危险可升高 12 倍。赘生物常位于血流从高压腔经病变瓣口或先天缺损至低压腔产生高速射流和湍流的下游,如二尖瓣关闭不全的瓣叶心房面、主动脉瓣关闭不全的瓣叶心室面和室间隔缺损的间隔右心室侧,可能与这些部位的压力下降及内膜灌注减少,有利于微生物沉积和生长有关。高速射流冲击心脏或大血管内膜可致局部损伤,如二尖瓣反流面对的左心房壁、主动脉瓣反流面对的二尖瓣前叶腱索和乳头肌及动脉导管未闭射流面对的肺动脉壁,也容易发生 IE。在压差较小的部位,例如房间隔缺损、大室间隔缺损、血流缓慢(如心房颤动或心力衰竭)及瓣膜狭窄的患者,则较少发生 IE。

(二)病原微生物

近年来,导致 IE 的病原微生物谱也发生了很大变化。金黄色葡萄球菌感染明显增多,同时也是静脉药物滥用患者的主要致病菌,而草绿色链球菌感染明显减少。凝固酶阴性的葡萄球菌以往是自体瓣膜心内膜炎的次要致病菌,现在是人工瓣膜心内膜炎和院内感染性心内膜炎的重要致病菌。此外,绿脓杆菌、革兰阴性杆菌及真菌等以往较少见的病原微生物也日渐增多。

三、病理

IE 特征性的病理表现是在病变处形成赘生物,由血小板、纤维蛋白、病原微生物、炎性细胞和少量坏死组织构成,病原微生物常包裹在赘生物内部。

(一)心脏局部表现

1.赘生物本身的影响

大的赘生物可造成瓣口机械性狭窄,赘生物还可导致瓣膜或瓣周结构破坏,如瓣叶破损、穿孔或腱索断裂,引起瓣膜关闭不全,急性者最终可发生猝死或心力衰竭。人工瓣膜患者还可导致瓣周漏和瓣膜功能不全。

2.感染灶局部扩散

产生瓣环或心肌脓肿、传导组织破坏、乳头肌断裂、室间隔穿孔和化脓性心包炎等。

(二)赘生物脱落造成栓塞

1.右心 IE

右心赘生物脱落可造成肺动脉栓塞、肺炎或肺脓肿。

2.左心 IE

左心赘生物脱落可造成体循环动脉栓塞,如脑动脉、肾动脉、脾动脉、冠状动脉及肠系膜动脉等,导致相应组织的缺血坏死和(或)脓肿;还可能导致局部动脉管壁破坏,形成动脉瘤。

(三)菌血症

感染灶持续存在或赘生物内的病原微生物释放入血,形成菌血症或败血症,导致全身感染。

(四)自身免疫反应

病原菌长期释放抗原入血,可激活自身免疫反应,形成免疫复合物,沉积在不同部位导致相应组织的病变,如肾小球肾炎(免疫复合物沉积在肾小球基膜)、关节炎、皮肤或黏膜出血(小血管炎,发生漏出性出血)等。

四、分类

既往习惯按病程分类,目前更倾向于按疾病的活动状态、诊断类型、瓣膜类型、解剖部位和病原微生物进行分类。

(一)按病程分类

按病程分类分为急性 IE(病程<6 周)和亚急性 IE(病程>6 周)。急性 IE 多发生在正常心瓣膜,起病急骤,病情凶险,预后不佳,有发生猝死的危险;病原微生物以金黄色葡萄球菌为主,细菌毒力强,菌血症症状明显,赘生物容易碎裂或脱落。亚急性 IE 多发生在有基础病的心瓣膜,起病隐匿,经积极治疗预后较好;病原微生物主要是条件性致病菌,如溶血性链球菌、凝固酶阴性的葡萄球菌及革兰阴性杆菌等,这些病原微生物毒力相对较弱,菌血症症状不明显,赘生物碎裂或脱落的比例较急性 IE 低。

(二)按疾病的活动状态分类

按疾病的活动状态分类分为活动期和愈合期,这种分类对外科手术治疗非常重要。活动期包括术前血培养阳性及发热,术中取血培养阳性,术中发现病变组织形态呈炎症活动状态,或在抗生素疗程完成之前进行手术。术后 1 年以上再次出现 IE,通常认为是复发。

(三)按诊断类型分类

按诊断类型分类分为明确诊断、疑似诊断和可能诊断。

(四)按瓣膜类型分类

按瓣膜类型分类分为自体瓣膜 IE 和人工瓣膜 IE。

(五)按解剖部位分类

按解剖部位分类分为二尖瓣 IE、主动脉瓣 IE 及室壁 IE 等。

(六)按病原微生物分类

按照病原微生物血培养结果分为金黄色葡萄球菌性 IE、溶血性链球菌性 IE、真菌性 IE 等。

五、临床表现

(一)全身感染中毒表现

发热是 IE 最常见的症状,除有些老年或心、肾衰竭的重症患者外,几乎均有发热,与病原微生物释放入血有关。亚急性者起病隐匿,体温一般<39 ℃,午后和晚上高,可伴有全身不适、肌痛/关节痛、乏力、食欲缺乏或体重减轻等非特异性症状。急性者起病急骤,呈暴发性败血症过程,通常高热伴有寒战。其他全身感染中毒表现还包括脾大、贫血和杵状指,主要见于亚急性者。

(二)心脏表现

心脏的表现主要为新出现杂音或杂音性质、强度较前改变,瓣膜损害导致的新的或增强的杂音通常为关闭不全的杂音,尤以主动脉瓣关闭不全多见。但新出现杂音或杂音改变不是 IE 的必备表现。

(三)血管栓塞表现

血管栓塞表现为相应组织的缺血坏死和(或)脓肿。

(四)自身免疫反应的表现

自身免疫反应主要表现为肾小球肾炎、关节炎、皮肤或黏膜出血等,非特异性,不常见。皮肤或黏膜的表现具有提示性,包括:①瘀点,可见于任何部位;②指/趾甲下线状出血;③Roth 斑,为视网膜的卵圆形出血斑,中心呈白色,多见于亚急性者;④Osler 结节,为指/趾垫出现的豌豆大小红色或紫色痛性结节,多见于亚急性者;⑤Janeway 损害,为手掌或足底处直径 1~4 mm 无痛性出血性红斑,多见于急性者。

六、辅助检查

(一)血培养

血培养是明确致病菌最主要的实验室方法,并为抗生素的选择提供可靠的依据。为了提高血培养的阳性率,应注意以下几个环节。

1.取血频次

多次血培养有助于提高阳性率,建议至少送检 3 次,每次采血时间间隔至少 1 小时。

2.取血量

每次取血 5～10 mL,已使用抗生素的患者取血量不宜过多,否则血液中的抗生素不能被培养液稀释。

3.取血时间

有人建议取血时间以寒战或体温骤升时为佳,但 IE 的菌血症是持续的,研究发现,体温与血培养阳性率之间没有显著相关性,因此不需要专门在发热时取血。高热时大部分细菌被吞噬细胞吞噬,反而影响了培养效果。

4.取血部位

前瞻性研究表明,无论病原微生物是哪一种,静脉血培养阳性率均显著高于动脉血。因此,静脉血培养阴性的患者没有必要再采集动脉血培养。每次取血应更换穿刺部位,皮肤应严格消毒。

5.培养和分离技术

所有怀疑 IE 的患者,应同时做需氧菌培养和厌氧菌培养;人工瓣膜置换术后、长时间留置静脉导管或导尿管及静脉药物滥用患者,应加做真菌培养。结果阴性时应延长培养时间,并使用特殊分离技术。

6.取血之前已使用抗生素患者的处理

如果临床高度怀疑 IE 而患者已使用了抗生素治疗,应谨慎评估,病情允许时可以暂停用药数天后再次培养。

(二)超声心动图

所有临床上怀疑 IE 的患者均应接受超声心动图检查,首选经胸超声心动图(TTE);如果 TTE 结果阴性,而临床高度怀疑 IE,应加做经食管超声心动图(TEE);TEE 结果阴性,而仍高度怀疑,2～7 天后应重复 TEE 检查。如果是有经验的超声医师,且超声机器性能良好,多次 TEE 检查结果阴性基本可以排除 IE 诊断。

超声心动图诊断 IE 的主要证据包括赘生物,附着于瓣膜、心腔内膜面或心内植入物的致密回声团块影,可活动,用其他解剖学因素无法解释;脓肿或瘘;新出现的人工瓣膜部分裂开。

临床怀疑 IE 的患者,其中约 50% 经 TTE 可检出赘生物。在人工瓣膜,TTE 的诊断价值通常不大。TEE 有效弥补了这一不足,其诊断赘生物的敏感度为 88%～100%,特异度达 91%～100%。

(三)其他检查

IE 患者可出现血白细胞计数升高,核左移;红细胞沉降率及 C 反应蛋白升高;高丙种球蛋白血症,循环中出现免疫复合物,类风湿因子升高,血清补体降低;贫血,血清铁及血清铁结合力下降;尿中出现蛋白和红细胞等。心电图和胸片也可能有相应的变化,但均不具有特异性。

七、诊断和鉴别诊断

(一)诊断

首先应根据患者的临床表现筛选出疑似病例。

1.高度怀疑

(1)新出现杂音或杂音性质、强度较前改变。

(2)来源不明的栓塞事件。

(3)感染源不明的败血症。

(4)血尿、肾小球肾炎或怀疑肾梗死。

(5)发热伴以下任何一项:①心内有植入物;②有 IE 的易患因素;③新出现的室性心律失常或传导障碍;④首次出现充血性心力衰竭的临床表现;⑤血培养阳性(为 IE 的典型病原微生物);⑥皮肤或黏膜表现;⑦多发或多变的浸润性肺感染;⑧感染源不明的外周(肾、脾和脊柱)脓肿。

2.低度怀疑

发热,不伴有以上任何一项。对于疑似病例应立即进行超声心动图和血培养检查。

Durack 及其同事提出了 Duke 标准,给 IE 的诊断提供了重要参考。后来经不断完善形成了目前的 Duke 标准修订版,包括 2 项主要标准和 6 项次要标准。具备 2 项主要标准,或 1 项主要标准+3 项次要标准,或 5 项次要标准为明确诊断;具备 1 项主要标准+1 项次要标准,或 3 项次要标准为疑似诊断。

(1)主要标准包括以下 2 项。①血培养阳性:2 次血培养结果一致,均为典型的 IE 病原微生物,如溶血性链球菌、牛链球菌、HACEK 菌、无原发灶的社区获得性金黄色葡萄球菌或肠球菌。连续多次血培养阳性,且为同一病原微生物,这种情况包括至少 2 次血培养阳性,且间隔时间>12 小时;3 次血培养均阳性或≥4 次血培养中的多数均阳性,且首次与末次血培养间隔时间至少 1 小时。②心内膜受累证据。超声心动图阳性发现赘生物:附着于瓣膜、心腔内膜面或心内植入物的致密回声团块影,可活动,用其他解剖学因素无法解释;脓肿或瘘;新出现的人工瓣膜部分裂开。

(2)次要标准包括以下 6 项。①存在易患因素:如基础心脏病或静脉药物滥用。②发热:体温>38 ℃。③血管栓塞表现:主要动脉栓塞,感染性肺梗死,真菌性动脉瘤,颅内出血,结膜出血及 Janeway 损害。④自身免疫反应的表现:肾小球肾炎、Osler 结节、Roth 斑及类风湿因子阳性。⑤病原微生物证据:血培养阳性,但不符合主要标准;或有 IE 病原微生物的血清学证据。⑥超声心动图证据:超声心动图符合 IE 表现,但不符合主要标准。

(二)鉴别诊断

IE 需要和心脏肿瘤、系统性红斑狼疮、Marantic 心内膜炎、抗磷脂综合征、类癌综合征、高心排量肾细胞癌、血栓性血小板减少性紫癜及败血症等疾病相鉴别。

八、治疗

(一)治疗原则

(1)早期应用:连续采集 3～5 次血培养后即可开始经验性治疗,不必等待血培养结果。对于病情平稳的患者可延迟治疗 24～48 小时,对预后没有影响。

(2)充分用药:使用杀菌性而非抑菌性抗生素,大剂量,长疗程,旨在完全杀灭包裹在赘生物内的病原微生物。

（3）静脉给药为主：保持较高的血药浓度。

（4）病原微生物不明确的经验性治疗：急性者首选对金黄色葡萄球菌、链球菌和革兰阴性杆菌均有效的广谱抗生素，亚急性者首选对大多数链球菌（包括肠球菌）有效的广谱抗生素。

（5）病原微生物明确的针对性治疗：应根据药敏试验的结果选择针对性的抗生素，有条件时应测定最小抑菌浓度（minimum inhibitory concentration，MIC）以判定病原微生物对抗生素的敏感程度。

（6）部分患者需要外科手术治疗。

（二）病原微生物不明确的经验性治疗

治疗应基于临床及病原学证据。病原微生物未明确的患者，如果病情平稳，可在血培养 3～5 次后立即开始经验性治疗；如果过去的 8 天内患者已使用了抗生素治疗，可在病情允许的情况下延迟 24～48 小时再进行血培养，然后采取经验性治疗。欧洲心脏协会（ESC）指南推荐的方案以万古霉素和庆大霉素为基础。我国庆大霉素的耐药率较高，而且庆大霉素的肾毒性大，多选用阿米卡星替代庆大霉素，0.4～0.6 g 分次静脉给药或肌内注射。万古霉素费用较高，也可选用青霉素类，如青霉素 320 万～400 万 U 静脉给药，每 4～6 小时一次；或萘夫西林 2 g 静脉给药，每 4 小时一次。

病原微生物未明确的治疗流程见图 3-1 所示，经验性治疗方案见表 3-4 所示。

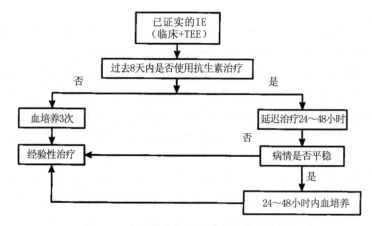

图 3-1　病原微生物未明确的治疗流程图

表 3-4　经验性治疗方案

		剂量	疗程
自体瓣膜 IE	万古霉素	15 mg/kg 静脉给药，每 12 小时一次	4～6 周
	*庆大霉素	1 mg/kg 静脉给药，每 8 小时一次	2 周
人工瓣膜 IE	万古霉素	15 mg/kg 静脉给药，每 12 小时一次	4～6 周
	*利福平	300～450 mg 口服，每 8 小时一次	4～6 周
	*庆大霉素	1 mg/kg 静脉给药，每 8 小时一次	2 周

注：* 每天最大剂量 2 g，需要监测药物浓度，必要时可加用氨苄西林。

（三）病原微生物明确的针对性治疗

1.链球菌感染性心内膜炎

根据药物的敏感性程度选用青霉素、头孢曲松、万古霉素或替考拉宁。

（1）自体瓣膜 IE 且对青霉素完全敏感的链球菌感染（MIC≤0.1 mg/L）：年龄≤65 岁，血清肌酐正常的患者，给予青霉素 1 200 万～2 000 万单位/24 小时，分 4～6 次静脉给药，疗程 4 周；加庆大霉素 3 mg/(kg·24 h)（最大剂量 240 mg/24 h），分 2～3 次静脉给药，疗程 2 周。年龄＞65 岁，或血清肌酐升高的患者，根据肾功能调整青霉素的剂量，或使用头孢曲松 2 g/24 h，每天 1 次静脉给药，疗程均为 4 周。对青霉素和头孢菌素过敏的患者使用万古霉素 3 mg/(kg·24 h)，每天 2 次静脉给药，疗程 4 周。

（2）自体瓣膜 IE 且对青霉素部分敏感的链球菌感染（MIC 0.1～0.5 mg/L）或人工瓣膜 IE：青霉素 2 000 万～2 400 万单位/24 小时，分 4～6 次静脉给药，或使用头孢曲松 2 g/24 h，每天 1 次静脉给药，疗程均为 4 周；加庆大霉素 3 mg/(kg·24 h)，分 2～3 次静脉给药，疗程 2 周；之后继续使用头孢曲松 2 g/24 h，每天1 次静脉给药，疗程 2 周。对这类患者也可单独选用万古霉素，3 mg/(kg·24 h)，每天 2 次静脉给药，疗程 4 周。

（3）对青霉素耐药的链球菌感染（MIC＞0.5 mg/L）：治疗同肠球菌。

替考拉宁可作为万古霉素的替代选择，推荐用法为 10 mg/kg 静脉给药，每天 2 次，9 次以后改为每天 1 次，疗程 4 周。

2.葡萄球菌感染性心内膜炎

葡萄球菌感染性心内膜炎约占所有 IE 患者的 1/3，病情危重，有致死危险。90％的致病菌为金黄色葡萄球菌，其余 10％为凝固酶阴性的葡萄球菌。

（1）自体瓣膜 IE 的治疗方案有以下几种。①对甲氧西林（新青霉素）敏感的金黄色葡萄球菌（Methicillin-susceptible staphylococcus aureus，MSSA）感染：苯唑西林 8～12 g/24 h，分 4 次静脉给药，疗程 4 周（静脉药物滥用患者用药 2 周）；加庆大霉素 3 mg/(kg·24 h)（最大剂量 240 mg/24 h），分 3 次静脉给药，疗程至少 5 天。②对青霉素过敏患者 MSSA 感染：万古霉素 3 mg/(kg·24 h)，每天 2 次静脉给药，疗程 4～6 周；加庆大霉素 3 mg/(kg·24 h)（最大剂量 240 mg/24 h），分 3 次静脉给药，疗程至少 5 天。③对甲氧西林耐药的金黄色葡萄球菌（Methicillin-resistant staphylococcus aureus，MRSA）感染：万古霉素 30 mg/(kg·24 h)，每天 2 次静脉给药，疗程 6 周。

（2）人工瓣膜 IE 的治疗方案有以下几点。①MSSA 感染：苯唑西林 8～12 g/24 h，分 4 次静脉给药，加利福平 900 mg/24 h，分 3 次静脉给药，疗程均为 6～8 周；再加庆大霉素 3 mg/(kg·24 h)（最大剂量 240 mg/24 h），分 3 次静脉给药，疗程 2 周。②MRSA 及凝固酶阴性的葡萄球菌感染：万古霉素 30 mg/(kg·24 h)，每天 2 次静脉给药，疗程 6 周；加利福平 300 mg/24 h，分 3 次静脉给药，再加庆大霉素 3 mg/(kg·24 h)（最大剂量 240 mg/24 h），分 3 次静脉给药，疗程均为 6～8 周。

3.肠球菌及青霉素耐药的链球菌感染性心内膜炎

与一般的链球菌不同，多数肠球菌对包括青霉素、头孢菌素、克林霉素和大环内酯类抗生素在内的许多抗生素耐药。甲氧嘧啶-磺胺异噁及新一代喹诺酮类抗生素的疗效也不确定。

（1）青霉素 MIC≤8 mg/L，庆大霉素 MIC＜500 mg/L：青霉素 1 600 万～2 000 万单位/24 小时，分 4～6 次静脉给药，疗程 4 周；加庆大霉素 3 mg/(kg·24 h)（最大剂量 240 mg/24 h），分 2 次

静脉给药,疗程 4 周。

(2)青霉素过敏或青霉素/庆大霉素部分敏感的肠球菌感染:万古霉素 30 mg/(kg·24 h),每天 2 次静脉给药,加庆大霉素 3 mg/(kg·24 h),分 2 次静脉给药,疗程均 6 周。

(3)青霉素耐药菌株(MIC>8 mg/L)感染:万古霉素 3 mg/(kg·24 h),每天 2 次静脉给药,加庆大霉素 3 mg/(kg·24 h),分 2 次静脉给药,疗程均 6 周。

(4)万古霉素耐药或部分敏感菌株(MIC 4~16 mg/L)或庆大霉素高度耐药菌株感染:需要寻求微生物学家的帮助,如果抗生素治疗失败,应及早考虑瓣膜置换。

4.革兰阴性菌感染性心内膜炎

约 10% 自体瓣膜 IE 和 15% 人工瓣膜 IE,尤其是瓣膜置换术后 1 年发生者多由革兰阴性菌感染所致。其中 HACEK 菌属最常见,包括嗜血杆菌(Haemophilus)、放线杆菌(Actinobacillus)、心杆菌(Cardiobacterium)、埃肯菌(Eikenella)和金氏杆菌(Kingella)。常用治疗方案为头孢曲松 2 g/24 h 静脉给药,每天 1 次,自体瓣膜 IE 疗程 4 周,人工瓣膜 IE 疗程 6 周。也可选用氨苄西林 12 g/24 h,分 3~4 次静脉给药,加庆大霉素 3 mg/(kg·24 h),分 2~3 次静脉给药。

5.立克次体感染性心内膜炎

立克次体感染性心内膜炎可导致 Q 热,治疗选用多西环素 100 mg 静脉给药,每 12 小时 1 次,加利福平。为预防复发,多数患者需要进行瓣膜置换。由于立克次体寄生在细胞内,因此术后抗生素治疗还需要至少 1 年,甚至终生。

6.真菌感染性心内膜炎

近年来,真菌感染性心内膜炎有增加趋势,尤其是念珠菌属感染。由于单独使用抗真菌药物死亡率较高,而手术的死亡率下降,因此真菌感染性心内膜炎首选外科手术治疗。药物治疗可选用两性霉素 B 或其脂质体,1 mg/kg,每天 1 次,连续静脉滴注有助减少不良反应。

九、预后

影响预后的因素不仅包括患者的自身情况及病原微生物的毒力,还与诊断和治疗是否正确、及时有关。总体而言,住院患者出院后的长期预后尚可(10 年生存率 81%),其中部分开始给予药物治疗的患者后期仍需要手术治疗。既往有 IE 病史的患者,再次感染的风险较高。人工瓣膜 IE 患者的长期预后较自体瓣膜 IE 患者差。

(孙绪群)

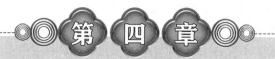

第四章

消化内科疾病

第一节 胃食管反流病

一、概说

胃食管反流病(GERD)是指胃内容物反流入食管,引起不适症状和(或)并发症的一种疾病。如酸(碱)反流导致的食管黏膜破损称为反流性食管炎(RE)。常见症状有胸骨后疼痛或烧灼感、反酸、胃灼热、恶心、呕吐、咽下困难,甚至吐血等。

本病经常和慢性胃炎,消化性溃疡或食管裂孔疝等病并存,但也可单独存在。广义上讲,凡能引起胃食管反流的情况,如进行性系统性硬化症、妊娠呕吐,以及任何原因引起的呕吐,或长期放置胃管、三腔管等,均可导致胃食管反流,引起继发性反流性食管炎。长期反复不愈的食管炎可致食管瘢痕形成、食管狭窄,或裂孔疝、慢性局限性穿透性溃疡,甚至发生癌变。

中国胃食管反流病共识意见中提出 GERD 可分为非糜烂性反流病(NERD)、糜烂性食管炎(EE)和 Barrett 食管(BE)三种类型,也可称为 GERD 相关疾病。有人认为 GERD 的三种类型相对独立,相互之间不转化或很少转化,但有些学者则认为这三者之间可能有一定相关性。①NERD是指存在反流相关的不适症状,但内镜下未见 BE 和食管黏膜破损。②EE 是指内镜下可见食管远段黏膜破损。③BE 是指食管远段的鳞状上皮被柱状上皮所取代。

在 GERD 的三种疾病形式中,NERD 最为常见,EE 可合并食管狭窄、溃疡和消化道出血,BE 有可能发展为食管腺癌。这三种疾病形式之间相互关联和进展的关系需作进一步研究。

蒙特利尔共识意见对 GERD 进行了分类,将 GERD 的表现分为食管综合征和食管外综合征,食管外综合征再分为明确相关和可能相关。

食管综合征包括以下两种。①症状综合征:典型反流综合征,反流性胸痛综合征。②伴食管破损的综合征:反流性食管炎,反流性食管狭窄,Barrett 食管,食管腺癌。

食管外综合征包括以下两种。①明确相关的:反流性咳嗽综合征,反流性喉炎综合征,反流性哮喘综合征,反流性牙侵蚀综合征。②可能相关的:咽炎,鼻窦炎,特发性肺纤维化,复发性中耳炎。

广泛使用 GERD 蒙特利尔定义中公认的名词将会使 GERD 的研究更加全球化。

在正常情况下,食管下端与胃交界线上 3~5 cm 范围内,有一高压带(LES)构成一个压力屏障,能防止胃内容物反流入食管。当食管下端括约肌关闭不全时,或食管黏膜防御功能破坏时,不能防止胃十二指肠内容物反流到食管,以致胃酸、胃蛋白酶、胆盐和胰酶等损伤食管黏膜,均可促使发生胃食管反流病。其中尤以 LES 功能失调引起的反流性食管炎为主要机制。

二、诊断

(一)临床表现

本病初起,可不出现症状,但有胃食管明显反流者,常出现下列自觉症状。

1.胸骨后烧灼感或疼痛

此为最早最常见的症状,表现为在胸骨后感到烧灼样不适,并向胸骨上切迹、肩胛部或颈部放射,在餐后 1 小时躺卧或增高腹内压时出现,严重者可使患者于夜间醒来,口服抗酸剂后迅速缓解,但一部分长期有反流症状的患者,亦可伴有挤压性疼痛,与体位或进食无关,抗酸剂不能使之缓解,进酸性或热性液体时,则反使疼痛加重。

但胃灼热亦可在食管运动障碍或心、胆囊及胃十二指肠疾病中出现,确诊仍有赖于其他客观检查。

2.胃食管反流

胃食管反流表现为酸性或苦味液体反流到口腔,偶尔有食物从胃反流到口内,若严重者夜间出现反酸,可将液体或食物吸入肺内,引起阵发性咳嗽、呼吸困难及非季节性哮喘等。

3.咽下困难

初期多因炎症而有咽下轻度疼痛和阻塞不顺之感觉,进而食管痉挛,多有间歇性咽下梗阻,后期食管狭窄则咽下困难,甚至有进食后不能咽下的间断反吐现象,严重病例可呈间歇性咽下困难,伴有咽下疼痛,此时,不一定有食管狭窄,可能为食管远端的运动功能障碍,继发食管痉挛所致。慢性患者由于持续的咽下困难,饮食减少,摄取营养不足,体重明显下降。

4.出血

严重的活动性炎症,由于黏膜糜烂出血,可出现大便潜血阳性,或吐出物带血,或引起轻度缺铁性贫血,饮酒后,出血更重。

5.消化道外症状

Delahuntg 综合征即发生慢性咽炎,慢性声带炎和气管炎等综合征。这是由于胃食管的经常性反流,对咽部和声带产生损伤性炎症,引起咽部灼酸苦辣感觉;还可以并发 Zenker 憩室和"唇烧灼"综合征,即发生口腔黏膜糜烂和舌、唇、口腔的烧灼感;反流性食管炎还可导致反复发作的咳嗽、哮喘、夜间呼吸暂停、心绞痛样胸痛。

反流性食管炎出现症状的轻重,与反流量,伴发裂孔疝的大小及内镜所见的组织病变程度均无明显的正相关,而与反流物质和食管黏膜接触时间有密切关系。症状严重者,反流时食管 pH 在 4.0 以下,而且酸清除时间明显延长。

(二)辅助检查

1.上消化道内镜检查

上消化道内镜检查有助于确定有无反流性食管炎以及有无并发症,如食管裂孔疝、食管炎性狭窄、食管癌等,结合病理活检有利于明确病变性质。但内镜下的食管炎不一定均有反流所致,还有其他病因如吞服药物、真菌感染、腐蚀剂等,需除外。一般来说,远端食管炎常常由反流引起。

2.钡餐检查

反流性食管炎患者的食管钡餐检查可显示下段食管黏膜皱襞增粗、不光滑,可见浅龛影或伴有狭窄等,食管蠕动可减弱。有时可显示食管裂孔疝,表现为贲门增宽,胃黏膜疝入食管内,尤其在头低位时,钡剂可向食管反流。卧位时如吞咽小剂量的硫酸钡,则显示多数 GERD 患者的食管体部和 LES 排钡延缓。一般来说,此项检查阳性率不高,有时难以判断病变性质。

3.食管 pH 监测

24 小时食管 pH 监测能详细显示酸反流、昼夜酸反流规律、酸反流与症状的关系以及患者对治疗的反应,使治疗个体化。其对 EE 的阳性率＞80％,对 NERD 的阳性率为 50％～75％。此项检查虽能显示过多的酸反流,也是迄今为止公认的金标准,但也有假阴性。

4.食管测压

食管测压能显示 LESP 低下,一过性 LES 松弛情况。尤其是松弛后蠕动压低以及食管蠕动收缩波幅低下或消失,这些正是胃食管反流的运动病理基础。在 GERD 的诊断中,食管测压除帮助食管 pH 电极定位、术前评估食管功能和预测手术外,还能预测抗反流治疗的疗效和是否需长期维持治疗。

5.食管胆汁反流监测

其方法是将光纤导管的探头放置 LES 上缘之上 5 cm 处,以分光光度法监测食管反流物内的胆红素含量,并将结果输回光电子系统。胆汁是十二指肠内容物的重要成分。其中含有的胆红素是胆汁中的主要的色素成分,在 453 nm 处有特殊的吸收高峰,可间接表明食管暴露于十二指肠内容物的情况。此项检查虽能间接反映十二指肠胃食管的反流情况,但有其局限性,一是胆红素不是唯一的有害物质,二是反流物中的黏液、食物颗粒、血红蛋白等的影响可出现假阳性的结果。

6.其他

对食管黏膜超微结构的研究可了解反流存在的病理生理学基础;无线食管 pH 测定可提供更长时间的酸反流检测;腔内阻抗技术的应用可监测所有反流事件,明确反流物的性质(气体、液体或气体液体混合物),与食管 pH 监测联合应用可明确反流物为酸性或非酸性以及反流物与反流症状的关系。

三、临床诊断

(一)GERD 诊断

1.临床诊断

(1)有典型的胃灼热和反流症状,且无幽门梗阻或消化道梗阻的证据,临床上可考虑为GERD。

(2)有食管外症状,又有反流症状,可考虑是反流相关或可能相关的食管外症状,如反流相关的咳嗽、哮喘。

(3)如仅有食管外症状,但无典型的胃灼热和反流症状,尚不能诊断为 GERD。宜进一步了解食管外症状发生的时间、与进餐和体位的关系以及其他诱因。需注意有无重叠症状(如同时有GERD 和肠易激综合征或功能性消化不良)、焦虑、抑郁状态、睡眠障碍等。

2.上消化道内镜检查

由于我国是胃癌、食管癌的高发国家,内镜检查已广泛开展,因此,对于拟诊患者一般先进行内镜检查,特别是症状发生频繁、程度严重,伴有报警征象,或有肿瘤家族史,或患者很希望内镜检查时。上消化道内镜检查有助于确定有无反流性食管炎及有无并发症,如食管裂孔疝、食管炎性狭窄以及食管癌等;有助于 NERD 的诊断;先行内镜检查比先行诊断性治疗,能够有效地缩短诊断时间。对食管黏膜破损者,可按洛杉矶会议提出的分级标准,将内镜下食管病变严重程度分为 A~D 级。A 级:食管黏膜有一个或几个<5 mm 的黏膜损伤。B 级:同 A 级外,连续病变黏膜损伤>5 mm。C 级:非环形的超过两个皱襞以上的黏膜融合性损伤(范围<75%食管周径)。D 级:广泛黏膜损伤,病灶融合,损伤范围>75%食管周径或全周性损伤。

3.诊断性治疗

对拟诊患者或疑有反流相关食管外症状的患者,尤其是上消化道内镜检查阴性时,可采用诊断性治疗。

质子泵抑制剂(PPI)诊断性治疗(PPI 试验)已被证实是行之有效的方法。建议服用标准剂量 PPI 一天 2 次,疗程 1~2 周。服药后如症状明显改善,则支持酸相关 GERD 的诊断;如症状改善不明显,则可能有酸以外的因素参与或不支持诊断。

PPI 试验不仅有助于诊断 GERD,同时还启动了治疗。其本质在于 PPI 阳性与否充分强调了症状与酸之间的关系,是反流相关的检查。PPI 阴性有以下几种可能:①抑酸不充分;②存在酸以外因素诱发的症状;③症状不是反流引起的。

PPI 试验具有方便、可行、无创和敏感性高的优点,缺点是特异性较低。

(二)NERD 诊断

1.临床诊断

NERD 主要依赖症状学特点进行诊断,典型的症状为胃灼热和反流。患者以胃灼热症状为主诉时,如能排除可能引起胃灼热症状的其他疾病,且内镜检查未见食管黏膜破损,可做出 NERD 的诊断。

2.相关检查

内镜检查对 NERD 的诊断价值在于可排除 EE 或 BE 以及其他上消化道疾病,如溃疡或胃癌。

3.诊断性治疗

PPI 试验是目前临床诊断 NERD 最为实用的方法。PPI 治疗后,胃灼热等典型反流症状消失或明显缓解提示症状与酸反流相关,如内镜检查无食管黏膜破损的证据,临床可诊断为 NERD。

(三)BE 诊断

1.临床诊断

BE 本身通常不引起症状,临床主要表现为 GERD 的症状,如胃灼热、反流、胸骨后疼痛、吞咽困难等。但约 25%的患者无 GERD 症状,因此在筛选 BE 时不应仅局限于有反流相关症状的人群,行常规胃镜检查时,对无反流症状的患者也应注意有无 BE 存在。

2.内镜诊断

BE 的诊断主要根据内镜检查和食管黏膜活检结果。如内镜检查发现食管远端有明显的柱状上皮化生并得到病理学检查证实时,即可诊断为 BE。按内镜下表现分型如下。①全周型:红色黏膜向食管延伸,累及全周,与胃黏膜无明显界限,游离缘距 LES 在 3 cm 以上。②岛型:齿状线 1 cm 以上出现斑片状红色黏膜。舌型:与齿状线相连,伸向食管呈火舌状。

按柱状上皮化生长度分为以下 2 种。①长段 BE:上皮化生累及食管全周,且长度≥3 cm。②短段 BE:柱状上皮化生未累及食管全周,或虽累及全周,但长度<3 cm。

内镜表现如下。①SCJ 内镜标志:食管鳞状上皮表现为淡粉色光滑上皮,胃柱状上皮表现为橘红色,鳞、柱状上皮交界处构成的齿状 Z 线,即为 SCJ。②EGJ 内镜标志:为管状食管与囊状胃的交界处,其内镜下定位的标志为最小充气状态下胃黏膜皱襞的近侧缘和(或)食管下端纵行栅栏样血管末梢。③明确区分 SCJ 及 EGJ:这对于识别 BE 十分重要,因为在解剖学上 EGJ 与内镜观察到的 SCJ 并不一致,且反流性食管炎黏膜在外观上可与 BE 混淆,所以确诊 BE 需病理活检证实。④BE 内镜下典型表现:EGJ 近端出现橘红色柱状上皮,即 SCJ 与 EGJ 分离。BE 的长度测量应从 EGJ 开始向上至 SCJ。内镜下亚甲蓝染色有助于对灶状肠化生的定位,并能指导活检。

3.病理学诊断

(1)活检取材:推荐使用四象限活检法,即常规从 EGJ 开始向上以 2 cm 的间隔分别在 4 个象限取活检;对疑有 BE 癌变者应向上每隔 1 cm 在 4 个象限取活检对有溃疡、糜烂、斑块、小结节狭窄和其他腔内异常者,均应取活检行病理学检查。

(2)组织分型。①贲门腺型:与贲门上皮相似,有胃小凹和黏液腺,但无主细胞和壁细胞。②胃底腺型:与胃底上皮相似,可见主细胞和壁细胞,但 BE 上皮萎缩较明显,腺体较少且短小,此型多分布于 BE 远端近贲门处。③特殊肠化生型:又称Ⅲ型肠化生或不完全小肠化生型,分布于鳞状细胞和柱状细胞交界处,化生的柱状上皮中可见杯状细胞为其特征性改变。

(3)BE 的异型增生。①低度异型增生(LGD):由较多小而圆的腺管组成,腺上皮细胞拉长,细胞核染色质浓染,核呈假复层排列,黏液分泌很少或不分泌,增生的细胞可扩展至黏膜表面。②高度异型增生(HGD):腺管形态不规则,呈分支或折叠状,有些区域失去极性。与 LGD 相比,HGD 细胞核更大、形态不规则且呈簇状排列,核膜增厚,核仁呈明显双嗜性,间质无浸润。

四、鉴别诊断

(一)反流性食管炎

两病可合并存在,在临床上,两者均可出现反流性症状,如胃灼热感、反酸、咽下困难及出血等。也可因腹内压或胃内压增高而加重症状。但反流性食管炎症状仅限于胃食管反流现象。而食管裂孔疝不但影响食管,也侵及附近神经,甚至影响心肺功能,故其反流症状较重,胸骨后可出现明显疼痛,也可出现咽部异物感和阵发性心律不齐。而在诊断上,食管裂孔疝主要依靠 X 线钡餐,而反流性食管炎主要依靠内镜。

(二)食管贲门黏膜撕裂综合征

前者最典型的病史是先有干呕或呕吐正常胃内容物一次或多次,随后呕吐新鲜血液,诊断主要靠内镜。由于浅表的撕裂病损,在出血后 48～72 小时多数已愈合,因此应及时做内镜检查。

(三)食管贲门失弛缓症

这是一种食管的神经肌肉功能障碍性疾病,也可出现如反流性食管炎样的食物反流、吞咽困难及胸骨后疼痛等症状。但本症多见于 20～40 岁的年轻患者,发病常与情绪波动及冷饮有关。X 线钡餐检查,可见鸟嘴状及钡液平面等特征性改变。食管压力测定可观察到食管下端 2/3 无蠕动,吞咽时 LES 压力比静止压升高 1.3 kPa(10 mmHg),并松弛不完全,必要时可做内镜检查,以排除其他疾病。

(四)弥漫性食管痉挛

弥漫性食管痉挛也可伴有吞咽困难和胸骨后疼痛,是一种食管下端 2/3 无蠕动而又强烈收缩的疾病,一般不常见,可发生在任何年龄。食管钡餐检查可见"螺旋状食管",即食管收缩时食管外观呈锯齿状。食管测压试验可观察到反复非蠕动性高幅度持久的食管收缩。

(五)食管癌

食管癌以进行性咽下困难为典型症状,出现胃灼热和反酸的症状较少,但若由于癌瘤的糜烂及溃疡形成或伴有食管炎症,亦可见到胸骨后烧灼痛,一般进行食管 X 线钡餐检查,或食管镜检查,不难与反流性食管炎做出鉴别。

五、并发症

(一)食管并发症

1.反流性食管炎

反流性食管炎是内镜下可见远段食管黏膜的破损,甚至出现溃疡,是胃食管反流病食管损伤的最常见后果和表现。

2.Barrett 食管

Barrett 食管多发生于鳞状上皮与柱状上皮交界处。蒙特利尔定义认为,当内镜疑似食管化生活检发现柱状上皮时,应诊断为 Barrett 食管,并具体说明是否存在肠型化生。

3.食管狭窄和出血

反流性食管狭窄是严重反流性疾病的结果。长期食管炎症由于瘢痕形成而致食管狭窄,表现为吞咽困难,反胃和胸骨后疼痛,狭窄多发生于食管下段。GERD 引起的出血罕见,主要见于食管溃疡者。

4.食管腺癌

蒙特利尔共识意见明确指出食管腺癌是 GERD 的并发症,食管腺癌的危险性与胃灼热的频率和时间成正比,慢性 GERD 症状增加食管腺癌的危险性。长节段 Barrett 食管伴化生是食管腺癌最重要的、明确的危险因素。

(二)食管外并发症

反流性食管炎由于反流的胃液侵袭咽部、声带和气管,引起慢性咽炎、声带炎和气管炎,甚至吸入性肺炎。

六、治疗

(一)改变生活方式

抬高床头、睡前 3 小时不再进食、避免高脂肪食物、戒烟酒、减少摄入可以降低食管下段括约肌(LES)压力的食物(如巧克力、薄荷、咖啡、洋葱、大蒜等)。减轻体质量可减少 GERD 患者反流症状。

(二)抑制胃酸分泌

抑制胃酸的药物包括 H_2 受体阻滞剂(H_2RA)和质子泵抑制剂(PPI)等。

1.初始治疗的目的是尽快缓解症状,治愈食管炎

(1)H_2RA 仅适用于轻至中度 GERD 治疗。H_2RA(西咪替丁、雷尼替丁、法莫替丁等)治疗反流性 GERD 的食管炎愈合率为 $50\%\sim60\%$,胃灼热症状缓解率为 50%。

(2)PPI 是 GERD 治疗中最常用的药物,伴有食管炎的 GERD 治疗首选。临床奥美拉唑、兰索拉唑、泮托拉唑、雷贝拉唑和埃索美拉唑可供选用。在标准剂量下,新一代 PPI 具有更强的抑酸作用。

PPI 治疗糜烂性食管炎的内镜下 4 周、8 周愈合率分别为 80% 和 90% 左右,PPI 推荐采用标准剂量,疗程 8 周。部分患者症状控制不满意时可加大剂量或换一种 PPI。

(3)非糜烂性反流病(NERD)治疗的主要药物是 PPI。由于 NERD 发病机制复杂,PPI 对其症状疗效不如糜烂性食管炎,但 PPI 是治疗 NERD 的主要药物,治疗的疗程应不少于 8 周。

2.维持治疗是巩固疗效、预防复发的重要措施

GERD 是一种慢性疾病,停药后半年的食管炎与症状复发率分别为 80% 和 90%,故经初始治疗后,为控制症状、预防并发症,通常需采取维持治疗。

目前维持治疗的方法有 3 种:维持原剂量或减量、间歇用药、按需治疗。采取哪一种维持治疗方法,主要根据患者症状及食管炎分级来选择药物与剂量,通常严重的糜烂性食管炎(LAC-D 级)需足量维持治疗,NERD 可采用按需治疗。H_2RA 长期使用会产生耐受性,一般不适合作为长期维持治疗的药物。

(1)原剂量或减量维持:维持原剂量或减量使用 PPI,每天 1 次,长期使用以维持症状持久缓解,预防食管炎复发。

(2)间歇治疗:PPI 剂量不变,但延长用药周期,最常用的是隔天疗法。3 天 1 次或周末疗法因间隔太长,不符合 PPI 的药代动力学,抑酸效果较差,不提倡使用。在维持治疗过程中,若症状出现反复,应增至足量 PPI 维持。

(3)按需治疗:按需治疗仅在出现症状时用药,症状缓解后即停药。按需治疗建议在医师指导下,由患者自己控制用药,没有固定的治疗时间,治疗费用低于维持治疗。

3.Barrett 食管(BE)治疗

虽有文献报道 PPI 能延缓 BE 的进程,尚无足够的循证依据证实其能逆转 BE。BE 伴有糜烂性食管炎及反流症状者,采用大剂量 PPI 治疗,并长期维持治疗。

4.控制夜间酸突破(NAB)

NAB 指在每天早、晚餐前服用 PPI 治疗的情况下,夜间胃内 $pH<4$ 持续时间>1 小时。控制 NAB 是治疗 GERD 的措施之一。治疗方法包括调整 PPI 用量、睡前加用 H_2RA、应用血浆半衰期更长的 PPI 等。

(三)对 GERD 可选择性使用促动力药物

在 GERD 的治疗中,抑酸药物治疗效果不佳时,考虑联合应用促动力药物,特别是对于伴有胃排空延迟的患者。

(四)手术与内镜治疗应综合考虑,慎重决定

GERD 手术与内镜治疗的目的是增强 LES 抗反流作用,缓解症状,减少抑酸剂的使用,提高患者的生活质量。

BE 伴高度不典型增生、食管严重狭窄等并发症,可考虑内镜或手术治疗。

（李长桂）

第二节　消化性溃疡

消化性溃疡主要指发生在胃和十二指肠的慢性溃疡,即胃溃疡(GU)和十二指肠溃疡(DU),因溃疡形成与胃酸/胃蛋白酶的消化作用有关而得名。溃疡的黏膜缺损超过黏膜肌层,不同于糜烂。

一、流行病学

消化性溃疡是全球性常见病。我国临床统计资料提示,消化性溃疡患病率在近十多年来亦开始呈下降趋势。本病可发生于任何年龄,但中年最为常见,DU 多见于青壮年,而 GU 多见于中老年,后者发病高峰比前者约迟 10 年。男性患病比女性较多。临床上,DU 比 GU 为多见,两者之比为(2～3)∶1,但有地区差异,在胃癌高发区 GU 所占的比例有所增加。

二、病因和发病机制

在正常生理情况下,胃十二指肠黏膜经常接触有强侵蚀力的胃酸和在酸性环境下被激活、能水解蛋白质的胃蛋白酶。此外,还经常受摄入的各种有害物质的侵袭,但却能抵御这些侵袭因素的损害,维持黏膜的完整性,这是因为胃十二指肠黏膜具有一系列防御和修复机制。目前认为,胃十二指肠黏膜的这一完善而有效的防御和修复机制,足以抵抗胃酸/胃蛋白酶的侵蚀。一般而言,只有当某些因素损害了这一机制才可能发生胃酸/胃蛋白酶侵蚀黏膜而导致溃疡形成。近年的研究已经明确,幽门螺杆菌和非甾体抗炎药是损害胃十二指肠黏膜屏障从而导致消化性溃疡发病的最常见病因。少见的特殊情况,当过度胃酸分泌远远超过黏膜的防御和修复作用也可能导致消化性溃疡发生。现将这些病因及其导致溃疡发生的机制分述如下。

(一)幽门螺杆菌

确认幽门螺杆菌为消化性溃疡的重要病因主要基于两方面的证据:①消化性溃疡患者的幽门螺杆菌检出率显著高于对照组的普通人群,在 DU 的检出率约为 90％、GU 为 70％～80％(幽门螺杆菌阴性的消化性溃疡患者往往能找到 NSAIDs 服用史等其他原因);②大量临床研究肯定,成功根除幽门螺杆菌后溃疡复发率明显下降,用常规抑酸治疗后愈合的溃疡年复发率为 50％～70％,而根除幽门螺杆菌可使溃疡复发率降至 5％以下,这就表明去除病因后消化性溃疡可获治愈。至于何以在感染幽门螺杆菌的人群中仅有少部分人(约 15％)发生消化性溃疡,一般认为,这是幽门螺杆菌、宿主和环境因素三者相互作用的不同结果。

幽门螺杆菌感染导致消化性溃疡发病的确切机制尚未阐明。目前比较普遍接受的一种假说试图将幽门螺杆菌、宿主和环境 3 个因素在 DU 发病中的作用统一起来。该假说认为,胆酸对幽门螺杆菌生长具有强烈的抑制作用,因此正常情况下幽门螺杆菌无法在十二指肠生存,十二指肠球部酸负荷增加是 DU 发病的重要环节,因为酸可使结合胆酸沉淀,从而有利于幽门螺杆菌在十二指肠球部生长。幽门螺杆菌只能在胃上皮组织定植,因此在十二指肠球部存活的幽门螺杆菌只有当十二指肠球部发生胃上皮化生才能定植下来,而据认为十二指肠球部的胃上皮化生是十二指肠对酸负荷的一种代偿反应。十二指肠球部酸负荷增加的原因,一方面与幽门螺杆菌感染引起慢性胃窦炎有关,幽门螺杆菌感染直接或间接作用于胃窦 D、G 细胞,削弱了胃酸分泌的负反馈调节,从而导致餐后胃酸分泌增加;另一方面,吸烟、应激和遗传等因素均与胃酸分泌增加有关。定植在十二指肠球部的幽门螺杆菌引起十二指肠炎症,炎症削弱了十二指肠黏膜的防御和修复功能,在胃酸/胃蛋白酶的侵蚀下最终导致 DU 发生。十二指肠炎症同时导致十二指肠黏膜分泌碳酸氢盐减少,间接增加十二指肠的酸负荷,进一步促进 DU 的发生和发展过程。

对幽门螺杆菌引起 GU 的发病机制研究较少,一般认为是幽门螺杆菌感染引起的胃黏膜炎症削弱了胃黏膜的屏障功能,胃溃疡好发于非泌酸区与泌酸区交界处的非泌酸区侧,反映了胃酸对屏障受损的胃黏膜的侵蚀作用。

(二)非甾体抗炎药(NSAIDs)

NSAIDs 是引起消化性溃疡的另一个常见病因。大量研究资料显示,服用 NSAIDs 患者发生消化性溃疡及其并发症的危险性显著高于普通人群。临床研究报道,在长期服用 NSAIDs 患者中 10%~25%可发现胃或十二指肠溃疡,有 1%~4%的患者发生出血、穿孔等溃疡并发症。NSAIDs 引起的溃疡以 GU 较 DU 多见。溃疡形成及其并发症发生的危险性除与服用 NSAIDs 种类、剂量、疗程有关外,尚与高龄、同时服用抗凝血药、糖皮质激素等因素有关。

NSAIDs 通过削弱黏膜的防御和修复功能而导致消化性溃疡发病,损害作用包括局部作用和系统作用两方面,系统作用是主要致溃疡机制,主要是通过抑制环加氧酶(COX)而起作用。COX 是花生四烯酸合成前列腺素的关键限速酶,COX 有两种异构体,即结构型 COX-1 和诱生型 COX-2。COX-1 在组织细胞中恒量表达,催化生理性前列腺素合成而参与机体生理功能调节;COX-2 主要在病理情况下由炎症刺激诱导产生,促进炎症部位前列腺素的合成。传统的 NSAIDs 如阿司匹林、吲哚美辛等旨在抑制COX-2而减轻炎症反应,但特异性差,同时抑制了COX-1,导致胃肠黏膜生理性前列腺素 E 合成不足。后者通过增加黏液和碳酸氢盐分泌、促进黏膜血流增加、细胞保护等作用在维持黏膜防御和修复功能中起重要作用。

NSAIDs 和幽门螺杆菌是引起消化性溃疡发病的两个独立因素,至于两者是否有协同作用则尚无定论。

(三)胃酸/胃蛋白酶

消化性溃疡的最终形成是由胃酸/胃蛋白酶对黏膜自身消化所致。因胃蛋白酶活性是 pH 依赖性的,在 pH>4 时便失去活性,因此,在探讨消化性溃疡发病机制和治疗措施时主要考虑胃酸。无酸情况下罕有溃疡发生及抑制胃酸分泌药物能促进溃疡愈合的事实均确证胃酸在溃疡形成过程中的决定性作用,是溃疡形成的直接原因。胃酸的这一损害作用一般只有在正常黏膜防御和修复功能遭受破坏时才能发生。

DU 患者中约有 1/3 存在五肽胃泌素刺激的最大酸排量(MAO)增高,其余患者 MAO 多在正常高值,DU 患者胃酸分泌增高的可能因素及其在 DU 发病中的间接及直接作用已如前述。GU 患者基础酸排量(BAO)及 MAO 多属正常或偏低。对此,可能解释为 GU 患者多伴多灶萎缩性胃炎,因而胃体壁细胞泌酸功能已受影响,而 DU 患者多为慢性胃窦炎,胃体黏膜未受损或受损轻微因而仍能保持旺盛的泌酸能力。少见的特殊情况如胃泌素瘤患者,极度增加的胃酸分泌的攻击作用远远超过黏膜的防御作用,而成为溃疡形成的起始因素。近年来,非幽门螺杆菌、非 NSAIDs(也非胃泌素瘤)相关的消化性溃疡报道有所增加,这类患者病因未明,是否与高酸分泌有关尚有待研究。

（四）其他因素

下列因素与消化性溃疡发病有不同程度的关系。

1.吸烟

吸烟者消化性溃疡发生率比不吸烟者高,吸烟影响溃疡愈合和促进溃疡复发。吸烟影响溃疡形成和愈合的确切机制未明,可能与吸烟增加胃酸分泌、减少十二指肠及胰腺碳酸氢盐分泌、影响胃十二指肠协调运动、黏膜损害性氧自由基增加等因素有关。

2.遗传

遗传因素曾一度被认为是消化性溃疡发病的重要因素,但随着幽门螺杆菌在消化性溃疡发病中的重要作用得到认识,遗传因素的重要性受到挑战。例如,消化性溃疡的家族史可能是幽门螺杆菌感染的"家庭聚集"现象;O型血胃上皮细胞表面表达更多黏附受体而有利于幽门螺杆菌定植。因此,遗传因素的作用尚有待进一步研究。

3.急性应激

急性应激可引起应激性溃疡已是共识。但在慢性溃疡患者,情绪应激和心理障碍的致病作用却无定论。临床观察发现长期精神紧张、过劳,确实易使溃疡发作或加重,但这多在慢性溃疡已经存在时发生,因此情绪应激可能主要起诱因作用,可能通过神经内分泌途径影响胃十二指肠分泌、运动和黏膜血流的调节。

4.胃十二指肠运动异常

研究发现部分 DU 患者胃排空增快,这可使十二指肠球部酸负荷增大;部分 GU 患者有胃排空延迟,这可增加十二指肠液反流入胃,加重胃黏膜屏障损害。但目前认为,胃肠运动障碍不大可能是原发病因,但可加重幽门螺杆菌或 NSAIDs 对黏膜的损害。

概言之,消化性溃疡是一种多因素疾病,其中幽门螺杆菌感染和服用 NSAIDs 是已知的主要病因,溃疡发生是黏膜侵袭因素和防御因素失平衡的结果,胃酸在溃疡形成中起关键作用。

三、病理

DU 发生在球部,前壁比较常见;GU 多在胃角和胃窦小弯。组织学上,GU 大多发生在幽门腺区(胃窦)与泌酸腺区(胃体)交界处的幽门腺区一侧。幽门腺区黏膜可随年龄增长而扩大[假幽门腺化生和(或)肠化生],使其与泌酸腺区之交界线上移,故老年患者 GU 的部位多较高。溃疡一般为单个,也可多个,呈圆形或椭圆形。DU 直径多<10 mm,GU 要比 DU 稍大。亦可见到直径>2 cm 的巨大溃疡。溃疡边缘光整、底部洁净,由肉芽组织构成,上面覆盖有灰白色或灰黄色纤维渗出物。活动性溃疡周围黏膜常有炎症水肿。溃疡浅者累及黏膜肌层,深者达肌层甚至浆膜层,溃破血管时引起出血,穿破浆膜层时引起穿孔。溃疡愈合时周围黏膜炎症、水肿消退,边缘上皮细胞增生覆盖溃疡面,其下的肉芽组织纤维转化,变为瘢痕,瘢痕收缩使周围黏膜皱襞向其集中。

四、临床表现

上腹痛是消化性溃疡的主要症状,但部分患者可无症状或症状较轻以致不为患者所注意,而以出血、穿孔等并发症为首发症状。典型的消化性溃疡有如下临床特点:①慢性过程,病史可达数年至数十年。②周期性发作,发作与自发缓解相交替,发作期可为数周或数月,缓解期亦长短不一,短者数周、长者数年;发作常有季节性,多在秋冬或冬春之交发病,可因精神情绪不良或过劳而诱发。③发作时上腹痛呈节律性,表现为空腹痛即餐后 2~4 小时和(或)午夜痛,腹痛多为进食或服用抗酸药所缓解,典型节律性表现在 DU 多见。

(一)症状

上腹痛为主要症状,性质多为灼痛,亦可为钝痛、胀痛、剧痛或饥饿样不适感。多位于中上腹,可偏右或偏左。一般为轻至中度持续性痛。疼痛常有典型的节律性如上述。腹痛多在进食或服用抗酸药后缓解。

部分患者无上述典型表现的疼痛,而仅表现为无规律性的上腹隐痛或不适。具或不具典型疼痛者均可伴有反酸、嗳气、上腹胀等症状。

(二)体征

溃疡活动时上腹部可有局限性轻压痛,缓解期无明显体征。

五、特殊类型的消化性溃疡

(一)复合溃疡

复合溃疡指胃和十二指肠同时发生的溃疡。DU 往往先于 GU 出现。幽门梗阻发生率较高。

(二)幽门管溃疡

幽门管位于胃远端,与十二指肠交界,长约 2 cm。幽门管溃疡与 DU 相似,胃酸分泌一般较高。幽门管溃疡上腹痛的节律性不明显,对药物治疗反应较差,呕吐较多见,较易发生幽门梗阻、出血和穿孔等并发症。

(三)球后溃疡

DU 大多发生在十二指肠球部,发生在球部远段十二指肠的溃疡称球后溃疡。多发生在十二指肠乳头的近端。具 DU 的临床特点,但午夜痛及背部放射痛多见,对药物治疗反应较差,较易并发出血。

(四)巨大溃疡

巨大溃疡指直径＞2 cm 的溃疡。对药物治疗反应较差、愈合时间较慢,易发生慢性穿透或穿孔。胃的巨大溃疡注意与恶性溃疡鉴别。

(五)老年人消化性溃疡

近年,老年人发生消化性溃疡的报道增多。临床表现多不典型,GU 多位于胃体上部甚至胃底部,溃疡常较大,易误诊为胃癌。

(六)无症状性溃疡

约 15% 消化性溃疡患者可无症状,而以出血、穿孔等并发症为首发症状。可见于任何年龄,以老年人较多见;NSAIDs 引起的溃疡近半数无症状。

六、实验室和其他检查

(一)胃镜检查

胃镜检查是确诊消化性溃疡首选的检查方法。胃镜检查不仅可对胃十二指肠黏膜直接观察、摄像,还可在直视下取活组织作病理学检查及幽门螺杆菌检测,因此胃镜检查对消化性溃疡的诊断及胃良、恶性溃疡鉴别诊断的准确性高于 X 线钡餐检查。例如,在溃疡较小或较浅时钡餐检查有可能漏诊;钡餐检查发现十二指肠球部畸形可有多种解释;活动性上消化道出血是钡餐检查的禁忌证;胃的良、恶性溃疡鉴别必须由活组织检查来确定。

内镜下消化性溃疡多呈圆形或椭圆形,也有呈线形,边缘光整,底部覆有灰黄色或灰白色渗出物,周围黏膜可有充血、水肿,可见皱襞向溃疡集中。内镜下溃疡可分为活动期(A)、愈合期(H)和瘢痕期(S)3个病期,其中每个病期又可分为1和2两个阶段。

(二)X线钡餐检查

X线钡餐检查适用于对胃镜检查有禁忌或不愿接受胃镜检查者。溃疡的X线征象有直接和间接两种:龛影是直接征象,对溃疡有确诊价值;局部压痛、十二指肠球部激惹和球部畸形、胃大弯侧痉挛性切迹均为间接征象,仅提示可能有溃疡。

(三)幽门螺杆菌检测

幽门螺杆菌检测应列为消化性溃疡诊断的常规检查项目,因为有无幽门螺杆菌感染决定治疗方案的选择。检测方法分为侵入性和非侵入性两大类。前者需通过胃镜检查取胃黏膜活组织进行检测,主要包括快呋塞米素酶试验、组织学检查和幽门螺杆菌培养;后者主要有^{13}C或^{14}C尿素呼气试验、粪便幽门螺杆菌抗原检测及血清学检查(定性检测血清抗幽门螺杆菌IgG抗体)。

快呋塞米素酶试验是侵入性检查的首选方法,操作简便、费用低。组织学检查可直接观察幽门螺杆菌,与快呋塞米素酶试验结合,可提高诊断准确率。幽门螺杆菌培养技术要求高,主要用于科研。^{13}C或^{14}C尿素呼气试验检测幽门螺杆菌敏感性及特异性高而无须胃镜检查,可作为根除治疗后复查的首选方法。

应注意,近期应用抗生素、质子泵抑制剂、铋剂等药物,因有暂时抑制幽门螺杆菌作用,会使上述检查(血清学检查除外)呈假阴性。

(四)胃液分析和血清胃泌素测定

胃液分析和血清胃泌素测定一般仅在疑有胃泌素瘤时做鉴别诊断之用。

七、诊断和鉴别诊断

(一)诊断

慢性病程、周期性发作的节律性上腹疼痛,且上腹痛可为进食或抗酸药所缓解的临床表现是诊断消化性溃疡的重要临床线索。但应注意,一方面有典型溃疡样上腹痛症状者不一定是消化性溃疡,另一方面部分消化性溃疡患者症状可不典型甚至无症状。因此,单纯依靠病史难以做出可靠诊断。确诊有赖胃镜检查。X线钡餐检查发现龛影亦有确诊价值。

(二)鉴别诊断

鉴别诊断本病主要临床表现为慢性上腹痛,当仅有病史和体检资料时,需与其他有上腹痛症状的疾病如肝、胆、胰、肠疾病和胃的其他疾病相鉴别。功能性消化不良临床常见且临床表现与消化性溃疡相似,应注意鉴别。如做胃镜检查,可确定有无胃十二指肠溃疡存在。

胃镜检查如见胃十二指肠溃疡,应注意与引起胃十二指肠溃疡的少见特殊病因或以溃疡为主要表现的胃十二指肠肿瘤鉴别。其中,与胃癌、胃泌素瘤的鉴别要点如下。

1.胃癌

内镜或X线检查见到胃的溃疡,必须进行良性溃疡(胃溃疡)与恶性溃疡(胃癌)的鉴别。Ⅲ型(溃疡型)早期胃癌单凭内镜所见与良性溃疡鉴别有困难,放大内镜和染色内镜对鉴别有帮助,但最终必须依靠直视下取活组织检查鉴别。恶性溃疡的内镜特点:①溃疡形状不规则,一般较大;②底凹凸不平、苔污秽;③边缘呈结节状隆起;④周围皱襞中断;⑤胃壁僵硬、蠕动减弱

(X 线钡餐检查亦可见上述相应的 X 线征)。活组织检查可以确诊,但必须强调,对于怀疑胃癌而一次活检阴性者,必须在短期内复查胃镜进行再次活检;即使内镜下诊断为良性溃疡且活检阴性,仍有漏诊胃癌的可能,因此对初诊为胃溃疡者,必须在完成正规治疗的疗程后进行胃镜复查,胃镜复查溃疡缩小或愈合不是鉴别良、恶性溃疡的最终依据,必须重复活检加以证实。

2.胃泌素瘤

胃泌素瘤亦称 Zollinger-Ellison 综合征,是胰腺非 β 细胞瘤分泌大量胃泌素所致。肿瘤往往很小(直径<1 cm),生长缓慢,半数为恶性。大量胃泌素可刺激壁细胞增生,分泌大量胃酸,使上消化道经常处于高酸环境,导致胃十二指肠球部和不典型部位(十二指肠降段、横段、甚或空肠近端)发生多发性溃疡。胃泌素瘤与普通消化性溃疡的鉴别要点是该病溃疡发生于不典型部位,具难治性特点,有过高胃酸分泌(BAO 和 MAO 均明显升高,且 BAO/MAO>60%)及高空腹血清胃泌素(>200 pg/mL,常>500 pg/mL)。

八、并发症

(一)出血

溃疡侵蚀周围血管可引起出血。出血是消化性溃疡最常见的并发症,也是上消化道大出血最常见的病因(约占所有病因的 50%)。

(二)穿孔

溃疡病灶向深部发展穿透浆膜层则并发穿孔。溃疡穿孔临床上可分为急性、亚急性和慢性3 种类型,以第一种常见。急性穿孔的溃疡常位于十二指肠前壁或胃前壁,发生穿孔后胃肠的内容物漏入腹腔而引起急性腹膜炎。十二指肠或胃后壁的溃疡深至浆膜层时已与邻近的组织或器官发生粘连,穿孔时胃肠内容物不流入腹腔,称为慢性穿孔,又称为穿透性溃疡。这种穿透性溃疡改变了腹痛规律,变得顽固而持续,疼痛常放射至背部。邻近后壁的穿孔或游离穿孔较小,只引起局限性腹膜炎时称亚急性穿孔,症状较急性穿孔轻而体征较局限,且易漏诊。

(三)幽门梗阻

幽门梗阻主要是由 DU 或幽门管溃疡引起。溃疡急性发作时可因炎症水肿和幽门部痉挛而引起暂时性梗阻,可随炎症的好转而缓解;慢性梗阻主要由于瘢痕收缩而呈持久性。幽门梗阻临床表现为餐后上腹饱胀、上腹疼痛加重,伴有恶心、呕吐,大量呕吐后症状可以改善,呕吐物含发酵酸性宿食。严重呕吐可致失水和低氯低钾性碱中毒。可发生营养不良和体重减轻。体检可见胃型和胃蠕动波,清晨空腹时检查胃内有振水声。进一步做胃镜或 X 线钡剂检查可确诊。

(四)癌变

少数 GU 可发生癌变,DU 则不会发生。GU 癌变发生于溃疡边缘,据报道癌变率在 1% 左右。长期慢性 GU 病史、年龄在 45 岁以上、溃疡顽固不愈者应提高警惕。对可疑癌变者,在胃镜下取多点活检做病理检查;在积极治疗后复查胃镜,直到溃疡完全愈合;必要时定期随访复查。

九、治疗

治疗的目的是消除病因、缓解症状、愈合溃疡、防止复发和防治并发症。针对病因的治疗如根除幽门螺杆菌,有可能彻底治愈溃疡病,是近年消化性溃疡治疗的一大进展。

（一）一般治疗

生活要有规律，避免过度劳累和精神紧张。注意饮食规律，戒烟、酒。服用 NSAIDs 者尽可能停用，即使未用亦要告诫患者今后慎用。

（二）治疗消化性溃疡的药物及其应用

治疗消化性溃疡的药物可分为抑制胃酸分泌的药物和保护胃黏膜的药物两大类，主要起缓解症状和促进溃疡愈合的作用，常与根除幽门螺杆菌治疗配合使用。现就这些药物的作用机制及临床应用分别简述如下。

1.抑制胃酸药物

溃疡的愈合与抑酸治疗的强度和时间成正比。抗酸药具中和胃酸作用，可迅速缓解疼痛症状，但一般剂量难以促进溃疡愈合，故目前多作为加强止痛的辅助治疗。H_2 受体阻滞剂（H_2RA）可抑制基础及刺激的胃酸分泌，以前一作用为主，而后一作用不如 PPI 充分。使用推荐剂量各种 H_2RA 溃疡愈合率相近，不良反应发生率均低。西咪替丁可通过血-脑屏障，偶有精神异常不良反应；与雄激素受体结合而影响性功能；经肝细胞色素 P450 代谢而延长华法林、苯妥英钠、茶碱等药物的肝内代谢。雷尼替丁、法莫替丁和尼扎替丁上述不良反应较少。已证明 H_2RA 全天剂量于睡前顿服的疗效与每天 2 次分服相仿。由于该类药物价格较 PPI 便宜，临床上特别适用于根除幽门螺杆菌疗程完成后的后续治疗，及某些情况下预防溃疡复发的长程维持治疗。质子泵抑制剂（PPI）作用于壁细胞胃酸分泌终末步骤中的关键酶 H^+/K^+-ATP 酶，使其不可逆失活，因此抑酸作用比 H_2RA 更强且作用持久。与 H_2RA 相比，PPI 促进溃疡愈合的速度较快、溃疡愈合率较高，因此特别适用于难治性溃疡或 NSAIDs 溃疡患者不能停用 NSAIDs 时的治疗。对根除幽门螺杆菌治疗，PPI 与抗生素的协同作用较 H_2RA 好，因此是根除幽门螺杆菌治疗方案中最常用的基础药物。使用推荐剂量的各种 PPI，对消化性溃疡的疗效相仿，不良反应均少。

2.保护胃黏膜药物

硫糖铝和胶体铋目前已少用作治疗消化性溃疡的一线药物。枸橼酸铋钾因兼有较强抑制幽门螺杆菌作用，可作为根除幽门螺杆菌联合治疗方案的组分，但要注意此药不能长期服用，因会过量蓄积而引起神经毒性。米索前列醇具有抑制胃酸分泌、增加胃十二指肠黏膜的黏液及碳酸氢盐分泌和增加黏膜血流等作用，主要用于 NSAIDs 溃疡的预防，腹泻是常见不良反应，因会引起子宫收缩，故孕妇忌服。

（三）根除幽门螺杆菌治疗

对幽门螺杆菌感染引起的消化性溃疡，根除幽门螺杆菌不但可促进溃疡愈合，而且可预防溃疡复发，从而彻底治愈溃疡。因此，凡有幽门螺杆菌感染的消化性溃疡，无论初发或复发、活动或静止、有无并发症，均应予以根除幽门螺杆菌治疗。

1.根除幽门螺杆菌的治疗方案

已证明在体内具有杀灭幽门螺杆菌作用的抗生素有克拉霉素、阿莫西林、甲硝唑（或替硝唑）、四环素、呋喃唑酮、某些喹诺酮类如左氧氟沙星等。PPI 及胶体铋体内能抑制幽门螺杆菌，与上述抗生素有协同杀菌作用。目前尚无单一药物可有效根除幽门螺杆菌，因此必须联合用药。应选择幽门螺杆菌根除率高的治疗方案力求一次根除成功。研究证明以 PPI 或胶体铋为基础加上两种抗生素的三联治疗方案有较高根除率。这些方案中，以 PPI 为基础的方案所含 PPI 能通过抑制胃酸分泌提高口服抗生素的抗菌活性从而提高根除率，再者 PPI 本身具有快速缓解症状和促进溃疡愈合作用,因此是临床中最常用的方案。而其中,又以 PPI 加克拉霉素再加阿莫西林或甲硝唑的方案根除率最高。幽门螺杆菌根除失败的主要原因是患者的服药依从性问题和幽门螺杆菌对治疗方案中抗生素的耐药性。因此,在选择治疗方案时要了解所在地区的耐药情况,近年世界不少国家和我国一些地区幽门螺杆菌对甲硝唑和克拉霉素的耐药率在增加,应引起注意。呋喃唑酮(200 mg/d,分 2 次)耐药性少见、价廉,国内报道用呋喃唑酮代替克拉霉素或甲硝唑的三联疗法亦可取得较高的根除率,但要注意呋喃唑酮引起的周围神经炎和溶血性贫血等不良反应。治疗失败后地再治疗比较困难,可换用另外两种抗生素(阿莫西林原发和继发耐药均极少见,可以不换)如 PPI 加左氧氟沙星(500 mg/d,每天1 次)和阿莫西林,或采用 PPI 和胶体铋合用再加四环素(1 500 mg/d,每天 2 次)和甲硝唑的四联疗法。

2.根除幽门螺杆菌治疗结束后的抗溃疡治疗

在根除幽门螺杆菌疗程结束后,继续给予一个常规疗程的抗溃疡治疗(如 DU 患者予 PPI 常规剂量,每天 1 次,总疗程 2～4 周,或 H_2RA 常规剂量、疗程 4～6 周;GU 患者 PPI 常规剂量、每天1 次、总疗程4～6 周,或 H_2RA 常规剂量、疗程 6～8 周)是最理想的。这在有并发症或溃疡面积大的患者尤为必要,但对无并发症且根除治疗结束时症状已得到完全缓解者,也可考虑停药以节省药物费用。

3.根除幽门螺杆菌治疗后复查

治疗后应常规复查幽门螺杆菌是否已被根除,复查应在根除幽门螺杆菌治疗结束至少 4 周后进行,且在检查前停用 PPI 或铋剂 2 周,否则会出现假阴性。可采用非侵入性的 ^{13}C 或 ^{14}C 尿素呼气试验,也可通过胃镜在检查溃疡是否愈合的同时取活检做尿素酶和(或)组织学检查。对未排除胃恶性溃疡或有并发症的消化性溃疡应常规进行胃镜复查。

(四)NSAIDs 溃疡的治疗、复发预防及初始预防

对服用 NSAIDs 后出现的溃疡,如情况允许应立即停用 NSAIDs,如病情不允许可换用对黏膜损伤少的 NSAIDs 如特异性 COX-2 抑制剂(如塞来昔布)。对停用 NSAIDs 者,可予常规剂量常规疗程的 H_2RA 或 PPI 治疗;对不能停用 NSAIDs 者,应选用 PPI 治疗(H_2RA 疗效差)。因幽门螺杆菌和 NSAIDs 是引起溃疡的两个独立因素,因此应同时检测幽门螺杆菌,如有幽门螺杆菌感染应同时根除幽门螺杆菌。溃疡愈合后,如不能停用 NSAIDs,无论幽门螺杆菌阳性还是阴性都必须继续 PPI 或米索前列醇长程维持治疗以预防溃疡复发。对初始使用 NSAIDs 的患者是否应常规给药预防溃疡的发生仍有争论。已明确的是,对于发生 NSAIDs 溃疡并发症的高危患者,如既往有溃疡病史、高龄、同时应用抗凝血药(包括低剂量的阿司匹林)或糖皮质激素者,应常规予抗溃疡药物预防,目前认为 PPI 或米索前列醇预防效果较好。

(五)溃疡复发的预防

有效根除幽门螺杆菌及彻底停服 NSAIDs,可消除消化性溃疡的两大常见病因,因而能大大减少溃疡复发。对溃疡复发同时伴有幽门螺杆菌感染复发(再感染或复燃)者,可予根除幽门螺杆菌再治疗。下列情况则需用长程维持治疗来预防溃疡复发:①不能停用 NSAIDs 的溃疡患者,无论幽门螺杆菌阳性还是阴性(如前述);②幽门螺杆菌相关溃疡,幽门螺杆菌感染未能被根除;③幽门螺杆菌阴性的溃疡(非幽门螺杆菌、非 NSAIDs 溃疡);④幽门螺杆菌相关溃疡,幽门螺杆菌虽已被根除,但曾有严重并发症的高龄或有严重伴随病患者。长程维持治疗一般以 H_2RA 或 PPI 常规剂量的半量维持,而 NSAIDs 溃疡复发的预防多用 PPI 或米索前列醇,已如前述。

（六）外科手术指征

由于内科治疗的进展，目前外科手术主要限于少数有并发症者，包括：①大量出血经内科治疗无效；②急性穿孔；③瘢痕性幽门梗阻；④胃溃疡癌变；⑤严格内科治疗无效的顽固性溃疡。

十、预后

由于内科有效治疗的发展，预后远较过去为佳，病死率显著下降。死亡主要见于高龄患者，死亡的主要原因是并发症，特别是大出血和急性穿孔。

（李长桂）

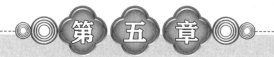

肾内科疾病

第一节　急性肾衰竭

急性肾衰竭(ARF)是临床常见的一种综合征。由于各种原因引起的双肾排泄功能在短时间内(数小时或数天)肾小球滤过率下降至正常值的 50%；代谢迅速减退，氮质废物堆积体内；水、电解质、酸碱平衡紊乱失调；血肌酐和尿素氮进行性升高(通常血肌酐每天可上升 88.4～176.8 μmol/L，尿素氮上升 3.6～10.7 mmol/L)，常伴有少尿或无尿，预后情况各异。

急性肾小管坏死导致的急性肾衰竭，临床上常表现为少尿期、多尿期及恢复期 3 个阶段。急性肾衰竭也有尿量不减少者，称为非少尿型急性肾衰竭。

一、病因病机

(一)病因分类

急性肾衰竭可见于各种疾病，尤其常见于内科、外科和妇产科疾病。不同原因所致急性肾衰竭发病机制不同，临床表现及治疗预后也不尽相同。如及早诊断和治疗，则肾功能可完全恢复。若病情严重，诊治不及时，或并发多脏器功能衰竭，病死率很高。

按发病因素将急性肾衰竭可分为 3 类：肾前性急性肾衰竭、肾实质性急性肾衰竭、肾后性急性肾衰竭。

1.肾前性急性肾衰竭

由于肾前因素而致机体有效微循环血容量减少，肾血流量灌注不足引起急性肾功能损害，肾小球滤过率降低，肾小管对尿素氮、水和钠的重吸收相对增加，使血尿素氮升高，尿量减少，尿比重增高，多见于下列情况。

(1)血容量不足：多种原因的失血、体液丢失，如严重的外伤、外科手术、烧伤、呕吐、腹泻、大量腹水、大量运用利尿剂等。

(2)有效循环血容量减少：常见于肾病综合征、肝功能衰竭，大量应用血管扩张药或麻醉药物等。

(3)循环功能不全：见于充血性心力衰竭、心源性休克、严重心律失常、心脏压塞等。

(4)肾脏血流动力学的自身调节紊乱：见于血管紧张转换酶抑制剂、前列腺素抑制剂等的应用导致肾血流量灌注不足。

2.肾实质性急性肾衰竭

由于各种肾脏实质性病变或肾前性肾衰竭发展而导致的急性肾衰竭。

(1)肾小管疾病:急性肾衰竭由肾小管疾病导致者占40%～60%,其中以急性肾小管坏死(ATN)最为常见。病因可分为两类,即肾毒性物质或肾缺血而致,如药物、造影剂、重金属、有机溶剂、生物毒素,以及血管内溶血、血红蛋白尿、胆红素尿、轻链蛋白及高钙血症均可引起肾小管损伤,导致急性肾衰竭。

(2)肾小球疾病:任何原因引起急性肾小球肾炎综合征,如各型急进型肾小球肾炎、急性肾小球肾炎、狼疮性肾炎等。

(3)急性间质性肾炎:如药物过敏,如青霉素类、利福平、磺胺类等,严重感染休克败血症所致。

(4)肾小血管和微血管疾病:如原发性或继发性坏死性血管炎、恶性高血压肾损害、妊娠高血压综合征、溶血性尿毒症综合征、产后特发性急性肾衰竭等。

(5)肾动静脉阻塞:常见于肾脏的双侧或单侧肾动脉或肾静脉血栓形成,或胆固醇结晶栓塞,夹层动脉瘤出血压迫肾动脉,导致急性肾衰竭。

(6)某些慢性肾脏疾病:在某些诱因作用下,如感染、心力衰竭、尿路梗阻、使用肾毒性药物、水电解质紊乱等,使肾功能急骤减退,导致急性肾衰竭。

3.肾后性急性肾衰竭

由于各种原因引起的急性尿路梗阻,下尿路梗阻使上尿路压力升高,形成大量肾积水而压迫肾实质,使肾功能急骤下降,常见于结石、前列腺肥大、尿道狭窄、神经源性膀胱、肿瘤、血块堵塞、各种原因引起的输尿管狭窄等。

(二)发病机制

急性肾衰竭是由于多种病因及多种因素参与,常是多种因素综合作用的结果。目前尚无一种学说能完全解释各种急性肾衰竭病机。现在大多数学者认为:着重于肾缺血或肾中毒引起肾小管损伤学说。

1.肾小管损伤

当肾小管急性严重损伤时,由于肾小管阻塞和肾小管基底膜断裂,引起肾小管内液反漏入间质,从而引起急性肾小管上皮细胞变性坏死,肾间质水肿,肾小管阻塞,肾小球有效滤过率下降。

2.肾小管上皮细胞代谢障碍

肾小管上皮细胞的代谢障碍,导致肾小管上皮细胞坏死。

3.肾血流动力学的改变

肾缺血和肾毒素的作用致血管活性物质释放,引起肾血流动力学改变,导致肾血液灌注量不足,肾小球滤过率下降而致急性肾衰竭。

主要的血管活性物质有肾素-血管紧张素系统、前列腺素、儿茶酚胺、内皮素、心钠素、抗利尿激素、血管内皮舒张因子、肿瘤坏死因子等。

4.缺血再灌注损伤

肾缺血再灌注损伤主要为氧自由基及细胞内钙含量超负荷,使肾小管上皮细胞内膜脂质过氧化增强,导致细胞功能紊乱,以致细胞坏死。

5.表皮生长因子

肾脏是体内合成表皮生长因子的主要部位之一,但对肾脏的修复与再生起重要作用。急性肾衰时由于肾脏受损,使表皮生长因子合成减少。在恢复期,肾小管上皮细胞的表皮生长因子及其受体数量明显增多,血肌酐和钠滤过分数下降,提示表皮生长因子与肾损害修复有关。

二、临床表现

(一)病史

急性肾衰竭常继发于各种严重所致的周围循环衰竭,严重的肾脏疾病或肾中毒,尿路梗阻等疾病,但也有个别病例无明显的原发病。

(二)尿量变化

急骤地发生少尿,严重者可无尿(<500 mL/24 h),也有个别病例多尿表现,如处理得当,数天或数周出现多尿期。

(三)尿毒症症状

患者可不同程度出现腰痛、软弱无力、食欲缺乏,或口中有氨臭味,甚至可出现胸闷气短、烦躁不安、嗜睡、意识障碍等。

(四)水钠潴留

由于少尿可出现水肿或全身水肿、高血压、肺水肿、呼吸困难、咯血泡沫痰、两肺布满湿啰音,合并脑水肿者甚至可见嗜睡、躁动、惊厥、昏迷等。

(五)电解质紊乱酸碱失衡

高钾血症可见胸闷、肢体麻木、心率缓慢、心律失常、室颤、停搏、酸中毒出现、恶心呕吐、呼吸深大。

三、诊断

由于引起急性肾衰竭的各种疾病,致病因素多种多样而各有很大差异,在治疗手段上也有很大不同,为此诊断与鉴别诊断的确切与否,给予有效治疗的正确与否直接关系到患者的肾功能恢复。虽然有 $70\%\sim80\%$ 的肾功能急性衰竭是由急性肾小管坏死引起的,但也不能主观、简单地做出诊断,所以面对急骤发生少尿和迅速发生氮质血症患者,必须尽可能明确病因,作出正确判断,才能采取相应治疗,消除逆转急性肾衰竭。

(一)病史

常继发于各种严重的疾病所致的周围循环衰竭和肾中毒后,如外伤、烧伤、呕吐、腹泻、脱水、严重细菌感染、药物中毒等。原有肾小管、肾小球、间质性肾病、尿路梗阻性疾病等。

(二)体征

少尿型急性肾衰竭,可有明显的体征、酸中毒及神经系统改变,如昏睡、烦躁、意识模糊、呼吸深长、血压下降、腰痛等。

(三)实验室检查

1.尿液分析

尿液分析对肾前性和肾小管坏死的急性肾衰竭有重要意义,包括尿常规镜检、尿比重、渗透压、肾衰指数、排泄分数等。

2.尿酶的测定

如 N-乙酰 B 氨基葡萄糖苷酶(NAG)、r-谷氨酰转肽酶(r-GT)等均可显著升高。因这些酶来自肾脏,尤其是肾小管,当肾脏、肾小管受损时,尿酶被大量释放入尿液中,故尿酶增多。这是肾脏,尤其是肾小管损伤的重要指标。在检查尿酶留取标本时应注意生殖腺分泌物污染。因这些污染物中酶含量较高,易影响结果的准确性。

3.血液检验

血肌酐、尿素氮急骤上升,β_2-微球蛋白增高,肾小球滤过率下降。

4.指甲、头发肌酐测定

由于指甲和头发的生长都需要相对较长时间,因此,取修剪下来的指甲头发,检测肌酐值,将其与血肌酐值相对照,有一定临床意义。

一般若指甲或头发肌酐正常,而血肌酐升高,则提示急性肾衰竭。若指甲或头发肌酐及血肌酐均升高,则提示慢性肾衰竭。

(四)影像学检查

1.彩色 B 超检查

彩色 B 超检查为最常规检查,简便易行,诊断意义大,一般急性肾衰竭双肾体积增大,肾实质及皮质增厚,肾脏血流动力学改变受阻;诊断肾动脉狭窄和肾脏缺血性灶病变有重要意义。鉴别肾前性急性肾衰竭和急性肾小管坏死:当急性肾小管坏死时,肾阻力指数(RI)明显升高;当肾前性肾衰不缓解时,RI 进行性升高,而且临床约一半的急性肾小球肾炎、急性间质性肾炎、狼疮性肾炎患者的 RI 升高。

彩色 B 超可诊断肾后性急性肾衰竭,如对双侧肾积水、结石、肿瘤、前列腺肥大、膀胱源性潴留等尿路梗阻性疾病做出较确切的诊断。

2.CT、MRI 检查

通过体层扫描检查肾脏,可发现肾脏的形态大小、组织结构是否异常,如肾积水、肾周脓肿、肿瘤,对适宜肾静脉造影患者,增强扫描能辨认肾血管,判断肾静脉血栓形成及肾动脉狭窄,主要应用于肾性和肾后性的急性肾衰竭的诊断。

四、鉴别诊断

对急性肾衰竭的诊断,首先应明确是否为 ARF,当确认为 ARF 时应鉴别病因、病理性质,是否为肾前性、肾性或肾后性,应采取排除法。因这 3 型的治疗原则大不相同且预后各异,因此鉴别诊断十分重要,以求最佳治疗方案。常需与以下疾病鉴别。

(一)肾前性氮质血症与急性肾小管坏死的鉴别诊断

肾前性急性肾衰竭常由肾外因素引起的周围循环衰竭,肾脏血流灌注不足,而导致肾小球滤过率急剧下降而发病。此时肾脏本身无器质性病变,而是处于一种应激反应状态。

较常见的有各种原因引发的休克、失钠失水、失血、充血性心力衰竭和严重的肝脏疾病等。但若这种肾前性氮质血症状态持久不能缓解,肾血流量持续灌注不足,时间>2 小时,则可能发展至急性肾小管坏死(ATN)。

两者治疗上截然不同,肾前性氮质血症,需要大量补液补血;而急性肾小管坏死,应严格控制输入液量,以防止急性心力衰竭、肺水肿、水中毒。尿的检查指标可以帮助进一步鉴别,所以鉴别是否肾前性氮质血症与急性肾小球坏死非常重要。

(二)肾后性氮质血症与急性肾小管坏死的鉴别诊断

肾后性氮质血症又称急性阻塞性肾病,如果及时解除梗阻,肾功能可迅速得到改善,如长期梗阻超过几个月,则可造成不可逆的肾脏损害,如详细询问病史和结合临床检查并不难诊断。如果临床有导致阻塞的原发病因病史,如结石、肿瘤、前列腺肥大、骨盆外伤史、尿道损伤、尿道感染狭窄、宫颈、阴道、会阴放疗后损伤尿道,长期有排尿不利异常者,脊柱外伤,膀胱源性等,通过临床影像学检查多可确诊。急性肾小管坏死是 ARF 最常见的一种类型,其诊断依据如下。

(1)既往无肾脏病史,此时发病,有引起急性肾小管坏死的病因,如肾缺血、中毒等。

(2)经补液扩容后尿量仍不增多。

(3)指甲、头发肌酐检验在正常范围。

(4)B超检查显示双肾增大或正常。

(5)多无严重的贫血,只呈中度贫血,但应除外失血和溶血所致贫血。

(6)血尿素氮、肌酐迅速升高,肌酐清除率较正常值下降 50% 以上。

(7)排除肾前性和肾后性氮质血症和其他因肾脏疾病引起的急性肾衰竭。

(三)与肾小球疾病、肾间质疾病及肾血管疾病等肾脏本体引起急性肾衰竭的鉴别诊断

1.肾小球疾病所致的急性肾衰竭

尿蛋白(+++)~(++++),24 小时尿蛋白多超过 2.0 g,多伴血尿,红细胞管型,颗粒管型,伴有高血压、水肿、原发性肾小球炎所致的急性肾衰竭,常见于新月体肾炎、重症急性肾小球肾炎及 IgA 肾病。继发性肾小球疾病见于系统性红斑狼疮、过敏性紫癜性肾炎等。

2.急性间质性肾炎

有可疑药物应用史,有过敏表现,如皮疹、发热、血 IgE 升高、尿中白细胞计数增多、尿蛋白轻微,血尿及红细胞管型尿少见,常表现尿糖阳性,血糖正常。

3.肾血管性疾病

如急性双侧肾静脉血栓形成,双侧肾动脉闭塞,经彩色多普勒,肾血管造影,可确诊。

4.微小血管炎致急性肾衰竭

临床呈急性肾炎综合征表现,尿蛋白(+++)~(++++),伴血尿及红细胞管型尿,原发性小血管炎 ANCA 常阳性,继发性血管炎多见于系统性疾病,如系统性红斑狼疮。

5.其他

如肾小管内盐类结晶、肝肾综合征、移植肾排异等,可根据病史和其他相应实验室检查,诊断不难。

对于急性肾衰竭需及时判断病因、采取正确的治疗方案,有时也不容再等待复杂的各项检查结果。况且有些医院不具备相应的检查条件,故详细地询问病史,仔细的体格检查,往往简单的实验检查,如血尿常规及血肌酐、尿素氮等结果进行分析,绝大多数病例可以作出 ARF 的病因诊断。

五、病理诊断

在肾脏疾病中,ARF 起病急骤,病因复杂而各异,在临床初步诊断的基础及时治疗,常可很快恢复或延缓进展,如误治失治,有相当数量的患者可在短时期内死亡或进展为慢性肾衰竭而影响预后,为此在有条件的情况下和患者病情允许的条件下,应及早进行病理检查。肾活检在 AFR 的诊断和治疗中具有很主要的位置,对判断病因和病变性质、轻重程度、预测转归,指导、确立治疗方案有着重要意义。

六、诊断标准

(一)急性肾衰竭诊断标准

全国危重病急救医学学术会议拟定标准如下。

(1)常继发于各种严重疾病所致的周围循环衰竭或肾中毒后,但也有个别病例可无明显的原发病。

(2)急骤地发生少尿(＜400 mL/24 h),但也有非少型表现者,在个别严重病例(肾皮质坏死)可表现无尿(＜100 mL/24 h)。

(3)急骤发生和与日俱增的氮质血症。

(4)经数天后,如处治恰当,会出现多尿期。

(5)尿常规检查,尿呈等张(比重 1.010～1.016)、蛋白尿(常为＋～＋＋)、尿沉渣检查常有颗粒管型、上皮细胞碎片、红细胞和白细胞。

(二)急性肾小管坏死临床分期

急性肾小管坏死,临床通常分为少尿期、多尿期、恢复期 3 个阶段。

1.少尿期

突然出现少尿(尿量＜400 mL/d)或无尿(尿量＜100 mL/d),同时伴有氮质血症、电解质紊乱、酸碱平衡失调,一般少尿期持续 2～3 天到 3～4 周,平均 10 天左右。

2.多尿期

少尿期后,尿量逐渐增多,6 天后尿量为 3 000～5 000 mL/d,血尿素氮、血肌酐开始下降,氮质血症症状改善。多尿期因大量水分及电解质随尿排出,可出现脱水和低血钾、低血钠等电解质紊乱情况。

3.恢复期

多尿期后肾功能逐渐恢复,血尿素氮、血肌酐降至正常范围。

(三)病情分级标准

1.参照《中药新药治疗急性肾衰竭的临床研究指导原则》分类

(1)重度:血肌酐＞884 μmol/L,血尿素氮＞24.99 mmol/L。

(2)中度:血肌酐为 442～884 μmol/L,血尿素氮为 14.28～24.99 mmol/L。

(3)轻度:血肌酐为 176.8～442 μmol/L,血尿素氮为 7.14～14.28 mmol/L。

2.按每天血尿素氮增加数值分类

(1)重度:每天血尿素氮增加＞10.71 mmol/L。

(2)中度:每天血尿素氮增加 5.355～10.71 mmol/L。

(3)轻度:每天血尿素氮增加＜5.355 mmol/L。

七、治疗

(一)防治急性肾衰竭出现

在未进入临床 ARF 之前,就应充分认识到可能导致 ARF 发生的诱因,并采取有效的防范措施,这是最有效预防 ARF 发生的方法。

1.积极控制感染

对机体不同系统的感染,尽早作出确诊,选择有效的抗生素治疗,防治中毒休克。

2.及时纠正血容量

急性缺血性 ARF 在发病初期,多数伴有血容量不足而引发休克,如外伤、产伤、呕吐、腹泻、烧伤等失血失液,应及时纠正补充血液及胶体、晶体液,以纠正血容量不足,是至关重要的一环。这即是治疗措施,也是诊断手段。如难于判断血容量是否充分时,应参考尿比重和尿渗透压指标,80％的患者可明确诊断。另外,还有部分病例可能正处于肾前性 ARF 向肾性过渡阶段,此时,还要防止补充容量过度而发生肺水肿、心力衰竭。在扩容时,严密观察血压、脉搏、呼吸、尿量、尿比重等情况。

3.利尿剂的应用

(1)如经过补充容量,若此时尿量仍少于 30 mL/h,可用 20％甘露醇 250 mL 静脉推注(15～20 分钟)。甘露醇可降低入球小动脉阻力,由于渗透性作用,使血浆水分增加,使肾小球毛细血管内胶体压降低,增加小球有效滤过压,减轻肾小管或间质水肿,临床上可产生渗透性利尿效果。如果仍无效,不主张重复应用,因甘露醇可导致肺水肿,并可能使肾功能恶化。

(2)呋塞米(速尿)的应用:早期应用呋塞米(速尿),有预防发生 ARF 的作用。呋塞米可使扩张的肾内血管前列腺素合成增加,使肾血流重新分配。通过排钠利尿,减轻肾小管肿胀,去除肾小管的阻塞。通常首剂 100 mg 静脉注射,4 小时后再给 200～400 mg,如仍无尿,再重复应用或增加剂量。

4.血浆代用品及抗胆碱药物的应用

(1)右旋糖苷-40:本品能提高血浆胶体渗透压,吸收血管的水分而补充血容量,维持血压;并能使已经聚集的红细胞和血小板聚集降低,血液黏滞性从而改善微循环,防止休克后期的血管内凝血;抑制凝血因子Ⅱ的激活,使凝血因子Ⅰ和Ⅷ活性降低,及其抗血小板作用均可防止血栓形成,尚具有渗透性利尿作用。静脉滴注后立即开始从血流中消除,$t_{1/2}$约为 3 小时,临床常用于各种休克的治疗。除补充血容量外,能改善微循环和组织灌注,可用于失血、创伤、烧伤、感染中毒性休克等,还可早期预防因休克引起的弥散性血管内凝血等。

(2)山莨菪碱(654-2)注射液:本品为阻断 M 胆碱受体的抗胆碱药,可使平滑肌明显松弛,并能解除血管痉挛(尤其是纵血管),同时有镇痛作用,注射后迅速从尿中排出,适用于感染中毒性休克。

上述两种药物的应用方法:右旋糖苷-40 250～500 mL(儿童不超过 20 mL/kg),加入山莨菪碱注射液 20～40 mg,抗休克时滴注速度为 20～40 mL/min,在 30～60 分钟可滴注入 500 mL。随时观察尿量,如尿量逐渐增多时,可缓慢滴注。疗程和用量视病情而定,通常每天1次或 2 次,或隔天 1 次。

当初次应用右旋糖酐时需做皮试,如果有过敏体质或皮试阳性者禁用。偶有变态反应,如皮疹、哮喘、热源反应而寒战高热,如发现立即停用,对症治疗。用量过大时可致出血。血尿、经血增多、鼻血、皮肤黏膜出血等,有充血性心力衰竭者禁用。

5.高能物质的应用

ATP 等高能物质对 ARF 的肾脏有保护作用,输入 ARF 患者体内 ATP 和 Mg^{2+},可使肾小管濒临死亡的细胞恢复功能。Mg^{2+} 可防止 ATP 的脱氨和去磷酸化作用,从而使体内 ATP 维持较高水平,Mg^{2+} 也有助于维持细胞结构。

（二）一般治疗

1.休息

对所有的 ARF 患者,在少尿期或无尿期应绝对卧床休息,多尿期应注意水分的摄入,注意室内空气流通。恢复期在室内适当活动,仍需注意过度疲劳。

2.营养治疗

急性肾功能不全者,多数存在着营养不良状态,而且在发生 ARF 后,在多种因素作用下可出现高分解状态,也可加重营养不良,可以增加患者的病死率。且合并其他合并症的概率增高,所以在 ARF 的患者营养治疗中显得尤为重要。

尤其是在机体受到严重打击后,如复杂的外科手术、脓毒血症、复合性创伤和大面积烧伤,在以上情况下出现的 ARF 都有高分解代谢改变。为此,营养治疗显得非常重要。营养支持治疗可以在 ARF 患者中促进肾脏功能的恢复,静脉滴注氨基酸治疗可以使患者的临床症状和代谢紊乱得到显著改善,静脉给予高张糖和必需氨基酸可以减慢肾功能的恶化,并减少对透析的需要。而且胃肠外营养可以导致患者血清钾和磷的下降。另外,在肾脏替代疗法时,可适当提高蛋白质的入量及注意维生素和微量元素的补充。

从营养的补充途径而言,口服是营养补充的最安全、最简便的途径,但对于不能进食口服的 ARF 患者,一般可采用鼻饲、胃肠外营养及静脉疗法等。

（三）对致病因素的控制

（1）积极纠正水、电解质、酸碱失衡。

（2）严格控制感染,选择敏感有效的抗生素。

（3）及时纠正休克,补充血容量,或用药物纠正。

（4）消除病因或诱因,脱离、排除毒性损害,禁用肾毒性药物。

（5）及早治疗原发病,如肾后性、梗阻性疾病,采用外科及内科措施。

（四）急性肾衰竭的透析时机

因内外学者一般认为:在没有出现临床并发症之前即开始透析,或早期预防性透析是有益的。因为发生 ARF 的年龄不同,原发病不一,病情复杂多变,生理功能紊乱差异较大,内科治疗效果及预后差异较大。医者应详细分析病情的发展,严密观察应用药物等综合治疗。不可逆转者应及时进行血透治疗,防止并发症的产生和加重病情进展。为保持机体内环境的稳定,肾替代疗法具体标准如下。①少尿:24 小时＜500 mL;无尿:24 小时＜100 mL 者。②高血钾 K^+ ＞6.7 mmol/L。③严重酸中毒 pH＜7.1。④氮质血症 BUN＞30 mmol/L。⑤肺水肿。⑥尿毒症脑病。⑦尿毒症心包炎。⑧尿毒症神经病变或肌病。⑨严重的血钠异常 Na^+＜115 mmol/L 或＞160 mmol/L。⑩高热。⑪存在可透析性药物过量。

（五）非少尿型急性肾衰竭治疗

临床上很多少尿型 ARF 的早期不表现非少尿型,只不过非少尿期存在时间较短,或被忽视。急性间质性肾炎并发的 ARF,20％～60％为非少尿型。在 ATN 中,由肾毒性引起的 ARF,11％～25％为非少尿型,造影剂引起的占 12％。非少尿型 ARF 也分肾前性、肾性和肾后性。非少尿型 ARF 的肾功能 ATN 菊粉清除率降低,肾小管功能均比肾前性差,但优于少尿型 ATN,临床症状,需要透析人数、平均住院日也比少尿型好。

非少尿型 ARF 很少有水潴留,从临床症状和生化检查指标上看也较轻。多数患者不用透析,肾功损害可以恢复。如果要透析治疗,应注意不要除水或少除水,必要时在透析治疗中需输液以补偿强迫超滤的液体丢失。

另外,注意病因治疗和对症治疗,临床护理等。

(靖广冰)

第二节　狼疮性肾炎

系统性红斑狼疮(systemic lupus erythematosus,SLE)是一种累及多系统多脏器的自身免疫性疾病,育龄期女性较易受累。SLE所致肾损害称为狼疮性肾炎(lupus nephritis,LN)。LN是我国常见的继发性肾小球疾病,其临床表现多样。轻者仅表现为无症状蛋白尿或血尿;部分患者表现为肾病综合征,伴有水肿、高血压或肾功能减退;少数患者起病急骤,肾功能短期内恶化甚至发生急性肾衰竭。如活动性病变未得到有效控制,病情迁延不愈,部分患者可逐渐进展至慢性肾衰竭。存在肾小管间质损伤者,表现为低比重尿、低分子蛋白尿,可伴随1型肾小管酸中毒。

一、发病机制

LN的发病机制尚不完全明确,可能涉及遗传(基因变异、HLAⅡ类分子多态性、补体遗传缺陷、非组织相容性复合物基因)、环境(药物、部分工业/农业化学衍生物、烟草、染发剂、紫外线)、内分泌紊乱(雌激素、催乳素升高)、免疫系统异常等多个方面。上述致病因素的相互作用可导致:①T辅助细胞活化,B细胞增殖,从而产生损伤性自身抗体。动物实验显示应用抗核抗体PL2-3可诱导肾脏局部产生B细胞刺激因子,导致小鼠自身抗体水平显著升高,并进展为狼疮性肾炎。②免疫应答调节紊乱导致抗体与免疫复合物大量产生而不能下调,从而损伤组织器官。近期在狼疮性肾炎患者MHC基因区域发现了5个与狼疮性肾炎相关的独立危险突变,引起MHCⅠ类和Ⅱ类分子抗原呈递异常,参与了狼疮性肾炎的发病机制。③循环或原位免疫复合物沉积于肾脏不同部位,导致不同的肾脏病理类型。

SLE的组织损害主要与自身抗体的作用有关,体内存在多种高滴度的自身抗体,其中以抗核抗体的阳性率最高(可达95%),主要包括抗DNA抗体、抗组蛋白抗体、抗RNA结合的非组蛋白抗体、抗核糖核蛋白抗体(主要是Smith抗原,简写为Sm抗原),其中抗双链DNA和抗Sm抗体的检测对SLE的诊断具有相对特异性,其阳性率分别为60%和30%。免疫复合物介导大多数内脏的损伤病变(表现为Ⅲ型超敏反应)。肾及其他器官的小血管中可检出DNA-抗DNA复合物的存在;低水平的血浆补体浓度和肾小球等小血管中补体和免疫球蛋白的沉积,则进一步说明免疫复合物为本病发生的重要原因。

二、病理

(一)病理改变

1.光镜

狼疮性肾炎的病理改变复杂多样,主要为肾小球病变。肾小球细胞增生是LN的病理特点,细胞增生可发生在不同的部位,如系膜区、毛细血管内或毛细血管外。系膜细胞增生分为轻度增生定义为3 μm厚切片中非血管极系膜区有系膜细胞4~5个、中度有6~7个和重度有8个及以上,并伴有基质增多。常伴随系膜区免疫复合物的沉积。毛细血管内增生定义为血管腔内细胞数增多,包括内皮细胞及血液白细胞(中性粒细胞、单核细胞和(或)淋巴细胞)浸润,导致毛细血管腔狭窄或阻塞。毛细血管外增生,即新月体形成,壁层上皮细胞多层增生占据 10%以上的鲍曼囊腔。肾小球在病变范围上可分为弥漫性和局灶性。如病变分布广泛,超过肾穿刺组织全部肾小球数目的 50%,则为弥漫性病变;如小于全部肾小球数目的 50%,称为局灶性病变。

结合临床症状,LN 病理改变又分为活动性病变,或非活动性和慢性病变。活动性病变的组织学特征可表现为中重度毛细血管内增生,纤维素样坏死,肾小球基底膜断裂,浸润白细胞坏死产生核固缩或核碎裂。光镜下可看到免疫复合物主要沉积于内皮下和系膜区,在 Masson 染色中表现为系膜区嗜复红物沉积,或较大的内皮下沉积物沿毛细血管壁节段性沉积,形成血管壁明显增厚,呈强嗜伊红性均质环状结构,称为铁丝圈样或"白金耳"样改变,电镜下显示为毛细血管基膜内皮下大量电子致密物沿管壁沉积所致。在部分区域,由于内皮下新生的基底膜可产生双轨,常常伴有系膜插入。大块内皮下沉积物可突出进入毛细血管腔形成腔内免疫复合物聚集体,形成透明血栓样结构,为假血栓样改变。在一些活动性增生性病变中,肾小球毛细血管腔内的纤维蛋白也可同时积聚,形成均质样真正的微血栓。

苏木素小体是 LN 罕见但是独有的特征,在 HE 染色中表现为模糊、淡紫色结构(裸核),其在细胞死亡后被挤压出来,通常小于正常的细胞核。抗核抗体与这些裸核结合,导致粗染色质凝集,嗜碱性增加,从而产生苏木素小体。苏木素小体可见于活动性毛细血管内增生性肾炎(Ⅲ型或Ⅳ型),但是在活检组织中较少见到(约占 2%),具有诊断意义。

小管间质和血管病变包括肾小管萎缩、间质炎症、间质纤维化、动脉粥样硬化、血管免疫复合物沉积、血栓形成和动脉炎等。这些病变应根据组织累及的程度给予半定量分级(无、轻、中、重)。由于 LN 的分型主要基于小球病变,这些伴随的小管间质病变和血管病变需在肾穿刺诊断报告中单独列出,加以描述。

2.免疫荧光

由于 LN 是由多种自身抗体形成的免疫复合物引起发病,因此免疫荧光检查中多数指标包括免疫球蛋白:IgG、IgA、IgM,均可不同程度阳性,同时补体 C3、C1q 也可不同程度阳性,称为"满堂亮",其为 LN 特异性表现。IgG 染色在免疫复合物中较强,IgG 的各亚型 IgG1、IgG2、IgG3、IgG4 都可阳性,以 IgG3 阳性最多见。轻链 κ 和 λ 均为阳性。抗磷脂酶 A2 受体抗体一般为阴性。另外,免疫复合物也可沉积于小管、间质和血管。罕见情况下仅见免疫复合物在球外沉积。对患者的皮肤(特别是红斑处的皮肤)做 IgG 免疫荧光检查时,可见表皮与真皮交界处有连续线状阳性,称为狼疮带,有辅助诊断意义。

IgG 免疫荧光染色有时显示肾小管上皮细胞核阳性,呈斑点状分布,提示部分与小管上皮细胞核结合的抗核抗体在冰冻切片的过程中被暴露,称为"组织抗核抗体",但这种现象并不和 LN 疾病的活动程度相关。这种"组织抗核抗体"也可以出现在其他一些有血清抗核抗体升高的自身免疫性疾病中,可能会与免疫复合物沉积相混淆,这时需仔细观察鉴别,以及需要与电镜相结合予以确认。

3.电镜

在电镜中可看到不连续的电子致密物沉积,与免疫荧光相对应。几乎所有的 LN 均存在多少不等的系膜区免疫复合物沉积,伴有上皮下、膜内及内皮下多部位的沉积。轻型 LN(Ⅰ型和Ⅱ型)主要有少量电子致密物在系膜区沉积,而Ⅲ型和Ⅳ型 LN,常在系膜区有大量高密度电子致密物呈团块状沉积,并伴有内皮下和(或)上皮下沉积,特别在内皮下大量电子致密物呈弯月状沉积,是光镜中白金耳形态的电镜下结构。Ⅴ型 LN 则以上皮下颗粒状电子致密物沉积为主。此外 LN 的沉积物中也可形成亚结构,如指纹样、晶格状、微管或纤维丝样排列。指纹样亚结构是平行排列的微管状结构,直径在 $10\sim15$ nm,这些排列通常是弯曲的,类似人类的指纹,但也可以是直线或者是管状的。注意有时这些亚结构的存在可能同时合并了Ⅲ型混合型冷球蛋白血症,需要细心鉴别。其他 LN 的常见超微结构包括细胞内管网状内容物,通常位于内皮细胞,罕见情况下可见于肾小球上皮细胞和系膜细胞。此结构也可见于干扰素治疗及 HIV 或其他反转录病毒感染。足突融合反映外周毛细血管壁损伤和免疫复合物沉积的程度,大致和蛋白尿的严重程度相关(图 5-1)。

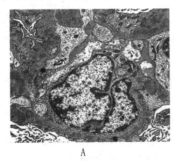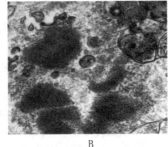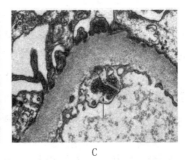

图 5-1　狼疮性肾炎电镜下表现

A.肾小球系膜区大量致密物沉积,基底膜内、上皮下少量沉积,基膜不规则增厚(EM×3 000);

B.细胞内指纹样亚结构(EM×60 000);C.内皮细胞质内有细胞内管网状内容物(EM×13 500)

(二)病理分型

1.病理分型的发展

(1)国际肾脏病学会/肾脏病理学会工作组狼疮性肾炎的病理分型如下。

Ⅰ型(轻度系膜病变):光镜下肾小球正常免疫荧光下系膜区可见免疫复合物沉积。

Ⅱ型(系膜增生性病变):光镜下见单纯系膜细胞增生或系膜区增宽,免疫荧光或电镜下可见系膜区免疫复合物,可能伴有少量上皮下或内皮下复合物沉积。

Ⅲ型(局灶性病变):活动或非活动性的局灶节段(或球性)毛细血管内或毛细血管外肾小球肾炎,累及少于 50%的肾小球。一般可见局灶内皮下免疫复合物沉积伴或不伴系膜区改变。①Ⅲ(A):活动性病变:局灶增生性 LN。②Ⅲ(A/C):活动性和慢性病变:局灶增生和硬化性LN。③Ⅲ(C):慢性非活动性病变伴肾小球硬化:局灶硬化性 LN。

Ⅳ型(弥漫性病变):活动或非活动性的弥漫节段(或球性)毛细血管内或毛细血管外肾小球肾炎,累及超过 50%肾小球。一般可见弥漫内皮下免疫复合物沉积伴或不伴系膜区改变。此型被分为 2 种:弥漫节段性(Ⅳ-S)LN,即 50%以上受累小球为节段病变;弥漫球性(Ⅳ -G)LN,即 50%以上受累小球为球性病变。节段性定义为少于 50%血管袢受累的一种肾小球病变。此型包括弥漫性白金耳沉积,但很少或无肾小球增生的病例。①Ⅳ-S(A)。活动性病变:弥漫节段增生性 LN。②Ⅳ-G(A)。活动性病变:弥漫球性增生性 LN。③Ⅳ-S(A/C)。活动性和慢性病变:弥漫节段增生和硬化性 LN。④Ⅳ-G(A/C)。活动性和慢性病变:弥漫球性增生和硬化性LN。⑤Ⅳ-S(C)。慢性非活动性病变伴肾小球硬化:弥漫节段硬化性 LN。⑥Ⅳ-G(C)。慢性非活动性病变伴肾小球硬化:弥漫球性硬化性 LN。

Ⅴ型(膜型病变):光镜、免疫荧光和电镜下可见球性或节段性上皮下免疫复合物沉积伴或不伴系膜区改变。Ⅴ型 LN 可能与Ⅱ型或Ⅳ型同时出现,在这种情况下,两种类型都需诊断。

Ⅵ型(晚期硬化型病变):超过 90% 的肾小球球性硬化,且残余肾小球无活动性病变。

(2)ISN/RPS 分型历经十余年检验,被认为较以往分型更清楚和准确地描述了病变的特征,诊断重复性较高,是目前主要采用的诊断依据。但在实际应用中仍存在一些问题,主要在分类中每例都要区分球性病变与节段性病变,活动性病变与慢性非活动性病变,但这些界限并不明确,常有不同阶段的病变混合,实际操作困难。该分类也有一定的局限性,其侧重于肾小球损害,而对肾小管、间质和血管的病变重视不够。近年来,对 LN 分型中的一些细节进行了重新定义,取消了分类中区分 S/G,A/C 等要求,并做出一些补充和相关推荐。修改后狼疮性肾炎的病理分型如下。

Ⅰ型(轻微系膜病变性 LN):光镜下肾小球基本正常,免疫荧光和(或)电镜下系膜区可见少量免疫复合物沉积。

Ⅱ型(系膜增生性 LN):光镜下见肾小球系膜细胞增生及基质增多,系膜区增宽,荧光或电镜可见系膜区免疫复合物,可以伴有少量上皮下或内皮下沉积。

Ⅲ型(局灶性 LN):肾小球出现局灶节段(或球性)毛细血管内皮细胞数增加,或伴少量新月体形成,病变累及少于 50% 的肾小球。荧光和电镜显示系膜区及内皮下为主免疫复合物沉积,可伴有上皮下内皮下多处少量沉积。同时有肾小管灶性萎缩,间质灶性炎症细胞浸润及纤维组织增生。

Ⅳ型(弥漫增生性 LN):肾小球出现弥漫节段(或球性)毛细血管内皮细胞数增加(系膜细胞、内皮细胞增生或循环白细胞),或新月体肾炎。病变累及超过 50% 肾小球。可出现膜增生病变、白金耳、微血栓等多样病变。如出现弥漫性白金耳,但肾小球轻度或无细胞增生,仍属于Ⅳ-LN。荧光和电镜显示系膜区、内皮下、上皮下或膜内多部位较多量或大量免疫复合物沉积。

Ⅴ型(膜性 LN):光镜下肾小球基膜弥漫增厚,可伴有节段性系膜细胞增生和基质增多。免疫荧光和电镜下可见广泛或节段性上皮下为主的免疫复合物沉积,伴或不伴系膜区沉积。如同时有大量内皮下沉积,则说明Ⅴ型 LN 同时合并有Ⅱ型或Ⅳ型病变.在这种情况下,两种类型都需诊断,即Ⅲ型＋Ⅴ型或Ⅳ型＋Ⅴ型。

Ⅵ型(进展硬化性 LN):超过 90% 的肾小球球性硬化,且残余肾小球无活动性病变。肾小管大量萎缩,间质广泛纤维化。

2.病理与临床特点

最新 LN 共分为六型,各病理分型之间可以相互转换或合并。

(1)Ⅰ型,轻微病变性 LN(图 5-2):光镜下肾小球基本正常,免疫荧光在系膜区可见免疫复合物沉积,同时电镜观察到系膜区存在电子致密物。如果光镜、免疫荧光和电镜均未发现异常,则不能诊断为Ⅰ型 LN。

临床上,通常无血尿或蛋白尿,肾功能正常,但可有系统性红斑狼疮的全身表现或血清学检测阳性。

(2)Ⅱ型,系膜增生性 LN(图 5-3):光镜下,肾小球节段性或较广泛的系膜细胞增生伴系膜基质增多。免疫荧光和电镜检查可显示系膜区为主免疫复合物沉积。

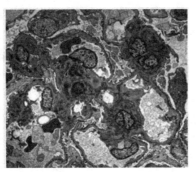

图 5-2 Ⅰ型 LN

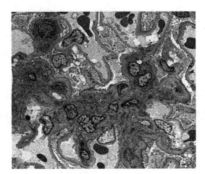

图 5-3 Ⅱ**型 LN**

系膜区有电子致密物沉积,伴系膜细胞轻度增生(EM×4 500)

临床上,大部分患者无或仅有轻度肾脏异常的表现,小于 50% 的患者表现为轻度血尿或蛋白尿(<1 g/d),肾功能检测正常,<15% 的患者出现肾小球滤过率轻度下降。如有大量蛋白尿需注意排除足细胞病。尽管肾小球病变相对较轻且呈非活动性表现,但在不超过 25% 的患者血清中可检测到抗体强阳性。

(3)Ⅲ型,局灶性 LN(图 5-4):病变累及小于 50% 的肾小球。受累肾小球常表现为节段性或球性毛细血管内皮细胞数增加,增生节段可与球囊壁粘连或节段性硬化,或伴毛细血管壁纤维素样坏死和新月体,有时可见透明血栓和苏木素小体。Ⅲ型 LN 中许多病变都是活动性病变,在描述中需要加以注明。免疫荧光及电镜检查显示 Ⅲ型 LN 也是系膜区为主电子致密物沉积,但多有内皮下沉积及少量上皮下沉积。

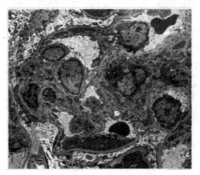

图 5-4 Ⅲ**型 LN**

系膜区和内皮下电子致密物沉积(EM×7 500)

Ⅲ型LN临床表现各异,超过50%的患者血清学证据提示疾病活动,表现为高滴度抗核抗体、ds-DNA和低补体血症,但是这些血清学数据并不总是和组织学异常的严重程度相关。约50%患者存在血尿,25%～50%的患者出现蛋白尿,约1/3患者存在肾病综合征,但是肾功能不全并不常见,仅影响10%～25%的患者。1/3患者出现高血压。节段性硬化较多、非活动性肾小球病变者更常见高血压和肾功能减退。

(4)Ⅳ型,弥漫增生性LN(图5-5):累及大于/等于50%的肾小球。受累小球中病变可以是节段性或球性。弥漫增生性LN主要显示肾小球毛细血管内皮细胞数增加伴系膜基质增多,可伴血管袢纤维素样坏死,或血管壁高度嗜伊红性增厚,即白金耳样改变等病变,以及白细胞浸润、透明血栓、苏木素小体和新月体形成等各种活动性病变不同程度的组合。肾小球增生性改变可类似膜增生性、毛细血管内增生性或新月体肾炎改变。膜增生改变常形成分叶状,伴随系膜插入和基底膜双轨改变。毛细血管内病变除了内皮细胞增生外,常有单核细胞及中性粒细胞浸润。个别病例增生不明显,而白金耳样结构非常弥漫时,也应列入Ⅳ型LN。肾小球增生性病变可逐渐进展至节段性或球性肾小球硬化。免疫荧光常表现为"满堂亮"现象,主要沉积在系膜区和血管袢。电镜下则可见系膜区、膜内、上皮下及内皮下多部位电子致密物沉积。有白金耳样改变时则见内皮下弯月状大量电子致密物沉积。和Ⅲ型一样,散在的上皮下沉积并不少见,但如果上皮下颗粒样沉积累及至少50%肾小球,且在受累的肾小球中累及的毛细血管袢比例超过50%,需考虑同时合并Ⅴ型(图5-6)。

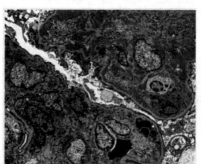

图5-5　Ⅳ型LN

肾小球系膜区和内皮下大量电子致密物沉积(EM×5 000)

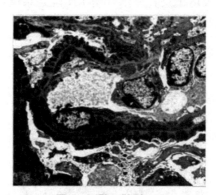

图5-6　Ⅳ+Ⅴ型LN

毛细血管基膜上皮下和内皮下均可见大量电子致密物沉积,基膜显著增厚(EM×7 500)

Ⅳ型LN临床上常伴随较为严重的肾脏表现,患者常存在活动性血清学标志,包括抗

ds-DNA升高和低补体血症。将近75%患者存在活动性尿沉渣。高血压和蛋白尿较为常见,约50%患者存在肾病范围蛋白尿。采用肾小球滤过率评估肾功能,约超过50%的患者可能存在肾功能不全。

(5) Ⅴ型,膜性LN(图5-7):定义为弥漫性上皮下颗粒样免疫复合物沉积光镜或免疫荧光显示>50%肾小球受累,且在受累的小球中累及的毛细血管袢比例超过50%,常伴随系膜区免疫复合物沉积,可有不同程度的节段性系膜细胞增多。在早期阶段,光镜下肾小球基底膜增厚可不明显,随着疾病进展,由于基质沉积增多,钉突形成可导致基底膜增厚。

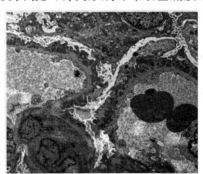

图 5-7 Ⅴ型 LN
上皮下和系膜区大量电子致密物沉积(EM×7 500)

免疫荧光IgG以肾小球毛细血管袢为主沉积。电镜下除大量上皮下沉积,还可看到散在的内皮下免疫复合物沉积。但如果光镜下看到内皮下也出现较多量免疫复合物,根据累及面积需考虑合并Ⅲ型或Ⅳ型。由于Ⅴ型LN也可以引起慢性化病变,导致节段硬化或球性硬化,因此对于这些硬化性病变需仔细鉴别是否既往存在增生、坏死或新月体等,在诊断上决定是否合并Ⅲ型或Ⅳ型。

Ⅴ型LN需和原发性膜性肾病和其他原因导致的继发性膜性肾病相鉴别,包括药物、感染(HBV和HCV等)和肿瘤。病理上,LN可表现为系膜细胞增多、系膜区域内皮下免疫复合物沉积、免疫荧光满堂亮、C1q染色阳性、球外免疫复合物沉积、组织抗核抗体和内皮细胞管网状内容物等。抗磷脂酶A2受体抗体常为阴性,而在大部分特发性膜性肾病患者中抗磷脂酶A2受体抗体为阳性。

临床上,Ⅴ型LN常表现为较多的蛋白尿和肾病综合征,然而,仍有不超过40%的患者存在非肾病范围蛋白尿(<3 g/d),其中约20%患者在肾活检时蛋白尿<1 g/d。血尿可存在于半数患者中。活动性血清学证据、高血压和肾功能不全较Ⅲ或Ⅳ型LN少见。将近50%的患者存在低补体血症。患者可能缺乏肾外表现,肾脏疾病的起始可能早于SLE的诊断数月或数年,部分患者发病时抗核抗体阴性。Ⅴ型LN患者发生肾静脉血栓形成和肺栓塞的风险较高。

(6) Ⅵ型,硬化型LN:大于或等于90%的肾小球发生球性硬化,且有临床或病理证据显示这些硬化小球由LN所致。无活动性病变的证据,大部分小球呈球性硬化,也可能存在一些节段性硬化,残余肾小球可有系膜细胞增多,基底膜增厚或陈旧的纤维性新月体伴鲍曼囊的断裂。此型通常伴随严重的小管萎缩、间质纤维化和动脉硬化。免疫荧光和电镜显示在硬化小球内、小管间质,以及血管壁残存免疫复合物沉积。Ⅵ型可由Ⅲ型、Ⅳ型或Ⅴ型LN逐步进展而来,如果没有连续肾活检的资料,很难判断硬化小球是由哪一型转化而来。

此型需和任何原因导致的终末期肾病相鉴别。病理学特征表现为残余免疫复合物沉积,组织抗核抗体阳性和内皮细胞内管网状内容物支持Ⅵ型 LN 的诊断。如果缺乏这些特征性病变,临床 SLE 病史和既往肾活检显示活动性 LN 也支持该诊断。

临床上,肾功能不全和高血压常见。多数患者不存在活动性血清学证据,但是可能持续存在镜下血尿和少量蛋白尿。

(三)狼疮性肾炎的活动性和慢性指数

狼疮性肾炎的肾活检除了要根据上述病理特点进行病理分型外,还要求对肾组织病变的活动性和慢性损伤进行半定量评分,以利于临床治疗和监测疾病进展提供有效的依据。这些评分应包含在肾活检报告中。目前主要沿用美国国立卫生研究院评分系统(表 5-1)。

表 5-1　美国国立卫生研究院狼疮性肾炎活动性和慢性指数

分类	项目	评分
活动性指数(0～24)	毛细血管内皮细胞增多	(0～3)
	中性粒细胞浸润/核碎裂	(0～3)
	内皮下透明样物质沉积	(0～3)
	纤维素样坏死	(0～3)×2
	细胞/纤维细胞性新月体	(0～3)×2
	间质炎症细胞浸润	(0～3)
慢性指数(0～12)	肾小球节段和(或)球性硬化	(0～3)
	纤维性新月体	(0～3)
	小管萎缩	(0～3)
	间质纤维化	(0～3)

0,无;1+,<25%;2+,25%～50%;3+,>50%。因考虑和不良预后显著相关,新月体和纤维素样坏死需双倍积分。活动性指数 0～24 分,慢性指数 0～12 分。尽管尚有争议,但一般认为活动性指数>7 分和慢性指数>3 分与较差的预后相关。

三、临床表现

(一)LN 相关其他肾小球病变

除了典型的肾小球病变分型以外,还需关注其他肾小球损害,应列入诊断中。这些病变包括狼疮足细胞病和抗中性粒细胞胞浆抗体相关性肾炎。

1.狼疮足细胞病

临床常表现为肾病综合征,电镜下可见足突广泛融合,多数患者系膜区可见免疫复合物,但外周毛细血管壁没有沉积物(图 5-8)。目前发病机制尚不清楚,可能由于 T 细胞激活所介导,也可能与使用非甾体抗炎药相关,或者偶然合并原发性微小病变/FSGS。激素治疗较为敏感。

SLE 患者中偶尔也可发生塌陷型肾小球病变,临床上常表现为大量蛋白尿,肾功能快速进展至终末期,其是否归于特发性塌陷型肾小球病变或属于狼疮足细胞病仍有争议。

2.抗中性粒细胞胞浆抗体相关性肾炎

在部分 LN 患者中,活检表现为显著的肾小球血管襻纤维素样坏死、新月体形成,但却缺乏明确的毛细血管内增生或内皮下沉积物,需考虑存在抗中性粒细胞胞浆抗体相关性肾炎。寡免疫复合物型坏死性新月体性肾炎与 LN 不同,不伴有肾小球免疫复合物沉积。部分典型免疫复合物介导的 LN 患者可能也存在抗中性粒细胞胞浆抗体血清学阳性,提示可能两种自身免疫性疾病的共存。此时治疗需在免疫抑制剂的基础上增加血浆置换等治疗。

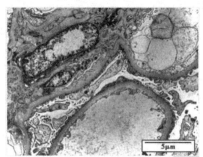

图 5-8 狼疮足细胞病

电镜下示肾小球系膜区少量电子致密物沉积,毛细血管祥足细胞足突广泛融合

(二)LN 相关性血管病变

LN 相关性血管病变包括血管免疫复合物沉积、狼疮血管病、血栓性微血管病、坏死性血管炎、动脉粥样硬化等。后四者均与肾脏生存率降低相关。

1.血管免疫复合物沉积

免疫荧光显示免疫复合物沉积于血管壁,IgG 伴或不伴 IgM、IgA、C3、C1q 颗粒样沉积于小动脉的内膜或中层,但并无任何光镜改变,在电镜中也可见颗粒样免疫复合物沉积,发生于 10% 的 LN 患者中,一般不影响预后。

2.狼疮血管病

光镜下发现细小动脉管壁纤维素样坏死,管壁嗜伊红物沉积,管腔狭窄或闭塞,称为狼疮血管病。这些沉积物 IgG、补体和纤维蛋白阳性,提示同时存在免疫复合物沉积和血管内凝血。此病变常见于严重的Ⅳ型 LN 患者中,提示预后较差。值得注意的是,这些病变并无血管周围间质炎症的证据,因此病变本质不是血管炎。

3.血栓性微血管病

血栓性微血管病常发生于抗磷脂抗体综合征的患者中,在 LN 的活检中占 10%~32%。病理上,多发性毛细血管腔内和小动脉内纤维素样血栓形成。另外,肾小球基底膜分层,内皮下疏松层增宽和系膜溶解,血管壁可出现黏液样水肿、红细胞碎片滞留和纤维素样坏死。临床上,呈快速进展性肾衰竭,与成人 HUS 相类似。有研究显示,纤溶障碍可能是部分 SLE 患者易于形成肾脏微血栓的原因之一。另外,ADAMST13 抗体可能导致类似 TTP 样综合征。其他肾小球内的栓子可能和抗磷脂抗体综合征相关。血清中存在狼疮抗凝物的患者易于产生肾小球内栓子。在这些患者中,即使没有伴随的免疫反应的参与,肾小球内的栓子可能是主要的致病事件,从而导致肾脏疾病的进展。血栓性微血管病可与各型 LN 同时存在,也可能是肾活检中独立的表现。

4.坏死性动脉炎

相对比较罕见,其特征为小动脉和细动脉的纤维素样坏死;伴随血管壁的炎细胞浸润。在 LN 患者中提示预后较差。

5.动脉粥样硬化

动脉血管内膜纤维性增厚和细动脉血管壁的透明变性也可在 LN 患者中发现,尤其存在于高血压和高龄的患者中。这些病变不仅可促进肾脏疾病进展,同时对患者的生存有不利影响。

(三)狼疮性肾炎小管间质病变

间质炎症、纤维化,小管上皮细胞改变常发生于 LN 患者中,严重活动性小管间质性肾炎常见于Ⅲ型或Ⅳ型。在肾病范围蛋白尿的患者中,近端肾小管胞浆内可出现脂质空泡和蛋白吸收滴。近端肾小管损伤常表现为刷状缘丢失、核增大、核仁显著、有丝分裂特征等。在活动性增生性肾小球肾炎中,可见到红细胞管型。严重的增殖性 LN 可出现间质水肿和炎细胞浸润,多数情况下浸润细胞是淋巴细胞和浆细胞,但中性粒细胞也不少见,反映疾病活动性更强。免疫荧光有时显示 IgG 和补体呈颗粒样沿小管基底膜沉积。IgG 在小管壁呈线样沉积较罕见,提示抗肾小管基底膜抗体的存在。颗粒样小管基底膜沉积在电镜下可见电子致密物,而线样沉积者电镜下不能观察到电子致密物。在一些患者中,小管间质疾病可独立于肾小球疾病,甚至在少见的情况下只有小管间质病变,而无肾小球累及。目前研究显示,浸润的 T 细胞和单核细胞通过介导间质损伤和纤维化在 LN 的慢性损伤中起决定性作用。

(四)狼疮性肾炎的病理类型转化

LN 表现为多样的临床特点和免疫学特征,上述的分类或亚型也仅代表疾病连续发展的不同阶段。受到临床治疗和患者机体内在因素等的影响,LN 可以从一种类型转化为其他类型,可以自发转化,也可以是治疗的结果。如从Ⅲ型病变可转化为Ⅳ型。治疗不当的患者中,Ⅱ型或Ⅴ型也可转化为Ⅳ型。

(五)其他

1.非狼疮性肾炎

在 SLE 患者中虽存在临床肾脏损伤的证据,但肾活检也可出现非免疫复合物介导的病理损害,包括微小病变、局灶节段肾小球硬化、IgM 肾病、薄基底膜肾病、高血压肾硬化、淀粉样变和急性过敏性间质性肾炎等。

2.静息型 LN

在 SLE 患者中存在肾脏病理学改变,但无临床肾脏损伤的证据。患者尿沉渣、肌酐清除率正常,蛋白尿<300 mg/d,但可存在活动性血清学证据。在静息型弥漫增生性 LN 中,活检可显示活动性Ⅳ型 LN 的特征,但无明显的临床表现。

3.药物诱导的 LN

该病的诊断标准:①使用相关药物前无狼疮的证据;②使用药物后出现抗核抗体阳性和至少一项 SLE 的其他临床特征;③终止药物后血清学和临床改善。有超过 80 种药物可引起 SLE,包括肼屈嗪、普鲁卡因胺、异烟肼、甲基多巴、奎尼丁、米诺环素、氯丙嗪等。与特发性 SLE 患者相比,药物诱导的 SLE 患者通常年龄较大,男女比例相等,抗核抗体阳性(99%),抗组蛋白抗体阳性(95%),关节痛、肌痛、胸膜炎和发热较多见。抗 ds-DNA 和抗 Sm 抗体常阴性,血补体大多正常。面部皮疹和中枢神经系统疾病罕见。起病隐匿,可在起始药物治疗 1 个月到数年间起病,肾脏累及较少见(<5%),任何类型的 LN 均可见,局灶增生和新月体形成发生率较高。

四、实验室检查

(一)血液测定

部分患者出现白细胞计数减少,血小板降低,贫血;红细胞沉降率增快,C 反应蛋白增高。

（二）尿液测定

1.血尿

镜下血尿 80％，肉眼血尿 1％～2％，红细胞管型 10％。

2.蛋白尿

几乎所有 LN 患者有蛋白尿，40％～65％有肾病范围的蛋白尿。

（三）肾功能检查

40％～80％患者肾功能异常，血尿素氮、肌酐和胱抑素 C 升高；10％～20％呈急进性肾炎表现，1％～2％出现急性肾损伤。

（四）血电解质测定

高钾血症发生率 15％。

（五）免疫学试验

1.抗核抗体

狼疮性肾炎患者阳性率在 90％以上，但无特异性。

2.抗 dsDNA

抗 dsDNA 见于 75％未治疗狼疮性肾炎患者，比抗核抗体特异，但不如抗核抗体敏感；高滴度抗 dsDNA 提示存在 SLE，可作为随访的标志物。

3.抗单链 DNA 抗体

许多风湿性疾病阳性，与 LN 病程不相关。

4.Sm 抗体

Sm 抗体诊断 SLE 和 LN 特异性高，但只有 25％～30％患者阳性。

5.抗 C1q 抗体

抗 C1q 抗体反映 LN 活动性比抗 dsDNA 更相关，有预后作用。

6.抗磷脂抗体

抗磷脂抗体包括狼疮抗凝物阳性，密螺旋体实验假阳性，抗心磷脂抗体阳性。

7.补体

在未治疗 LN 患者，C3 和 C4 降低，C4 降低反映补体经典途径激活。部分 LN 患者，C4 降低但 C3 正常，说明有遗传性 C4 缺乏或存在冷球蛋白。

（六）影像学检查

LN 早期，影像学检查肾脏体积大小正常；但在 LN 晚期，肾脏体积缩小。

五、诊断

LN 虽以肾脏为主要受累器官，但常常伴有其他脏器的损害，包括不明原因的发热、关节炎及皮肤黏膜损害，可有心血管、中枢神经系统、造血系统、消化系统受累及多发性浆膜炎等。

SLE 的诊断主要根据美国风湿病学会和狼疮国际临床合作组修订的诊断标准如下。

（一）临床诊断标准

临床诊断标准包括：①急性或亚急性皮肤狼疮；②慢性皮肤狼疮；③非瘢痕性脱发；④口腔/鼻溃疡；⑤累及≥2 个关节的滑膜炎；⑥浆膜炎（胸膜炎或心包炎）；⑦肾脏损害（蛋白尿＞500 mg/d,红细胞管型）；⑧神经系统损害；⑨溶血性贫血；⑩白细胞计数减少；⑪血小板计数减少。

(二)免疫学诊断标准

免疫学诊断标准包括:①ANA 阳性;②抗 ds-DNA 阳性;③抗 Sm 抗体阳性;④抗磷脂抗体阳性;⑤低补体;⑥直接抗人球蛋白试验阳性。

诊断标准是累积的,无需同时符合:患者必须满足至少四项诊断标准,其中包括至少一项临床诊断标准和至少一项免疫学诊断标准,或患者经肾活检证实为 LN 伴抗核抗体或 ds-DNA 抗体阳性。

美国风湿病协会发布的 LN 临床指南中,LN 的诊断标准为,在确诊 SLE 的基础上,出现肾脏损害的表现,如持续性蛋白尿(≥0.5 g/d 或≥＋＋＋)或管型(可为红细胞、血红蛋白、颗粒等)。同时肾活检证实肾小球抗核抗体或抗双链 DNA 抗体阳性,并经肾活检明确病理分型。综合以上即可诊断狼疮性肾炎。

六、治疗

LN 的治疗包括诱导期和维持期治疗,诱导治疗应尽可能达到完全缓解,至少应达到部分缓解,缓解后的维持治疗时间应至少 3 年。高危患者需要长期治疗。治疗过程中需要定期随访,以调整药物剂量或治疗方案、评估治疗反应和并发症。提高患者和肾脏长期存活率,提高生活质量是治疗 LN 的最终目标。

影响 LN 患者预后的高危因素如下。①患者特征:非洲或西班牙裔男性;儿童起病;频繁复发;不完全缓解;神经精神性狼疮;诊断时蛋白尿>4 g/d。②血清学特征:抗磷脂抗体或抗磷脂综合征;持续性低补体血症;dsDNA 抗体滴度;C1q 抗体高滴度。③组织学特征:新月体性肾炎;血栓性微血管病;弥漫性间质小管损伤。

(一)非特异性治疗

1.羟氯喹

羟氯喹可降低 LN 的发病率及复发率,并能延缓终末期肾病的进展,减少血管栓塞及具有调脂作用,可作为 LN 的基础治疗。

2.ACEI/ARB

控制血压、降低蛋白尿。

3.其他

他汀类药物调节血脂;碳酸氢钠纠正代谢异常(如酸中毒);抗凝、抗血小板聚集(尤其在肾病综合征患者中);控制盐和蛋白质的摄入;肥胖者减轻体重等。

(二)免疫抑制治疗

肾脏病理类型及病变活动性是选择 LN 治疗方案的基础,不同病理类型优先选择的诱导和维持治疗方案见表5-2。除病理类型和 AI、CI 评分外,治疗方案和药物剂量还应根据患者的年龄、营养状态、肝功能、感染风险、肾脏损伤指标(如尿蛋白定量、尿沉渣红细胞计数和 SCr 水平)、肾外脏器损伤、生育意愿和既往免疫抑制剂的治疗反应等情况进行个体化选择。

表 5-2 狼疮性肾炎病理类型与治疗方案

病理类型	诱导方案	维持方案
Ⅰ 型	激素,或激素＋免疫抑制剂控制肾外狼疮活动	
Ⅱ 型	激素	吗替麦考酚酯或硫唑嘌呤

续表

病理类型	诱导方案	维持方案
Ⅲ型和Ⅳ型	激素＋吗替麦考酚酯或＋环磷酰胺,或多靶点	吗替麦考酚酯或多靶点,贝利尤单抗
Ⅲ＋Ⅴ型和Ⅳ＋Ⅴ型	激素＋多靶点,钙调磷酸酶抑制剂或吗替麦考酚酯	多靶点或吗替麦考酚酯,贝利尤单抗
Ⅴ型	激素＋多靶点,或钙调磷酸酶抑制剂	吗替麦考酚酯或硫唑嘌呤,贝利尤单抗
Ⅵ型	激素控制肾外活动	激素
狼疮足细胞病	激素,或激素＋吗替麦考酚酯或钙调磷酸酶抑制剂	吗替麦考酚酯或钙调磷酸酶抑制剂
狼疮血栓性微血管病＋/−LN	如肾功能损伤严重,需激素、免疫抑制剂联合血浆置换	吗替麦考酚酯、多靶点或硫唑嘌呤

(三)顽固性 LN 的治疗

顽固性 LN 的定义国际上缺乏统一标准,通常认为活动性 LN 接受初始免疫抑制治疗任何时间内出现肾损伤加重(SCr 升高,蛋白尿增加),或诱导治疗 6 个月无反应(未获得部分缓解标准)属于顽固性 LN。顽固性 LN 的治疗:①确认患者依从性(服用吗替麦考酚酯者检测血霉酚酸水平,使用环磷酰胺治疗者,检查其注射记录);②如怀疑转为慢性病变或合并血栓性微血管病等其他疾病,应进行重复肾活检,根据病理改变、血清学和临床指标调整免疫抑制治疗方案;③切换吗替麦考酚酯为环磷酰胺,或环磷酰胺切换为吗替麦考酚酯;④联合吗替麦考酚酯/钙调磷酸酶抑制剂采用多靶点治疗方案或加利妥昔单抗或考虑延长环磷酰胺静脉冲击疗程;⑤静脉注射免疫球蛋白或血浆置换(特别是伴血栓性微血管病或难治性 APS)。还可采用自体干细胞移植或蛋白酶体抑制剂等。

(四)LN 女性患者的妊娠处理

生育期女性 LN 患者如有生育欲望,前提是 LN 完全缓解至少 3 年再怀孕。在计划妊娠期间,应停用 RAS 抑制剂;免疫抑制治疗强度不应降低;怀孕前至少 3 个月停用吗替麦考酚酯或环磷酰胺,至少 4 个月避免使用生物制剂,换用硫唑嘌呤;如不能耐受硫唑嘌呤,可选用钙调磷酸酶抑制剂治疗妊娠期 LN;如 LN 活动,可加大激素剂量。

七、预后

LN 的肾脏 5 年和 10 年存活率已分别上升为 $83\%\sim92\%$ 和 $74\%\sim84\%$,其预后与病理类型及其程度、临床症状、治疗疗效、性别和种族等因素相关。

(靖广冰)

第三节 遗传性肾炎

遗传性肾炎又称 Alport 综合征,是最常见的遗传性肾病之一。由于编码Ⅳ型胶原不同 α 链的基因发生突变,使基因表型、蛋白质结构及功能发生改变,导致包括肾、眼、耳蜗等基底膜结构异常;临床主要表现为血尿和进行性肾功能减退,伴感音神经性耳聋和视力异常等。

一、流行病学

至今尚无基于人口学的 Alport 综合征的流行病学资料,但在临床出现血尿的遗传性肾病中 Alport 综合征比较常见。如果又有进展至终末期肾病的特点,则 Alport 综合征最常见。来自美国部分地区的资料显示,Alport 综合征基因频率为 1/5 000~1/10 000。国外肾活检标本中,Alport综合征占 1.6%~4.0%,我国几组较大宗的肾活检病理研究报告 Alport 综合征占 0.73%~1.20%。不同的资料还显示终末期肾病患者中,Alport 综合征占 0.2%~5.0%,占儿童慢性肾衰竭患者 1.8%~3.0%,占各年龄接受肾移植患者的 0.6%~2.3%。但是在持续性血尿患者,尤其是儿童患者中,Alport 综合征较常见,占 11%~27%。

二、病因学分类

Alport 综合征是一种具有遗传异质性的疾病。现已证实主要存在 3 种遗传方式,即 X 连锁显性遗传、常染色体隐性遗传和常染色体显性遗传。其中,X 连锁显性遗传最常见,占 80%~85%,因COL4A5 基因突变或COL4A5 和COL4A6 两个基因突变所致。常染色体隐性遗传型约占 Alport 综合征的 15%,因COL4A3 或COL4A4 基因突变所致。另外,有个别报道常染色体显性遗传,为COL4A3 或COL4A4 基因的突变。COL4A3 和COL4A4 定位于 2q36.3,COL4A5 和COL4A6 定位于 Xq22,对应编码产物分别为 Ⅳ 型胶原 $\alpha_3 \sim \alpha_6$ 链。

此外,Alport 综合征存在新发突变(有时也称作"从头突变"),即这部分患者没有血尿、肾衰竭等肾脏病家族史。在 Alport 综合征中新发突变的比例约在 10% 以上。

三、病理

(一)光镜

Alport 综合征患者肾组织在光镜下无特异病理改变。一般 5 岁前 Alport 综合征患者肾组织标本显示肾单位和血管正常或基本正常,可发现的异常是 5%~30% 表浅肾小球为"婴儿样"肾小球,即肾小球毛细血管丛被体积较大的立方形、染色较深的上皮细胞覆盖,而毛细血管腔较小;或仅见肾间质泡沫细胞。正常肾脏 8 岁后极罕见婴儿样肾小球。5~10 岁 Alport 综合征患者肾组织标本大多病变轻微,但可见系膜及毛细血管壁损伤,包括节段或弥漫性系膜细胞增生、系膜基质增多,毛细血管壁增厚。晚期可见节段或球性肾小球硬化,以及肾小管基膜增厚、小管扩张、萎缩,间质纤维化等损害,并常见泡沫细胞。

(二)免疫荧光

常规免疫荧光检查无特异性变化,有时甚至完全阴性。可见到免疫荧光染色在系膜区及沿肾小球基底膜节段性或弥漫性颗粒状 C3 和 IgM 沉积。由于节段性硬化、玻璃样变,可有内皮下 IgM、C3、备解素及 C4 的沉积。应该指出的是全部阴性的免疫荧光染色结果,有助于与 IgA 肾病、膜增殖性肾小球肾炎及其他免疫介导的肾小球肾炎的鉴别诊断。

皮肤或肾脏Ⅳ型胶原不同 α 链免疫荧光染色:若皮肤或肾小球基底膜不与抗 α_5 单抗反应即阴性,可以确诊为 X 连锁型 Alport 综合征,但阳性不能除外 Alport 综合征的诊断;另外,抗Ⅳ型胶原不同 α 链单克隆抗体与肾小球基底膜的反应结果还可用于鉴定 Alport 综合征的常染色体隐性遗传型。

(三)电镜

X连锁型Alport综合征的特征性病理改变只有在电子显微镜下才可以观察到(图5-9)。典型病变为肾小球基底膜出现广泛的增厚、变薄,以及致密层分裂的病变。肾小球基底膜超微结构最突出的异常是致密层不规则的外观,其范围既可以累及所有的毛细血管袢或毛细血管袢内所有的区域,也可以仅累及部分毛细血管袢或毛细血管袢内的部分区域。Alport综合征肾小球基底膜致密层可增厚至1 200 nm,并有不规则的内、外轮廓线;由于基底膜致密层断裂,电镜下还可见到基底膜中有一些"电子致密颗粒"(直径为20~90 nm),其性质不十分清楚,可能是被破坏的致密层"残迹",也有学者认为可能源自变性的脏层上皮细胞。肾小球基底膜弥漫性变薄(可薄至100 nm以下)常见于年幼患儿、女性患者或疾病早期,偶尔见于成年男性患者。此外,肾小球上皮细胞可发生与临床蛋白尿水平不一致的足突融合。

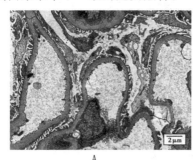
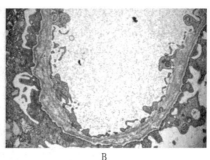

A　　　　　　　　　　　　B

图5-9　X连锁型Alport综合征肾小球基底膜

A.正常肾小球基底膜;B.X连锁型Alport综合征男性患儿,肾

小球基底膜薄厚不均,可见致密层分裂(A、B. EM×5 000)

四、临床表现

(一)肾脏表现

血尿最常见,大多为肾小球性血尿。X连锁遗传型Alport综合征男性患者表现为持续性镜下血尿,外显率为100%。约67%Alport综合征男性患者有发作性肉眼血尿,其中许多人在15岁前肉眼血尿可出现在上呼吸道感染或劳累后。X连锁遗传型Alport综合征女性患者90%以上有镜下血尿,少数女性患者出现肉眼血尿。几乎所有常染色体隐性遗传患者(无论男性还是女性)均表现血尿;而常染色体隐性遗传的杂合子亲属,50%~80%出现血尿。

X连锁型Alport综合征男性迟早会出现蛋白尿。蛋白尿在小儿或疾病早期不出现或微量,但随年龄增长或血尿的持续而出现,甚至发展至肾病水平的蛋白尿。肾病综合征发生率为30%~40%。同样高血压发生率和严重性也随年龄而增加,多发生于男性患者。

X连锁型Alport综合征男性患者肾脏预后差,几乎全部将发展至终末期肾病,进展速度各家系间有差异,通常从肾功能开始异常至肾衰竭5~10年。部分X连锁型Alport综合征女性患者也会出现肾衰竭,至40岁约12%患者、60岁以上30%~40%患者出现肾衰竭。许多常染色体隐性遗传型患者于青春期出现肾衰竭,30岁前几乎所有患者均出现肾衰竭。常染色体显性遗传型患者临床表现相对较轻。

(二)听力障碍

Alport综合征可伴有感音神经性耳聋,听力障碍发生于耳蜗部位。耳聋为进行性,逐渐累及全音域,甚至影响日常对话交流。X 连锁型 Alport 综合征中男性发生感音神经性耳聋较女性多,而且发生年龄较女性早。常染色体隐性遗传型 Alport 综合征约 2/3 患者于 20 岁前表现出感音神经性耳聋。

(三)眼部病变

对 Alport 综合征具有诊断意义的眼部病变为前圆锥形晶状体、黄斑周围点状和斑点状视网膜病变及视网膜赤道部视网膜病变。前圆锥形晶状体表现为晶状体中央部位突向前囊,患者可表现为进行性近视,甚至导致前极性白内障或前囊自发穿孔。前圆锥形晶状体并非出生时即有,多于 20～30 岁时出现。确认前圆锥形晶状体常需借助眼科裂隙灯检查。60%～70%X 连锁型 Alport 综合征男性、10%X 连锁型 Alport 综合征女性及约 70%常染色体隐性遗传型 Alport 综合征患者伴前圆锥形晶状体病变。黄斑周围点状和斑点状视网膜病变、视网膜赤道部视网膜病变表现为暗淡,甚至苍白的斑点状病灶,最好用视网膜摄像方法观察,这种病变常不影响视力,但病变会伴随肾功能减退而进展。约 70%X 连锁型 Alport 综合征男性、10%X 连锁型 Alport 综合征女性及约 70%常染色体隐性遗传型 Alport 综合征患者伴有这种视网膜病变,而且视网膜病变常与耳聋和前圆锥形晶状体同在,但视网膜病变发生较前圆锥形晶状体早。

(四)其他

1.AMME 综合征

AMME 综合征是伴有血液系统异常的 Alport 综合征,该综合征表现为 Alport 综合征、智力发育落后、面中部发育不良,以及椭圆形红细胞增多症等。

2.弥漫性平滑肌瘤

某些青少年型 Alport 综合征家系或患者伴有显著的平滑肌肥大,受累部位常为食管、气管和女性生殖道(如阴蒂、大阴唇及子宫等),并因此出现相应的症状,如吞咽困难、呼吸困难等。

五、诊断与鉴别诊断

(一)诊断

典型 Alport 综合征根据临床表现、阳性家族史,以及电镜下肾组织的特殊病理变化可作出诊断,其中肾组织电镜检查一直被认为是确诊该病的重要依据。Flinter 等曾提出"四项诊断指标",如果血尿或慢性肾衰竭或两者均有的患者,符合如下四项中的三项便可诊断:①血尿或慢性肾衰竭家族史;②肾活检电镜检查有典型病变;③进行性感音神经性耳聋;④眼病变。此外,尚可根据皮肤或肾脏Ⅳ型胶原 α 链的免疫荧光染色结果、相关基因突变分析结果诊断。

(二)鉴别诊断

仅表现为镜下血尿的女性患者,注意与薄基底膜肾病鉴别;肾病水平蛋白尿男性患儿,注意与原发性肾病综合征鉴别。

六、治疗

目前有关 Alport 综合征药物治疗,主要包括 AECI/ARB、环孢素 A 等药物,但目前尚没有根治办法。治疗主要目的是延缓病程进展、改善生存质量。进展至肾衰竭者可行肾脏替代治疗,包括透析治疗(腹膜透析、血液透析)和肾移植。鉴于现在仍无根治 Alport 综合征的有效办法,为了客观进行遗传咨询、尽可能优生优育,早期诊断尤为重要,因此发展新的、简单易行、确诊率高的诊断方法有重要的意义。

(靖广冰)

第四节 IgA肾病

一、发病机制

尽管对IgA肾病的研究取得了不少进展,但确切病因和发病机制仍然不很清楚,至今为止的研究显示,IgA肾病的发生主要与遗传因素、IgA分子异常、肾小球系膜对IgA沉积的反应、凝血纤溶异常有关。

(一)遗传因素

由于IgA肾病具有一定的种族差异,部分患者具有家族聚集现象,提示遗传因素可能参与IgA肾病的发病,但尚未发现明显的致病基因。近年来,研究显示一些基因(如*Megsin*、*MUC20*、*Uteroglobin*、*ACE*、*PAI-1*)的多肽性与IgA肾病的发生或发展有关。

(二)IgA分子异常

1.IgA的分子结构

人IgA分子可分为2个亚类,IgA1和IgA2。IgA1与IgA2均以单体(mIgA)和多聚体(pIgA)两种形式存在。pIgA常为二聚体,含有一个相对分子质量21 000的J链。IgA和J链均由浆细胞产生,pIgA在分泌之前即已完成组合。

IgA1有2条重链和2条轻链。在重链的CH1区和CH2区之间有一个由18个氨基酸组成的铰链区,包括第223到240个氨基酸;铰链区由脯氨酸、丝氨酸和苏氨酸残基的重复序列组成,并且携带有复杂的O-连接的糖链,丝氨酸和苏氨酸残基是O-糖基化的位置;各种O-糖链均连着一个N-乙酰半乳糖胺。N-乙酰半乳糖胺可以独立存在,但通常带有半乳糖(β-1,3-半乳糖)和(或)唾液酸[α-2,3和(或)α-2,6-唾液酸]。每一个IgA1分子均携带有多种糖链,使得IgA1分子结构复杂多样。IgA2分子无铰链区。

2.IgA的产生

人IgA主要由浆细胞产生。浆细胞主要存在于黏膜和骨髓。黏膜产生的IgA包括IgA1和IgA2,不同部位黏膜产生的IgA1和IgA2亚类的比例有所不同。黏膜产生的IgA多为含有J链的pIgA,与上皮细胞基底侧上的多聚免疫球蛋白受体(polymeric Ig receptor,pIgR)结合,形成pIgA-pIgR复合物,通过内吞作用,从上皮细胞的管腔侧向外分泌。通过这种方式转运的IgA还保留有一部分分泌型IgA(sIgA)。J链对黏膜pIgA的产生和分泌很重要,黏膜产生的IgA很少进入血液。骨髓产生的IgA几乎都是mIgA1,主要进入血液循环。因此,正常人血中的IgA主要是骨髓产生的mIgA1。

沉积在系膜区的IgA主要是pIgA1,pIgA1来自哪里,黏膜或骨髓?还不很清楚。支持黏膜免疫缺陷致pIgA1生成过多的依据:①IgA肾病的发病常与呼吸道及胃肠道黏膜感染相伴;②在一些IgA肾病患者的肾活检中发现呼吸道病毒和肠道菌群等成分及抗体;③血尿的产生与pIgA1产生有关。但随着研究的深入,发现黏膜浆细胞分泌的pIgA由两个单体、一个分泌片和一个J链构成。IgA肾病的系膜区IgA无分泌成分,仅有两个单体和一个J链,这对pIgA是否来源于黏膜提出质疑。有学者提出"黏膜-骨髓轴"说法,认为血清异常升高的IgA并非由黏膜产生,而是由黏膜内抗原特定的淋巴细胞或抗原提呈细胞进入骨髓腔,引起骨髓 B 细胞分泌 IgA增加。支持 IgA 肾病患者 pIgA1 的过多产生源自骨髓的依据有:IgA 肾病患者血清异常升高的IgA1 为骨髓源性 IgA1 亚型,而洗脱肾小球系膜区沉积的 IgA 亦属 IgA1,是否为循环 IgA1 结合抗原形成免疫复合物沉积在系膜区仍有争议。循环 pIgA 是低亲和力天然抗体,由多克隆性B 细胞产生。IgA 肾病外周血 B 细胞即使在缺乏抗原刺激时也显示不正常 IgA 分泌升高。T 细胞功能异常促使 B 细胞产生 IgA 增加,尤其是辅助性 T 细胞,它能开启 B 细胞从 IgM 到 IgA 的合成。

3.IgA 的清除

血中的 IgA 及 IgA 循环免疫复合物,至少部分是由肝脏清除的。肝脏的无唾液酸糖蛋白受体及 Fcα 受体(CD89)是肝脏表达的 IgA 结合受体。血中正常的 IgA 与肝细胞上的 IgA 受体结合,通过内吞作用被清除出血循环。另外,血中的 IgA 还可经过单核巨噬细胞或中性粒细胞表达的 Fcα 受体被分解代谢。

4.IgA 肾病的 IgA 分子特征

IgA 肾病的核心是 IgA 在肾小球系膜区的沉积,并导致肾小球系膜细胞的增殖和系膜基质增多。沉积在系膜区的 IgA 主要是 pIgA1。对人类和小鼠的研究表明,pIgA 对肾小球系膜细胞结合位点的亲和力比 mIgA 高,结合位点的数量也更多。IgA 和肾小球系膜细胞的结合是电荷依赖性的,带有较多负电荷的 pIgA 与肾小球系膜细胞的结合力较强。与正常血中的 IgA 比较,IgA 肾病患者血和系膜中 IgA 分子的 λ 轻链比例增高,负电荷增加,因为 λIgA1 携带负电荷。

IgA1 之所以在血中升高及容易在肾小球系膜区沉积,可能与 IgA 分子的结构异常有关。电泳、层析和质谱分析的研究结果均显示 IgA 肾病患者的 IgA1 分子存在 O-半乳糖链的缺失,这种 O-糖链的缺失可能是由于 β-1,3-半乳糖转移酶功能缺陷引起 O-糖基化下降所致。因为 β-1,3-半乳糖转移酶具有催化半乳糖加到 O-连接的 N-乙酰半乳糖胺末端的作用,而 IgA 肾病患者外周血 B 细胞 β-1,3-半乳糖转移酶功能缺陷。β-1,3-半乳糖转移酶活性下降的原因可能与伴侣蛋白 cosmc 表达下降及 miR-148b 的过表达有关,cosmc 表达下降可能与感染或炎症有关。但是,cosmc 的基因变异与 IgA 肾病的易感性没有明显的关系。

O-糖链缺失可以影响 IgA1 分子的三维结构和电荷情况,进而可影响 IgA1 与细胞和蛋白的相互作用。由于其结构发生了改变,正常肝细胞和单核巨噬细胞上的 IgA1 受体无唾液酸糖蛋白受体和 CD89,不能识别和清除异常的 IgA1,从而导致血中致病性 IgA1 增高。体外实验表明,缺乏残基端唾液酸及半乳糖的 IgA1 分子与细胞外基质成分纤连蛋白及 IV 型胶原亲和力升高。

循环中糖基化异常的 IgA1(Gd-IgA1)的检测不仅有助于诊断,还有助于预后判断。研究表明,如果以 90% 成年健康人循环 Gd-IgA1 水平为阈值,76% 的成年 IgA 肾病患者循环 Gd-IgA1水平升高,其敏感性 79%,特异性 89%。而且,血清 Gd-IgA1 水平升高与病情严重程度呈正相关。Gd-IgA1 还可以刺激机体产生抗 Gd-IgA1 的抗体,IgA 肾病患者血清抗 Gd-IgA1 的 IgG 自身抗体增高。一种特异性的单克隆抗体(KM55mAb)可以通过 ELASA 方法识别人体循环中的Gd-IgA1,也可特异性检测 IgA 肾病患者肾小球的 IgA。

(三)肾小球系膜对 IgA 沉积的反应

尽管系膜区 IgA 的沉积是 IgA 肾病的标志,但并不是所有 IgA 沉积均与肾小球肾炎的进展有关。日本的研究表明,不少肾移植"健康"供肾的肾小球系膜区有 IgA 沉积,但并无肾脏受损表现,称为"没有意义的 IgA 沉积"。说明肾小球系膜区 IgA 沉积不一定会导致 IgA 肾病。IgA

肾病的发生发展还取决于系膜细胞对IgA的反应。我们的研究发现,系膜区IgA的沉积是一种可逆的过程,重复肾活检的研究证实,部分IgA肾病患者经过激素和扁桃体摘除等治疗后,沉积在系膜区的IgA可以消失。

研究提示,系膜可以清除一定量的IgA。IgA在系膜区的积累是由于其沉积的速率超过了被清除的速率。IgA清除的主要途径是通过系膜受体介导的内吞作用及IgA沉积物的分解代谢。系膜细胞有受体介导的内吞、清除IgA的能力,但具体是什么受体,以及如何清除,其细节还不很清楚。已知的系膜细胞上IgA受体有转铁蛋白受体CD71(transferring receptor,TfR)、CD89、多聚Ig受体及无唾液酸糖蛋白受体。还有证据表明,人类系膜细胞还能表达Fcα/μ受体及一种不同于CD89的新的FcαR。目前仍不清楚IgA肾病中IgA与系膜细胞结合的过程是否也存在异常,但有可能IgA与系膜细胞结合异常导致IgA清除障碍,IgA沉积于系膜区,导致系膜细胞激活和局部补体激活,诱发肾小球肾炎。

1.沉积在系膜区的IgA对系膜细胞的激活

系膜细胞IgA受体与大分子IgA结合后引起系膜细胞促炎症反应和促纤维化表型的转变。这与IgA肾病患者肾活检标本中观察到的对IgA反应性系膜细胞数量增加一致。而且,IgA沉积还可上调细胞外基质成分及促纤维生长因子TGF-β的表达。沉积的IgA也能通过调节整合素表达来改变系膜细胞-基质的相互作用,这可能在肾小球损伤后系膜区的重构上发挥重要作用。IgA沉积还能启动促进炎症级联反应,使系膜细胞分泌白细胞介素1β(IL-1β)、IL-6、肿瘤坏死因子-α(TNF-α)、移动抑制因子(MIF),同时系膜细胞释放趋化因子如单核细胞趋化蛋白(MCP-1)、IL-8、IL-10;并通过IL-6、TNF-α上调系膜细胞IgA受体表达,进一步促进炎症反应。IgA和肾小球系膜细胞的结合,可以引起核转录因子(NF-κB)、c-jun的表达增加。IgA肾病时,不仅系膜细胞TGF-β合成增加,循环中CD$_4^+$T细胞TGF-β的表达也增加,可以增加胶原、蛋白多糖和纤连蛋白的合成,引起肾小球硬化。共沉积的IgG也可激活系膜细胞,对促进系膜细胞的炎症有协同作用。系膜细胞活化可进一步影响其他肾脏固有细胞,如使足细胞nephrin表达下调。此外,也有证据表明IgA肾病时共沉积的IgG能活化系膜细胞,与IgA促进系膜细胞发生表型改变具有协同作用,从而加重肾小球损伤的程度。目前还不清楚系膜沉积IgA的何种理化特性导致系膜细胞活化。然而,体外研究表明,从IgA肾病患者半乳糖基化不良的IgA1能够增加、亦能减少系膜细胞的增殖率,在培养系膜细胞中发现它能增加NO合成及系膜细胞凋亡,促进整合素合成。这一作用与异常糖基化IgA在系膜区的过度聚积一起提示O-糖基化IgA1在IgA沉积及后续损害中起了重要作用。

2.系膜沉积IgA对肾脏局部补体系统的激活

肾脏局部补体系统的活化影响肾小球损伤的发生发展。系膜沉积的IgA可能通过甘露糖结合凝集素途径激活补体C3、生成衰变加速因子,一种控制补体活化的因子,最终导致C5b-9产生,后者能活化系膜细胞产生炎症介质和基质蛋白。正常时,肾小球旁器生成衰变加速因子,但很少或监测不到补体C3。而在IgA肾病中补体C3及甘露糖结合凝集素不仅沉积在肾脏,而且还可由系膜细胞及足细胞在局部合成,同时衰变加速因子的生成也增加,补体C3、衰变加速因子的增加与系膜增殖和肾小球硬化程度呈正相关。肾小球C4d阳性是补体凝集素通路激活的标志,10年随访的资料显示,C4d阳性的患者肾脏存活率为43.9%;而C4d阴性的患者肾脏存活率为90.9%。因此,系膜细胞与IgA结合后,就能够通过内源性补体C3和甘露糖结合凝集素激活局部补体。目前原位补体合成及激活对进展性肾小球损伤的机制尚未明了。

综上所述,黏膜免疫缺陷致骨髓 pIgA1 生成过多,以及血清 IgA1 分子半乳糖缺失可能共同参与了肾小球系膜区 IgA1 沉积作用,激活系膜细胞及补体,从而促发各种细胞因子或生长因子的作用,最终系膜细胞增生、小球硬化。

(四)凝血纤溶异常

炎症和凝血纤溶异常是包括 IgA 肾病在内的肾小球肾炎的两个最重要的病理生理改变。两者互为因果、相互促进,不同时期各有侧重。早期以炎症为主,后期以凝血纤溶异常为主。肾小球肾炎中纤维蛋白在肾脏沉积是一种普遍现象,并认为是由凝血机制局部激活或纤溶功能障碍或两者的共同作用所致。在 IgA 肾病的进展过程中,纤溶酶原激活剂抑制物 1(PAI-1)表达上调、纤维蛋白在血管内外沉积和细胞外基质积聚等起着重要的作用;抗凝、促纤溶治疗可望减轻肾损伤,延缓 IgA 肾病的进展。一些抗血小板聚集的药物还有抗炎的肾保护作用。

二、病理

(一)光镜

IgA 肾病的基本病理改变为系膜细胞增生伴有基质增多,但在不同病例中的增生程度及分布变化是多种多样的。早期患者可以表现为几乎正常的"轻微病变",光镜下肾小球无明显病变,系膜细胞无增生(<4 个细胞/系膜区)。个别系膜区基质轻度增多,偶见有嗜伊红物颗粒状沉积;或系膜细胞轻度增生(4~5 细胞/系膜区)、中度增生(6~7 细胞/系膜区)或重度增生(≥8 细胞/系膜区),及基质的增多。增生可为部分肾小球和部分节段(局灶节段性)或广泛增生。常可有少数节段与球囊壁粘连,或形成节段性硬化灶。严重病例可见多数肾小球系膜细胞弥漫性中至重度增生,基质大量增多,或伴有部分血管壁增厚,内皮下插入及双轨形成,呈膜增生分叶状改变。少数病例可出现系膜细胞增生伴节段性毛细血管腔内皮细胞增生,与急性弥漫毛细血管内增生肾炎相似。弥漫增生病变常可伴有部分大小不等的新月体形成(<50%),多见于临床有肉眼血尿伴急进性肾功能不全的肾活检病例。IgA 肾病新月体大多数是半周以内的细胞性小新月体;IgA 肾病组织中常有多少不等的硬化肾小球,随着病程的进展而逐渐增多。

肾小管有程度不等的灶性萎缩,部分肾小管有蛋白管型和(或)红细胞管型,间质有程度不等的以淋巴细胞为主的炎症细胞浸润,多呈灶性围绕萎缩肾小管周围分布,并有程度不一的纤维组织增生。间质肾小动脉早期无明显改变,病变严重者也可因继发性高血压而出现细动脉管壁增厚玻璃变。

病变后期,在肾小球不同增生程度的背景下,多数肾小球可出现球性硬化,肾小管大量萎缩,灶状或片状分布,间质中等量以上炎症细胞灶性及散在浸润,伴纤维组织广泛增生(>50%肾穿刺组织面积)。间质血管常有管壁增厚硬化及周围炎症细胞浸润等病变。研究显示 IgA 肾病血管病变的发生率高于非 IgA 系膜增生性肾小球肾炎和特发性膜性肾病,肾小动脉管壁可见增厚及玻璃样变,以及肾内动脉硬化,包括动脉管壁增厚、透明样变。少数患者表现为恶性高血压,具有原发性恶性高血压类似的血管和病理表现,如动脉管壁增厚、管腔狭窄、小动脉闭塞、纤维素样坏死,以及动脉"葱皮样"增殖性改变。

(二)免疫荧光

IgA 肾病的诊断必须依赖免疫病理。除个别单位使用免疫组化以外,国内外绝大多数单位都使用免疫荧光检查。抗 IgA 抗体标记的免疫荧光阳性在肾小球系膜区呈团块状或粗颗粒状沉积为 IgA 肾病的标志性改变。IgA 在系膜区的沉积常常是弥漫和全小球性的,即使光镜改变是局灶和节段性的。偶尔在肾小球毛细血管壁也可见到 IgA 的沉积。绝大多数患者合并 C3 的沉积,并与 IgA 的分布一致。约半数患者同时合并 IgG、IgM 的沉积,只有少部分患者表现为单纯的 IgA 沉积。原发性 IgA 肾病少有 C1q 和 C4 的沉积。

(三)电镜

系膜区和旁系膜区电子致密物沉积是 IgA 肾病的主要电镜表现。少量可呈粗颗粒状,大量则可呈团块状弥漫沉积在增多的系膜区基质中,偶尔在上皮下也可以见到孤立的小颗粒状致密物沉积。部分 IgA 肾病肾小球基底膜也可变薄,但大多数是节段性的。部分 IgA 肾病中足细胞也可出现节段性足突融合(图 5-10)。

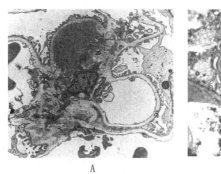
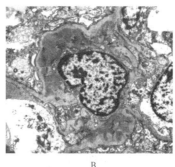

图 5-10 IgA 肾病电镜表现

A.大块状电子致密物沉积在旁系膜区;B.电子致密物沉积在肾小球系膜区和旁系膜区(A、B,EM×5 000)

(四)IgA 肾病病理分类演变及新牛津分类

长期以来,因 IgA 肾病的病理改变复杂多样性,其病理分类标准一直在研究变化中。Kata-fuchi 积分是用 0、1、2、3 数字作为小球、小管、间质、血管各项指标的病理改变半定量积分,最后以总分表示病变的程度。这种半定量分析比较全面,也比较细,但评分很费时间,多用于临床病理研究,很少在肾活检病理报告中应用。

Lee 主要根据肾病的病理改变特点,提出了 5 级的病理分级。Lee 分级经临床实践证实,对 IgA 肾病有一定的临床指导作用。以后,Haas M 又在此基础上进一步细化,更加强调了 IgA 肾病的病理改变与预后的相关性。其中新月体数量、肾小管和肾间质的损伤程度与预后关系密切。Lee 分级和 Haas 分型均根据病理改变的严重程度和病变的类型,分为 Ⅰ、Ⅱ、Ⅲ、Ⅳ、Ⅴ级,但具体标准略有不同,具体见表 5-3。

表 5-3 IgA 肾病病理 Lee 分级与 Hass 分型比较

项目	Lee 分级	Haas 分型
Ⅰ	大致正常	轻微肾小球病变
Ⅱ	局灶节段性系膜增殖和硬化	局灶节段性肾小球硬化
Ⅲ	弥漫性系膜增殖,节段性加重	局灶增生性肾小球肾炎(不足 50%)
Ⅳ	弥漫性系膜增殖,小于 45% 肾小球有新月体和球性硬化,肾小管萎缩和间质炎细胞浸润	弥漫增生性肾小球肾炎
Ⅴ	比Ⅳ级更重,45% 以上的肾小球有新月体	慢性进展性肾炎,40% 以上肾小球全球硬化、肾小管萎缩或丧失

遗憾的是这些分类法中使用的病理学变量,没有明确的定义。为了能正确地理解 IgA 肾病病理与临床的关系、病理对预后判断的指导意义,在统一标准的情况下进行学术交流、开展多中心的前瞻性临床治疗试验,国际 IgA 肾病协作组和美国肾脏病理协会的专家们成立了一个工作组,希望通过可重复性高和预测性强的肾脏病理组织学改变,在 IgA 肾病的病理组织学分类上达成一个国际共识。于是,来自 10 个国家的肾脏病学家和病理学家参加了在英国牛津举行的国际共识会议。对从世界四大洲(亚洲、欧洲、北美、南美)、8 个国家(中国、日本、法国、意大利、英国、加拿大、美国、智利)收集的 265 例(包括 206 例成人和 59 例儿童)起始估算肾小球滤过率≥30 mL/(min·1.73 m²)、尿蛋白>0.5 g/24 h[儿童尿蛋白≥0.5 g/(24 h·1.73 m²)]IgA 肾病进行了系列研究。

首先,专家们对 IgA 肾病肾活检中的各种病理变量进行了明确的定义。然后,从中挑选出 6 种具有重复性较好的病变变量作为预测肾脏预后的候选因子:①系膜细胞增多;②节段硬化或粘连;③毛细血管内细胞增多;④细胞性或细胞纤维性新月体;⑤肾小管萎缩/间质纤维化;⑥动脉病变。其中球性肾小球硬化也具有很高的可重复性,但由于与肾小管萎缩/间质纤维化高度相关,以及容易导致抽样误差,在分析中被排除。上述 6 种病理改变与肾活检时的临床表现具有较好的相关性,其中系膜细胞增多、节段硬化或粘连、毛细血管内细胞增多、细胞性或细胞纤维性新月体与蛋白尿相关性很高;肾小球节段硬化与估算肾小球滤过率降低和平均动脉压增高具有相关性;肾小管萎缩/间质纤维化与起始估算肾小球滤过率降低、平均动脉压增高及蛋白尿相关;动脉病变与起始血压及估算肾小球滤过率有关。

专家组又经过回顾性研究和医学统计模式分析检验,最后提出 4 种病理组织特征作为 IgA 肾病预后的病理组织预测因子:①系膜细胞增多;②节段硬化或粘连;③毛细血管内细胞增多;④肾小管萎缩/间质纤维化。IgA 肾病的肾活检报告,应该详细描述这些病理特征在光镜、免疫荧光及电镜下的表现,给出诊断并对所见的特征进行评分。系膜细胞增殖:≤50%肾小球(M0),>50%肾小球(M1)。节段硬化或粘连:无(S0),有(S1)。毛细血管内细胞增多:无(E0),有(E1)。肾小管萎缩/间质纤维化:≤25%(T0),26%~50%(T1),>50%(T2)。还需描述肾小球的总数目及毛细血管内增殖、坏死、细胞性/细胞纤维性新月体、球性肾小球硬化及节段肾小球硬化的肾小球数目。诊断报告模式举例,IgA 肾病:系膜增殖、节段硬化、40%肾小管萎缩/间质纤维化(M1、E0、S1、T1)。

IgA 肾病牛津分类经几年的临床实践,已逐渐得到肾病医师的认同,但也发现仍有一些局限性及尚待解决的问题,如牛津分类研究人群缺少极轻(蛋白尿<0.5 g/24 h)和极重(肾小球滤过率<30 mL/min)病例;IgA 肾病的发病与转归可能与种族有关,不同种族是否有可比性不清楚;IgA 肾病的预后与治疗有关,但不同中心治疗方案差别很大,而进一步验证时大多没有考虑治疗的影响;病理分类对治疗的提示作用不清楚;新月体对预后的影响意见不统一等。为了解决这些问题,IgA 肾病病理分类工作组对国际上 4 个回顾性队列共 3 096 例 IgA 肾病数据进行了汇总分析,对牛津分类做进一步补充。如发现 36%的 IgA 肾病存在细胞和(或)细胞纤维性新月体。分析新月体比例及免疫抑制治疗与肾脏预后的关系,发现新月体<25%如不接受免疫抑制治疗肾脏预后差;而新月体>25%的 IgA 肾病,即使免疫抑制治疗,仍有进展的很大风险。提示除系膜细胞增生、肾小球节段硬化或粘连、内皮细胞增多、肾小管萎缩或肾间质纤维化外,肾小球是否有新月体及新月体的程度,对治疗和预后都有重要影响。因此,新版 IgA 肾病牛津分类的肾活检报告,推荐增加有无细胞/细胞纤维性新月体及其程度的描述,新版 IgA 肾病牛津分类肾活检报告具体如下。

1.详细报告

详细报告光镜、电镜、免疫组化/免疫荧光检查特点(至少8个肾小球)。

2.评估五大病理特点

(1)系膜增殖评分<0.5(M0)或>0.5(M1)。

(2)无毛细血管内细胞增多(E0)或毛细血管内细胞增多(E1)。

(3)无节段性肾小球硬化(S0)或节段性肾小球硬化(S1)。

(4)肾小管萎缩/间质纤维化≤25%(T0),26%~50%(T1)或>50%(T2)。

(5)无细胞/细胞纤维性新月体(C0),≥1个肾小球(C1),>25%(C2)。

3.量化肾小球数

(1)肾活检标本的肾小球总数。

(2)出现毛细血管内细胞增多、坏死,毛细血管外细胞增多(细胞/细胞纤维性新月体)、肾小球全球硬化和节段性肾小球硬化的肾小球数。

三、临床表现

IgA 肾病在临床上可以表现为无症状性的血尿、蛋白尿,也可以表现为急性肾炎综合征、急进性肾炎综合征、慢性肾炎综合征和肾病综合征。根据 IgA 肾病不同的临床表现,可将 IgA 肾病分为若干个临床综合征。不同的临床综合征,发病机制和病理表现不同,治疗和预后也不一样。

(一)IgA 肾病常见的临床综合征

1.反复发作性肉眼血尿

反复发作性肉眼血尿多在呼吸道、消化道、泌尿道黏膜和皮肤感染后出现,尤其是扁桃体发炎或咽炎后发作,常伴有双侧扁桃体增大和咽后壁淋巴滤泡增生。通常在感染数小时后出现肉眼血尿,尿呈鲜红色或洗肉水样。感染控制后,肉眼血尿减轻。肉眼血尿期间,多数没有明显的自觉症状,偶有腰酸胀痛感,血尿间歇期间很少出现大量蛋白尿和高血压,预后较好,肾功能多能长时间保持稳定。病理改变以系膜细胞增殖为主,可有局灶、节段性细胞新月体形成。

2.无症状性尿检异常

无症状性尿检异常包括单纯无症状性镜下血尿和持续性镜下血尿伴轻中度蛋白尿两个亚型。多数患者起病隐匿,多无高血压及肾功能不全等临床表现。单纯无症状性镜下血尿的病理改变以轻度系膜增殖或轻微病变为主,较少出现肾间质、小管和血管病变。持续性镜下血尿伴轻度蛋白尿的病理改变复杂多样,可出现系膜增殖、硬化、球囊粘连,间质病变轻重不一。

3.大量蛋白尿

临床突出表现为持续性大量蛋白尿(尿蛋白>3.5 g/24 h)。根据其临床表现和实验室检查,分为肾病型和非肾病型两个亚型。肾病型表现为大量蛋白尿(尿蛋白>3.5 g/24 h)、低蛋白血症(血清蛋白<30 g/L)、高脂血症、水肿等肾病综合征的典型改变。如果肾病型 IgA 肾病,无明显的血尿和高血压,病理上表现为肾小球微小病变或轻度系膜增殖(疾病的本质为微小病变肾病综合征合并轻度 IgA 肾病)。电镜表现为广泛的足突融合,这种情况通常对激素敏感、预后较好。如果大量蛋白尿,合并明显血尿、高血压,肾脏病理表现为肾小球硬化、肾小管萎缩、间质纤维化等慢性化改变,病程常迁延,预后不良。

4.高血压

高血压是 IgA 肾病的常见表现之一。随着病程的延长和病情的加重,高血压的发生率增加。这一类型的患者可伴有不同程度的血尿、蛋白尿和肾功能不全,以及高尿酸血症。少数患者表现为恶性高血压,但蛋白尿和肾小球损害比原发性恶性高血压更加明显。

5.血管炎

一般起病较急,病情进展较快,肾功能快速进行性恶化。临床上血尿症状较突出,蛋白尿明显,可合并程度不等的高血压。肾组织学病理改变除系膜病变外,多有明显的新月体形成,根据病程的长短可表现为细胞性新月体、细胞纤维性新月体和纤维性新月体,因此,这一类型又称为新月体型 IgA 肾病。由于部分患者病理上表现为肾小球毛细血管袢坏死及间质血管炎等病变,又称为血管炎型 IgA 肾病。早期积极有效的治疗,可使这些患者病情缓解,恶化的肾功能部分逆转。

6.终末期肾病

除表现蛋白尿、镜下血尿及高血压外,还合并慢性肾功能不全的其他表现,如贫血、夜尿增多等,血肌酐多在 442 $\mu mol/L$ 以上,B 超显示肾脏缩小、双肾皮质变薄、皮髓质分界不清、反光增强。很多患者已失去肾活检的机会。如果肾活检,病理改变为绝大多数肾小球已球性硬化,伴有弥漫性肾小管萎缩、肾间质纤维化。这一类患者,肾活检后容易出血,尤其是合并高血压患者。

值得注意的是,上述临床分型是相对的。部分患者可以交叉、重叠,甚至转变。如血管炎型 IgA 肾病合并明显高血压和大量蛋白尿;高血压、大量蛋白尿的患者,不积极治疗,最后可发展为终末期肾病。

(二)实验室及其他检查

1.尿液测定

IgA 肾病的尿红细胞多为畸形红细胞,尤其是出现芽孢状或刺形的红细胞,对诊断有较大的价值。但肉眼血尿明显时,尿中正常形态红细胞比例可能会增加。尿蛋白定量多<2 g/24 h,为非选择性蛋白尿。

2.血清测定

30%～50%患者血清 IgA 增高超过 3.15 g/L。增高的 IgA 主要是 pIgA1。研究发现,IgA 肾病患者血清低半乳糖化 IgA1 水平高于健康对照组和非 IgA 系膜增生性肾炎组。部分患者血清 C3 水平低、循环免疫复合物阳性。

3.血尿酸测定

肾功能不全患者血清肌酐、尿素氮和尿酸增高。即使是肾功能正常 IgA 肾病患者,也有不少血尿酸升高,这部分患者常合并肾内动脉硬化。

利用先进的分子细胞生物学、基因芯片、蛋白质谱分析、代谢组学等方法和手段,检测血和尿中反映 IgA 肾病病变程度、类型和预后的特异性标志物,已逐渐从实验研究向临床应用过渡。如血和尿白细胞介素 6 增高,提示 IgA 肾病预后不良。尿蛋白质组学分析显示,IgA 肾病具有不同于其他肾小球肾炎特有的尿蛋白质谱和尿 miRNA 的改变。血清 Gd-IgA1 及其抗 Gd-IgA1 的抗体(KM55mAb)的检测,可望成为 IgA 肾病的无创诊断指标。

四、诊断与鉴别诊断

(一)诊断

1.临床上有下列诊断线索应高度怀疑 IgA 肾病

诊断线索包括:①上呼吸道感染或扁桃体炎发作后出现肉眼血尿或尿检异常加重;②血清

IgA 值增高或血清 IgA/C3 比值＞3.1；③典型的畸形红细胞尿合并不同程度蛋白尿。

2.IgA 肾病的确诊依赖于肾活检免疫病理检查

肾活检免疫病理检查包括：①以 IgA 为主的免疫球蛋白在肾小球系膜区弥漫性沉积是 IgA 肾病诊断必备的条件，C3 同部位、同类型的沉积有辅助诊断价值；②光镜检查系膜细胞增生和系膜区或旁系膜区有均质的嗜复红免疫复合物沉积，支持 IgA 肾病的诊断；③电镜检查表现为系膜区和旁系膜区电子致密物的沉积。

3.除外引起 IgA 沉积的继发性肾小球疾病

诊断 IgA 肾病时，必须除外各种继发性引起 IgA 沉积的肾小球疾病。临床病史和辅助检查对于发现继发性病因非常重要。一般情况下，虽然肾小球系膜区有 IgA 沉积，只要有明确继发因素存在，首先考虑继发性肾小球疾病。常见继发性 IgA 肾病的原发病有过敏性紫癜、病毒性肝炎、肝硬化、类风湿关节炎、银屑病等。

(二)鉴别诊断

1.以 IgA 沉积为主的急性毛细血管内增生性肾炎

部分成年人临床为肾炎综合征，光镜下为急性弥漫增生肾小球肾炎，但免疫荧光显示 IgA 阳性，系膜区及毛细血管壁颗粒状分布。电镜检查除系膜区电子致密物沉积外，在上皮下有散在性驼峰状沉积，合并毛细血管内皮细胞增多，则诊断为 IgA 沉积为主的急性感染后毛细血管内增生性肾小球肾炎。多数为金黄色葡萄球菌感染后引起。

2.IgA 肾病合并膜性肾病

IgA 肾病有时会出现与其他肾小球肾炎或肾小球病合并发病的现象，称为复合型 IgA 肾病。IgA 肾病除在系膜区大量电子致密物沉积，偶尔可以在毛细血管祥上皮下有小量的沉积。但如果在 IgA 肾病中发现免疫荧光 IgG 明显阳性，连续颗粒状沿血管基底膜排列，及系膜区 IgA 团块阳性，同时电镜下见系膜区电子致密物沉积，伴有毛细血管祥基膜上皮下弥漫性电子致密物沉积，可诊断为 IgA 肾病合并膜性肾病。

3.微小病变型肾病合并 IgA 肾病

光镜下见肾小球病变轻微；免疫荧光在系膜区 IgA 阳性；电镜检查可见系膜区电子致密物沉积，无上皮下沉积，同时上皮细胞足突广泛融合及微绒毛形成。临床表现为肾病综合征，没有明显的血尿，常对糖皮质激素敏感。目前认为，这一部分患者为微小病变性肾病综合征合并 IgA 肾病。

4.其他肾小球病

一些其他肾小球病也可以合并 IgA 肾病，比较少见，如糖尿病肾病合并 IgA 肾病、薄基底膜肾病伴 IgA 肾病等。主要结合临床病史、相应实验室检查及病理检查，一般鉴别不难。

5.腰痛血尿综合征

IgA 肾病如果临床上以无症状血尿起病，其鉴别诊断包括薄基底膜病和腰痛血尿综合征。腰痛血尿综合征是一种以反复发作的剧烈腰痛伴血尿为主要临床表现的罕见疾病。由 Little 等学者首次提出，病因不明，临床主要表现为复发性单侧或双侧腰痛伴肉眼或镜下血尿，影像学检查或组织学检查基本正常。腰痛血尿综合征的病因和发病机制仍未完全阐明，目前已有以下几种的研究观点包括如下几点。①肾内血管疾病，血管痉挛和凝血机制异常：部分患者肾内血管分支可出现狭窄、迂曲和串珠样结构，血管可有节段性痉挛及小动脉内微血栓形成，进而引起肾实质节段性缺血及硬化，出现疼痛和血尿；②肾小管内异物沉积和阻塞：红细胞管型或肾小管内钙盐沉积和尿酸结晶梗阻,可导致滤过液返流,急性肾小管损伤和间质水肿,引起肾脏肿大和扩张,被膜张力增大及肾蒂遭受牵拉引起腰痛;③肾小球基底膜病变:肾小球基底膜变薄,可导致肾小球毛细血管祥出血阻塞,出现红细胞管型和血尿,间质水肿,进而引起被膜张力增高导致腰痛。

光镜下肾小球基本正常或者一些非特异的表现,如轻度系膜增生,局灶硬化伴随肾小管及间质的萎缩,肾小球基底膜变薄。肾小管内可见红细胞管型,间质水肿。小动脉管壁增厚,伴玻璃样变,较大血管也可出现内膜纤维性增厚,平滑肌细胞增生。免疫荧光通常为阴性。电镜无特异性改变或者轻微的基底膜改变。

对腰痛血尿综合征尚缺乏理想的治疗方法,一般给予对症处理。①镇痛药:麻醉药和阿片类药物可缓解发作时的剧烈腰痛,但易成瘾,可采用辣椒素治疗亦可有效控制疼痛。②抗凝剂和ACEI:可以降低肾小球血管祥内压力,减少肾小球出血。③手术治疗:肾蒂去神经治疗,自体肾移植和肾切除术。④心理精神治疗:抗抑郁药等缓解疼痛、焦虑等症状。腰痛血尿综合征的预后较好,25%～30%患者可自行缓解。

五、治疗

由于 IgA 肾病预后主要与高血压、大量蛋白尿、肾功能受损程度、肾小球硬化、间质纤维化,以及肾小动脉硬化有关。因此,IgA 肾病治疗要点是,根据危险因素有无及程度、IgA 肾病临床分型和病理改变,实施个体化治疗。处理原则:①防止感染;②控制高血压;③减少蛋白尿;④保护肾功能;⑤避免劳累、脱水和肾毒性药物的使用;⑥定期复查。常用治疗方法包括 ACEI、ARB、糖皮质激素和免疫抑制剂、抗血小板聚集、抗凝及促纤溶药、中药的应用及扁桃体摘除。欧美国家部分学者推荐使用鱼油,但由于其疗效不确切,国内很少用。

(一)ACEI/ARB

对于血压正常、肾功能正常、轻到中度蛋白尿 IgA 肾病患者,应用 ACEI/ARB 减少尿蛋白、保护肾功能。对于中度蛋白尿、肾功能轻到中度异常的 IgA 肾病患者,使用 ACEI/ARB 也有肾脏保护作用。因此,对于轻中度进展性慢性肾功能不全患者可应用 ACEI/ARB。

(二)糖皮质激素

糖皮质激素(简称激素)是肾小球疾病中应用最广泛的免疫调节剂,但是激素对 IgA 肾病的治疗作用一直有争议。

1.糖皮质激素在肾功能正常 IgA 肾病中的应用

激素治疗 IgA 肾病,可使系膜细胞和基质增生减轻、细胞性新月体明显减少,而慢性化组织病变无增加。激素治疗能减少早期和低风险 IgA 肾病患者蛋白尿,改善肾组织病变。对于血肌酐正常的进展性 IgA 肾病患者(蛋白尿 1～2 g/d),给予激素治疗并长期随访,证实激素治疗可长期稳定早期进展性 IgA 肾病患者的肾功能。对于尿蛋白定量持续>1 g/d、血肌酐<133 μmol/L 的 IgA 肾病患者,激素治疗可降低尿蛋白、保护肾功能,而且 6 个月激素治疗能够长期受益。有分析结果也同样支持激素降低尿蛋白的作用:对轻-中度肾组织损害者激素降低尿蛋白的作用是肯定的,即使小剂量激素对降低尿蛋白也是明显的,而且这种作用始于治疗的第 1 个月,尿蛋白降低可持续 5 年以上,但难以说明对肾功能的保护作用,激素对肾功能的保护作用似乎只在高危和进展性患者中才能观察到。

2.糖皮质激素在肾功能异常 IgA 肾病中的应用

对于肾功能轻至中度异常(肾小球滤过率下降超过 40%,133 μmol/L<血肌酐<250 μmol/L)

IgA 肾病的 RCTs 研究表明,糖皮质激素联合细胞毒性药物[环磷酰胺 1.5 mg/(kg·d)]治疗 3 个月后给予硫唑嘌呤 1.5 mg/(kg·d)治疗能保护进展性 IgA 肾病肾功能、降低尿蛋白、改善病理损伤,但要注意骨髓抑制和糖尿病等不良反应。"评价糖皮质激素治疗 IgA 肾病全球研究"的中期分析结果显示,对于 IgA 肾病,糖皮质激素(甲泼尼龙)治疗可以减少 2/3 以上的肾衰竭事件,但是也明显增加患者的严重不良事件(包括致死性感染)。这一结果提示,目前临床常用的足量激素治疗方案,在保护肾脏的同时明显增加了患者严重不良反应(包括死亡)的风险。具有高效局部抗炎作用的糖皮质激素布地奈德靶向释放剂在远端回肠靶向定位给药治疗 IgA 肾病安全有效。但是,要注意深静脉血栓和不明原因肾功能下降的风险。

考虑到药物的不良反应及已有的 RCTs 研究中对照治疗方法的局限性,当用足量 ACEI 和(或)ARB、目标血压控制在 16.7/10.0 kPa(125/75 mmHg),而尿蛋白定量仍持续大于 1 g/d 时,若肾功能正常,可考虑单纯激素治疗,但剂量不宜过大。一旦肾小球滤过率丧失超过 50%～60%、SCr>250 μmol/L,除非是慢性肾脏病急性加重,否则少有哪种治疗是有效的;因而,此种情况下使用激素治疗 IgA 肾病应慎重。

3.糖皮质激素在血管炎和新月体型 IgA 肾病中的应用

目前对于血管炎型和新月体型 IgA 肾病的治疗尚无 RCT 研究,回顾性研究表明激素联合免疫抑制剂能够减轻新月体或血管炎性病理改变,保持肾功能稳定,降低尿蛋白。由于新月体或血管炎型 IgA 肾病通常呈快速进展,预后不良,因此应提倡早期诊断、积极强化免疫抑制治疗。

综上所述,糖皮质激素治疗 IgA 肾病具有一定的降低蛋白尿、保护肾功能,减轻或延缓肾组织损害的作用,但是考虑到药物不良反应及上述研究中对照治疗方法的局限性,在实际运用中应当结合患者临床及肾脏病理改变,把握好激素的应用时机。

(三)免疫抑制剂

1.吗替麦考酚酯

在体内脱酯化后形成具有免疫抑制活性的霉酚酸。霉酚酸是肌苷酸脱氢酶的可逆性、非竞争性抑制剂,抑制嘌呤的生物合成。吗替麦考酚酯不仅能够有效抵抗急性和慢性排斥反应,也可用于许多原发性和继发性肾小球疾病。吗替麦考酚酯治疗 IgA 肾病的疗效仍存在争议,其原因主要与病例严重程度的选择、药物的用法用量和随访时间的长短有关,对于增殖比较明显的活动性病变,可使用吗替麦考酚酯。

2.咪唑立宾

咪唑立宾是一种免疫抑制剂,在临床上已用于防治肾移植排斥反应、狼疮性肾炎、类风湿关节炎、肾病综合征的治疗。咪唑立宾进入机体细胞后,一方面使核酸的合成减少,另一方面通过上调细胞周期负调控蛋白-p27、kip1 的水平进一步抑制细胞增殖。此外,咪唑立宾可与糖皮质激素受体结合,增加糖皮质激素受体的转录活性,发挥生物学作用。咪唑立宾开始主要用于治疗儿童 IgA 肾病,可以减少蛋白尿和血尿,改善肾组织损害。咪唑立宾和氯沙坦单独用药或两者联合用药治疗成人 IgA 肾病,均可降低尿蛋白。咪唑立宾联合氯沙坦可减少咪唑立宾高尿酸血症的不良反应。

3.环磷酰胺和硫唑嘌呤

STOP-IgA 肾病临床试验结果显示,对于 ACEI/ARB 强化治疗后蛋白尿仍明显的 IgA 肾病患者,激素联合免疫抑制剂加强治疗[先用 3 个月环磷酰胺 1.5 mg/(kg·d),第 4～36 个月用硫唑嘌呤 1.5 mg/(kg·d)维持],可以提高蛋白尿缓解率,但对肾功能的保护作用并不明显,而且还有增加感染的潜在风险。

（四）抗血小板聚集、抗凝及促纤溶药

这些药物在 IgA 肾病中的应用已有的 RCT 研究。结果显示,抗血小板聚集抗凝及促纤溶药治疗能降低 IgA 肾病患者的尿蛋白、稳定肾功能,而且安全性好、无明显不良反应。其减少尿蛋白、保护肾功能的可能机制包括:①抗血小板药物可减少血小板释放 5-羟色胺、血小板源生长因子等炎症因子,减轻肾组织炎症反应;②抑制补体活化,减轻肾组织损伤;③保护肾小球基底膜阴离子屏障,减少尿蛋白漏出;④抑制肾小球系膜细胞增殖;⑤抑制肾脏微血管内血栓形成,改善肾组织缺血;⑥降解纤维蛋白和细胞外基质蛋白,抑制肾组织纤维化进程等。

（五）扁桃体摘除

由于许多 IgA 肾病患者扁桃体急性感染后,容易出现肉眼血尿或尿检异常加重,沉积在肾小球系膜区的 IgA 和扁桃体淋巴细胞产生的 IgA 主要是 pIgA1,部分 IgA 肾病患者血清 IgA 升高,扁桃体摘除可以降低血清 IgA 水平,因此,有学者认为 IgA 肾病与扁桃体有密切的关系。

人体的扁桃体包括腭扁桃体、咽扁桃体（腺样体）、舌扁桃体和管扁桃体,属于黏膜淋巴组织,学龄前儿童的扁桃体免疫细胞多而活跃,血清 IgA 和唾液分泌的 IgA 浓度在 $11\sim13$ 岁达到成人水平,儿童的扁桃体是鼻咽部重要的免疫防御组织,对人体是有用的。但是,成年以后,扁桃体一般慢慢萎缩。如果成人扁桃体仍肿大,提示有感染,作为一个感染灶,对人体有害无益。扁桃体摘除不会增加上呼吸道感染的发病率。部分 IgA 肾病患者,扁桃体摘除能改善尿检异常并维持稳定的肾功能。如果扁桃体摘除当天或 1 周内出现明显的肉眼血尿或尿红细胞、尿蛋白增加,这是扁桃体摘除的"激惹"现象,说明扁桃体与 IgA 肾病关系密切,扁桃体摘除是对的。一般扁桃体摘除 1 个月后尿蛋白、血尿较手术前好转,6 个月后效果明显。重复肾活检研究表明,IgA 肾病患者在甲泼尼龙冲击、泼尼松、抗血小板药和扁桃体摘除综合治疗后,肾脏组织学病变明显改善;绝大多数患者,活动性的肾脏病变消失,系膜增殖和间质单核细胞浸润显著减少,大部分患者系膜区 IgA 沉积强度减弱,部分患者 IgA 沉积消失。

分析结果显示,扁桃体摘除可以提高 IgA 肾病的临床缓解率,降低其终末期肾病的发生率。但是欧美国家的学者对扁桃体摘除对 IgA 肾病的有效性持否定态度,原因有两个:第一,他们的病例研究显示扁桃体摘除对 IgA 肾病无效,是因为欧美肾活检的适应证很严,诊断并行扁桃体摘除的 IgA 肾病都比较重,重症 IgA 肾病患者行扁桃体摘除当然是无效的;第二,扁桃体摘除对 IgA 肾病的疗效,尤其是对肾脏的长期存活（如是否需要透析）需要长期观察,$3\sim5$ 年看不出差别,需要 10 年、15 年甚至更长的时间,才能显示出疗效的差别。

扁桃体摘除术是临床上常见的手术。从耳鼻喉科角度考虑,扁桃体摘除主要有两个手术指征,即扁桃体肥大导致上呼吸道阻塞和反复发作的急性或慢性扁桃体炎。从肾脏病学方面考虑,扁桃体肿大的 IgA 肾病患者,尤其是扁桃体感染后血尿、蛋白尿明显的 IgA 肾病患者,行扁桃体摘除效果较好。但是扁桃体摘除效果是有限的,如果肾脏损害已经很重,即使做了扁桃体摘除也没有多大帮助。因此,扁桃体摘除也有其局限性,也要掌握适应证。

六、预后

IgA 肾病预后判断根据如下指标。

（一）临床和病理指标

过去认为 IgA 肾病是一种预后良好的疾病,现在认为 IgA 肾病是一种进展性疾病,只有少数 IgA 肾病患者尿检异常可以完全缓解,大多数患者呈慢性进行性发展。从首发症状起,每10 年约有 20% 的患者发展到终末期肾病。目前,IgA 肾病仍然是我国慢性肾衰竭的首位原发病。关于 IgA 肾病进展的危险因素,学术界意见比较一致的是肾小球硬化、肾间质纤维化、高血压、大量蛋白尿和肾功能损害。此外,肾小管萎缩、肾内动脉硬化及纤维性或细胞纤维性新月体也是预后不良的因素。基于上述观点,一般认为临床表现为反复发作性肉眼血尿、单纯性镜下血尿,病理表现为轻微病变、即 Lee 氏 Ⅰ 级的患者预后较好;临床表现为顽固性高血压、持续性大量蛋白尿、病理改变为 Lee 氏 Ⅳ ～ Ⅴ 级的患者,预后较差。经过多年的探索,对 IgA 肾病有了很多新的认识,也发现了一些反映 IgA 肾病病情和预后的生物标志物。

(二)生物标志物

1.血尿

血尿在预测 IgA 肾病病情进展中的作用存在争议。一般认为,单纯性镜下血尿和发作间期尿沉渣检查阴性的复发性肉眼血尿的患者肾功能可以长期保持稳定,而合并大量蛋白尿的 IgA 肾病患者,血尿的严重程度与肾脏病理的严重程度呈正相关。

2.血清胱抑素 C

当肾功能轻度损害时,血清胱抑素 C 的阳性检出率明显高于血肌酐,血清胱抑素 C 可用于早期评估 IgA 肾病患者肾组织病变的程度。

3.血尿酸

IgA 肾病患者血清尿酸水平与肌酐清除率呈负相关,与尿蛋白、小管间质损伤及肾内动脉病变程度正相关,肾功能正常的 IgA 肾病患者高尿酸血症是疾病进展的独立危险因素。

4.血清 IgA/C3 比值

血清 IgA/C3 比例≥4.5 的 IgA 肾病患者预后较差,血清 IgA/C3 比值随疾病预后分级的加重逐渐增大,该值可作为预测 IgA 肾病预后分级的指标。

5.尿足细胞

足细胞从尿中丢失形成足细胞尿,是肾小球瘢痕形成的重要原因。重复肾活检发现有严重肾组织病理学进展的 IgA 肾病患者有持续性的足细胞尿。

6.尿 Ⅳ 型胶原

尿 Ⅳ 型胶原含量与 IgA 肾病患者的肾功能损害程度有关。肾脏病理损害越严重,尿 Ⅳ 型胶原水平越高。

7.尿表皮生长因子、单核细胞趋化蛋白-1 及两者比值

尿表皮生长因子(Epidermal Growth Factor,EGF)促进肾损伤的修复,尿中 EGF 排泄量与 IgA 肾病小管间质损伤范围呈负相关。单核细胞趋化蛋白 1(MCP-1)除了募集单核细胞,还具有促炎症反应作用,尿 MCP-1 的排泄与肾间质炎性浸润范围有关。研究发现预后不佳的 IgA 肾病患者尿 MCP-1 水平较高,EGF 水平及 EGF/MCP-1 比值较低。在预测预后方面,EGF/MCP-1 比值比单纯 EGF、MCP-1、肾脏病理组织学分级、肌酐清除率和尿蛋白,具有更高的敏感性和特异性,提示尿 EGF/MCP-1 可作为判断 IgA 肾病预后的生物标志物。

8.尿白细胞介素 6(IL-6)、IL-6/EGF 比值

IL-6 是重要的细胞因子,在慢性肾小球疾病免疫发生机制和促进肾脏硬化中起重要作用,它在尿中的水平被认为是系膜增殖和小管间质损伤的标志物。一项研究平均随访 8 年,尿 IL-6

>2.5 ng/d 的肾功能正常的 IgA 肾病患者比 IL-6<1.0 ng/d 的患者疾病进展的危险性高7.8倍。提示尿 IL-6 水平可作为 IgA 肾病患者长期预后的指标,>2.5 ng/d 的患者预后不佳。还有研究发现 IgA 肾病患者尿 IL-6 水平升高和 EGF 水平降低的程度与病理组织学损伤程度、高血压、血肌酐水平相关,尿 IL-6/EGF 比值最高的患者在 3 年随访后肾损伤进展最明显,IL-6/EGF 比值也可作为 IgA 肾病进展的预后指标。

9.尿转化生长因子-β1

转化生长因子-β1 是目前公认的肾脏促纤维化因子,在促进肾脏系膜细胞增殖及肾间质纤维化中起重要作用。肾活检时尿转化生长因子-β1 水平与 IgA 肾病患者系膜增殖程度、间质纤维化程度有关,与新月体形成范围有关。尿转化生长因子-β1 还可以影响肾小球系膜细胞凋亡,促进 IgA 肾病进展。

10.中性粒细胞明胶酶相关脂质运载蛋白

中性粒细胞明胶酶相关脂质运载蛋白是 IgA 肾病肾损伤的早期标志物。尿中性粒细胞明胶酶相关脂质运载蛋白水平和中性粒细胞明胶酶相关脂质运载蛋白/铬比值在 Lee 氏Ⅲ级 IgA 肾病患者明显升高,并与进展性肾小球系膜增殖和小管间质损伤相关,提示尿中性粒细胞明胶酶相关脂质运载蛋白是 IgA 肾病小管间质损伤的早期生物标志物。

11.肾损伤分子-1

肾损伤分子-1 是一种跨膜糖蛋白,在正常肾脏不表达,而在受损后再生的近曲小管上皮细胞中表达显著增强,是检测肾损伤的生物学标记物。

影响 IgA 肾病病情评估和预后的生物标志物还有很多,包括年龄、血压、肾脏病理组织学改变及一些分子病理指标等。上述内容只是其中的一部分。很多指标并非 IgA 肾病所特有,同时也可能适合其他慢性肾脏病。IgA 肾病临床和病理改变是动态的,可逆和不可逆也是相对的。另外,影响 IgA 肾病预后的因素很多,除了临床和病理指标以外,还有治疗的因素。因此,在推测和判断 IgA 肾病预后时,需要综合考虑。总之,IgA 肾病的肾功能可以长时间保持稳定,也可以出现不同类型的肾功能不全,包括急性、急进性和慢性肾功能不全。如合并肾小球毛细血管袢坏死、大量细胞性新月体形成、恶性高血压、肾病综合征时,可出现急性或急进性肾功能不全,血尿素氮、肌酐急剧增高、尿量减少、肾脏体积增大,经过积极有效的治疗,肾功能可以逆转。多数 IgA 肾病患者表现为慢性进展性肾功能下降,逐渐出现夜尿增多、贫血、肾脏体积缩小,最后发展成终末期肾衰竭。

(靖广冰)

第五节　IgG4 相关性肾病

IgG4 相关性疾病(IgG4-related disease,IgG4-RD)是一组可能累及多个脏器的系统性炎症纤维化疾病,常伴血清 IgG4 水平升高。病理特点是 IgG4 阳性浆细胞浸润及席纹状纤维化。IgG4-RD 可累及肾脏,分为两大类。①肾脏直接受累的 IgG4 相关性肾病(IgG4-related kidney disease,IgG4-RKD):包括 IgG4 相关性肾小管间质性肾炎、继发于 IgG4 相关性疾病的膜性肾病；②以肾后性梗阻为主要表现的 IgG4-RKD：包括腹膜后纤维化或输尿管炎性假瘤压迫等，本节旨在介绍 IgG4-RD 直接累及肾脏的病变。

一、发病机制

IgG4-RD 病因未明。目前 IgG4-RD 研究多集中于自身免疫性胰腺炎，认为发病可能与遗传因素有关，环境、感染、肿瘤等因素促使机体免疫系统紊乱，最终导致 IgG4-RD 发生。针对 IgG4-RD 发病机制的研究多集中天然免疫和获得性免疫两个方面。研究推测，IgG4 在变应原的耐受性和某些感染因子的应答中起作用，但其生理作用知之甚少，尚未确定 IgG4 抗原靶位，也不清楚 IgG4 抗体的致病性。血清和组织中 IgG4 浓度的升高并不是 IgG4-RD 特有，很多疾病都可能出现，推测 IgG4 抗体本身并不致病，只是代表对于疾病某一过程的反应性调节。IgG4-RKD 是否存在相似的发病机制、IgG4 抗体是否直接造成免疫复合物沉积，诱发肾脏损害，目前尚无针对性研究。

有学者发现活化的 Toll 样受体和核苷酸结合寡聚化结构域蛋白样受体，包括核苷酸结合寡聚化结构域蛋白-2，可以识别致病性微生物成分，诱导外周血 B 细胞产生大量 IgG4。B 细胞中活化的核苷酸结合寡聚化结构域蛋白-2 甚至可以通过不依赖 T 细胞的方式诱导 IgG4 的产生。研究推测，活化的 Toll 样受体和核苷酸结合寡聚化结构域蛋白样受体通过调节 B 细胞活化因子和肿瘤坏死因子家族及其增殖诱导配体从而影响 B 细胞的存活、成熟、抗体生成和转化，诱导不依赖 T 细胞的免疫反应，调节 IgG4 的分泌水平。

在获得性免疫方面，目前认为该病存在变态反应背景并有免疫介导。30%～50%患者有过敏史、嗜酸性粒细胞增多和 IgE 升高。

此外，因 IgG4-RD 常合并自身免疫性疾病，有 30%～70%的 IgG4-RD 患者血清学检查可出现低补体血症及抗核抗体等多种抗体阳性，且对激素治疗敏感，因此有学者认为其发病可能与自身免疫功能异常相关。IgG4-RKD 的纤维化过程及机制研究尚在探索阶段。

二、病理

(一)光镜

1.IgG4 相关性肾小管间质性肾炎

病变呈局灶节段或弥漫分布，皮髓质均可受累，通常与邻近正常组织分界清楚。典型特点为肾间质大量淋巴细胞、浆细胞浸润，同时还可见嗜酸性粒细胞浸润，但少见中性粒细胞浸润。肌成纤维细胞活化，导致细胞外基质过度堆积，间质显著增宽，残存肾小管间距增宽。肾小管区域多为轻度灶性单核细胞性小管炎。炎症细胞浸润区域肾小管萎缩，有的肾小管毁损，仅残留基膜结构，部分肾小管因免疫复合物沉积致肾小管基底膜增厚。PASM 染色可见浸润细胞周围特征性的"席纹状"纤维化。席纹状纤维化，类似于车轮的轮辐，呈螺旋环状，由梭形细胞自中心发出环绕形成，又称"鸟眼"征。Raissian 等将 IgG4 相关性肾小管间质性肾炎肾脏病理分 3 种类型：①急性间质性肾炎，伴少量纤维化；②部分间质纤维化，伴炎症细胞浸润；③寡细胞性重度纤维化。

2.IgG4 相关性疾病的膜性肾病

肾小球大致正常或毛细血管袢增厚，基底膜弥漫增厚、钉突形成，PASM 及 Masson 染色上皮下及钉突之间颗粒状嗜复红蛋白沉积。

3.血管病变

血管也可受累,可见IgG4浆细胞动脉炎,小动脉壁IgG4$^+$浆细胞浸润,没有纤维素样坏死。闭塞性静脉炎少见。

(二)免疫荧光

1.IgG4相关性肾小管间质性肾炎

80%以上的IgG4相关性肾小管间质性肾炎患者存在肾小管基底膜的免疫复合物颗粒状沉积,以IgG为主,多伴有补体C3、κ和λ轻链的沉积。部分患者可观察到C1q的沉积。

2.IgG4相关性疾病的膜性肾病

免疫球蛋白和补体沿毛细血管壁或系膜区呈颗粒状沉积,其中IgG和C3沉积最常见。对肾组织中IgG沉积的亚型进行检测,发现以IgG4亚型为主,其他三型变异较大。特发性膜性肾病系膜区也以免疫复合物IgG4沉积为主,故两者要加以鉴别。

(三)免疫组化

1.IgG4相关性肾小管间质性肾炎

IgG4$^+$浆细胞的数量增加(高倍镜视野>10个)、IgG4$^+$/IgG$^+$浆细胞的比率大于40%。

2.IgG4相关性疾病的膜性肾病

炎症细胞密集区IgG4$^+$浆细胞>10个/HP或IgG4$^+$/IgG$^+$浆细胞>40%,抗磷脂酶A2受体抗体阴性。

(四)电镜

IgG4相关性肾小管间质性肾炎:肾小管基底膜上有电子致密物沉积;IgG4相关性疾病的膜性肾病:肾小球上皮下电子致密物沉积。

三、临床表现

IgG4-RD临床表现多样,累及多个器官,如自身免疫性胰腺炎、硬化性胆管炎、库特纳肿瘤、米库利兹病、眼眶炎性假瘤、腹膜后纤维化、自身免疫性垂体炎、桥本甲状腺炎、里德尔甲状腺炎、间质性肺炎、主动脉夹层或动脉瘤等。常伴血IgG4升高(>135 mg/dL),但是部分患者血IgG4可正常。

(一)肾脏损害及血清学检查

IgG4-RKD常与肾外损害同时或相继出现。IgG4-RKD累及唾液腺和淋巴结最常见,发病时平均受累脏器数为3.4个。近半数IgG4-RKD患者出现少至中等量蛋白尿,部分患者可出现血尿,但程度不严重,通常不出现红细胞管型,未累及肾小球的患者罕见出现肾病综合征范围内的蛋白尿。可表现为急/慢性肾衰竭。血清IgG、IgE水平升高,伴低补体血症。

(二)影像学检查

增强CT可见肾皮质为主多发强化低密度影;弥漫性肾脏肿大和不强化。可见单发性肾占位病变,类似肾癌。可累及肾盂、输尿管,出现轻度肾盂/输尿管积水,管壁增厚是全周性的,不向周围组织浸润,通常内膜上皮正常,即使管腔狭窄,内腔面也保持平滑。评价肾实质病变方面,增强CT最常用,但是对于血肌酐升高的患者,可能诱发对比剂肾病,可改用MRI进行评价。

四、诊断与鉴别诊断

(一)诊断

关于IgG4-RKD的诊断标准目前有2个,分别为日本肾脏病学会IgG4-RKD的诊断标准和梅奥医学中心IgG4相关性肾小管间质性肾炎的诊断标准。

(二)鉴别诊断

1.本病与Castleman病相鉴别

Castleman病常伴有全身症状,如发热、体重减轻、盗汗、厌食;患者有肝脾肿大,常见腹水、胸腔积液和心包积液;组织学特点为淋巴结结构保留,淋巴滤泡明显增多,很多表现为扩张、血管增多或退行性改变,滤泡间区浆细胞明显增生,淋巴窦常扩张伴深染的淋巴液。多中心Castleman病属于高白细胞介素6(IL-6)综合征,有时可见高IgG4血症和组织中IgG4阳性细胞增多,但是没有席纹状纤维化和TBM免疫复合物沉积,其治疗反应和预后与IgG4-RD不同,即使能满足IgG4-RD标准,也不属于IgG4-RD。

2.本病与抗中性粒细胞胞浆抗体相关性小血管炎相鉴别

抗中性粒细胞胞浆抗体相关性小血管炎主要是肉芽肿性血管炎和嗜酸性肉芽肿血管炎,影像学可出现占位病变,25%抗中性粒细胞胞浆抗体相关小血管炎在肾间质可出现大量IgG4阳性的浆细胞,可伴有大量嗜酸性粒细胞浸润,但是血清抗中性粒细胞胞浆抗体阳性,肾间质有时可见典型的肉芽肿样炎症和坏死,TBM无免疫复合物沉积,肾小球呈坏死性/新月体性肾炎。而IgG4-RKD没有纤维素样坏死,抗中性粒细胞胞浆抗体阴性,TBM有免疫复合物沉积,可供鉴别。

3.本病与狼疮性肾炎相鉴别

年轻女性多见,多种自身抗体阳性。需要注意以小管间质损伤为主要表现的狼疮性肾炎。狼疮性肾炎除了TBM免疫复合物沉积外,可见肾小球的多种免疫复合物沉积,呈现"满堂亮"表现。IgG4-RKD可出现低滴度抗核抗体阳性,需要鉴别。

4.本病与药物相关TIN相鉴别

肾活检可见弥漫性间质水肿,炎症细胞浸润明显,以淋巴细胞、浆细胞和嗜酸性粒细胞为主,其特征性小管表现是小管外单层小、中淋巴细胞浸润。可见肾间质上皮细胞肉芽肿形成。部分病例可见IgG线样沉积,但IgG4$^+$浆细胞数比例不高,没有席纹状纤维化。

5.本病与干燥综合征肾损伤相鉴别

原发性干燥综合征最常见的肾损害是小管间质性肾炎。其病理特点以浆细胞和淋巴细胞为主在间质浸润并伴肾小管萎缩及纤维化,TBM无免疫复合物沉积,免疫组化无IgG4$^+$浆细胞浸润。

6.IgG4相关性疾病的膜性肾病与原发性肾小球疾病相鉴别

IgG4-RKD主要累及肾小管间质,但是也可出现小球损害包括膜性肾病。IgG4是原发性膜性肾病沉积的主要IgG亚型。原发性膜性肾病通常M型抗磷脂酶A2受体抗体阳性,IgG4相关性疾病的膜性肾病检测抗磷脂酶A2受体抗体阴性。

五、治疗

根据IgG4-RD治疗的国际专家共识,在治疗前必须排除肿瘤和其他类似表现的疾病,如

Castleman 病等。有症状的 IgG4-RKD 主张积极治疗,糖皮质激素是一线治疗。

(一)糖皮质激素

除非存在反指征,否则糖皮质激素是 IgG4-RKD 的一线治疗药物。起始剂量为 0.6 mg/(kg·d),或 30～40 mg/d,初始剂量维持 2～4 周,后逐步减量,每 1～2 周减量 5 mg/d,维持剂量为 5～10 mg/d,鉴于 IgG4-RKD 激素治疗后复发较为常见,因此多数学者推荐小剂量激素维持至少 2～3 年。

(二)免疫抑制剂

对于糖皮质激素抵抗和存在糖皮质激素使用反指征的患者,使用激素联合免疫抑制剂或单独使用免疫抑制剂治疗 IgG4-RKD,如甲氨蝶呤、硫唑嘌呤及环磷酰胺等。新近研究显示,单用利妥昔单抗清除 B 细胞治疗在 IgG4-RKD 的治疗中有效。

(三)肾移植

肾移植治疗效果目前缺少依据。

六、预后

IgG4-RD 是近年来新认识的一种累及多器官或组织的系统性疾病,其长期预后仍不清楚。通常 IgG4-RKD 进展较为缓慢,预后优于其他肾小球疾病和非 IgG4 相关的 TIN,早期(发病后 2 年内)治疗更有助于保护器官功能。多数患者对激素治疗有效,但在激素维持治疗过程中和停药后,部分患者可能复发。

未治疗患者中严重并发症和死亡的原因包括肝硬化和门静脉高压症、腹膜后纤维化、主动脉瘤并发症(包括夹层)、胆管阻塞、糖尿病和其他疾病。有研究表明 IgG4-RD 提高恶性肿瘤风险,IgG4-RD 也可能是一种副癌综合征。在诊断该病时,需要排除和筛查肿瘤。

(靖广冰)

第六章

肿瘤科疾病

第一节　鼻　咽　癌

　　鼻咽癌(NPC)是我国常见的恶性肿瘤之一,全球约80%的鼻咽癌发生在中国,在我国头颈部恶性肿瘤中占首位。我国鼻咽癌的分布具有明显的地区性差异,呈南高北低趋势。以华南、西南各省高发,特别是南方的广东、广西、福建、湖南、江西等地区为最高发区。在流行病学研究中具有地域聚集性、种族易感性及家族高发倾向的特点。移居欧美大陆多年的华侨及其在欧美出生的华裔后代发病率仍明显高于当地人群。鼻咽癌可发生于不同年龄,有文献报道的年龄分布在3~90岁,其中30岁以上呈增长趋势,40~60岁为发病的高峰年龄,60岁以后呈下降趋势。男性多于女性,男女发病率之比为(2.4~2.8):1。鼻咽癌的病因尚不确定。目前认为鼻咽癌是一种多基因、具有遗传倾向的恶性肿瘤,与EB病毒感染、化学致癌因素或环境因素等都相关。EB病毒感染在鼻咽癌发病研究中已取得重要进展。现已证明:①在鼻咽痛活检瘤细胞中检出EB病毒的DNA和病毒抗原;②鼻咽癌患者的血清中大多有EB病毒抗体滴度升高,且其滴度水平常与病变好转或恶化呈正相关;③有资料表明在3 536例VCA-IgA(+)者中检出鼻咽癌87例,比同龄人群鼻咽癌发病高82倍。也有研究表明亚硝胺及其化合物与鼻咽癌发病关系密切,食用咸鱼已被证实是鼻咽癌的一个危险因素。而高镍饮食可能成为鼻咽癌发病的促进因素。有学者把鼻咽癌易感基因定位在4p15.1-q12的14 cm区域内,这项研究标志着鼻咽癌易感基因的探索迈进了重要的一步。到目前为止鼻咽癌相关易感基因仍在研究中。由于鼻咽腔周围解剖关系复杂。在根治性治疗手段中以放疗为首选也最为有效,放疗后平均5年生存率为60%~78%,早期可高达90%以上。

一、解剖和淋巴引流

(一)鼻咽部解剖

　　鼻咽部相关结构如图6-1所示,它位于咽的上1/3,在颅底与软腭之间,连接鼻腔和口咽为呼吸的通道。鼻咽腔由6个壁构成:前、顶、后、底和左右两侧壁,顶壁和后壁相互连接,呈倾斜形成圆拱形,因而常合称为顶后壁。垂直径和横径各3~4 cm,前后径2~3 cm。

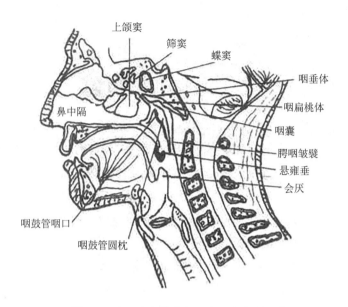

图 6-1　头正中矢状位切面鼻咽和相关结构

1.鼻咽侧壁

鼻咽腔的两侧壁由腭帆张肌、腭帆提肌、咽鼓管咽肌及咽鼓管软骨构成。包绕耳咽管软骨的组织形成隆突样结构,称耳咽管隆突。隆突中央有耳咽管咽口的开口,与中耳相连,开口上部为隆突的圆枕部,前后部也称为前后唇。隆突前方为咽鼓管前区,与后鼻孔后端及咽侧方相接。隆突后方为耳咽管后区,它的后唇与顶后壁之间,形成深约 1 cm 的隐窝称为咽隐窝或称 RosenmLiller's 窝。咽隐窝是鼻咽癌最好发的部位。它向外侧经咽上缩肌的上缘延伸到 Morgagni 窝,其顶端正对破裂孔,仅约 1 cm 之距离,肿瘤也可由此上侵至颅底,是鼻咽癌入颅的重要途径之一。

2.鼻咽顶后壁

自后鼻孔上缘向上,直至软腭水平。由蝶骨体、蝶窦底、枕骨体和第 1、第 2 颈椎构成,形如圆拱穹隆状,其黏膜下淋巴组织丰富,形成咽扁桃体,是咽淋巴环的一部分。咽淋巴环与口咽、舌根和扁桃体共同组成韦氏环。

3.鼻咽前壁

由双后鼻孔缘、下鼻甲后端及鼻中隔后缘组成,上端与顶壁相连,侧方与咽鼓管前区相接。

4.鼻咽底壁

由软腭背面构成,是鼻咽各壁中唯一可活动的部位。原发在底壁的鼻咽癌少见,但原发在顶侧壁的肿瘤较大时,可推压或侵及软腭。可见软腭不对称,单侧软腭下塌,导致软腭活动障碍,影响吞咽。

5.颅底及相关结构

颅底中线及中线旁结构(如蝶窦、海绵窦、斜坡、岩尖等)位于鼻咽顶壁及顶侧壁上方,并通过破裂孔、卵圆孔等天然孔道与颅内相通。海绵窦内及周围有多对脑神经(Ⅲ～Ⅵ)由后向前穿行(表 6-1)。由鼻咽顶壁、顶侧壁侵入颅内的肿瘤组织可压迫或破坏相应部位的颅底骨组织和脑神经,从而引起相应症状。破裂孔、岩尖、斜坡、卵圆孔破坏及 Ⅴ、Ⅵ 对脑神经损伤最多见。肿瘤也可以向前、向上发展经眶下裂进入球后，或向后越过岩枕裂侵及后颅窝、颈静脉孔及枕骨髁。临床表现为头痛和(或)有单一或多对脑神经麻痹症状。

表 6-1　脑神经与颅底孔及相关的解剖结构

颅底孔	结构
筛板	Ⅰ(嗅)神经或者前组筛板神经
视神经孔	Ⅱ(视)神经和眼动脉
眶上裂	Ⅲ(动眼)，Ⅳ(滑车)和Ⅵ(外展)神经，Ⅴ(三叉)神经的眼支
圆孔	Ⅴ(三叉)神经的上颌支
卵圆孔	Ⅴ(三叉)神经的下颌支
破裂孔	上部:颈内动脉，颈交感神经丛 下部:翼管神经，咽上动脉脑膜支
棘孔	脑膜中动脉和静脉，下颌神经返折支
内耳道	Ⅶ(面)神经和Ⅷ(听)神经
颈静脉孔	Ⅸ(舌咽)神经，Ⅹ(迷走)神经，Ⅺ(脊副)神经
舌下神经管	Ⅻ(舌下)神经，咽升动脉的脑膜支
枕骨大孔	脊髓，脊副神经，椎血管，前后脊髓血管

6.咽部筋膜及咽旁间隙

咽腔周围软组织被上至颅底、下至咽缩肌的咽部筋膜分隔，咽旁间隙即在其中，与鼻咽腔的顶侧壁结构及与肿瘤的外侵关系密切。

(1)咽部筋膜:咽部筋膜左右对称。在内侧的称咽颅底筋膜，在外侧的称颊咽筋膜。咽颅底筋膜从枕骨基底颅外面的咽结节起向外走行，经颞骨岩部颈动脉管内侧折向前内方止于翼内、外板间的舟状窝，其顶端与破裂孔相连。颊咽筋膜连接咽上缩肌与蝶骨大翼，其走行自蝶骨棘至舟状窝，分内外两层，内层包绕咽鼓管组成其底部，外层包绕腭帆张肌后附于颅底。内外两层在 Morgagni 窦处会合，称 Morgagni 膜，构成咽隐窝顶后外壁。与破裂孔仅隔 1 cm 左右。

(2)咽旁间隙:为一个深在脂肪间隙。与口咽、鼻咽为邻，构成以颅底为底、以舌骨小角为顶、位于颈椎前的倒锥形，前窄后宽;内侧围绕咽部筋膜、外侧是翼肌及腮腺深叶。咽旁间隙通过咽部筋膜、茎突及其附着肌肉，分为咽腔外侧的咽侧间隙和咽腔后方的咽后间隙。咽侧间隙以基突为界，又分为茎突前间隙和茎突后间隙。

茎突前间隙:内上方与咽隐窝为邻，顶端为中颅窝底、蝶骨大翼、圆孔及破裂孔前外侧。三叉神经下颌支自卵圆孔出颅后即在此间隙内穿行。肿瘤侵犯时可出现单一的三叉神经第三支麻痹症状。通过茎突前间隙，肿瘤向前发展可侵犯翼板、翼腭窝、上颌窦后壁甚至窦腔;往前上发展可达眶底;经眶下裂进入眼眶。向外发展可达颞下窝并侵犯邻近结构。临床表现为张口困难、三叉神经第二支支配区麻痹及视力障碍等。

茎突后间隙:内侧与咽后间隙为邻。自内而外有颈内动脉、Ⅸ～Ⅻ对脑神经、交感神经节、颈内静脉及颈静脉淋巴链穿行。其后外方与腮腺深叶相邻，下方与颈间隙相接。肿瘤可从鼻咽直接侵犯至此间隙，也可通过上颈深淋巴结转移至此间隙，常多包绕或侵犯颈内动、静脉鞘。临床表现为静脉回流不畅所致的搏动性头痛、Ⅸ～Ⅻ对脑神经及交感神经麻痹。肿瘤通过茎突后间隙向内后扩展至颈椎侧块可出现颈痛及颈部活动障碍等。茎突后间隙受侵尤其是广泛侵犯，使常规放疗视野极为困难,是导致常规放疗预后不良和生存质量下降的重要因素。

(3)咽后间隙:此间隙在咽腔后壁正中,夹在颊咽筋膜和椎前筋膜之间,以体中线为界分为左右两侧,向上延伸达颅底,向下止于气管分叉平面,与咽侧间隙和椎前间隙毗邻。分为内、外侧组,尤以外侧组更为重要,即"Rouviere's 淋巴结"。该淋巴结一般位于寰椎水平,体中线两侧各约 1.5 cm,正常<0.5~0.7 cm,是鼻咽癌淋巴结转移的常见部位,可见于颈部淋巴结转移之前。也有描述为"鼻咽前哨淋巴结"的。

鼻咽癌咽旁间隙的受侵与否不仅与颈淋巴结转移及远处转移的概率有关,而且与 5 年实际生存率也有相关性。因此,对咽后淋巴结转移甚至椎前软组织受侵与远处转移间的关系应引起重视。

(二)鼻咽肿瘤的直接扩展路径

(1)向前扩展:可至鼻腔后部、筛窦通过筛板到达颅前窝、上颌窦。

(2)向上扩展:到颅底,侵犯蝶骨体及枕骨底,沿蝶窦到蝶鞍浸润垂体。又常通过破裂孔侵犯到海绵窦附近的硬脑膜下,损害第Ⅱ~Ⅵ对脑神经,亦可沿颈静脉孔侵入颅内。

(3)向下扩展:沿鼻咽侧壁到口咽,从鼻咽顶后壁沿颈前软组织达后壁甚至喉咽后壁。

(4)向外扩展:侵犯咽旁间隙、颞下窝、茎突前后区,侵犯后组脑神经。

(5)向后扩展:穿过鼻咽后壁,侵犯上段颈椎骨,少部分患者可以侵犯颈段脊髓。

(6)向两侧扩展:可以侵犯咽鼓管至内耳、中耳。

(三)淋巴引流

鼻咽癌淋巴结转移发生率高与鼻咽淋巴管网丰富、粗大并且左右交叉有密切的相关性。局限于鼻咽一侧的原发癌可出现双侧或对侧颈淋巴结转移。但通常情况鼻咽黏膜下淋巴管网汇集后,沿着淋巴管引流的方向依次转移,较少出现跳跃现象。鼻咽癌的前哨淋巴结一般认为是咽后淋巴结和颈深上(Ⅱ区)淋巴结。

鼻咽淋巴引流是组成韦氏环的一部分,由鼻咽后壁及侧壁穿出汇入颈深淋巴结。包括颈静脉链淋巴结、副神经周围淋巴结及锁骨上淋巴结。也可按解剖标志分为上、中、下 3 组。

鼻咽癌的淋巴引流途径如下。

(1)经后壁→咽后淋巴结→颈淋巴结,或直接到颈内静脉链周围淋巴结及脊副链淋巴结。

(2)经侧壁向上→颅底颈内动静脉出颅处淋巴结及乳突尖深部淋巴结。

(3)经侧壁向下→颈内静脉链前组淋巴结。

上述三条引流途径→最终到达上颈深淋巴结。上颈深淋巴结包括颈深上组、颈深后组、颈深前组或颈内静脉链前后组、脊副链淋巴结。颈深上组包括颅底颈内动静脉出入颅处淋巴结(Ⅸ~Ⅻ脑神经交感神经)咽后内外侧淋巴结。

由上颈深顺流而下的转移淋巴结可达下颈锁骨上区,少数可有跳跃转移。但对于颈转移灶巨大、淋巴结侵犯皮肤、既往颈部有放疗或手术史等情况的病例可出现逆流转移而致颌下、颏下、颊部面动脉旁淋巴结转移。分化差的癌可有更广泛的转移,如耳前、枕后、腮腺区淋巴结等。晚期病例可有远处淋巴结转移,如腋下、纵隔、腹膜后、腹股沟淋巴结,这些可能是血行转移所致。

近期研究发现腮腺区淋巴结也可能受累。播散路径可能来自咽鼓管淋巴系统,从鼓膜淋巴管和外耳道至腮腺周围淋巴结。另一个淋巴路径从鼻咽至脊副链和颈静脉链淋巴结交汇处的后颈深淋巴结。第三条路径是颈静脉二腹肌淋巴结。

由于精确放疗靶区设计的需要,必须有一个可以准确定位的分区标准来划分颈淋巴区域。

目前放疗专业临床上主要采用以影像学角度的颈淋巴结分区法,各区间分界标志是 CT 图像可以鉴别的且与传统外科学分区标志差别不大的解剖结构(图 6-2)。其中ⅡA 和ⅡB 即上颈淋巴结,解剖位置包括乳突尖部下方的淋巴结、颈内静脉二腹肌淋巴结、颈内静脉淋巴结上群,是鼻咽癌淋巴引流的第一站,最容易发生转移。尽管影像学规定Ⅴ区的淋巴结在颅底至环状软骨下缘水平(位于斜方肌前缘之前、胸锁乳突肌后缘之后)、环状软骨下缘至锁骨上缘水平(位于斜方肌前缘之前、胸锁乳突肌后缘与前斜角肌后外侧缘之间连线的后方),但总体说来基本与外科学规定的Ⅴ区对应,即通常所讲的颈后三角淋巴结。各分区淋巴结转移的发生率有文献统计报道。

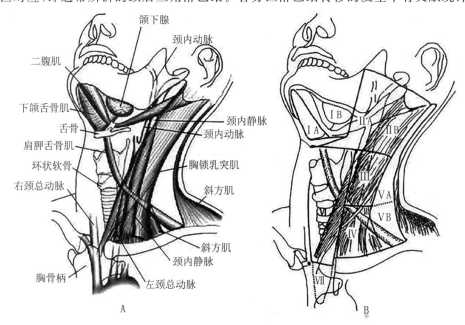

图 6-2　鼻咽癌颈淋巴结分区

二、病理分型

鼻咽癌起源于鼻咽黏膜上皮,光镜和电镜下有鳞状分化特征。鼻咽癌组织病理学类型包括鳞状细胞癌、非角化癌(分化型或未分化型)、基底细胞样癌。腺癌及涎腺来源的癌是鼻咽恶性肿瘤的少见病理类型。以往的名称有淋巴上皮样癌、间变癌、未分化癌、移行细胞癌、泡状核细胞癌、鳞状细胞癌和非角化型癌等。

(一)大体分型

1.菜花状型

呈大块状或形态不规则,表面高低不平,常有坏死。

2.溃疡型

癌灶呈盘状凹陷,周围呈围堤状,表面不规则突起。

3.结节型

鼻咽部局部隆起,边缘光滑,与正常组织分界清楚。

4.黏膜下隆起型

鼻咽部表面光滑,局部隆起,基底较宽。

5.浸润型

局部组织普遍性隆起,边界不清。

(二)组织分型

按照世界卫生组织(WHO)的分类标准,鼻咽癌分为 3 型:Ⅰ型为鳞状细胞癌,经典型;Ⅱ型为非角化型癌;Ⅲ型为未分化癌。

经典型鳞状细胞癌相当于其他器官的高、中分化鳞状细胞癌,常见于老年人,且有研究显示可能与 EB 病毒感染无关。非角化型癌相当于光镜下呈巢状或梭形无明显鳞状分化的癌。而未分化癌则指以往诊断的淋巴上皮癌或泡状核细胞癌。大部分儿童和青少年鼻咽癌属于第Ⅰ型和第Ⅲ型,这两种组织类型的鼻癌与 EB 病毒感染有关。我国鼻咽瘤病理类型中,即使是老年人第Ⅰ型也非常少见,90%以上的鼻咽癌患者属于第Ⅱ型或第Ⅲ型,由于此两型鼻咽癌的临床预后类似,并且都与 EB 病毒感染有关,故多年来基本将鼻癌诊断为低分化癌或未分化癌。

WHO 将鼻咽癌的病理类型分为 3 型:非角化型癌、角化型鳞状细胞癌、基底细胞样鳞状细胞癌。

目前上述几种鼻咽癌镜下分型标准均在使用,给临床工作带来一定的不便,但具体国内到底是用哪个标准,尚有待病理学家的统一认识。

三、临床表现

鼻咽癌发生部位隐蔽,又与眼、耳、咽喉、颅底骨和脑神经等重要器官相邻,其有易于在黏膜下向邻近器官直接浸润或淋巴结转移的生物学行为,所以症状多变或不明显,常被患者或医师所疏忽。既往教科书及文献把鼻咽癌的典型临床表现归纳为"七大症状和三大体征"。所谓"七大症状"是指鼻出血、鼻塞、耳鸣、耳聋、头痛、面麻、复视等;而"三大体征"是鼻咽部有新生物、颈部淋巴结肿大及脑神经麻痹。随着临床研究的进一步深入,对鼻咽癌的临床表现的认识更加完善。

(一)原发癌引发的临床表现

早期鼻咽癌可以无症状,仅在常规体检或普查时检出,或直至颈淋巴结转移才被发现。鼻咽癌常见症状表现如下。

1.血涕

血涕占初发症状的 18%～30%。回吸血涕一般为鼻咽癌外生型病变的较早期表现之一。原因是吸涕时软腭上抬与鼻咽部特别是顶壁肿瘤组织摩擦而导致破溃出血。原发于鼻咽任一壁的肿瘤都可因肿瘤表面丰富的小血管破裂、肿瘤表面糜烂或溃破而表现为回吸性血涕或涕中带血,尤以清晨起床后回吸血涕更有诊断意义。当鼻咽部肿瘤伴有大块坏死,脱落或深大溃疡时,可出现鼻咽大出血。

2.耳鸣及听力下降

原发于鼻咽侧壁咽鼓管咽口、隆突的肿瘤常引发咽鼓管通气及内耳淋巴液循环障碍,造成鼓室负压,出现一侧耳闷、堵塞感、耳鸣及听力下降。鼻咽癌的好发部位为咽隐窝,因此单纯一侧耳闷、耳鸣也是鼻咽癌的较早期临床表现之一,占初发症状的 17%～30%。查体可见鼓膜内陷或充血,部分患者可出现鼓室积液,听力检测常表现为传导性耳聋,易被误诊为中耳炎,抽液后症状可暂时改善但又复出现,严重者可出现鼓膜穿孔、耳道溢液。严重时在外耳道深处形成肉芽样肿瘤结节,可伴出血、坏死、合并感染时可伴有疼痛和异味。

3.鼻塞

原发于鼻咽顶壁、侧壁的肿瘤逐渐增大向前壁侵犯可堵塞或侵入后鼻孔和鼻腔,引起进行性加重的单侧或双侧鼻塞,严重的可致张口呼吸。占初发症状的10%～20%,确诊时约40%的患者有此症状。

4.头痛

初发症状为头痛的患者约占20%。多表现为一侧为重的持续性偏头痛,少数为顶枕后或颈项部痛。头痛的部位和严重程度常与病变侵犯的部位和程度相关。鼻咽癌患者头痛的原因较多,要仔细判断,主要原因如下。

(1)合并感染:原发肿瘤表面溃疡、坏死合并感染,刺激颅底骨膜而导致头痛。感染所致头痛症状较为严重,呼气时常有明显的异味,经局部冲洗、抗感染治疗后症状常可减轻甚至消失。

(2)肿瘤侵及筋膜、骨膜、颅底骨、三叉神经脑膜支、鼻旁窦、血管(或血管受压)、颅内及颈椎等,均可出现头痛并可呈进行性加重,经抗感染治疗症状往往不缓解或仅轻度缓解,并以患侧持续性疼痛为特征。如果是血管受压、炎症或破坏,主要表现为"搏动性"痛,也就是所谓的"跳"痛。

(3)颅内受侵:可因颅内占位,脑水肿、颅内高压而出现全头痛并可伴恶心、呕吐。颅底和颅内受侵除头痛外,常可伴有相应的脑神经受累症状。枕骨髁、环枕关节、颈椎受侵可致枕后颈项部、肩部疼痛,并可伴颈强直或颈部活动障碍,严重时可出现脊髓压迫症状。初诊患者颅内受侵表现少见,一旦出现,提示局部侵袭严重。治疗后再现头痛判断颅内受侵,应特别谨慎,要排除放疗引起的不良反应。

5.面部麻木

15%～27%患者有面部麻木症状,这是三叉神经受侵或受压所致的浅感觉异常,包括三叉神经分布区皮肤蚁爬感、触觉过敏或麻木,是鼻咽癌前组脑神经受损发生率最高的症状。因肿瘤侵及的部位不同,临床表现与相关受累的三叉神经分支有关:单独的V_1或$V_{1～3}$麻痹其损伤部位应在颅内;单独的V_2或V_3麻痹其肿瘤侵犯可能在颅内或颅外,而以外受侵更多见。

6.复视

复视占鼻咽癌患者的10%～16%,可因肿瘤侵至眶内或颅底、海绵窦、眶尖及眼外肌支配神经而致复视。

7.张口困难

张口困难为晚期症状,一般为肿瘤侵及翼内外肌及翼腭窝所致。尤为值得注意的是,初诊患者虽然没有张口困难表现,但是临床检查,提示翼内外肌及翼腭窝受侵,此类患者,放疗结束后,随着肿瘤控制,极易发生翼内外肌形态变化,而导致张口困难。此类患者放疗后的张口功能锻炼尤为重要。

8.颅神经损伤

鼻咽癌脑神经损伤症状及定位体征的判断尤为重要。特别是Ⅲ对与Ⅳ对脑神经损害常常伴行存在。也有相关文献把鼻咽癌脑神经损伤形象描述为"前组脑神经损伤"(主要指Ⅱ对、Ⅳ对、Ⅴ对与Ⅵ对脑神经损伤,与鼻咽癌上行性侵犯颅底,特别是海绵窦有关)和"后组脑神经损伤"(主要指Ⅸ对、Ⅹ对脑神经损伤,与鼻咽癌下行性侵犯咽旁间隙,特别是茎突后间隙有关)。

9.颅底受侵引发的脑神经麻痹综合征

鼻咽癌一旦侵及颅底或颅内,则易造成颅底或颅内相邻结构受损,除表现为头痛外,也可出现由脑神经损伤而导致的综合征。

(1)眶上裂综合征:眶上裂是Ⅲ对、Ⅳ对、Ⅴ对、Ⅳ对脑神经出颅处,有肿瘤侵犯时上述脑神经可由部分麻痹发展到全部甚至完全性麻痹,出现复视、眼球活动障碍或固定伴轻微眼球外突(因全部眼外肌麻痹松弛所致)、眼睑下垂、瞳孔缩小,光反射消失(动眼神经交感支麻痹)、V_1支配区麻木、触痛觉减退等多伴有明显头痛。

(2)眶尖综合征:肿瘤侵犯致眶尖视神经管一带,可先有视力下降-复视-失明,一旦失明则复视消失,表现为患侧眼固定性眼盲加上部分或全部眶上裂综合征的表现,即Ⅱ对、Ⅲ对、Ⅳ对、Ⅵ对、V_1对颞神经麻痹及头痛。

(3)岩蝶综合征:又名海绵窦综合征或破裂孔综合征。是肿瘤侵及破裂孔、岩骨尖后继续往前外卵圆孔和海绵窦一带发展,首先出现外展神经麻痹,继而顺次出现$V_{1\sim3}$对、Ⅲ对、Ⅳ对、Ⅱ对脑神经麻痹。

(4)垂体蝶窦综合征:肿瘤侵及蝶窦后筛窦,Ⅲ对、Ⅳ对、Ⅵ对脑神经先受累,继而V_1和Ⅱ对脑神经损伤致失明。

(5)颈静脉孔综合征:肿瘤从破裂孔岩骨尖往后发展越过岩脊或肿瘤自岩枕裂入颅,均可侵犯到后颅凹颈静脉孔一带,出现Ⅸ对、Ⅹ对、Ⅺ对脑神经麻痹症状,包括软腭活动障碍,咽反射减弱或消失,吞咽困难,声哑,并常伴明显头痛。

(6)舌下神经孔症状:肿瘤侵犯枕大孔舌下神经孔一带可致舌下神经损伤,出现舌肌麻痹舌活动障碍,影响说话、咀嚼和吞咽活动。检查可见患侧舌肌萎缩,伸舌偏向患侧。早期的舌下神经麻痹并无肌萎缩的表现,而是患侧舌肌松弛,收缩无力,舌表面呈皱褶状,患侧舌面高于健侧舌面,患侧舌体积大于健侧,触诊患侧舌软、肌力差。

(7)脑桥小脑角受侵症状:肿瘤侵入后颅凹的脑桥小脑角,临床特点常见Ⅵ对、Ⅴ对和Ⅻ对脑神经麻痹,其次为Ⅶ对、Ⅷ对脑神经麻痹,除这些脑神经症状外,常伴有走路不稳、颅内高压、锥体束征等症状。

10.软腭麻痹

因鼻咽部肿瘤侵犯耳咽管周围,造成腭帆张肌、腭帆提肌功能损害以至于软腭上提不能。这是周围肿瘤浸润所致,而非神经侵犯所致。

(二)淋巴结转移引发的临床表现

鼻咽癌淋巴结转移发生率高,初诊时以颈部肿块为主诉的为40%～50%,检查发现颈部淋巴结有转移为70%～80%,但颏下、颌下淋巴结转移则少于2%。颈淋巴结转移一般无明显症状,若转移肿块巨大,浸透包膜或与周围软组织粘连固定,则可能引发血管神经受压的表现,包括以下几点。

1.颈内动静脉受压或受侵

出现与脉率一致的搏动性头痛或回流障碍的面颈胀痛。颈深上组淋巴结转移,压迫或侵犯颈动脉窦而致颈动脉窦过敏综合征,表现为发作性突然晕厥,这常在头颈部扭动、低头等转动体位时发生,反复多次发作患者提示预后不良。

2.颈深上组的后上组淋巴结转移

即在颈动脉出入颅处或乳突深面淋巴结转移,可压迫或侵犯后4对脑神经和颈交感神经节,临床表现为头痛第Ⅸ、第Ⅹ、第Ⅺ、第Ⅶ支脑神经麻痹及Horner's征。

(三)远处转移的临床表现

血行转移在鼻咽癌中发生率较高,占初治患者的10%～13%,死亡患者尸检远处转移率为

45％～60％，T_4、N_3 或颈转移灶曾做非正规的穿刺和(或)切取活检者远处转移危险性更大。

　　血行转移部位以骨转移最多见，其中又以扁骨系统最高发，如椎体、肋骨、骶髂骨、胸骨等，其次为股骨、肩胛骨、脑骨、颅面骨和颌骨。椎静脉系统播散是骨转移的重要途径。骨转移多数先出现骨疼痛，而后摄 X 线证实为骨转移，射线表现溶骨性最为多见，其次为虫蚀状，成骨性少见。放射性核素骨显像是一种无损伤性和灵敏度较高的诊断方法，可比 X 线早 3～6 个月检出病灶，表现为单发或多发性片状浓聚区，多发性的病灶绝大多数为骨转移癌。

　　其次是肺转移，多数无明显症状，有些出现轻度咳嗽，晚期可出现痰血、胸痛或呼吸困难等。X 线表现可见单发或多发圆形或类圆形，大小不等的结节或块状阴影，以多发性为多见，预后单发性好于多发性，少数鼻咽癌肺转移患者经放疗、化疗后可长期存活。

　　肝转移可见单发或多发转移结节，随着转移灶的增大、肝小管的堵塞可出现全身黄疸，晚期可出现腹水。

　　脑实质转移罕见，其他部位转移会出现不同的症状及体征。多脏器转移时除系统症状外常伴有发热、贫血、消瘦和恶病质。

四、诊断

　　根据病史、症状和体征作出初步诊断。但是鼻咽癌的早期症状不明显，也无特殊性，容易误诊或漏诊。因此，在临床工作中，必须认真询问病史，详细地检查患者，进行必要的辅助检查。

　　对于一些有五官症状或有头痛，普查 EB 病毒抗体滴度，尤其是 EA-IgA 滴度明显增高者，或来自鼻咽癌高发区，或有鼻咽癌家族史者，应该高度怀疑，均应做鼻咽镜、影像学及病理学等一系列临床检查以便确诊。鼻咽癌的临床诊断检查一般包括鼻咽局部专科检查(鼻咽及其周围、颈部可扪及的肿块及脑神经检查)、全身检查(除外器官的器质性病变、其他部位的肿瘤及鼻咽癌的远处转移)、影像检查(CT、MRI 等)及实验室检查(器官功能常规及 EB 病毒相关检查)等，现分述如下。

(一)鼻咽及其周围器官专科检查

1.鼻咽部检查

以间接鼻咽镜检查或纤维鼻咽镜及电子鼻咽镜来检查，可以清楚地观察到鼻咽部肿瘤的大小、表面形状、部位、侵犯范围等，是常用的方法，比较简单、方便，而且实用。

2.口腔检查

检查有无牙齿及牙周疾病，观察口咽侧壁和后壁有无隆起或肿瘤情况并进行记录。

3.颈部检查

主要通过体格检查，可以发现淋巴结部位、大小、质地、活动度是否侵犯皮肤等。应采用WHO 的肿瘤测量方法(肿瘤最大径×最大径的垂直径×厚度)来描述淋巴结的大小。最好采用颈部影像分区描述淋巴结的部位。若下颈、锁骨上发现有肿大淋巴结，还应常规检查腋窝有无肿大淋巴结。

4.脑神经检查

鼻咽癌容易侵犯颅底，因此，在鼻咽癌的体格检查中，特别强调 12 对脑神经的检查，明确受侵的脑神经，了解病变范围，并且可通过不同脑神经症状出现的早晚及先后顺序，间接判定病变的侵犯途径及范围。另外，也可作为治疗中的疗效观察指标。

（二）影像检查

1.X 线检查

鼻咽侧位像、颅底像、颈静脉孔像、舌下神经孔像、蝶窦侧位体层像及鼻咽钡胶浆造影等是过去诊断鼻咽癌的常规影响检查,目前已被 CT 和 MRI 取代。肺正侧位片和骨 X 线仍然是目前排除转移的必备检查项目。

2.CT/MRI 检查

可清楚显示鼻咽腔内病变,更可清楚显示病变腔外侵犯的部位、范围大小、深在的转移淋巴结及骨、肺、肝的转移情况,对病变分期、治疗方案及放疗计划的设定、预后估计、随诊等都大有帮助,现在已成为放疗前必不可少的检查。

CT 与 MRI 检查两种方法相比,CT 显示颅底骨破坏较直观清晰;而 MRI 有横断面、冠状面、矢状面等三维显示,可更清楚检查咽旁侵犯的软组织肿物、淋巴结肿大、颅底各天然孔道肿瘤侵犯情况、脑神经受侵的增粗、脑膜受侵的不规则增厚、椎体转移脊神经受压的改变等。此外,脑实质的病变(如腔隙性脑梗死、放射性脑坏死等)、放疗后咽旁间隙改变的定性(放射性纤维变抑或肿瘤残存与复发)MRI 显示比 CT 更清晰。

3.彩色多普勒超声检查

彩色多普勒超声检查在血流动力学上有特征性表现,可鉴别复发和纤维化。颈部复发处内血流丰富,Ⅱ～Ⅲ级血流占 90.5%,而纤维化组肿物以 0～Ⅰ级血流为主,占 82.3%。故彩色多普勒超声可作为鉴别鼻咽癌颈部淋巴结复发和纤维化的主要诊断依据,另外还有助于检出临床扪诊阴性的深部肿大的淋巴结。该项检查比较经济且无创伤,可短期内重复检查,便于密切随诊及动态观察。目前认为超声多普勒对颈转移淋巴结的诊断符合率约为 95%,高于 MRI 和 CT 的结果。超声多普勒检查用以观察颈内、颈外及颈总动脉疗前、后缩窄改变也是一种可信的方法。

4.放射性核素骨显像检查

放射性核素骨显像灵敏度高,可能在骨转移症状出现前 3 个月或 X 线检出骨破坏前 3～6 个月即有放射性浓集表现。在有骨痛或骨压痛区放射性核素骨显像阳性符合率一般比 X 线高 30% 左右。曾遭受骨外伤或骨炎症时,有可能出现假阳性,故应以病史、临床查体、X 线或 CT/MRI 等综合证据作为诊断依据。

5.正电子发射断层显像检查

正电子发射断层显像(PET)检查可检测原发灶、颈部的潜在转移灶、远处转移灶及肿瘤的局部复发或转移,特别是在鼻咽癌放疗后肿瘤复发的早期定性诊断上具有优势。若结合 CT 和 MRI 多种综合分析,能提供局部病变结构与代谢改变的综合信息,尤其对局部复发病灶行精确的适形放疗非常重要。研究发现无论是原发病变还是颈部转移淋巴结 PET/CT 肿瘤区均较 MRI/CT 肿瘤区有明显的缩小。原发病变的 PET/CT 肿瘤区与 MRI/CT 肿瘤区的差异主要在于颅底,而颈部淋巴结勾画差异则主要为孤立或散在性小淋巴结。其次为淋巴结包膜外侵犯至肌肉。有利于肿瘤靶区的勾画和调强放疗的计划设计。

（三）实验室检查

1.血清学检查

鼻咽癌与 EB 病毒感染有一定的相关性,用血清免疫学测定血清抗 EB 病毒(EBV)、抗病毒壳抗原(VCA)、抗早期抗原(EA),鼻咽癌患者的滴度明显增高,可作为辅助诊断手段。有作者报道认为 EBV-DNA 检查比临床检查可以提早 6 个月发现鼻咽癌复发,并认为外周血 EBV-DNA 检测可以作为诊断鼻咽癌复发的有价值的指标之一。血清 EB 病毒抗体 VCA-IgA 和 EA-IgA 滴度水平通常随病情进展而增高,随病情好转而下降。鼻癌患者血浆中 EBVDNA 水平与肿瘤负荷相关,可作为 NPC 肿瘤负荷和短期疗效的参考指标。

2.病理学检查

鼻咽癌的确诊有赖于病理检查。初诊患者病理检查是确诊的唯一手段。对于局部复发患者,应该尽量取得病理依据,但是,少数颅底海绵窦或者咽旁间隙疑诊复发的患者,有典型临床症状和影像诊断依据,又缺乏手术活检病理检查的基础,按照高度疑诊病例实施治疗。鼻咽、颈部都有肿物时,活检取材部位应首选鼻咽,因鼻咽活检方便快捷、损伤小,对预后影响小,若一次活检阴性,还可重复再取;鼻咽重复活检病理阴性或鼻咽镜检未发现原发灶时,才行颈部淋巴结的活检。颈淋巴结活检应取单个的、估计能完整切除的为好,尽量不要在一个大的转移淋巴结上切取一小块的活体标本或反复穿刺活检。有报道认为颈淋巴结切取或穿刺活检会增加远处转移率,最高可达 20%,对预后有明显的影响。

五、鼻咽癌的分期

(一)T 原发肿瘤

T_x:原发肿瘤大小无法测量;或痰脱落细胞,或支气管冲洗液中找到癌细胞,但影像学检查和支气管镜检查未发现原发肿瘤。

T_0:没有原发肿瘤的证据。

T_{is}:原位癌。

T_1:肿瘤局限于鼻咽腔内。

T_2:肿瘤侵犯鼻腔和(或)口咽。

T_{2a}:无咽旁间隙侵犯。

T_{2b}:有咽旁间隙侵犯。

T_3:肿瘤侵犯颅底骨质和(或)鼻窦。

T_4:肿瘤侵犯颅内、脑神经、下咽、颞下窝、眼眶咀嚼肌。

(二)N 淋巴结转移

N_x:淋巴结转移情况无法判断。

N_0:无颈淋巴结转移。

N_1:单侧颈淋巴结转移,最大径≤6 cm,位于锁骨上窝以上部位。

N_2:双侧颈淋巴结转移,直径≤6 cm,位于锁骨上窝以上部位。

N_3:颈淋巴结转移,直径>6 cm,锁骨上窝转移。

(三)M 远处转移

M_x:无法评价有无远处转移。

M_0:无远处转移。

M_1:有远处转移。

(四)TNM 分期标准

0 期:$T_{is}N_0M_0$。

Ⅰ期:$T_1N_0M_0$。

Ⅱa 期:$T_2N_0M_0$。

Ⅱb 期：$T_{1\sim2}N_1M_0$，$T_{2b}N_0M_0$。

Ⅲ 期：$T_{1\sim2}N_2M_0$，$T_3N_{0\sim2}M_0$。

Ⅳa 期：$T_4N_{0\sim2}M_0$。

Ⅳb 期：任何 TN_3M_0。

Ⅳc 期：任何 T 任何 NM_1。

六、治疗原则

鼻咽部位置深，周围重要器官多，且肿瘤多向邻近组织器官及结构浸润，易发生颈部淋巴结转移，手术难度大，很难取得根治性疗效。且鼻咽癌病理多属低分化鳞癌，对放射线敏感，因此鼻咽癌最适合、最有效的治疗手段首选放疗，初治患者可能取得根治性效果，复发后的再程放疗也可以取得一定疗效。当然，随着临床研究的进一步深入，为了进一步提高鼻咽癌的长期生存率，减少治疗后遗症，提高患者生活质量，近年来，晚期及复发转移鼻咽癌以放疗为主的综合治疗模式正逐步得到认可和推荐。但是，目前对于鼻咽癌的规范化治疗方法尚缺乏统一标准。鼻咽癌的放疗，特别是调强放疗的技术规范尚未统一。

（一）对鼻咽癌进行分组分层

有条件的单位，可以对所有初治病例进行基因受体及相关预后因素的检测，以补充临床分期以外因素对鼻咽癌预后的影响。

（1）对早期患者可给予单纯体外放疗，也可采用以体外放疗为主，辅以腔内近距离放疗。

（2）Ⅲ～Ⅳ期病例无远处转移，应采取放疗与化疗综合治疗（新辅助化疗或同步化疗或放疗后化疗）。

（3）晚期病例合并远处转移的患者，应以化疗为主，适当考虑配合姑息性放疗。

（4）根治性放疗一般选用连续放疗，避免分段照射。

（二）根治性放疗后复发患者的处理

放疗后 6～12 个月复发的局限于鼻腔的微小病灶可考虑手术切除或后装腔内治疗。如果复发超出鼻咽腔，宜试行外照射加腔内治疗。如果复发时间超过 1 年，按第二程根治性放疗处理，但宜适形放疗，尽量缩小照射范围。对于复发病例合并放射性脑损伤，应避免外照射伤及脑组织，可考虑颞浅动脉插管化疗、全身化疗或后装治疗。

（三）常见转移癌的处理

1.骨转移

鼻咽癌骨转移除了药物治疗以外，可给予放疗，放疗的目的主要是缓解疼痛，解除压迫。药物治疗除用止痛治疗外，化疗也是治疗骨转移的一种选择。特别是未化疗过的患者，有效率更高。同时使用骨溶解抑制性药物，可降低破骨细胞活性，延迟溶骨性转移的进展，减少溶骨性转移骨折的发生，同时减轻疼痛，降低血钙。

2.肺转移

对于肺转移，应首先考虑全身化疗。同时，对于局限转移病灶，可予局部小野放疗。

3.肝转移

鼻咽癌肝转移，主要考虑化疗。可用全身化疗辅以插管化疗。

七、化疗

鼻咽癌远处转移率高是致死的主要原因之一。文献报道初诊时远处转移率 $5\%\sim11\%$，N_2

患者中约有40%存在亚临床转移灶,尸检资料证实晚期鼻咽癌患者87%有远处转移。因此,鼻咽癌除局部治疗失败外,远处转移也是主要失败原因之一。已有资料表明采用化疗联合放疗治疗晚期鼻咽癌可以提高局部区域控制率,并且降低肿瘤远地转移率,从而提高总生存率和无瘤生存率。

(一)联合用药方案

鼻咽癌有效的药物:铂类药物如顺铂(DDP),卡铂(CBP),奈达铂(NDP);紫杉类药物[紫杉醇(TAX)];5-氟尿嘧啶(5-Fu),环磷胺(CTX),博莱霉素(BLM)或平阳霉素(PYM),阿霉素(ADM),长春新碱(VCR),以及吉西他滨(GEM)等。而以铂类为主的多药联合化疗方案的疗效较好,常用的联合用药方案:①PF方案(DDP+5-Fu);②TP方案(TAX+DDP);PFA方案(DDP+5-Fu+ADM)等。近年用紫杉类药物治疗鼻咽癌认为疗效较理想。

1.PF方案

(1)DDP:80～100 mg/m²,一次给药,但需要严格水化碱化。也可以每次20～30 mg/m²静脉滴注,共3～5次给药。随着铂类药物的发展,为了避免DDP的严重消化道反应和肾毒性,目前临床上常常用卡铂或奈达铂取代顺铂。卡铂用量一般为AUC 3～5 mg/(mL·min),分次或单次给药,骨髓抑制不容忽视;奈达铂用量一般为80～100 mg/m²,单次或分次给药,对鳞癌效果满意。下列方案中DDP都可以更换。

(2)5-Fu:750～1 000 mg/m²持续静脉滴注第1～5天(可加CF 100～200 mg/m²,静脉滴注,第1～5天,但黏膜反应明显加重),21～28天为1个疗程。

2.PFA方案

DDP:30 mg/m²静脉滴注,第1～3天;5-Fu:500 mg静脉滴注,第4～6天;ADM:50 mg静脉滴注,第1天;21～28天为1个疗程。

3.TP方案

(1)TAX:135～175 mg/m²,静脉滴注,第1天。需严格按照紫杉醇给药方法预处理防止超敏反应。也可以用DOC(多西紫杉醇)60～80 mg/m²,第1天,需严格按照多西紫杉醇给药方法预处理以防止过敏和水肿。

(2)DDP:80～100 mg/m²,静脉滴注,第1天。需用水化和利尿(或3～5天分次给药)。21～28天为1个疗程。

(二)化、放疗的综合方式

对鼻咽癌计划性地化、放疗有以下几种不同的综合方式。

1.新辅助化疗(诱导化疗)

新辅助化疗是指放疗前使用的化疗。它的作用是杀灭体循环中的肿瘤细胞,减少亚临床转移灶;在未接受治疗的患者中使用化疗的依从性较好,可以很好地按计划完成治疗;对于原发肿瘤来说,新辅助化疗可以降低局部和区域的肿瘤负荷,从而提高局部控制率。但是,由于先做化疗,局部放疗延迟或中断,放疗增敏的作用较弱,对放疗抗性肿瘤细胞的抑制作用较小,此外化疗还可以加速肿瘤细胞的再增殖速度。因此在理论上,新辅助化疗可以削弱其后的放疗疗效。到目前为止,随机研究均显示新辅助化疗可以降低远处转移率,而且对提高局部控制率和无瘤生存率也有一定作用,但未提高总生存率。

2.同步化、放疗

同步化、放疗是指在放疗的同时使用化疗。它的作用是化疗药物直接对肿瘤细胞的杀伤;或使肿瘤细胞周期同步,停滞在 G_2/M 期;或通过抑制肿瘤细胞的亚致死损伤修复来增加放疗对肿瘤的杀伤作用。同步放化疗较其他方式的放化综合治疗的优势在于和放疗有协同作用,肿瘤血供未破坏,没有新辅助化疗后的肿瘤再增殖速度加快的现象,也不会有放疗延迟的出现。它的主要目标不仅是要提高局部控制,而且还要防止远处转移的发生,这在其他头颈部肿瘤中已经得到证实。对于同步放化疗来说,最佳化疗药物和方案尚有争论。目前常采用的方案:单药小剂量每天给药;单药每周给药或单药/联合用药,每 3 周 1 次给药。单药以选择铂类药物为主,近年来也有周剂量使用紫杉类药物的。

3.辅助化疗

辅助化疗的主要目的就是要减少远处转移的发生概率,理论上辅助化疗还可以巩固局部放疗的疗效。一些Ⅱ期研究的结果显示辅助治疗可以增加无瘤生存率。

4.同步+辅助化疗

由于考虑到同步放化疗中化疗剂量较低,对远处转移的作用不肯定,而辅助化疗的主要目的是减少远处转移的发生,因此,许多研究者将两者结合用于治疗晚期鼻咽癌患者。Cox 回归分析显示同步放化疗是总生存的独立影响因素,而辅助化疗无论是对肿瘤的控制率还是生存方面均无显著作用,同步放化疗+辅助化疗组对生存的作用主要是同步化疗的作用。

5.新辅助+辅助化疗

有研究将新辅助+辅助化疗应用于鼻咽癌的治疗,初期结果是阴性的:2 年的无瘤生存率(80%对 81%,$P>0.05$)和总生存率(68%对 72%,$P>0.05$)均无提高。目前临床较少使用。

应该注意的是,鼻咽癌放疗伴用化疗,不同临床病例有不同程度的获益,但也易致化疗毒副反应与并发症发生。尤其在同步放化疗的研究中,不良反应的发生率显著高于单纯放疗组。因此临床工作中应引起足够的重视,要谨慎选择,不可滥用。

八、基因靶向治疗

随着生物分子学的发展和检测手段的不断进步,鼻咽癌预后的一些相关基因逐渐被研究者认识。已经发现与鼻咽癌预后相关的基因有表皮生长因子受体(EGFR)、$p53$ 抑癌基因、HER2/neu、血管内皮生长因子(VEGF)等。目前,研制成功并已开始应用至临床的有 EGFR 单克隆抗体 Erbitux(C-225)、h-R3 和 p53 腺病毒制剂(今又生)。Chan 等在临床Ⅱ期随机研究中使用 C-225 联合卡铂治疗顺铂治疗失败的复发和转移的鼻咽癌患者,结果显示:有效率为 11.7%,肿瘤稳定率为 48.3%,中位生存期 233 天,中位无进展生存时间在有效的患者中可达 173 天。在我国由中国医学科学院肿瘤医院主持的一个由 7 家医院参与的多中心的Ⅱ期随机对照临床研究观察了 h-R3(重组人源化抗人表皮生长因子受体的单克隆抗体)联合放疗治疗局部晚期鼻咽(EG-FR 阳性)患者的疗效和不良反应结果显示放疗后 17 周的 CR 率 h-R3 组为 90.5%,对照组仅为 51.5%,两者有显著性差异,$P<0.05$。而且研究表明 h-R3 的不良反应较低,在用药的 70 例患者中,仅 3 例患者出现发热,2 例出现轻度低血压,恶心和皮疹各 1 例。这些患者经对症处理后均好转,未影响放疗的正常进行。h-R3 的长期疗效还在随诊分析中。

抑癌基因 $p53$ 是一种可以调节很多目标基因表达的转录因子。超过半数以上的肿瘤发生伴有 $p53$ 基因突变,而另一半野生型 $p53$ 基因伴有基因功能缺陷。其有我国自主产权的重组人 p53 腺病毒注射液"今又生"联合放疗、化疗或热疗可以提高传统治疗疗效,鼻咽或颈部肿块局部注射或全身静脉给药,在晚期鼻咽癌治疗中已取得一定效果。

到目前为止,基因靶向治疗的研究结果还是令人振奋的,为鼻咽癌的治疗又提供了一个崭新的方式。但是,目前尚在临床应用中,还需积累经验和观察远期疗效。

九、常规放疗

一般要求鼻咽、咽旁、颅底、颈部必须同时照射。照射野范围应先大后小,大而不伤,小而不漏。采用多野、缩野、多方位投照技术,在保证肿瘤组织高剂量的同时,尽量保护正常组织根据病情,因人而异进行个体化设计,特殊情况特殊处理,如剧烈头痛者可设颅底小野,而鼻咽大出血者可给予鼻咽小野,DT10~20 Gy 单次或每次 4~6 Gy,共 4~6 次。

(一)与设野有关的两条重要的体表标志线

1.颅底线

眼外眦与外耳孔连线(称眼耳线、基准线、颅底线)为中颅窝底,眶上缘与基准线平行的线为前颅窝底,基准线向后延长线为后颅窝底(图6-3)。

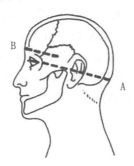

图 6-3 颅底线体表标志

2.鼻咽腔

鼻咽顶壁在颅底线水平,前壁相当于耳屏前 4~5 cm 垂直线,后壁为外耳孔后缘垂直线底壁为鼻翼水平与耳垂下 1 cm 连线(图6-4)。

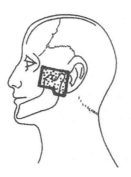

图 6-4 鼻咽腔体表标志

(二)常规外照射方案

1.外照射放射源

鼻咽癌原发灶由于位置较深,一般采用^{60}Coγ 线或直线加速器 6~8 MV 高能 X 线。颈淋巴结引流区可综合使用^{60}Coγ 线或直线加器 6~8 MV 高能 X 线,以及 6~12 MeV 的电子线,使其得到高剂量和均匀的照射。

2.鼻咽癌常规照射范围

鼻咽癌常规照射范围包括鼻咽、颅底骨和颈部 3 个区域,照射靶区定义与范围如下。

(1)鼻咽原发灶区:原发灶区是指临床检查及 CT/MRI/PET 等影像学所见的鼻咽肿瘤区域。

(2)鼻咽亚临床灶区:指鼻咽癌可能扩展、侵犯的区域如颅底、鼻腔,上颌窦后 1/3,后组筛窦、蝶窦、咽旁间隙、颈动脉鞘区和口咽。

(3)颈淋巴结转移区:指临床检查和(或)影像学观察到的颈部肿大淋巴结所在区域。

(4)颈淋巴引流区:指临床检查和影像学均未见颈部肿大淋巴结的所在区域。临床依据患者颈部中段皮肤的横纹线或环甲膜水平分为上颈和下颈淋巴引流区。

局限在鼻咽腔内 T_1、T_2,应完全包括鼻咽腔。

前:后筛窦眶尖、中颅窝前端、翼腭窝、上颌窦后壁、后鼻孔前 2 cm;后:包椎体 1/2~2/3;上:蝶窦、蝶骨体、蝶骨大翼各孔道、破裂孔岩尖;下:口咽扁桃体窝上 1/2、软腭鼻底。侵犯全腔或多壁的 T_1N_0:面颈联合野,下界包舌会厌溪。T_2 以上:除上述外,再根据侵犯范围外扩。

颈部照射范围:过去为预防照射范围比侵犯范围多 1~2 站。现在为多发性转移和跳站转移的特点。最好做常规全颈预防,即 N_0~N_1 者预防照射到锁骨上;$N_{2~3}$ 预防照射到锁骨下及切迹上下,如颈淋巴结巨大,融合固定,皮肤浸润可能逆流转移颏下、颌下。近年来,随着影像诊断技术的进步,对于 N_0 的患者是否需要全颈照射有争议。

3.照射剂量、时间和分割方式

(1)鼻咽原发灶:每 6~7.5 周 66~74 Gy。

(2)颈淋巴结转移灶:每 6~7 周 60~70 Gy。

(3)颈淋巴结阴性及预防照射区域:每 5~6 周 50~60 Gy。

(4)分割照射方法:①常规分割,每次 1.9~2 Gy,每天 1 次,每周 5 天照射。②非常规分割,非常规分割放疗鼻咽癌的方法有很多种类和变化,有超分割、加速超分割等,临床可以根据病情选择使用。

4.常规外照射方法

鼻咽癌常规外照射的方法,采用仰卧位,头部置于合适角度的头枕,等中心照射技术治疗。如拟采用耳前野时,最好使用 C 枕,以使头过伸,便于设颈部切线野。

(1)等中心定位:在模拟机下进行体位固定和确定照射靶区。

(2)采用 MLC 或低熔点铅制作不规则野的铅模挡块。

(3)放疗时的体位应与等中心模拟定位时的体位一致。

5.照射野的设置与照射方法

(1)颈淋巴结阴性的病例:第一段面颈联合野 36~40 Gy 后,第二段改为耳前野+辅助野+上半颈前野(切线野)照射至总量。

(2)颈淋巴结阳性的病例:第一段面颈联合野 36~40 Gy 后,第二段改为耳前野+辅助野+全颈前野(切线野)照射至总量。

(3)对口咽侵犯较大的病例:第一段面颈联合野 36~40 Gy 后,口肿瘤仍未消退者,第二段仍用小面颈联合野照射至总量,但后界必须避开脊髓,颈后区用电子线照射,下颈区用前野(切线野)照射。

(4)对于鼻腔、颅底和颈动脉鞘区受侵犯的病例:可分别辅助选用鼻前野、颅底野和耳后野。

6.常用照射野的设计

(1)面颈联合野(图6-5):应包括前面叙述的鼻咽原发灶区,鼻咽亚临床灶区和上半颈区的范围。上缘:在眉弓结节与外耳孔上缘上0.5~1 cm,有颅底侵犯为上1~2 cm;前缘:在耳屏前5~6 cm,有鼻腔侵犯向前8 cm,需要挡眼及部分口腔;下缘:以颈淋巴结不同而在舌骨水平、喉结节、环甲膜水平;后缘:在耳后沿发际及斜方肌前缘下行。

适应证:除局限于鼻咽1~2个壁的鼻咽癌都可使用。

(2)耳颞部侧野(图6-5):以往称为耳前野。因早期鼻咽癌也应包括鼻咽顶后壁、椎前软组织,故后缘应在耳孔后缘甚至后缘后0.5~1 cm。下缘在鼻翼水平与耳垂下12 cm连线处。

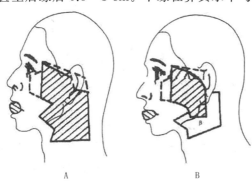

图6-5 面颈联合野及缩野(耳颞部侧野)

特点:脑干和脊髓可很好保护。

(3)全颈切线野(图6-6):上:下颌骨下缘1 cm与耳垂连线;下:锁骨上缘、下缘、下缘下2~3 cm;外:锁骨末端、肱骨头内缘;中间:以3 cm铅块挡脊髓。但未分化癌或锁骨上有转移只挡喉以上脊髓。

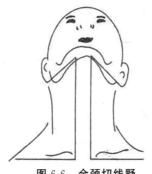

图6-6 全颈切线野

特点:口咽淋巴结、颈内动静脉出颅处淋巴结得不到照射。

全颈照射时,下界要包括锁骨上区。目前该照射野已较少作为颈部主野使用,主要是由于该切线野常与耳前野在下颌骨角附近有剂量重叠,导致后组脑神经损伤的发生率明显增加,而且如果颈部后仰不足时,易造成部分VA区淋巴结漏照或低剂量。

(4)下半颈锁骨区野:在面颈联合照射时已包括了上颈淋巴区,此时可同时设下半颈锁骨区野垂直照射(图6-7),上界与面颈联合野共用一条线(此两野可能会在衔接处出现超剂量或欠剂量,前者导致放射后遗症,后者导致颈淋巴结复发,采用半束照射较好)。其下缘、外缘、中间挡铅等同全颈切线野。

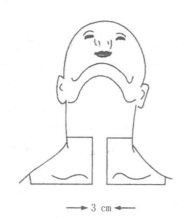

→ 3 cm ←

图 6-7   下颈锁骨上区常规切线野

(5)面前野：以往称鼻前野。为辅助野，800～1 200 cGy。上：眉弓；下：鼻翼下缘下 0.5～1 cm。注意挡眼。

适应证：病变向前上侵犯至前筛、一侧眶内球后、前颅窝底、额窦。鼻咽复发再放疗。

特点：鼻咽、咽旁、一侧颅底、眼眶、前筛全包，深部剂量高。必要时可完全挡住双眼，而前筛、额窦照射充分。分担侧野，减少颞叶、下颌骨、颞颌关节、咬肌损伤。

缺点：脑干受量高。

(6)耳后野(咽旁野)：应包括颈动脉鞘区，颈动脉管，岩尖和斜坡，设计照射野时，注意避免脑干和上颈段脊髓受过量照射。上：中后颅窝标志线上 1～2 cm；下：在标志线下 2～6 cm(只照后颅窝下 2 cm，同时鼻咽和茎突后间隙下 4～5 cm，包上颈深后上组淋巴结下 5～6 cm)；前：在耳孔后缘或耳郭根部后缘；后：在前界后 4～5 cm。入射方向：由后向前与患者矢状面成 30°～45°角。

适应证：一侧茎突后间隙或岩骨、后颅凹颈静脉孔受侵。后组脑神经、颈深上组淋巴结转移。

特点：对一侧偏后病变而又要避开脑干、脊髓的加量好。

(7)颅底野：可包括鼻咽顶壁、筛窦后组、蝶窦、海绵窦和斜坡。

十、适形与调强放疗

鼻咽部解剖结构复杂，周围重要正常组织结构众多，应用传统放疗技术很难在保证鼻咽部受到足量照射的同时避免严重并发症发生。因此，二维照射时急性黏膜反应和晚期口干难以避免。三维适形放疗虽然取得了较二维照射更佳的剂量分布，仍然不能解决这个难题，而调强放疗(IMRT)的优势正是在给予靶区足量照射的同时大大降低了周围正常组织受量。多个剂量学研究已经证实较二维、三维照射，IMRT 具有更佳的剂量优势。对于早期鼻咽癌，IMRT 能够提供更好的腮腺保护；对于局部进展期鼻咽癌，IMRT 除保护腮腺外还可以提供更好的靶区剂量分布。鼻咽癌的肿瘤控制是与照射剂量呈正相关的，应用传统照射技术时由于正常组织受量的限制肿瘤区难以给予高剂量照射，而 IMRT 的剂量学优势使得靶区可以接受更高剂量照射的同时，让正常组织受量在其耐受范围内，因此局部晚期鼻咽癌的疗效可能得到提高。IMRT 的另一个优势在于它的放射生物学效应。在同一次治疗中 IMRT 可以给予不同区域不同剂量照射，在给予预防区传统剂量照射时给肿瘤区更高剂量照射，即同步加速放疗(SMART)，获得更佳的放射生物学效应。

IMRT 在提高局控的同时能明显降低放疗后口干程度,提高生活质量。在条件许可的情况下鼻咽癌放疗应选择 IMRT。

(一)鼻咽癌的 IMRT 实施规范

1.体位固定

用碳素纤维底架及热塑面罩,头略过仰位或中仰位,以患者舒适、可耐受和便于每天重复摆位为前提,全颈淋巴结区域需要照射者采用头颈肩面罩。

2.CT 模拟定位

扫描层次上界达头顶,下界达锁骨下缘。鼻咽原发区域内 3 mm 每层薄层扫描,治疗区域外建议 5 mm。定位参考点应选择在划分面颈联合野和锁骨上野的层面,通常为 $C_{4\sim5}$ 下缘。CT 模拟机参数由操作员掌握,建议采用增强扫描或平扫+MRI 融合。

3.靶区的定义和勾画

原发灶 GTV 定义为临床检查、内窥镜及 CT/MRI/PET 所见的病灶。

原发灶周围临床靶区 CTV 为 GTV+鼻咽腔+外放一定的边界(至少 5 mm),其同时必须包括以下结构:前界包括后 1/4 鼻腔及上颌窦后壁,双侧界包括腭肌、翼内肌、部分翼外肌及翼板,向上包括下 1/2 蝶窦及后组筛窦(无蝶窦、鼻腔侵犯者,后组筛窦可以不包括在内);颅底部分须包括部分中颅窝、圆孔、卵圆孔和破裂孔、岩骨尖、枕骨斜坡及颈动脉管等重要解剖结构;向下达口咽上部至 C_2 颈椎中平面,后界需包括双侧咽后淋巴结。

原发灶 PTV 为 CTV 外放 5 mm(GTV 累及邻近脊髓/脑干区域,GTV、CTV、PTV 后壁可无外放,勾画时与脑干/脊髓保留 1 mm 的空隙),颈淋巴结以 C_5 颈下为界分为上颈区域和下颈+锁骨上区域。

N_0 的患者可以不行下颈+锁骨上区域的照射,N_+ 的患者上颈区域与原发灶执行同一调强计划,下颈+锁骨上区域照射可以纳入同一调强计划中,也可以在同一体位下另设 AP 野照射颈淋巴结 GTV 为 CT/MRI/PET 所见的颈部病灶,阳性病灶定义为直径>1 cm 和(或)中心有坏死区的淋巴结。

N_0 病例颈淋巴结 CTV 包括双侧后组ⅠB 区颌下巴结(前界为颌下腺后缘),双侧Ⅱ、Ⅲ区及Ⅴ区上组淋巴结;N_+ 病例颈淋巴结 CTV 为 GTV 外放一定的边界(至少 5 mm),同时包括双侧ⅠB、Ⅱ、Ⅲ、Ⅳ和Ⅴ区淋巴结。

重要器官勾画:包括脊髓、脑干、脑颞叶、垂体、腮腺、内耳及中耳、晶体、眼球、视神经及视交叉、部分舌体和舌根、颞颌关节、下颌骨气管、喉(声带)和甲状腺。

4.处方剂量

靶区及重要组织器官处方剂量一体积的给予:1.8 Gy×28 F 50.4 Gy→CTV_2;1.875 Gy×32 F 60 Gy→CTV_1;2.03 Gy×32 F 65 Gy→GTV_2;2.18 Gy×32 F 70 Gy→GTV_1。

GTV_1 为鼻咽原发灶靶区;GTV_1 为淋巴结转移病灶;CTV_1 为高危亚临床靶区,包括 GTV_1 周围的高危区域和淋巴结周围高危区域,以及大部分Ⅱ,Ⅲ淋巴引流区;CTV_2 为低危亚临床病灶预防区,包括 CTV_1 外放 5～10 mm 及Ⅳ、Ⅴ淋巴引流区。淋巴引流区的高危与低危,要结合患者淋巴转移的具体情况而定。处方剂量分二进程给予,首进程 28 次,完成低剂量亚临床预防照射,二进程 4 次,完成剩余处方剂量。如有残留等,考虑补量,也可视为三进程处方剂量点。

在 GTV_1 内选择,尽量使 GTV_1 的剂量在 95%～107%。

如果下颈+锁骨上区域选择由常规方法照射,此区无阳性淋巴结者处方剂量为单前野皮下

3 cm 处给予 50～54 Gy/30 F 的照射,有阳性淋巴结者处方剂量为单前野皮下 3 cm 处给予 54 Gy/30 F的照射后,缩野至阳性淋巴结处外放一定的边界,加量照射至 60～70 Gy。

5.正常组织剂量体积

(1)Ⅰ类:非常重要,必须保护的正常组织。脑干、视交叉、视神经:D_{max} 54 Gy 或 1%体积不能超过 60 Gy;脊髓:D_{max} 45 Gy 或 1%体积不能超过 50 Gy;脑颞叶:D_{max} 60 Gy 或 1%体积不能超过 65 Gy。

(2)Ⅱ类:重要的正常组织。在不影响 GTV、CTV 剂量覆盖的条件下尽可能保护。腮腺:至少一侧腮腺平均剂量<26 Gy 或至少一侧腮腺 50%腺体受量<30 Gy 或至少 20 mm³ 的双侧腮腺体积接受<20 Gy 的剂量;下颌骨:颞颌关节 D_{max} 70 Gy 或 1 cm 体积不能超过 75 Gy。

(3)Ⅲ类:其他正常组织结构。在满足Ⅰ类和Ⅱ类正常组织结构保护条件,且不影响 GTV、CTV 量覆盖的条件下尽可能保护。眼球:平均剂量<35 Gy;晶体:越少越好;内耳/中耳:平均剂量<50 Gy;舌:D_{max} 55 Gy 或 1%体积不能超过 65 Gy。

6.计划的优先权

如果肿瘤靶区剂量覆盖与正常组织受量限制不能同时满足时,参考以下计划优先顺序:Ⅰ类正常组织结构肿瘤、Ⅱ类正常组织结构、Ⅲ类正常组织结构。体现了适形的高剂量区以及危及器官的保护。

(二)鼻咽癌 IMRT 的注意事项

(1)鼻咽癌 IMRT 的靶区勾画非常重要,对于原发灶而言,一定要仔细研究侵犯范围,特别注意有无颅底相关结构或海绵窦侵犯,注意慎重选择,保护垂体。对于咽后外侧淋巴结的阳性判断,以及包膜外侵犯也影响靶区勾画。

(2)颈部淋巴结的勾画,一定要明确影像学分区结构,避免过照或漏照;同时根据 N 分期情况,结合有无坏死及包膜外侵犯,决定胸锁乳突肌等相关邻近结构的照射范围。

(3)由于鼻咽癌为放化疗敏感性肿瘤,治疗过程中,肿瘤退缩可能较快,因此,对于颈部淋巴结,特别是引起局部变形的淋巴结,要密切观察,即时调整照射野范围,防止照射区域移位导致误照。

(4)鼻咽癌在治疗过程中,患者会出现消瘦,面容会发生变形等,要注意观察,及时复合验证,调整治疗计划。

十一、立体定向放疗

目前立体定向放疗在国内外作为鼻咽癌治疗后残留或复发病灶的辅助治疗。

十二、近距离照射技术与方法

由于近距离放疗(后装治疗)空间剂量分布的不均匀性,即照射剂量衰减梯度大的特点,其治疗范围具有一定的局限性,因而只能治疗比较小且表浅的肿瘤,作为外照射的补充治疗手段。

适应证:早期鼻咽腔内局限病灶,常规外照射放疗后鼻咽腔内有残留,放疗后鼻咽腔内复发。

十三、放射反应及损伤

鼻咽癌是放射敏感性肿瘤,但由于鼻咽的位置,以及照射的剂量和范围,会出现放射不良反应,对周围组织造成损伤。由于照射方式及综合治疗手段的不同,出现不良反应,特别是急性不良反应的时间和程度也不一致。总体而言,超分割或加速超分割的急性反应较常规反应重;同步放化疗使急性反应提前出现,且持续时间较常规放疗长,恢复慢;如果合并使用靶向药物,特别是EGFR 单克隆抗体,可能加重口腔黏膜反应和出现皮疹。

(一)早期反应

1.全身性反应

主要表现为食欲缺乏、恶心、呕吐、无力、头晕、精神萎靡、味觉减退和对血象的影响等。

2.皮肤反应

有干性反应和湿性反应。干性反应表现为皮肤色素沉着或粗糙,一般不必处理。湿性反应可表现为皮肤肿胀、水泡、溃破,应保持局部干燥、清洁,避免理化刺激,可用维生素 B_{12} 喷剂、松花粉、贝复济等,忌用膏药、胶布、酒精等。

3.口腔、口咽黏膜反应

可表现为充血、糜烂、白色伪膜形成,尤其是软腭、腭弓、咽后壁区较为明显。要保持良好的口腔卫生习惯,避免吃过硬、过热及刺激性食物。患者反应较重时,可配制含维生素 B_{12} 溶液漱口,如疼痛明显,可加入利多卡因等,此外还可以适当加强支持疗法和抗炎及对症处理,最好不要中断放疗。

4.腮腺急性放射反应

患者照射 1～2 次即可发生,主要表现为腮区肿胀、张口困难、局部疼痛。一般不需特殊处理,待照射 3～4 次后可自行消退。常规适形放疗由于对穿照射,腮腺处于高剂量区域,都会出现急性胀痛,实施 IMRT 后,由于多野照射,腮腺反应因人差异较大,也存在无急性反应者。

(二)晚期反应及损伤

1.口干

放疗过程中三对大唾液腺(腮腺、颌下腺、舌下腺)受到不同的照射,导致唾液腺萎缩,唾液分泌量减少。所有放疗过的患者都有不同程度的口干,且常持续多年。调强放疗对腮腺进行剂量限制,可使腮腺功能得到部分保护,因此,治疗后腮腺功能会部分恢复,口干逐渐改善,但绝大部分患者腮腺功能不能恢复到治疗前水平。

2.面颈部水肿

由于颈深部组织受照射后淋巴回流不畅,导致颈部、颌下、颏下出现肿胀,一般不需处理一年左右可逐渐消退。但易因风吹、日晒、雨淋、感冒等诱发面颈部急性蜂窝织炎,可在放疗后任何时候发生,起病急、来势凶猛,可伴有寒战高热、头痛、呼吸困难。延误诊治可致死亡,及时得当地处理可康复,但常会反复发作,发作时应立即给予抗生素,必要时加用皮质激素。

3.中耳炎及听力减退

当外耳道受照射 DT50 Gy 左右时,可出现耳道黏膜湿性反应或中耳积液,用抗感染治疗耳咽管通气、经鼓膜抽液等方法可减轻症状。中耳和内耳受辐射损伤后,血管和结缔组织发生变性改变,导致纤维变性及听骨坏死,引起听力逐渐下降,甚至发展成耳聋(常为混合性耳聋)。

4.张口困难

咀嚼肌和颞颌关节纤维强直,表现为张口时颞颌关节处发紧、疼痛,甚至牙关紧闭,影响进食,患者非常痛苦。在制订放疗计划时,应采用多野照射,避免高剂量区集中颞颌关节和咬肌处,对于治疗前就存在翼内/外肌受侵,或周围有肿瘤侵犯,也应该充分考虑放疗方式、方法,嘱患者放疗后张口锻炼。

5.放射性龋齿和颌骨坏死

放疗后由于口腔内环境的改变及对牙齿本身的影响,部分患者可能出现放射性龋齿。典型的放射性龋齿临床表现为牙颈部环状龋坏死,导致牙冠折断,整个残牙色素沉着而呈棕黑色。因此,放疗后原则上不允许拔牙,若要拔牙应在放疗后 3～5 年,可分批拔除龋齿;拔牙前后应常规抗炎处理 5～7 天。由于放射性龋齿多发生在牙齿颈部,常常断裂残留的齿根可引起感染,一般只能做消炎和止痛对症处理。如果发生放射性骨髓炎或骨坏死,可做死骨清除、抗炎及高压氧治疗。

6.放射性脊髓损伤及颞叶损伤

放射性脊髓早期反应的潜伏期时间不一,大多为 1～10 个月。早期表现为一过性低头触电样感觉,经适当休息及营养神经药物对症处理,一般 3～6 个月症状可以消失,少数可能发展为放射性脊髓损伤。当脊髓受量为 40 Gy 以上时,可出现髓晚期反应(即放射性髓病),表现为一侧或双侧下肢麻木,浅感觉减退,症状由下向上发展,严重者可出现脊髓空洞症,也有可能造成完全截瘫。

放射性脑病最常见的损伤部位是双侧颞叶,特别是常规放疗,对穿照射,双侧颞叶处于高剂量区。临床表现为记忆力下降、反应迟钝、呆滞、头晕等,部分患者因局部水肿出现颅内高压症状,也有少数患者无临床症状。CT 或 MRI 检查可见叶底部水肿或液化、坏死。

放射性脑干损伤,临床上常有头晕、复视、语言不清、吞咽困难和共济失调等表现。早期用大剂量皮质激素、B 族维生素、血管扩张剂、能量合剂及高压氧治疗可望恢复,一旦出现脑坏死可考虑手术切除。

十四、肿瘤残留或复发的处理

首程根治量放疗后鼻咽和(或)颈转移灶复发率各家报道不一,大多为 20%～40%。70%～80%的复发发生在放疗后 2～3 年,以后逐渐减少。诊断复发除依据症状体征和 CT/MRI 等表现外,应该取得活检病理证实。有些患者复发发生在颅底、海绵窦等部位,自鼻咽腔获取病理困难,手术风险又大,此时,除充分评估临床症状、体征及影像表现外,还要进行多学科充分讨论,取得一致共识,并经家属及患者同意,报相关部门审批后,才能按照复发实施相关抗肿瘤治疗。

(一)复发癌的处理

可考虑再程放疗,但再放疗距首程放疗时间越短疗效越差,放疗后遗症越重。放疗后 1 年内复发,再放疗后无 5 年生存率极低。放疗后＞2 年的复发,再放疗后 5 年生存率可达 15%～30%。

常规再程放疗方法仅鼻咽和(或)颅底复发者,只设鼻咽和(或)颅底照射野,不做颈预防照射,即再程放疗原则上是尽量设小野、多野,尽量从与首程放疗不同的部位、不同的入射角度投照,以免同一部位正常组织重复照射剂量过高,放射损伤过重。放疗剂量应达到 60 Gy 或更高,除常规分割外,也可选择超分割照射或连续照射。若鼻咽病变局限,可在体外放疗 DT50～60 Gy后补充高剂量率腔内近距离照射 23 次。结合具体情况也可补充立体定向放疗或适形放疗。

鉴于再程常规外照射不可避免的正常组织的放射性损伤,应尽量采用调强适形放疗技术,已达到在保证靶区剂量的同时,最大限度地降低周围正常组织的剂量。原发灶控制良好的颈转移灶复发,应首选手术治疗。单个活动的、<3 cm 的可行局部切除术,否则应行区域性颈清扫。若转移淋巴结>6 cm、固定,或手术中或术后病理见淋巴结包膜外侵,软组织粘连受侵,癌生长活跃或颈清扫淋巴结转移率>30%(1/3 以上),应补充术后放疗剂量达 50~60 Gy。

(二)再放疗的疗效

总结国内外文献,再程放疗的疗效与再程治疗的总剂量和复发后分期有关。总剂量 DT≥60 Gy 的,有报道再放疗后 5 年生存率可达 45%,但 Dr<50 Gy 的无 5 年生存率。与一程放疗间隔>2 年、Dr≥60 Gy 的 5 年生存率最高达 66%,间隔 12 年者再放疗 5 年生存率较低有报道为 13%。再程放疗后复发行三程放疗者,5 年生存率低,为 4%~10%,且后遗症严重。因此程放疗仅为姑息对症目的。再程放疗是有意义的尤其是复发在首程放疗后 23 年以上再放疗剂量在 DT 60 Gy 以上效果较好但多程放疗后再复发仍用放疗手段往往效果差,不良反应严重。

再程放疗照射野不宜过大,如果颈部没有淋巴结转移(临床及影像)再程放疗时一般不常规做颈部淋巴结的预防照射。尽管非常困难,但仍要严格限制敏感器官的剂量,以尽量减少或避免严重晚期放射性损伤的发生。

(三)外科解救治疗

鼻咽癌的治疗,由于肿瘤位置深在、隐蔽,常合并颅骨破坏、脑神经受累,且癌细胞分化差手术不彻底,有可能促使癌细胞扩散转移。国内曾有学者尝试手术+放疗治疗鼻咽癌,并未取得令人满意的治疗效果。相反,由于功能损害较为严重,患者多不愿接受。更重要的是,我国鼻咽癌多为低分化鳞癌,对放疗敏感,故其治疗首选放疗尤其近年来放射设备不断更新,放射技术不断发展,鼻咽癌局部区域病灶的控制率有显著提高,5 年局控率已达 70%以上。

但就鼻咽原发灶而言,根治性放疗结束时仍有 3%~10%肿瘤残存,10%~30%患者随访过程中出现原发部位复发,如何挽救治疗这一部分患者,外科手术治疗可能是一个选择。①首次放疗失败后行解救手术是最好的时机,二程或多程放疗后复发者病变多较广泛,局部及颈部瘢痕组织显著,手术常难以彻底切除。但如何判断根治放疗后残留,需要有充分的证据,比如随访 1~3 个月,残存肿瘤未见明显退缩,活检病理阳性等。②鼻咽局部宜根据不同部位和病变侵及范围选用不同术式,以尽可能小的手术创伤范围,最大限度切除肿瘤。③颈部淋巴结在放疗结束后 1~3 个月如不消退,经磁共振、超声检查提示残留可选择手术切除。④解救手术后是否需再行放疗,应视手术术式及病理结果等具体情况而定。

十五、预后及随诊要求

(一)预后

早期鼻咽癌根治性放疗疗效满意,5 年生存率在 90%左右;中晚期 5 年生存率在 60%~70%;晚期 5 年生存率在 40%~50%。过去常规放疗,鼻咽癌的 5 年总体生存率徘徊在 50%~60%。自实施 IMRT 治疗以来,特别是严格实施分层综合治疗以后,国内多篇文献报道鼻咽癌的 5 年总生存率已达 80%左右。当然,除了临床分期和治疗方法影响患者的预后外患者的年龄、性别、行为状态评分(KPS)、人种、疗前血红蛋白及肿瘤组织细胞分子生物学相关因素、EB 病毒状态等,研究表明对患者预后都有不同程度的影响。

(二)随诊要求

由于鼻咽癌的治疗以放疗为主要手段,而放疗不同于手术和化疗,是一个连续的过程,因此,从疑诊鼻咽癌开始,就需要给患者制定详细的随诊要求。治疗后更应定期到医院随访检查,对比鼻咽、咽旁间隙、颅底等部位的改变。胸、肝及骨的 X 线摄片、超声波或骨 ECT 扫描的选用有助于全身状况的随访观察。

1.随诊频率

首次随诊根据不同情况可在 1～3 个月进行。晚期患者或治疗肿瘤退缩较慢可能有残留,需要后续抗肿瘤治疗如化疗的患者,应该尽早首次随访,一般在放疗结束后 3～4 周。对于颈部淋巴结考虑残存,放疗后 3 个月复诊仍然没有消退者,可考虑选择性地实施手术处理。放疗后 2 年内建议每 3 个月随诊一次。2～5 年建议每 6 个月随诊一次。5 年后建议每 12 个月随诊一次。随访期间 3 年内最好不拔牙,有张口困难者应张口锻炼。

2.随诊项目

通过间接鼻咽镜或电子纤维鼻咽镜观察鼻咽局部情况,并进行鼻咽及颈部磁共振轴冠矢状位三维扫描。特别动态观测血浆 EB 病毒 DNA 酶拷贝数的变化。对区域淋巴结及易发远转部位全面检查。同时近期观察急性放疗反应(黏膜、皮肤、耳、放射性脊髓炎等),远期观察晚期放疗反应(黏膜、皮肤、唾液腺、听力、CNS 等)。

(王晓光)

第二节　鼻腔癌与鼻窦癌

一、鼻腔癌与筛窦癌

鼻腔癌与筛窦癌除早期外,临床表现相似,难以辨别其原发部位,故一般常将两者视为一体合并讨论。鼻腔癌、筛窦癌的发病高峰年龄在 40～60 岁,男性多于女性。病理类型绝大多数为鳞癌,其次为未分化癌、低分化癌、腺癌和腺样囊性癌等。

(一)应用解剖

鼻腔呈锥体形,以鼻中隔分为左右两侧,前鼻孔与外界相通,后鼻孔与鼻咽相连接,侧方与上颌窦,上方与眼眶、筛窦、额窦及蝶窦等为邻。筛窦位于筛骨中,主要由 8～10 个筛房组成,骨壁薄如纸。筛窦与眼眶、鼻腔、上颌窦、蝶窦、额窦及前颅窝等毗邻。鼻腔筛窦的淋巴引流主要注入咽后淋巴结、颌下淋巴结和颈深上淋巴结。

(二)诊断要点

1.主要症状及体征

有进行性鼻塞、血涕、鼻腔异常渗液,鼻外形变宽、隆起或塌陷。肿瘤侵入眶内可出现突眼或复视。若侵入颅底、颅内出现持续性的头痛,筛窦肿瘤可侵及前组脑神经,可能引起 Ⅰ～Ⅴ 对脑神经损害。晚期病变可出现颌下或上颈淋巴结肿大。

2.鼻镜及 X 线检查

鼻镜检查可见鼻腔内有新生物;CT、MRI 可见鼻腔内软组织阴影,患侧鼻腔扩大,常见侧壁骨质破坏合并鼻旁窦混浊;必须注意其周围骨质破坏情况。鼻镜发现新生物一定要查上颌窦,因多数"鼻腔癌"是由上颌窦癌侵入鼻腔所致。

3.活组织病理检查

钳取活检,如疑为早期癌难以窥见肿瘤时,可行脱落细胞学检查,如为黏膜下肿瘤,宜行穿刺吸取病理检查。

4.鉴别诊断

须与鼻腔恶性淋巴瘤、上颌窦癌、鼻硬结症、浆细胞肉瘤等鉴别。

(三)治疗原则

早期手术病例与放疗的疗效相似治愈率较高。由于鼻腔的特殊解剖特点,手术易影响功能和美容。因此对于早期病变可首选单纯放疗,对于中晚期患者可采取放射与手术综合治疗。但必须根据病理类型和侵及的范围制订治疗方案。一般认为未分化癌、低分化癌早期者可采用单纯放疗。鳞癌、腺癌和腺样囊性癌应采用手术＋放射综合治疗。晚期患者及未分化癌可与化疗综合治疗。晚期病例不宜手术者可采用姑息性放疗。

(四)放疗

1.常规放疗

仰卧、面罩固定,含口含器,目的是使舌在放疗中少受照射。设野可根据肿瘤累及的范围及病理类型设计适合的照射野(图6-8),一般以面前野为主,开始照射野要大,在照射45～50 Gy后改侧野或电子束加量。常用照射野如下。

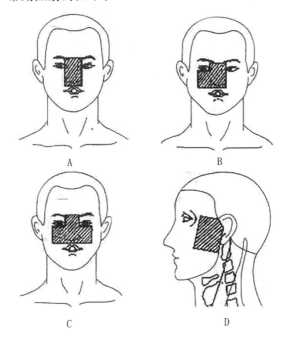

A B

C D

图6-8　鼻腔筛窦癌常用照射野

(1)面前矩形野及L形野:病变位于一侧鼻腔和筛窦而未侵犯上颌窦者,用面前单个矩形野。照射野包括同侧鼻腔、筛窦,对侧过中线1～2 cm;如有同侧上颌窦内侧壁受侵,则改为L形野,包括同侧上颌窦内壁或全上颌窦,上界达眉弓,下界达硬腭下缘水平。

(2)面前"凸"字形野:适用于肿瘤侵犯鼻中隔、对侧鼻腔或双侧上颌窦者。

(3)面前"口"形大野:适用于病变已广泛累及颌窦、颅底眼眶或有突眼者。

(4)楔形过滤板的正、侧矩形野:主要适用于病变靠后,侵及鼻咽、眶后,可使剂量分布均匀并提高后组筛窦的剂量(图6-9)。

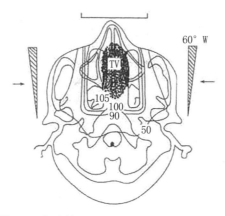

图 6-9 鼻腔筛窦癌的三野楔形板照射剂量分布

(5)颈部照射野:以往颈部无淋巴结转移,一般不做预防性照射。近年来有研究证实,选择性颈部淋巴结预防性照射后,颈部淋巴结的转移率明显下降。因此,建议对晚期病变及分化程度差的鼻腔癌做颈部预防性照射。若有颌下或颈深淋巴结转移,则应进行上颈或全颈淋巴区照射。

通常采用 6 MV 高能 X 线,6～15 MeV 电子线补量。未分化和低分化 DT 6～6.5 周为 60～66 Gy,鳞癌、腺癌和腺样囊性癌 DT 6.5～7 周为 65～70 Gy。术前放疗 DT 4～5 周为 40～50 Gy,放疗后休息 2 周进行手术。术后放疗剂量根据病灶残留情况或切缘的安全界等不同情况,6～7 周为 55～70 Gy。颈部如有淋巴结转移,照射剂量需达 7 周 70 Gy,先用大野双侧颈部照射 50～55 Gy 后缩小野用电子线加量至 70 Gy。颈部预防性照射 DT 5 周 50 Gy。

2.三维适形放疗

鼻腔筛窦癌紧邻眼睛、脑干等重要组织,采用适形调强放疗有利于正常组织的保护。

(五)疗效

鼻腔筛窦癌的 5 年生存率单纯放疗为 43%～45%,综合治疗(手术＋放疗)为 50%～76%。影响疗效的主要因素:①病理类型及治疗方法。在单纯放疗中,未分化癌、低分化癌及恶性淋巴瘤的 5 年生存率(65.7%)明显优于鳞癌、腺癌及腺样囊性癌(41.5%),腺样囊性癌手术＋放疗的 5 年生存率可高达 84.4%,单纯放疗为 50.0%;②期别。病期越晚预后越差,T_4 的 5 年生存率分别为 68.5%、50%40% 和 16%;③有颈淋巴结转移者预后较差;④病变位于鼻前部者预后好于鼻后部;⑤照射野及照射剂量均不宜过小,否则易复发。

鼻腔筛窦癌治疗失败的原因亦根据病理类型及不同的治疗方法而有不同。鳞癌、腺癌和腺样囊性癌的治疗失败原因在于局部未控,故主张采用手术与放射综合治疗。未分化癌及低分化癌则在于远处转移,故需采用放疗与化疗综合治疗。

二、上颌窦癌

上颌窦癌是最常见的鼻旁窦恶性肿瘤,约占头颈部恶性肿瘤的 23%,占所有鼻旁窦癌的 60%～90%。本病男性多于女性,好发于 40～60 岁。由于就诊者大多为晚期,采用任何单一的治疗方法效果都不满意,目前常用手术与放射综合治疗。

(一)解剖和淋巴引流

上颌窦位于颌骨体内,是一个形状很不规则的窦腔,窦孔位于上颌窦内上方,开口于中鼻道与鼻腔相通。上颌窦有6个壁,即上壁为眼眶底部,下壁(底壁)为上槽和硬腭,前壁在面颊软组织下方,后壁接近翼板及翼腭窝,内壁与鼻腔共用,外壁为颧骨弓。窦腔黏膜的淋巴引流是经中鼻道与鼻腔淋巴汇合注入咽后、颌下和前上颈淋巴结。上颌窦淋巴系统不太丰富,所以上颌窦癌淋巴转移发生较晚。

(二)病理类型

上颌窦癌以中分化鳞状上皮癌最常见,约占60%。其次为腺癌、腺样囊性癌、黏液表皮样癌、未分化癌等。此外还有淋巴瘤、纤维肉瘤、骨肉瘤等,但较少见。

(三)临床表现

由于上颌窦解剖位置较隐蔽,早期多无症状,一旦出现症状提示病变多已破坏骨壁而浸出窦外。最常见的症状为鼻腔异常分泌物、鼻塞、面部肿胀、疼痛(牙痛、头痛、鼻痛)、三叉神经第2支分布区感觉障碍等。肿瘤侵犯各壁可出现表6-2所示的各种征象。

表6-2 上颌窦癌侵犯各壁引起的症状和体征

窦壁	临床症状与体征
上壁	突眼、复视、球结膜充血水肿、眶下疼痛、流泪、两侧眶下缘不对称
下壁	硬腭肿胀、进行性上牙痛、牙齿松动、第2～7齿龈处有肿物
内侧壁	鼻腔外壁隆起、肿块、鼻塞、血涕
外、前壁	面颊部隆起、局部皮肤感觉减退、疼痛、溃疡、穿孔
后壁	侵入翼腭窝引起张口困难

(四)诊断

肿瘤局限于窦腔内的早期病例,临床难以发现,晚期上颌窦癌的诊断并不困难。

(1)根据上述的临床症状及体征。

(2)X线检查:常用的方法是CT/MRI,可显示一般X线所难以发现的上颌窦各壁的骨质变化和侵及的范围,还能确定病变与周围结构的关系,为治疗设计确定靶区提供有价值的参考资料,应列为常规检查。

(3)组织病理学检查:早期可行上颌窦穿刺细胞学检查,必要时行上颌窦开窗探查,以取得活组织病检。上颌窦癌患者有前壁破坏,可经龈颊沟行穿刺吸取组织,有医院多年来采用此法,成功率达90%以上。晚期肿瘤破溃者,可在瘤组织表面直接钳取活检。

(4)需与上齿龈癌、鼻腔癌、筛窦癌等作鉴别诊断。

(五)分期

1.T 原发肿瘤

T_x:原发肿瘤无法评估。

T_0:无原发肿瘤的证据。

T_{is}:原位癌。

T_1:肿瘤局限于上颌窦黏膜,无骨质侵蚀或破坏。

T_2:肿瘤导致骨侵蚀或破坏,包括侵入和(或)中鼻道,除外侵犯上颌窦后壁和翼板。

T_3:肿瘤侵犯上颌窦后壁骨质、皮下组织、底或眶内容物、翼窝筛窦中的任何一个部位。

T_{4a}:肿瘤侵犯眶内前部、部皮肤、板、颞下窝筛板蝶窦或额窦。

T_{4b}:肿瘤侵犯眶尖、硬脑膜、脑、颅中窝、除三叉神经上颌支(V_2)以外的脑神经、鼻咽部或斜坡。

2.N 区域淋巴结

N_x:区域淋巴结无法评估。

N_0:无区域淋巴结转移。

N_1:转移于同侧单个淋巴结,最大径≤3 cm。

N_2:转移于同侧单个淋巴结,最大径>3 cm,6 cm;或同侧多个淋巴结转移,最大径 6 cm;或双侧或对侧淋巴结转移,最大径≤6 cm。

N_{2a}:转移于同侧单个淋巴结最大径>3 cm,≤6 cm。

N_{2b}:同侧多个淋巴结转移,最大径≤6 cm。

N_{2c}:双侧或对侧淋巴结转移最大径≤6 cm。

N_3:淋巴结转移,最大径>6 cm。

3.M 远处转移

M_x:远处转移无法评估。

M_0:无远处转移。

M_1:有远处转移。

(六)治疗原则

上颌窦癌的治疗方法有手术、放射、化疗等。但单用任何一种方法疗效都不满意,单纯手术或单纯放疗后遗症较多,而且局部复发率也高。近年来临床经验证明,综合治疗(手术+放疗)使上颌窦癌的疗效有显著的提高,且并发症少,外貌保存也较好。综合治疗尤以手术前放疗的效果最佳,可能原因:①无手术瘢痕形成,血运富,含氧高,对放射敏感性好;②放疗后肿瘤缩小,可提高切除率;③控制亚临床灶,减少复发率;④癌细胞受照后,其活力降低,降低了手术中、手术后的种植或播散。配合颞浅动脉插管灌注化疗可提高疗效。

(七)放疗

1.放疗前、中、后的注意事项

(1)放疗前的准备:①拔除龋齿,不良义齿残冠残根清洁口腔;②开窗引流(在限沟切开,凿通前下壁),保持引流通畅,且便于冲洗换药,清洁窦腔,增加放射敏感性;③抗感染治疗。

(2)放疗中要经常使用抗生素或可地松类眼药水,睡前涂眼药膏,以预防角膜、结膜炎及角膜溃疡的发生。

(3)放疗后处理:①治疗后发生照射区慢性感染急性发作,如角膜溃疡、眼球炎、蜂窝织炎等时予以对症处理,必要时需做眼球摘除;②上颌骨骨炎(放疗后 15 年)骨坏死,应做死骨摘除;③坚持张口锻炼,以防放疗后咬肌及颞颌关节纤维化。

2.放疗方法及剂量

(1)术前放疗:几乎所有上颌窦癌均可采用此方法。①术前放疗+根治性手术:体外照射 DT 45~50 Gy,4~5 周,休息 2 周后行上骨根治术。如眼眶受侵应包括眼球照射,但应尽可能保护部分眼球和位于眼眶外上方的大泪腺。②术前放疗+小手术:先开窗引流,然后体外照射 DT 60~70 Gy,6~7 周,后行小型手术摘除部分上颌骨或行肿瘤搔刮术。

(2)术后放疗:适用于 T_3、T_4 肿瘤或手术不彻底及疑有肿瘤残留者。①未做过术前放疗,手术未能彻底切除或 T_3、T_4 肿瘤,先用包括整个上颌窦区的大野照射 40 Gy 左右,然后缩小野加至 Dr 60~70 Gy;②手术前已照射 40~50 Gy 者,但手术中上壁、后壁切除不彻底,需要补足剂量,用侧野补照 30 Gy 左右,重点照射肿瘤残留区。

（3）单纯放疗:分为根治性放疗和姑息性放疗两类。①病期较晚不宜手术者,如肿瘤侵及前壁皮肤、鼻咽、颅底、蝶窦或肿瘤已超过中线等;②未分化癌或恶性淋巴瘤等,放射敏感;③手术后复发不宜再手术者,小的复发性肿瘤,可配合窦腔内近距离放疗;④患者拒绝手术或有手术禁忌证者。

单纯放疗的病例照射野开始要大,DT 40 Gy 左右后缩小野照射,增至 70～75 Gy。但未分化癌及恶性淋巴瘤只需 50～60 Gy。

3.照射野的设计

（1）常规放疗:包括前野、侧野、颈部野。

前野:照射范围要包括可能的扩散途径。上壁不破坏者,照射野上界在内外连线,如肿瘤已侵犯眶底,则应包及眼眶;照射野内界到对侧内眦,则包括鼻腔和双侧筛窦;照射野外界开放,下界包括全部硬腭(图 6-10)。

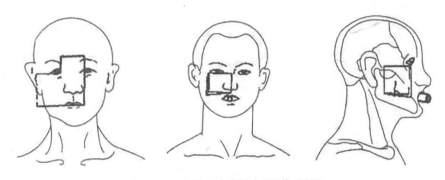

图 6-10　上颌窦癌常用布野(前、侧野)

侧野:上下界参照前野,前界以上颌窦前壁或肿瘤前缘为界,当加用楔形滤板时,前野的外界与侧野的前界即使重叠,也并不会造成剂量热点;肿瘤未侵及翼腭窝时,后界至翼板前缘(位于下颌骨升支的中央线水平),肿瘤侵及翼突,则照射野后缘在下颌骨升支的后缘(包括翼突)。前野和侧野均用楔形滤板照射,既可保证剂量均匀性和靶区高剂量,又可减少脑干的损伤,最好要根据 CT/MRI 所示经 TPS 进行照射野的设计及优化。

颈部野:除晚期外,一般不做常规预防性颈淋巴区照射,如有淋巴结转移,则应另设野照射先设同侧全颈照射,DT 50 Gy 后缩野针对局部淋巴结用电子线补充照射 15～20 Gy(图 6-11、图 6-12)。

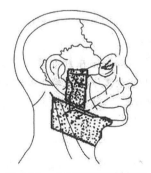

图 6-11　上颌窦癌颈部布野

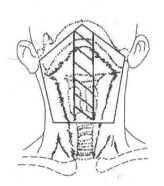

图 6-12　上颌窦癌补充野

(2)适形调强放疗:CTV_1由 GTV 在 3D 方向上加 0.5~1.0 cm 构成,处方剂量 66~70 Gy;CTV_2(高危亚临床靶区)为 GTV 边缘在 3D 方向上加 1~1.5 cm 构成,处方剂量 60~62 Gy。脊髓脑干、眼睛、耳等为限制器官。

(八)预后

1.治疗方法对疗效的影响

手术与放射的综合治疗明显优于单一治疗方法,5 年生存率在综合治疗者为 53%~67%,其中以术前放疗者为最佳,可达 75%,单纯放疗为 27%~39%,单纯手术仅为 20%~30%。

2.病变部位和范围对疗效的影响

肿瘤侵犯范围越广预后越差。Ohngren 用内与下颌角的假想连线将上颌窦一分为二,分为前下和后上两部分,后人将此假想线称为 Ohngren 线。肿瘤发生于前下结构者预后明显优于后上结构者。

3.临床分期

TNM 分期越晚预后越差,临床分期越晚预后越差。T 分期越晚,淋巴结转移的概率就大为升高,有无颈淋巴结转移对预后有明显的影响。当出现颈淋巴结转移时,原发灶多为 T 病变,预后较差,5 年生存率仅 10%~14%。

4.病理类型

鳞癌较其他上颌窦癌具有更强的局部侵袭性和更高的淋巴结转移率和复发率,相比腺样囊性癌,鳞癌的预后较差,而相比低分化癌和中-高度恶性的肉瘤,它的预后就要改善许多。

(王晓光)

第三节　口　腔　癌

一、概述

口腔癌是头颈部较常见的恶性肿瘤。唇癌在解剖上和治疗上与口腔的关系密切,故将其一起讨论。据统计,口腔癌约占全身恶性肿瘤的 1%,占头颈部恶性肿瘤的 12%,居头颈恶性肿瘤的第 4 位。口腔癌包括唇、舌(前 2/3)、口底、颊黏膜上下齿龈和硬腭部、磨牙后三角部位的癌。

最常见的病理类型是鳞癌,占90%以上,少数为小涎腺肿瘤、腺癌或其他类型。

(一)病因

口腔癌的发病可能与黏膜白斑病,长期异物刺激摩擦、吸烟、饮酒(不肯定)、嚼槟榔、人乳头状瘤病毒(HPV)感染、紫外线、口腔卫生差等因素有关。

(二)临床表现

口腔癌的临床表现及预后跟其发生部位、组织学类型和肿瘤分期有关。大部分的口腔癌都原发于口腔黏膜表面,所以直视下仔细观察和触摸非常必要且非常重要。尽管所有口腔癌均容易发现,但易被患者或医师忽略。晚期病变常常浸润深部结构如肌肉和骨,与周围器官粘连固定,导致相应临床症状。口腔癌约1/3会出现淋巴结转移。T分期高,病灶靠近中线,都是淋巴结转移的危险因素。口腔癌的淋巴结转移率也与肿瘤的部位有关,颈部转移率自高到低依次为舌、口底、下牙龈、颊黏膜、上牙龈、硬腭与唇。绝大多数颈部转移位于Ⅰ～Ⅲ区,且大多按由近到远的顺序转移。靠近中线病灶可出现双侧淋巴结转移。口腔癌一般较晚出现远处转移,大多远处转移的患者也同时合并局部或区域复发。

(三)分期

口腔癌目前较常用AJCC TNM分期系统,注意不包括非上皮组织如淋巴组织、软组织、骨和软骨来源肿瘤。

1.T 原发肿瘤

T_x:原发肿瘤不能评价。

T_0:没有原发肿瘤的依据。

T_{is}:原位癌。

T_1:肿瘤最大直径≤2 cm。

T_2:肿瘤最大直径>2 cm 但≤4 cm。

T_3:肿瘤最大直径>4 cm。

T_{4a}:唇表现为肿瘤侵犯骨皮质,下牙神经,口底,或面部皮肤(额部或鼻)。口腔表现为肿瘤侵犯邻近结构例如穿透骨皮质(下颌骨或上颌骨)浸润至深部舌肌、上颌窦、面部皮肤。(注意:原发齿龈癌仅对骨/牙槽的表浅侵蚀并不能归为 T_4)。

T_{4b}:肿瘤侵犯咀嚼肌间隙、翼板或颅底和(或)包绕颈内动脉。

2.N 区域淋巴结

N_x:区域淋巴结情况不能评价。

N_0:临床检查淋巴结阴性。

N_1:同侧单个淋巴结转移,其最大径≤3 cm。

N_2:同侧单个淋巴结转移,其最大径>3 cm 但<6 cm;或同侧多个淋巴结转移,但其最大径均≤6 cm;或双侧对侧淋巴结转移,但其最大径均≤6 cm。

N_{2a}:同侧单个淋巴结转移,其最大径>3 cm 但≤6 cm。

N_{2b}:同侧多个淋巴结转移,但其最大径均≤6 cm。

N_{2c}:双侧或对侧淋巴结转移,但其最大径均≤6 cm。

N_3:转移淋巴结的最大径>6 cm。

3.M 远处转移

M_0:无远处转移。

M_1：有远处转移。

4.G 组织学分级

G_x：分级不可评估。

G_1：分化良好。

G_2：中度分化。

G_3：低度分化或分化差。

G_4：未分化。

5.TNM 分期标准

0 期：$T_{is}N_0M_0$。

Ⅰ期：$T_1N_0M_0$。

Ⅱ期：$T_2N_0M_0$。

Ⅲ期：$T_3N_0M_0$，$T_{1\sim3}N_2M_0$。

ⅣA 期：$T_{4a}N_{0\sim1}M_0$，$T_{1\sim4a}N_2M_0$。

ⅣB 期：任何 TN_3M_0，T_{4b}任何 NM_0。

ⅣC 期：任何 T，任何 N，M_1。

(四)治疗

治疗前应该对患者进行详细的体格检查,确定原发病灶的位置和侵犯范围,评估可能发生的淋巴结转移。CT、MRI 检查能够帮助确定肿瘤的范围(尤其是深部侵犯),发现可能存在的骨侵犯,并显示局部淋巴结。对于磨牙后三角区病灶,MRI 对于评估肌肉侵犯非常有用。不推荐常规行 PET 检查。

不同部位口腔癌在治疗上有类似之处。由于根治手术可造成伤残,影响患者的美容、功能、生活和工作,所以首选的治疗方法需由外科专家和放疗专家共同商议确定。对于早期病灶(T_1到早 T_2),手术和放疗的疗效相似,在大部分口腔部位,单纯手术或单纯放疗都能够获得非常好的局部控制和生存率(85%～90%)。放疗后残存灶经手术挽救仍可获得较好的疗效。手术未能彻底切除或存在复发危险病理因素也可进行术后放疗(或同步放化疗)。治疗模式的选择要根据功能保全要求和可容忍的治疗不良反应来决定。一般来讲,如果不会造成残疾影响美容和功能,早期癌可首选手术治疗。如果手术有以上不利风险,则首选放疗。中期病灶(大 T_2到早 T_3)常采取的治疗方式为单纯放疗或手术＋放疗,控制率在 60%～80%。对于局部晚期病灶(大 T_3或 T_4),大部分情况需要放疗加手术(术前或术后放疗)因为单一的治疗模式下肿瘤的控制率较低(≤30%)。对于单纯术后局部复发肿瘤,可以采取手术挽救治疗后再行术后放疗或术后同步放化疗,或者姑息放疗。对于根治性放疗或放化疗后局部复发肿瘤可以用手术挽救治疗,姑息化疗,或者最佳支持治疗。对失去手术机会的晚期患者,放疗加化疗可达到姑息减症作用。

对于口腔癌放疗来说,口腔准备与护理非常重要。无论有无牙齿,所有照射上颌骨或下颌骨任一部分的患者都必须在放疗前做全面的口腔科检查。放疗医师应该告知患者的牙科医师其接受的照射范围和剂量。为了提供合适的治疗前意见,牙科医师应该熟悉可能的放疗后并发症,比如龋齿和放射性骨坏死。放疗后患者的口腔愈合功能将终身受到影响,尤其当牙齿被拔除后因牙槽骨抗感染和修复能力差可导致放射性骨坏死。患者在放疗后拔除牙齿或对受照骨做有创操作前必须咨询放疗医师。

治疗前口腔评估的一个重要目的就是决定照射范围内的牙齿是否能在治疗后长期保持在一

个健康的状态。因为至少在放疗后 3～5 年,患者不能拔牙。为了减少未来放射性骨坏死的风险,如果受照剂量高于 55 Gy,有高危牙科因素的患齿应该在治疗前拔除。推荐拔牙后到放疗前有 14～21 天的愈合时间,至少不应短于 7～10 天。因此应合理安排牙科处理时间,以免延迟肿瘤治疗。拔除健康牙齿并不能减少放射性骨坏死的风险,故应当避免。对大唾液腺做放疗的患者有终身发生猖獗龋的风险,每天必须使用氟化物以预防龋齿。放疗医师应该密切随访患者治疗后的口腔状况,防止晚期放疗后遗症的发生,包括张口困难、口干、龋齿、口腔念珠菌病等。

二、舌癌

(一)概述

据统计,我国舌癌占口腔癌的 40%,在口腔癌中居第 1 位。好发年龄为 50～70 岁,男性多于女性。好发部位在舌的侧缘特别是中 1/3 侧缘,其次为舌腹及舌背舌尖最少。其发病与口腔卫生不良,长期嗜好烟酒,局部创伤(多为牙齿残根、不适合的义齿)等因素有关。临床上有的舌癌有明显的癌前病变史,主要是白斑,有时可能为扁平藓。

(二)应用解剖和淋巴引流

舌是一个主司语言、吞咽、咀嚼、味觉和口腔清洁的肌性器官。界沟把舌分成口腔部(舌前 2/3)和咽部(舌根,舌后 1/3)。舌根癌归入口咽癌中讨论。口腔舌分为舌背、舌腹和舌侧缘,中线肌间纤维间隔将舌分为左右两半。轮廓乳头是最大的味蕾;直径 12 mm,位于界沟的前方。舌肌分为舌内肌(起止于舌内)和舌外肌(起于骨止于舌内)。口腔舌具有 3 个淋巴引流路径:舌尖引流至颌下淋巴结;舌侧部的淋巴引流至颌下淋巴结并进一步引流至颈深淋巴结;舌中间部的淋巴结直接引流至下颈深淋巴结。约 15% 的患者淋巴结转移绕过 Ⅱ 区直接转移至 Ⅲ 区和 Ⅳ 区。淋巴引流多为单侧,较少引流至对侧淋巴系统。

(三)病理和扩散方式

95% 的口腔舌癌为中分化或高分化鳞癌。舌活动部癌常以局部侵犯为主,可直接侵犯口底、咽前柱、舌腹侧、下颌骨。在口腔癌中,舌癌的区域淋巴结转移发生率最高,为 60%～80%,而 45% 的口腔舌癌患者在初诊时即有临床阳性的淋巴结,5% 为双侧,若原发癌累及中线,对侧颈转移机会可明显增多。舌癌最常见二腹肌淋巴结转移,其次为颌下淋巴结和中颈淋巴结,颏下淋巴结转移较少见,少数可发生锁骨上转移。远处转移较少见。

(四)临床表现、诊断

口腔舌癌患者经常表现为舌刺激不适感或异物感。体检发现舌部硬结、糜烂或溃疡。当肿瘤向深部浸润,可出现舌活动受限,会影响言语和吞咽功能。进展期溃疡型病灶常会有恶臭和疼痛。舌和口底的触诊、视诊和舌移动度的评估会帮助确定原发灶的范围。CT/MRI 检查有助于了解大病灶的深部侵犯范围及评估颈部淋巴结情况,确定 T 和 N 分期。

(五)治疗原则

治疗方法根据原发肿瘤的大小、部位、生长类型和淋巴结转移情况确定。

1.早期病灶(T_1 和表浅 T_2)

在控制口腔舌癌较小病灶方面,手术和放疗是同等有效的。表浅的界限清楚的病灶仅用单纯切除术就可治愈,并且功能保留良好。对于术后病理提示切缘阳性或近切缘、多发颈淋巴结转移、血管侵犯、淋巴结破包膜、神经侵犯等不良因素,推荐术后放疗。虽然根治性放疗是安全的,严重放疗并发症的风险较低,但仍首选手术治疗,因为考虑到放疗后存在持续数月到数年的放射性骨坏死和软组织坏死的可能性。如果患者拒绝手术或预计手术并发症的风险较高,可予根治性的放疗。口腔舌癌放疗可采用外照射+组织间插植或口腔照射筒推量,或单纯组织间插植治疗。单纯外照射的治疗效果欠佳。

2.中晚期病灶(大 T_2 和 T_3)

中晚期病灶常采用舌部分切除术+术后放疗。组合模式的治疗具有较高的治愈率。术前放疗很少应用,因为未照射时外科医师容易确定肿瘤的范围。术前放疗也会导致术后并发症的风险增高。

3.晚期病灶(T_4)

T_4 期舌癌治愈的可能性较低。早 T_4 肿瘤可能适合采取舌部分切除术+辅助放疗。更晚期的病变需要做全舌切除术±全喉切除术(为了防止误吸)和重建术。对病变不能切除的肿瘤患者,可采用术前放疗至少 50 Gy/25 F,以增加手术切除率或允许外科医师切除更加彻底。对于一般状况差的患者或同时有晚期颈部转移的患者可采取姑息放疗。

(六)放疗

外照射治疗+近距离放疗口腔舌癌是非常有效的,对原发灶可达到较满意的局部控制,且可保持舌的正常功能。可采用外照射 1.6 Gy,每天 2 次,到 32 Gy+组织间插植给量 35~40 Gy。这种技术减少了总治疗时间和避免了较大的分割剂量(30 Gy/10 F,2 周)。外照射+组织间插植也可成功挽救 T_1 和 T_2 病灶根治术后病理切缘阳性的患者。

与组织间插植相比较,口腔筒放疗使得下颌骨的剂量较低,也不需要麻醉或住院,并发症的风险也较小。可采用方案为口腔筒电子束或常压 X 线照射:3 Gy×(8~9)F(每周 5 F)+外照射(包括原发灶和颈部)30 Gy/10 F 或 32 Gy/1.6 Gy,2 周,每天 2 次。如果是分段治疗(时间间隔1~2 周),则应相应提高外照射剂量。

适形调强放疗(IMRT)由于靶区的适形度高,可大大降低周围正常组织的高剂量照射体积和剂量,但应注意的是,舌是一个活动的器官,而且局部浸润性生长的趋势明显,因此在勾画GTV 和 CTV 时应予以高度重视,以免遗漏靶区,甚至有的专家不主张行 IMRT。

在口腔舌癌中亚临床颈淋巴结转移较常见,随着肿瘤的厚度增加隐匿性颈淋巴结转移的风险也将增大,在肿瘤的厚度≥2~5 mm 时行选择性的颈部治疗非常重要。若没有行选择性颈部照射,40%左右的患者会颈部复发。对 T_2~T_4 的病灶,推荐对临床阴性颈部做选择性的治疗,剂量至少大于 40 Gy。若不做颈部预防治疗等复发后再做补救治疗则预后明显变差。

1.T_1 和 T_2 肿瘤

对于单纯放疗,减少总治疗时间是口腔舌癌治疗成功的关键。分化良好的肿瘤且厚度4 mm以下用单纯近距离放疗是最佳的。瘤体越小,效果越好。此法的优点是疗程短,全身反应较轻,可保存舌的功能,不至于影响患者治疗后的生活和工作能力。组织间插植可通过包埋于尼龙条中硬绝针或塑料管技术(铱)来实现。由于操作技术上的困难,尼龙条包埋硬绝针的方法只在肿瘤相对表浅的情况下采用。多数情况下可首选塑料管技术。总剂量达(65~70)Gy/(5~7)d。

口腔筒接触 X 线照射是一种局限性的放疗手段,适用于舌的前部或口底前部的早期病变,病灶的厚度不要超过 0.5 cm,需要与外照射配合治疗,也可选用合适能量的电子线和适当大小的限光筒进行照射。口腔筒放疗应该在外照射之前做,因为患者的耐受性更好并且能够清楚确定病灶边界。

分化差的舌癌患者,以及侵犯深度 5 mm 以上的,应该用外照射和近距离放疗的组合治疗模式。单独使用组织间插植或外照射,其疗效均差。宜先用外照射,使瘤体缩小和抑制外围的肿瘤细胞,并能控制舌癌伴有的炎症,然后再行组织间照射。外照射技术:放射源可选用 4～6 MV 高能 X 线,8～12 MeV 电子线。仰卧位,含口含器将舌体下压,使之与上分开使照射野内的正常组织体积最小。常规用头部固定器。平行对穿野设野包括原发灶和 Ⅰ、Ⅱ 区淋巴引流区。上界:舌背上 1.5～2 cm。下界:包括 Ⅱ 区。前界:以避开下唇为度。后界:以包括颈深上淋巴结为准。患侧野与对侧野的权重分配是 3:2 给量 30 Gy/10F,每天 1 次,或者 32～38.4 Gy,1.6 Gy/F,每天 2 次,2～2.5 周。Ⅲ 区和 Ⅳ 区淋巴结采用颈前切线野照射技术。

外照射完成后,用组织间插植加量 35～40 Gy。两者间隔的时间不宜过长,一般为 1～2 周。

2. T₃ 和 T₄ 肿瘤

大多数患者采用手术＋术后放疗的治疗模式。术后放疗剂量依赖于切缘状态;阴性切缘患者一般接受 60 Gy/30 F。对于阳性切缘/有多个危险因素/手术和术后放疗起始间隔超过 6 周的患者应该考虑改变分割方式。可选择的方案是 74.4 Gy,1.2 Gy/F,6.5 周,每周 2 次。对于高危的情况推荐同步顺铂化疗。设计照射野应包括原发病灶和两侧颈部淋巴引流区。如果颈淋巴结受累则初始野应伸展至颅底以包括咽后淋巴结。在切口上放置凡士林纱布团以确保足够的表面剂量。除非双侧颈淋巴结阳性,可以采用 IMRT 技术保护对侧腮腺。不完全切除的 T₃ 和 T₄ 肿瘤患者预后较差,治疗可采取外照射剂量 74.4～76.8 Gy,1.2 Gy/F,6.5 周,每周 2 次＋同步化疗。此后,评估患者情况以决定进一步行手术切除残留原发灶还是做组织间插植。首选残留灶切除,因为增加近距离放疗会带来较高的组织坏死风险。那些病情进展情况较差的不适合积极治疗的口腔舌癌患者,则行姑息放疗,可采用 30 Gy、10F、2 周或 20 Gy/2 F,分割间隔 1 周。

(七)并发症

放疗后,患者可能会诉舌的敏感性增加,甚至在黏膜已经修复后。治疗后 1～3 个月,味觉倾向于改善,但是因为口干症放疗后的味觉感知力会减低。小的、自限性的软组织坏死较常见,应与肿瘤复发鉴别并排除复发可能性。对于坏死病灶,可采取保守治疗。对于保守治疗无效的进展的较大坏死灶可采用高压氧治疗。持续存在的大坏死灶通常伴随骨坏死,外科手术是最后的治疗手段。

放射性骨坏死并不常见,起始于放疗后的 1 个月到数年。在接受较高分割量/肿瘤侵犯骨的患者中相对多见。骨坏死的治疗常需数月,处理与软组织坏死类似。放射所致的口干症是常见的,跟唾液腺组织的受照体积和照射剂量有关。用近距离放疗或口腔筒放疗没有外照射的患者常能保留唾液腺功能。

有资料证实,对于 T₁ 和 T₂ 病灶,比较手术±放疗与单纯放疗,其严重并发症发生率的差异并不明显但对 T₃ 期病灶,手术治疗模式严重并发症的发生率明显增高。

(八)预后

放疗的局控率主要与肿瘤的大小和原发灶的浸润深度有关,与肿瘤的分化程度关系不大。

舌癌治疗后总的 5 年生存率为 50% 左右。预后主要取决因素:①临床分期。病期的早晚是影响疗效的主要因素。5 年生存率 Ⅰ 期为 80%～90%,Ⅱ 期为 60%～80%,Ⅲ 期仅为 30%～70%,Ⅳ 期为 10%～40%。有颈淋巴结转移者预后不佳,而在颈部临床阴性的患者中颈部复发后再行挽救治疗的 5 年生存率仅为预防性颈淋巴结清除术后 5 年生存率的一半。所以在舌癌治疗中,正确处理颈淋巴结是一个重要问题。②肿瘤部位及生长方式。舌尖部瘤除晚期外,一般预后较其他部位者为好,舌后部的预后差。浸润性生长的肿瘤较外突型效果差。③治疗方法。单纯外照射的疗效要比外照射＋组织间插植者差。总体来说,包含手术的治疗模式比单纯放疗的疗效好。

三、口底癌

口底癌占口腔癌的 $10\%\sim15\%$。病因与吸烟、酒和口腔卫生差有关,口底白斑易发生恶变。好发年龄为 $50\sim70$ 岁,男性多于女性。病理类型以中高分化癌为主,也有来源于腺组织的肿瘤,如腺样囊性癌、黏液表皮样癌等。

(一)解剖及扩散类型

口底为位于下颌骨间的 U 形区域,前为下牙弓,上为舌腹面,后界为腭舌弓,深层为颌舌骨肌。口底黏膜下有舌下腺、颌下腺前部及其导管。口底癌好发于中线附近、口底的前部、颌下腺开口的周围,易侵及下颌神经管并沿此管生长。常侵及舌,早期即可引起舌运动受限。肿瘤可直接侵犯疏松的颏下,颌下间隙和舌肌,也可侵犯下齿龈、下颌骨和颌下腺。口底癌区域淋巴结转移率较高,就诊时约 30% 的患者伴有颈淋巴结转移,主要转移至颌下淋巴结,其次为二腹肌淋巴结,颈中深淋巴结,少数可转移至颏下淋巴结,其中 20% 发生双颈淋巴结转移。淋巴结转移率与肿瘤的大小和浸润的深度密切相关。临床检查颈淋巴结转移率 T_1 约为 10%,T_2 为 25%,T_3 为 50%,T_4 为 70%,约 20% 的患者为亚临床颈淋巴结转移。口底癌的远处转移率约占 9%,常见受累器官为肺、肝、骨和纵隔。约有 1/4 的口底鳞癌患者可发生上呼吸道、消化道第二原发肿瘤。

(二)临床表现和分期

早期患者可自觉舌尖触及异物感,晚期患者可有疼痛、出血、口水多、讲话困难和牙齿松动如果病变与下颌骨关系密切,应行下颌骨 CT 或 MRI,以除外下颌骨受侵。增强 CT/MRI 检查是分期的必查项目。

(三)治疗原则

(1)早期(T_1 和表浅 T_2)病灶采用手术切除或放疗都可以获得较好的疗效。

(2)T_2、T_3(早期外生型)可做全程放疗,残存病灶可行手术挽救。

(3)可手术切除的晚期病变(T_3、T_4)首选手术与放射的综合治疗(术前或术后放疗)。

(4)颈部淋巴结转移率高,应考虑行选择性颈清扫或预防性放疗。

(5)少数失去手术机会的晚期患者可行姑息性放疗,但疗效差。

(四)放疗

口底癌的放疗方式包括外照射和组织间照射。

1.外照射

取仰卧位,头颈部面罩固定。照射范围包括原发灶区、颈部转移及亚临床灶。常规放疗时在模拟机透视下定位,设两侧平行相对野,上界在含口含器状态下设在舌背上 $1\sim1.5$ cm,下界至甲状软骨切迹,后界至椎体后缘,根据病变范围尽可能保护腮腺组织,避开上下唇。根治性放疗剂量为 DT 7 周 70 Gy,术前放疗 DT 5 周 50 Gy,休息 2 周后行手术治疗。适合单纯放疗的早期病变可在 DT 5 周 50 Gy 后,行局部组织间插植治疗 20 Gy。对切除不净或切除不够的病例,应做术后放疗,DT $6\sim7$ 周 $60\sim70$ Gy。注意保护脊髓。对 T_1N_0、T_2N_0 病例应做颌下、颏下及上颈淋巴结预防性照射,下颈和锁骨上一般不做常规预防性照射。$T_{2\sim3}N_{1\sim2}$ 的晚期病例应行下颈和锁骨上预防性放疗。可行三维适形调强放疗,根据 CT/MRI 在照射区域进行靶区勾画,术后放疗患者的术前 CT/MRI,手术记录,银夹标记和病理报告对照射野的设计极具参考价值。需要勾画的正常组织有脊髓、脑干、颞颌关节、下颌骨、腮腺等。

2.组织间照射

对早期病变可行单纯组织间插植近距离治疗。病变与下颌骨的最近距离应大于 5 mm 剂量与分割方法为每次 15～20 Gy,(1～2)次/(1～3)周。也可采用超分割技术,每次剂量不超过 5 Gy,4～5 F 完成。治疗时注意下颌骨的剂量不宜过高。

(五)并发症

早期以口腔黏膜炎、味觉丧失常见,晚期并发症有局限软组织坏死,难以愈合的溃疡伴感染及疼痛,以及放射性骨坏死等。对症治疗可采用抗生素、局麻药、已酮可可碱及高压氧,必要时可手术。

(六)预后

早期口底癌的疗效较好,晚期较差。预后与 T 分期、有无颈淋巴结转移密切相关。5 年生存率 I～II 期分别为 80％、50％～60％,晚期病例单纯放疗的 3 年生存率不到 25％。对于晚期病例采用放疗与手术综合治疗可提高疗效,控制率明显高于单纯手术和单纯放疗者。

四、齿龈癌

齿龈癌好发于老年男性,约 80％的齿龈癌起源于下齿龈,其中 60％发生于前磨牙的后部多数为鳞状细胞癌。在诊断上齿龈癌应注意与上颌窦的原发癌相鉴别。齿龈癌位置表浅,易被发现,但由于患者疏忽,就诊时多属晚期。

(一)解剖及扩散类型

齿龈覆盖子牙槽嵴之上。上齿龈由上颌骨的齿龈缘构成,表面覆盖黏膜和牙齿,并延伸至硬腭。下齿龈从龈颊沟至口底的范围内,覆盖在下颌骨齿槽突的表面,但不包括磨牙后区齿槽突基底部。

上齿龈癌常直接侵犯上颌窦或上龈颊沟,下齿龈癌就诊时下颌骨受侵率约为 50％,也可侵犯磨牙后三角,邻近的颊黏膜及口底。

上、下齿龈癌的淋巴结转移方式相似。首先转移至颌下和上颈内静脉淋巴结。首诊时可有 16％的临床阳性淋巴结,3％的患者出现对侧淋巴结受累,亚临床淋巴结转移率为 17％～19％。淋巴结转移的发生率随 T 分期的升高而增大,T_1 和 T_2 为 12％,T_3 和 T_4 为 13％。

(二)临床表现

齿龈鳞癌的患者首先表现的症状可能为疼痛,牙齿松动,长期不愈的溃疡,间歇性的出血,侵犯下牙槽神经可导致下唇的感觉异常或麻木。齿龈癌是否有骨受侵对放疗的疗效会产生很大的影响,因此有条件应常规行 CT/MRI 检查以评估下颌骨的情况。

(三)治疗原则

1.早期病灶(T_1 和表浅 T_2)

早期齿龈癌的治疗以手术为主。当存在骨侵犯时,需要切除下颌骨或上颌骨的部分节段。

2.中晚期病变(大 T_2,T_3 和 T_4)

中晚期病变以手术和放射的综合治疗为主,行术前或术后放疗可提高疗效。大病灶可能需要行半下颌骨切除术或部分上颌骨切除术,因为局部骨侵犯可能沿着骨膜下淋巴系统扩展,所以切除术后需行放疗以根除边缘区的显微病灶,同时消除颈淋巴结的亚临床转移,以提高治愈率。术后放疗的适应证还有神经侵犯、多个阳性淋巴结、淋巴结包膜外侵犯。推荐术后放疗时行同步化疗。

（四）放疗

1.T$_1$和T$_2$病灶

不适合做手术的患者可行放疗。小病灶可采用口腔筒放疗＋外照射。组织间插植不适用此病，因为骨的邻近会导致放射性骨坏死的风险明显增高。

取仰卧位，含口含器，面罩固定头部。外照射可采用同侧正交楔形野照射或两斜野加同侧电子线补充照射。应精确调整治疗的深度，从而使得肿瘤深部欠量的可能性降到最低。当病灶明显侵犯软腭或舌（T$_1$或T$_2$时不常见）应采用平行对穿野，权重比为3（肿瘤侧）：2。IMRT也可作为一种治疗选择用来保护对侧腮腺。上齿龈癌易侵犯上颌骨及上颌窦，照射野应包括部分上颌窦。下齿龈癌照射野应包括同侧全下颌骨，颈部淋巴结阴性者，上颈部做预防性照射。剂量要求为T$_1$：6～6.5周60～65 Gy。T$_2$：7周70 Gy或行1天2次的超分割放疗，剂量为74.4 Gy/62 F。先用大野照射DT 4周40 Gy时缩野避开脊髓，DT 50～60 Gy，5周后可进一步缩野推量至根治剂量。有明确颈淋巴结转移时应行颈部照射，下颈用颈前切线野（4 MV或6 MV X线），预防照射50 Gy/25 F，上界置于甲状上切迹（图6-13）。

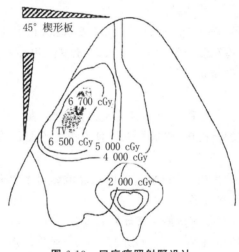

图6-13　口底癌照射野设计

2.T$_3$和T$_4$病灶

T$_3$和T$_4$患者单纯放疗治愈率较低，最优的治疗方式为手术＋术后放疗。对于术后患者照射野应包括下颌骨或上颌骨的邻近节段。当有神经侵犯时须照射整个半下颌骨或半上颌骨，范围包括远端的神经孔至蝶腭神经节。如果颈淋巴结受累或原发灶外侵明显，下颈须预防照射。术后放疗的剂量根据切缘状况来定，一般为60～70 Gy。照射野设置类似前述。根据RTOG和EORTC的随机临床试验数据推荐同步顺铂化疗。对于无根治希望的晚期患者或不能耐受根治治疗的患者可接受姑息放疗。

（五）放疗并发症

放疗的并发症包括龋齿、软组织坏死和放射性骨坏死。晚期病灶发生并发症的风险增高。

（六）预后及影响因素

齿龈鳞癌以手术为主的治疗5年生存率约为50%，T$_3$和T$_4$患者单纯放疗5年生存率为30%～40%。单纯放疗局控率早期为70%以上，另有报道单纯放疗局控率早期骨侵犯者为

50%,广泛外侵者仅为 25%。

局控率的影响因素为原发灶大于 3 cm 和阳性术缘。生存不利的影响因素:进展的 T 分期,阳性手术切缘,骨受侵和颈转移。下颌骨切除范围,神经侵犯,组织学分级对局控率及生存率无显著影响。而治疗前原发灶区的拔牙对生存率的影响尚有争议。

五、颊黏膜癌

颊黏膜癌的发病率较低,仅占口腔癌的 5%,好发于老年患者,男性多于女性。病理类型最常见为分化好的鳞癌,其他类型少见,如疣状癌。病变好发于颊黏膜中后部的咬合线上,靠近下磨牙区,通常有溃疡形成,伴深部浸润。

(一)解剖及扩散类型

颊黏膜由颊部黏膜面,上和下唇黏膜面,臼后三角区和上、下龈颊沟的黏膜组成。颊内覆黏膜面与唇黏膜面相连续并且结构相同。颊的肌肉为颊肌。

大多数颊黏膜来源的肿瘤为低级别的鳞癌,常和黏膜白斑病有关。颊黏膜癌的早期病变多不连续,呈外生性生长或黏膜表面生长。晚期病变可发生溃疡,常有肌肉侵犯。以局部直接侵犯为主,可直接侵犯龈颊沟、上下齿龈、硬腭、上颌骨、下颌骨等。淋巴转移率较低,第一站淋巴结为颌下和二腹肌下淋巴结,后可至颈深上淋巴结,部分可引流至颏下、中颈部及腮腺淋巴结。在初诊时临床阳性淋巴结的发生率为 9%~31%,亚临床淋巴结转移的风险为 16%,双侧颈淋巴结转移非常少见。局部晚期病变发生淋巴结转移的风险较高(60%)。血行转移较少见。

(二)临床表现

早期无症状,晚期可出现疼痛、溃疡、出血、感染和张口困难或淋巴结转移等。CT/MRI 用于评价病变的深部侵犯范围,发现骨侵犯,评价腮腺和面淋巴结。

(三)治疗原则

1.早期病灶(T_1 和表浅 T_2)

颊黏膜癌大多数为分化较好的鳞癌,具有一定的放射抵抗,故首选治疗方式为手术,单纯放疗一般用于不能手术的患者。术后除有切缘阳性等情况,一般不需要加术后放疗和化疗 T_1 和 T_2 患者的放疗可采用外照射和组织间插植组合的方法。

2.中晚期病灶(大 T_2、T_3 和 T_4)

大 T_2 和 T_3 病变可采用放疗,但是如果有深部肌肉侵犯,放疗的治愈率将会变差对于大 T_3 和 T_4 的患者首选的治疗是原发灶切除联合颈清扫＋术后放疗。不能手术的患者治疗采用外照射和同步化疗。虽然非常希望采用近距离照射作为治疗的一部分,但是用组织间插植充分包括进展的病灶的可能性是较小的。同步化疗方案常用顺铂。

3.疣状癌的处理存在争议

可选用手术和放疗。放疗的剂量基本上跟鳞癌需要处方的剂量一样。有报道疣状癌放疗后的结果跟鳞癌患者相似。

(四)放疗

1.T_1 和 T_2 病变

经典的外照射技术;患者取仰卧位,面膜固定,采用同侧两形野(前野加侧野用 45°楔板,夹角 90°),照射野上界应放至颧弓水平,前界唇联合后缘,后界至 1/2 椎体外(如臼后三角区病变应放至椎体后缘),下界根据淋巴结转移情况决定。如为 N_0 患者,已做原发灶根治术＋颈淋巴结清扫,颈部无须放疗。如仅行原发灶根治术,应行颈部预防照射。用高能 X 线照射至 Dr 40 Gy,4 周后避开脊髓,照射至 50 Gy,5 周后予以组织间插植或电子线或口腔筒加量 20 Gy 左右。

2.T_3 和 T_4 病变

偏一侧肿瘤用单侧野照射。肿瘤明显侵犯到中线的患者用平行对穿野放疗。病变侧和对侧权重比为 3∶2。在 40.8～45.6 Gy 和 60 Gy 时缩野。照射下颈时采用前野 6 MV X 线给量至 50 Gy/25 F,1 F/d。此后依据阳性颈淋巴结的位置,对部分或全部下颈椎量,依据病变的范围可考虑 IMRT,以使得肿瘤的覆盖最优化,同时限制邻近重要器官的剂量,比如小脑和颞叶。

T_2 或以上肿瘤的患者,肿瘤厚度大于 6 mm 或侵犯深度大于 3 mm 的患者局部复发风险大于 30%,应该行术后放疗。对于术后放疗,靶区应包括原发灶瘤床和同侧的颌下和二腹肌下淋巴结。广泛同侧阳性淋巴结的患者应该考虑照射双侧颈。晚期患者不适合积极治疗,可考虑姑息放疗。分割方案为 20 Gy/2 F(一周分割间隔)或 30 Gy/10 F,2 周。

（五）并发症

颊黏膜可耐受高剂量的放疗,晚期并发症风险较低。如果咬肌接受高剂量照射可发生牙关反闭。

（六）预后及相关因素

放疗的 5 年无病生存率(DFS)为 50%～60%,取决于原发的分期和淋巴结转移状态。以放疗为初始治疗,则原发灶的总控制率为 52%,但晚期病变的控制率仅 25%。随着 T 分期的增加复发风险增高。某医院报道了 119 例黏膜癌的患者。单纯手术者 84 例(71%),术后放疗 22 例,13 例术前放疗,38 例患者(32%)出现局部复发。5 年总生存率为Ⅰ期 78%;Ⅱ期 66%;Ⅲ期 62%;Ⅳ期 50%。肌肉侵犯、腮腺管侵犯和转移淋巴结的包膜外侵犯和生存时间减少显著相关。

六、硬腭癌

硬腭癌以来源于小涎腺者居多,且大多分化较好。发生自黏膜的鳞癌次之,多呈溃疡型且分化较差。前者对放射敏感性差。

（一）解剖和扩散类型

硬腭是腭骨的水平板,为口腔的顶壁和鼻腔的底壁,软腭的肌肉附着其后缘。硬的黏膜紧密附着于肌膜表面,黏膜下有较多的小涎腺。大部分硬腭癌来源于小涎腺,其中腺样囊性癌可沿第Ⅴ2支脑神经上侵至中颅窝。淋巴引流主要至咽后,颌下,二腹肌和颈外侧深部淋巴结,即Ⅰ区和Ⅱ区淋巴结。临床上硬腭癌淋巴转移较少发生,一般认为就诊时淋巴结转移率 10%。远处转移率很低。

（二）诊断

早期临床可表现为无痛性肿物、硬腭处异物感等。CT/MRI 检查对了解有无骨受侵有帮助。

（三）治疗原则

大多数学者认为硬腭癌的单纯放疗疗效欠佳,而主要是以手术为主。这是因为大多数患者可能存在潜在的骨侵犯,此时单纯放疗效果较差。实际上大而表浅的病灶可采用放疗作为初始治疗。术后放疗指针包括病理提示近切缘或阳性切缘,神经/脉管侵犯,多个阳性淋巴结破包膜或骨侵犯。小涎腺来源肿瘤常采用手术＋术后放疗的模式,尤其分化较差时早期鳞癌手术及放疗效果均好,放疗后的残存灶可行手术挽救。晚期应有计划性地采用放疗与手术综合治疗。

（四）放疗

1.T₁和T₂病灶

放疗一般用于有手术禁忌的患者,放疗范围仅包括腭部和颚骨。大多数病灶一般并不完全偏于一侧,因此常规放疗时照射野常采用平行对穿野,包括原发灶且外放不超过 2 cm,通常上界至上颌窦的下 1/2,下界至软腭下。来源于小涎腺的腺样囊性癌,因有沿神经鞘播散的可能,故照射野要适当加大。应使用口含器以压低舌、下颌骨、下唇以减少正常组织受量。多数病灶并不适合近距离放疗,因此患者常单纯外照射。而单纯放疗,即使是早期病灶,治愈率也相对较低,因此可改变分割方式。倾向于超分割 74.4～76.8 Gy,每次 1.2 Gy,每天 2 次,6～6.5 周。

颈部淋巴引流区一般不做常规预防性照射,但侵袭性的、分化差的肿瘤照射野可考虑包括区域淋巴结。照射区域淋巴结可显著增加急性反应。可 45.6 Gy/38 F 后缩野后仅充分包及原发灶。下颈可采用颈前野预防照射,与原发灶野相接于甲状切迹,剂量 50 Gy/25 F,5 周。

2.T₃和T₄病灶

最优治疗模式为手术＋术后放疗,照射野包括原发灶和区域淋巴结(如上所述)。术后放疗于术后 6 周内开始。阴性切缘的患者一般接受 60 Gy/30 F。40 Gy 时避脊髓。如果需要补量,颈后区可采用 8～10 MeV 电子线照射。对于有阳性切缘多个危险因素或延迟放疗的患者可考虑改变分割方式。术后放疗常采用同步顺铂化疗。不能手术的 T 和 T 患者采用单纯放疗治愈率较低。可予 76.8 Gy,每次 1.2 Gy,每天 2 次,6.5 周,同步每周顺铂化疗。

（五）并发症

较严重的并发症主要为硬腭穿孔预防为主,避免腭骨剂量过高。其他有食欲减退、乏力、口干、口腔黏膜炎等。

（六）预后

本病总的 5 年生存率Ⅰ期为 75％、Ⅱ期为 66％、Ⅲ期为 36％、Ⅳ期仅为 17％。病灶大小及颈淋巴结转移直接影响疗效。5 年生存率肿瘤＞3 cm 者为 16％,有颈淋巴结转移者为 15％,综合治疗预后优于单纯放疗。

（王晓光）

第四节　乳　腺　癌

乳腺癌是严重威胁妇女健康的主要癌症。全世界每年约有 120 万妇女发生乳腺癌,其中有 50 万妇女死于乳腺癌。在我国,乳腺癌发病率每年以 3％～4％的速度上升,以京津沪等大城市和沿海地区高发。乳腺癌死亡率呈同步上升趋势。

一、解剖和淋巴引流

（一）解剖

成年女性乳房位于胸前部,其大小、形状、位置和功能与女性的发育、妊娠及哺乳有关。乳腺内侧达到同侧的胸骨缘,外侧为同侧的腋中线,上缘达到第二肋骨水平,下缘达到第六肋骨水平。临床上以乳头乳晕为中心按水平线和垂直线将乳腺分为外上、外下、内上、内下象限及乳头乳晕

所在的中央区。乳腺外上象限处组织较其余部分丰富,是乳腺癌的好发部位,

(二)淋巴引流

女性乳房的淋巴管网非常丰富,引流方向与淋巴结群的位置具有重要临床意义。乳腺的淋巴引流区在生理状态下主要包括两大部分,即腋窝淋巴结区和内乳淋巴结区,一般认为约75%的乳腺淋巴液流向腋淋巴结区,而约25%的乳腺淋巴液流向内乳淋巴结区。

1.腋窝淋巴结

从乳腺癌的转移特征及病理学角度出发的腋窝淋巴结分群是以胸小肌为标志,将腋窝淋巴结分为3组。

(1)Ⅰ组(水平Ⅰ,腋下组):分布在胸小肌下缘的淋巴结,主要收纳乳房外侧部、中央部与胸外侧壁的淋巴引流,注入腋窝中组淋巴结,少部分直接注入腋窝尖淋巴结。

(2)Ⅱ组(水平Ⅱ,窝中组):位于胸小肌上下缘之间的巴结,收纳下组与部分乳房上部的淋巴引流,注入腋窝尖淋巴结。

(3)Ⅲ组(水平Ⅲ,腋窝上组):分布在胸小肌上缘上方的淋巴结,包括锁骨下(即腋窝尖部,一般在锁骨中段下方1~1.5 cm处)锁骨内淋巴结,收纳腋窝中组部分乳房上部的淋巴引流与少部分腋下组的淋巴引流,然后注入锁骨上淋巴结,部分直接融合成锁骨下淋巴干注入胸导管(左侧)或右淋巴导管。

2.内乳淋巴结

内乳淋巴结位于胸骨旁肋软骨后沿胸廓内动静脉排列的淋巴结,通常将淋巴结及其淋巴管合称胸骨旁淋巴链,可分布在第1到第6肋间,接纳乳房内部、乳头乳晕区和胸前壁等的淋巴引流,注入锁骨上淋巴结和胸导管(左侧)或右淋巴导管(右侧),少数可直接注入颈静脉角。80%以上的乳房淋巴主要引流至第1到第3肋间淋巴结,且第1到第3间双侧的内乳巴结可有交通部分与上纵隔淋巴结亦有广泛交通。

二、病理分型

病理检查是乳腺癌治疗决策与预后风险评估的最重要依据。内容包括:①一般外观情况;②大体病理改变;③镜下病理改变,包括肿块类型大小病变数目侵犯范围、切缘情况及微小钙化点、广泛导管内成分等情况;④病变组织内微小淋巴管及微小血管栓塞情况;⑤病理组织学分级(SBR分级法);⑥清扫淋巴结总数,转移淋巴结大小,阳性淋巴结数目,融合、包膜,以及与相邻结构的关系;⑦雌激素受体(ER)、孕激素受体(PR)和HER-2状态检测报告。

(一)WHO乳腺恶性肿瘤组织学分类

1.恶性上皮肿瘤

(1)非浸润性癌:指癌瘤最早阶段,病变局限于乳腺导管或腺泡内,未突破基底膜时称非浸润癌。

小叶原位癌:起源于小叶导管及末梢导管上皮的癌,约占乳腺癌的1.5%。切面呈粉红色半透明稍硬颗粒状区,病变大多呈多灶性,癌细胞体积较大、形态一致,但排列紊乱,导管周围基底膜完整,常累及双侧,发展缓慢。

导管内癌:发生于中心导管的原位癌,病变可累及导管,范围广或呈多中心,散在分布,切面呈颗粒状带灰白或淡黄色小点,犹如皮肤粉刺样物。

(2)早期浸润癌:从非浸润性癌到浸润性癌是逐渐发展的过程。其间经过早期浸润阶段根据

形态的不同,分为两类。

早期浸润小叶癌:小叶原位癌穿过基底膜,向小叶内间质浸润,但尚未浸润至小叶范围之外。

早期浸润导管癌:导管内癌少量癌细胞突破导管基底膜,向间质浸润,但浸润范围小。

(3)浸润性癌:癌组织向间质内广泛浸润,形成各种形态癌组织与间质相混杂的图像。浸润型癌又分为浸润性特殊型癌和浸润性非特殊型癌。浸润性非特殊型癌又根据癌组织和间质比例多事分为单纯癌、硬癌、髓样癌。

浸润性非特殊型癌:①单纯癌,较多见,占乳腺癌一半以上。癌组织主质和间质成分接近,癌细胞常集聚成小巢、片状或粗索状。②硬癌,占乳腺癌总数的10%左右,癌主质少间质多为特点。体积小,质地硬,切面瓷白色,癌边缘呈蟹足状向周围浸润。③髓样癌,占乳癌总数10%～20%,癌组织主质为多,间质少。瘤体可达巨大体积,切面灰白色,中心部常有坏死。根据间质中淋巴细胞浸润程度的不同,可分为两个亚型;淋巴细胞浸润少的为非典型髓样癌,浸润多的为典型髓样癌。后者预后好,常划入特殊型浸润癌内。

浸润性特殊型癌:①乳头状癌,大导管内癌,极少由大导管内乳头状瘤演变来。多见于50～60岁妇女,肿块单发或多发,部分有乳头溢液,大多血性,溢液涂片可找到癌细胞。切面呈棕红色结节,质脆,结节内有粉红色腐肉样或乳头状组织。此癌生长缓慢,转移也较晚。当癌实质一半以上表现为腺管样结构时,可诊断为腺癌。②黏液腺癌,又名胶样癌,较少见。发病年龄大,生长缓慢,境界清楚,切面半透明胶冻样物,癌组织中含有丰富黏液,恶性程度较低,皮下淋巴转移较少见。③湿疹样癌,又称乳腺派杰病。此癌形态上特征为乳头、乳晕皮肤呈湿疹样改变和表皮内出现一种大而有特征性的派杰细胞。此癌多数合并导管内癌和小叶原位癌,部分为浸润性导管癌等。

2.结缔组织和上皮肤性混合肿瘤

纤维腺瘤、叶状囊肉瘤、癌肉瘤。

3.其他恶性肿瘤

软组织肉瘤、皮肤恶性肿瘤、恶性淋巴造血组织肿瘤。

(二)SBR 病理分级

WHO 推荐的 SBR 分级方法简便易行。乳腺癌针吸细胞学可以推测乳腺癌患者的预后,主要形态学标准:①有无腺样排列;②细胞核大小;③细胞核的异型程度;④核仁的大小及数目;⑤浓染细胞核数目;⑥核分裂相。SBR 根据腺管排列、细胞核异型程度、有丝分裂相将瘤细胞定为9分3级。

三、临床表现

(一)肿块

绝大多数表现为乳腺无痛性肿块,常为无意中发现。不同部位的乳房肿块大约38.5%发生在外上象限,14.2%在内上象限,8.8%在外下象限和5%在内下象限。

(二)皮肤改变

(1)酒窝征:当肿瘤侵及乳腺悬韧带时,该韧带缩短导致局部皮肤内陷而"酒窝征"。

(2)橘皮样变:当皮下淋巴管被癌细胞阻塞时,因淋巴回流障碍导致皮肤水肿、毛囊内陷而呈"橘皮样变"。

(3)卫星结节和铠甲样癌:当进入皮下淋巴管内的癌细胞独自形成转移结节时,在原发灶周围可见分散的多个结节,临床称其"卫星征";结节融合成片称"铠甲征癌"。

(4)皮肤受侵、溃烂:肿瘤侵犯皮肤时,可呈红色或黯红色样变。当肿瘤继续增大时,局部可缺血、溃烂呈翻花样改变,称为"菜花征"。炎症样改变是一种炎性乳腺癌,发展急剧,短期扩展至整个乳腺组织、皮肤淋巴网和小血管,回流障碍致使乳房肿大、潮红,发热,白细胞计数增多,酷似炎症。此类型常见于妊娠、哺乳期的乳腺癌。

(三)乳头改变

(1)乳头回缩、偏斜:多为肿瘤侵犯乳头下方组织所致。

(2)乳头溢液:多为血性溢液,少数为浆液性或水样的乳头溢液。常见于导管内癌。

(3)湿疹样变:即派杰病。可见乳晕、乳头糜烂、结痂、渗液、脱屑,酷似湿疹。

(四)区域淋巴结肿大

(1)同侧腋窝淋巴结转移:发生转移的概率与肿瘤大小呈正相关。

(2)内乳区淋巴结转移:首诊时出现内乳淋巴结肿大者比较少见。肿瘤位于内侧,且腋窝淋巴结阳性时,内乳区淋巴结转移率为 $45\% \sim 72\%$;若腋窝淋巴结阴性,其转移率为 $6\% \sim 14\%$。中央区肿瘤内乳淋巴链转移概率高达 46%。

(五)远处转移

(1)乳腺癌的播散的主要途径与部位:①区域淋巴引流系统;②局部皮肤直接侵犯;③远处器官的血行播散。

(2)部分患者在初诊时伴有远处转移:淋巴结阴性患者中 $1/3$ 伴有远处转移淋巴结阳性患者 50% 伴有远处转移。采用单克隆抗体标记检测患者骨中乳腺癌细胞,可以发现临床各期患者均存在微小骨髓转移;骨髓转移是预后不良的独立预后因素。

(3)初始转移部位与发生频率:骨为 $30\% \sim 40\%$;肺为 $20\% \sim 30\%$;软组织为 10%;肝为 $4\% \sim 9\%$,中枢神经系统为 $10\% \sim 15\%$;30% 的患者为多发转移。

四、诊断与分期

(一)诊断

早期发现、早期诊断,早期治疗直接关系到乳腺癌患者的临床疗效与预后。双侧乳腺 X 线是乳腺癌最基本的影像检查手段,也是乳腺癌早期筛查、早期发现的最重要检查手段。超声检查是一种与 X 线形成互补的重要影像检查。MRI 可以用于高危人群早期筛查。

根据病史、症状、体征和双侧乳腺 X 线或超声检查,乳腺组织取活检行病理检查可以确诊。确诊后根据具体情况选择胸部 X 线/CT、ECT 全身骨扫描或 PET/CT 检查等明确肿瘤侵犯的范围,以明确分期。

其他相关的检查包括雌激素受体(ER)、孕激素受体(PR)、HER-2 状况等测定,对判断风险与预后,指导治疗具有十分重要的意义。乳腺癌相关抗原(CA15-3)、癌胚抗原(CEA)检测,有乳腺癌家族史的高危人群,建议接受遗传性乳腺癌相关的基因 *BRCA1* 和 *BRCA2* 突变基因检测,帮助乳腺癌的诊断、分类与分型、风险与预后判断及治疗指导。

(二)分期

1.T 原发肿瘤

T_x:原发肿瘤大小无法测量。

T_0:没有原发肿瘤的证据。

T_{is}:原位癌(导管内癌,小叶原位癌,无肿块的乳头派杰病)。

T_1:原发病灶最大径≤2 cm。

T_{1mic}:微小浸润性癌(肿瘤超过基底膜),最大径≤0.1 cm。

T_{1a}:肿瘤最大径＜0.1 cm,但≤0.5 cm。

T_{1b}:肿瘤最大径＞0.5 cm,但≤1.0 cm。

T_{1c}:肿瘤最大径＞1.0 cm,但≤2.0 cm。

T_2:肿瘤最大径＞2.0m,但≤5.0 cm。

T_3:肿瘤最大径＞5 cm。

T_4:肿瘤大小不论,但直接侵犯胸壁或皮肤。

T_{4a}:肿瘤直接侵犯胸壁,包括肋骨、肋间肌前肌但不包括胸肌。

T_{4b}:肿瘤表面皮肤水肿(包括橘皮症),乳房皮肤溃疡或微型结节限于同侧乳房。

T_{4c}:包括 T_{4a} 和 T_{4b}。

T_{4d}:炎性乳腺癌(皮肤广泛浸润,表面红肿,但不一定触摸到其下的肿块)。

注:除了 T_{4a} 和 T_{4b} 外皮肤粘连、酒窝症乳头回缩和其他皮肤改变可以出现在 $T_{1\sim3}$ 中但不影响 T 分期。

2.N 淋巴结转移

N_x:淋巴结情况不确定(例如已被手术切除)。

N_0:无区域淋巴结肿大。

N_1:同侧腋淋巴结肿大、转移,但能活动。

N_{2a}:同侧淋巴结肿大转移,互相融合,或与其他附近组织粘连。

N_{2b}:肿瘤转移至同侧内乳淋巴结,但无同侧腋淋巴结肿大,转移。

N_{3a}:同侧锁骨下窝淋巴结肿大转移。

N_{3b}:同侧内乳淋巴结转移并伴有同侧淋巴结肿大转移。

N_{3c}:同侧锁骨上窝淋巴结肿大转移。

3.M 远处转移

M_x:无法评价有无远处转移。

M_0:无远处转移。

M_1:有远处转移。

4.TNM 分期标准

0 期:$T_1N_0M_0$。

Ⅰ 期:$T_1N_0M_0$。

Ⅱ A 期:$T_0N_1M_0$,$T_1N_0M_0$,TN_0M_0。

Ⅱ B 期:$T_2N_1M_0$,$T_3N_0M_0$。

Ⅲ A 期:$T_0N_2M_0$,$T_1N_2M_0$,$T_2N_2M_0$,$T_3N_1M_0$,$T_3N_2M_0$。

Ⅲ B 期:$T_4N_0M_0$,$T_4N_1M_0$,$T_4N_2M_0$。

Ⅲ C 期:任何 TN_3M_0。

Ⅳ 期:任何 T 任何 NM_1。

五、治疗原则

乳腺癌的治疗分局部治疗(手术和放疗)与全身治疗(化疗、激素治疗与分子靶向药物治疗)。

随着人们对乳腺癌认识的不断加深,通过分子分型与风险评估,进一步推动了乳腺癌的治疗朝着多种治疗模式联合的保存乳房治疗、个体化治疗的趋势发展。以改善患者生活质量为目的的肿瘤整形外科(乳房成形与再造等)逐渐成为现代乳腺癌治疗中一个重要的组成部分。

(一)外科手术治疗

乳腺癌的手术治疗主要包括乳房原发病灶和区域淋巴结的处置,原发病灶可以通过改良根治术或局部肿瘤切除术处理,区域淋巴结需要通过腋窝淋巴结清扫或者前哨淋巴结节活检进行处理。

1.乳房保守手术

部分乳腺组织切除术适用于早期乳腺癌及有强烈保存乳房意愿的乳腺癌患者。

(1)原则:完全切除肿瘤病变和尽可能小的安全边缘组织(指超出一定范围的正常组织)保乳治疗需要满足以下3个条件:①可以获得与乳腺切除术相同的生存率;②较低的局部复发率;③满意的美容效果。

(2)主要方式:肿瘤切除术和乳腺象限切除术,部分乳房切除术。

(3)适应证:①Tcis;②肿瘤<3 cm 的 T_1 和 T_2 期;③不伴有炎性特征的乳腺癌。

2.乳房改良根治术

保留胸肌的改良根治手术是目前乳腺癌外科治疗的基本手术方式。

3.乳房重建术

乳房重建术是指乳房改良根治术后乳房假体植入或带蒂皮瓣移植乳房重建。放疗会影响重建乳房的美容效果,建议在重建手术前实施放疗,应当避免重建乳房术后照射(弥漫性乳腺导管内癌除外)。

4.腋窝淋巴结清扫术

腋窝淋巴结清扫术是保乳手术治疗的重要组成部分,对临床上有淋巴结转移的患者具有治疗作用。对临床上腋窝淋巴结无转移的患者,术后淋巴结的病理检查对辅助性放化疗的应用及预后判断提供重要依据。主张清扫的范围以包括一、二组淋巴结为宜。清扫手术前宜先行前哨淋巴结活检术,当前哨淋巴结阴性,可以免除腋窝清扫手术。

(二)化学药物与激素治疗及分子靶向药物治疗

1.化学药物治疗

化学药物治疗是乳腺癌的重要治疗手段之一,是绝大多数乳腺癌患者的基本治疗,除外原发肿瘤≤1 cm,腋窝淋巴结(-),ER/PR+,SBR Ⅰ级,年龄 35 岁以上者。辅助化疗应在患者从手术中恢复后尽早开始。化疗方案多选用多药联合的方案,曾使用蒽环类药物(阿霉素 ADM 和表柔比星 EPI)。后来使用紫杉类药物(紫杉醇),使乳腺癌的预后有了明显改善。吉西他滨、卡培他滨等药物的临床应用使晚期乳腺癌患者有了有效的补救治疗措施。

2.激素治疗

乳腺癌是一种激素依赖性的肿瘤,内分泌治疗通过改变乳腺癌生长所依赖的内分泌环境使肿瘤生长受到抑制,从而达到临床缓解,是一种重要的全身治疗手段。主要方法:①卵巢去势,包括手术切除卵巢、放射线照射卵巢、药物抑制卵巢功能,主要适用于绝经前和绝经期乳腺癌患者;②抗激素类,包括三苯氧胺、法乐通等,适用于各年龄层患者;③芳香化酶抑制剂,主要适用于绝经后的患者,绝经前双侧卵巢去势的患者同样适用。

三苯氧胺对乳腺癌放疗的影响存在争议。实验研究中,三苯氧胺可以阻止肿瘤细胞 G_0/G_1

期转换,可能降低放疗的疗效,部分临床研究显示同时服用三苯氧胺会增加乳房纤维化的发生率。也有文献表明同期联合使用与否没有统计学意义的差异。

3.分子生物靶向药物治疗

生物靶向药物治疗将治疗直接指向肿瘤的某些相关基因,利用生物免疫反应等原理,来阻断癌细胞赖以生长的生物机制。乳腺癌发生发展过程中,Her激酶家族的异常表达在乳腺瘤中十分常见。作为 Her-2 的单克隆抗体,赫赛汀是第一个直接针对细胞外 He-2 受体的单克隆抗体,也是第一个应用于乳腺癌临床治疗并被证实有效的生物治疗药物。

六、放疗

(一)放疗原则

1.术前放疗

利用射线的杀灭作用,缩小肿瘤达到降低期别、提高手术切除率的目的。适用于局部晚期乳腺癌保守治疗。方法包括体外照射和近距离放疗、乳房插植放疗。体外照射放疗 40 Gy,4～4.5 周放疗,通过术前放疗联合综合治疗,85％的患者肿瘤缩小 50％以上,使 77％的患者可以接受保乳治疗。受限于放射源生产与防护等问题,低剂量率^{192}Ir 插植术放疗在我国极少使用。

2.术中放疗

利用特殊设备装置,在术中直接给予乳房瘤床单次大剂量照射。主要适用于低危早期乳腺癌的辅助放疗或者作为术后辅助放疗的瘤床推量照射的一部分,配合术后放疗。

3.术后放疗

术后放疗为乳腺癌术后主要局部辅助放疗方式,宜在手术后尽早启动放疗,有化疗指征者在化疗后启动。早期乳腺癌高危人群术后辅助化疗与放疗的时机需引起高度重视,推迟术后放疗启动时间增加局部复发率风险。文献报道,术后放疗在 8 周以内启动者,局部复发率为 5.8％;术后放疗在 9～16 周开始者,局部复发率为 9.1％。

根据不同手术方式,术后放疗需要照射的靶体积各不相同,需要参照乳腺癌术后放疗适应证加以确认。可以选择二维、三维适形放疗或者三维适形调强放疗或者与其他近距离特殊补量照射技术联合应用。

4.姑息放疗

适用于各种转移部位的姑息、减症止痛或解除压迫等。主要采用体外照射技术,根据肿瘤转移部位和治疗目的不同给予放疗剂量 30～40 Gy,10～20 次分割照射。

(二)放疗靶体积与处方剂量

1.放疗靶体积

照射野与靶体积:①乳腺肿瘤病灶或手术后残留病灶;②瘤床;③患侧乳房(保乳术后);④胸壁组织(改良根治术后);⑤区域淋巴引流区(腋窝、锁骨上下区及内乳淋巴引流区)。

2.处方剂量

乳房及胸壁 50～54 Gy;瘤床补量 10～16 Gy;内乳和锁骨上淋巴引流区腋窝淋巴引流区45～50 Gy;分割方式与治疗时间:每次 1.8～2.5 Gy,每周 4～5 次。

七、放疗技术

乳腺癌的放疗技术包括体内近距离放疗技术和体外照射技术。

近距离[192]Ir 插植放疗技术是利用低剂量率[192]Ir 线性放射源,与 Mammosite 放疗技术是一种特殊专用的球形施源器。在乳房局部切除术中,利用高剂量率[192]Ir 后装近距离治疗设备给乳房瘤床实施分割照射,剂量 34 Gy,分 10 次照射,5 天完成。适用于早期低危局部复发风险的乳腺癌放疗。术中电子线放疗技术是利用专用可移动放疗装置,选择 4～12 MeV 的电子线,在手术中直接对瘤床实施的单次大剂量照射。剂量 10～20 Gy,在 2 分钟内快速实施的术中放疗,主要用于低危局部复发风险乳腺癌的部分乳腺照射(20 Gy),或作为常规外照射的瘤床补量(10 Gy)。术中低能 X 线放疗技术是指利用 50 kV 低能软 X 线设计的专用放疗设备装置和特殊专用球形施源器,在手术中直接对瘤床进行的单次大剂量照射。单次剂量照射 20 Gy。适应证同术中电子线放疗。

由于近距离[192]Ir 插植放疗技术与 Mammosite 放疗技术和术中电子线放疗技术需要特殊设备与装置,在我国乳腺癌放疗的临床应用普及率较低,在此不做详述。

此处将重点介绍乳腺癌体外照射放疗技术。体外照射放疗技术主要有二维普通放疗、三维适形放疗和三维适形调强放疗。

(一)二维普通放疗(2DRT)

指根据临床标记,在普通 X 线模拟定位机上实施定位,采用对穿野切线照射乳房或胸壁,垂直野照射淋巴引流区的二维普通放疗。

(1)体位与固定:患者取仰卧位,乳腺托架固定,根据胸部形状和乳房大小选择角度 15°～35°,尽可能将胸壁调整到接近水平面。上臂上举放置于可调节托架上,外展 90°。标记乳房的边界,同时标记需要照射的内乳区和锁骨上区边界。

(2)布野:各靶体积照射野设计如下。

腋窝-锁骨上下区联合野。①上界:肩上缘下 1 cm;②下界:第一肋间隙下缘;③内界:中线旁开1 cm;④外界:完整包绕窝与下界形成 1 cm×1 cm 的漏空。机架倾斜 10°,以 3 cm 深度计算照射剂量,辅以腋窝后野补充照射。

腋窝后野。①上界:平锁骨;②内界:胸廓内 1.5 cm;③下界:胸小肌游离缘外 1 cm;④外界:脑骨内缘。主要用于腋窝-锁骨上区联合野补量照射。

锁骨上下区野。腋窝-锁骨上区联合野基础上将内界退至锁骨 1/2 处。用于提高锁骨上区照射剂量。

内乳野。①上界:与切线野齐平;②内界:中线旁开 1 cm;③外界:中线外 4～5 cm,包括患侧1、2、3 前肋间隙。

乳腺与胸壁切线野。①上界:与腋窝-锁骨上区联合野下界间隔 3～5 mm;②下界:乳腺根部下 1～2 cm,改良根治术后参照健侧乳腺根部水平,如果手术瘢痕过长,给予电子线单野补量照射;③内界:内乳根部旁开 1 cm,或与内乳野相交接,或者中线旁开 1～2 cm。

瘤床补量照射野:依据手术后银夹标记和病变部位采取小切线野或单野电子束补量照射野。

(3)治疗计划与剂量:选择 4～10 MV 能量的 X 线源皮距或等中心照射,乳腺与胸切线野鼓励使用非对称射野,最大限度降低肺与心包等正常组织受照范围与剂量。电子束单野照射方式常用于瘤床或淋巴引流区照射的推量照射,剂量 10～16 Gy,5～8 次。内乳淋巴链照射时常用9～12 MeV 的电子线联合 X 线混合照射剂量按照 20∶30 比例给予。

选择切线野上界(交接野剂量评估)、射野中心平面和乳腺根部平面轮廓计算切线野照射剂量与评价剂量分布的均匀性。要特别注意照射野衔接处,避免出现明显的剂量热点。

局部晚期乳腺癌皮肤及皮下组织累及率较高,也给予剂量均匀性要求,需要采用楔形板和0.5~1 cm的等效组织补偿膜,以优化靶体积内剂量分布。

瘤床补量照射可以采用小切线野照射、电子线垂直野照射、乳房插植近距离放疗及Mammosite后装等放疗技术。也可以在术中采用低能X线(50 kV)或电子线接触照射方式单次大剂量照射。

(二)三维适形放疗(3D-CRT)

乳腺癌推荐采用三维适形放疗技术。

(1)体位与固定:患者取仰卧位,固定在特定角度的乳腺托架,双手上举,紧握手柄。在X线模拟机下标记患者体表或固定装置上的定位标记,或直接在大孔径CT模拟定位机标记体表定位标志,扫描并重建图像。范围要求上界完整包绕锁骨上区上2 cm,下至乳腺根部下3 cm,右侧乳腺癌要求包括整个肝脏。5 mm层厚平扫。瘤床残留病灶区域可以3 mm薄层扫描,并将图像传至勾画靶区的计算机上。

(2)靶区勾画:①DGTV,乳腺肿瘤病灶或手术后残留病灶;②CTV,瘤床,患侧乳房(保乳术后),胸壁组织(改良根治术后),区域淋巴引流区(腋窝、锁骨上下区及内乳淋巴引流区);③PTV,包括CTV本身,以及照射中器官运动和日常摆位、治疗中靶位置体积变化及资料传输中的误差等不确定因素引起的扩大照射的组织范围。

(3)布野和剂量计算:根据照射靶区和危及器官的受量限制优化射野的权重和射野分布给出剂量分布图,用治疗计划系统(TPS)计算并标出至少3个正交面上剂量分布情况计算剂量体积直方图(DVH)。

(三)三维适形调强放疗(IMRT)

以其优越的剂量分布有效地降低了正常组织受照的体积与剂量,与二维放疗技术比较剂量分布更优越,放疗中及放疗后不良反应显著降低,乳房形态、质地、外观美容效果优于传统技术。放疗急性Ⅱ度皮肤放射性皮炎发生率显著降低;皮肤色素沉着发生率显著降低;远期不良反应非常少见,色素沉着发生概率低,乳房纤维化或僵硬及乳房水肿发生率0~1%。这些优点已经得到许多临床研究证实,有可能成为未来乳腺癌的标准治疗模式。

(1)患者体位与固定要求,以及CT模拟定位要求同三维适形放疗:建议配合呼吸门控技术。

(2)靶体积勾画:①GTV,乳腺肿瘤病灶或手术后残留病灶;②CTV,瘤床,患侧乳房(保乳术后),胸壁组织(改良根治术后),区域淋巴引流区(腋窝、锁骨上下区及内乳淋巴引流区);③PTV,包括CTV本身,以及照射中器官运动和日常摆位、治疗中位置、靶体积变化及资料传输中的误差等不确定因素引起的扩大照射的组织范围。

(3)处方剂量:GTV,66 Gy,33次(CTV 18 Gy,33次)。

(4)治疗计划:野中野调强模式以及剂量分布,与二维放疗技术剂量分布比较。

(5)危及器官及其限制剂量。①肺:同侧肺是紧要器官之一。接受20 Gy照射的体积不超过同侧肺体积的15%;$V_{20} \leq 15\%$。接受30 Gy照射的体积不超过同侧肺体积的10%;$V_{30} \leq 10\%$。②心脏:在照射左侧乳腺时心脏是紧要器官之一。全心脏的最大限制剂量为35 Gy。③肝脏:照射右下肺侧乳腺时,肝脏应该考虑为紧要器官。接受30 Gy照射的体积不超过肝脏体积的50%,即$V_{30} \leq 50\%$。④脊髓:常规分割照射时最大耐受剂量为45 Gy。⑤食管:接受40 Gy照射的食管长度不超过15 cm。⑥臂丛神经:最大限制剂量为55 Gy。⑦喉:需要进行保护。喉部特别是声门区的最大限制剂量为20 Gy。⑧甲状腺:照射锁骨上区时甲状腺是紧要器官之一,需要进行保护。

八、乳腺癌放疗适应证

(一)早期乳腺癌的根治性放疗

1.乳房及胸壁照射适应证

(1)保守手术后,具有以下因素者:①导管内原位癌或早期浸润性导管癌乳房切除术后,切缘干净;②术后病理分级 SBRⅠ~Ⅱ级;③未见微小淋巴管或血管内癌栓;④绝经后;⑤年龄大于60 岁;⑥激素受体阳性,接受全乳房及胸壁照射 50 Gy/25 次+/-,8 次 16 Gy 照射。

(2)保守手术后,具有以下高危局部复发因素之一:①导管内原位癌或早期浸润性导管癌乳房切除术后,可疑不全切除或切缘距肿瘤间距离不足 2 mm;②术后病理分级 SBRⅢ级伴有微小淋巴管或血管癌栓者;③腋窝淋巴结阳性;④绝经前,年小于 60 岁特别是年龄小于 35 岁的携带BRCA 1/2 突变的绝经前患者;⑤激素受体阴性。接受全乳房及胸壁照射 25 次 50 Gy,加或不加瘤床推量照射 5 次 10 Gy,局部残留病灶推量照射 8~10 次 16~20 Gy。

2.部分乳房照射适应证

非标准治疗方式,主要用于临床研究。对接受保守手术后肿瘤瘤床及周围高危亚临床病灶区域实施的一种部分乳房照射。适用于低危局部复发风险患者:年龄>60 岁,单一病灶 $T_1N_0M_0$,切缘阴性,ER 阳性,无 BRCA1/2 突变者。可以采用加速分割部分乳房照射(APBI,每天2 次,连续5 天,共 10 次,总剂量 34 Gy 或 38.5 Gy)。或^{192}Ir 乳房插植近距离放疗(37 Gy)及 Mammosite 后装(34 Gy)等放疗。也可以在术中采用低能 X 线(50 kV)或电子束接触照射方式单次大剂量照射(10~20 Gy)。

3.保守手术+放疗禁忌证

有以下情况者不宜接受保守手术+放疗治疗模式:①弥漫性或多灶性乳腺癌;②年龄<35 岁;③切缘阳性乳腺病;④既往接受过乳腺放疗。

(二)局部晚期乳腺癌的根治性放疗

局部晚期乳腺癌是指乳腺肿瘤>3 cm 和区域淋巴结阳性,但尚无远处脏器转移的一组病变。包括皮肤溃疡、水肿、卫星结节,肿瘤与胸壁固定,腋窝淋巴结>2.5 cm,固定或锁骨上、下淋巴结或内乳淋巴结转移等。推荐新辅助化疗 3 个疗程或术前全乳房放疗剂量:40 Gy,4 周后评估。有手术禁忌证或者拒绝手术者可以实行根治性放疗;全乳房包括胸壁放疗照射剂量 50 Gy,25 次,残留病灶推量照射 10~16 Gy,5~8 次。局部晚期乳腺癌皮肤及皮下区域肿瘤侵犯的概率较大,放疗时应提高皮肤及皮下区域的照射量,需要添加等效组织材料补偿膜解决。

1.胸壁照射适应证

(1)改良根治术后伴有以下高危因素中两项以上者:①T_3~T_4期乳腺癌;②术后病理显示多中心性;③SBR 分级Ⅱ~Ⅲ级;④微小脉管癌;⑤腋窝淋巴结阳性;⑥绝经前;⑦腋窝淋巴结阴性,年龄低于 40 岁者。需要接受胸壁预防性照射 50 Gy,25 次。

(2)无需胸壁预防性照射:①改良根治术后切缘阴性;②窝淋巴结阴性;③低危复发人群。

2.淋巴引流区域照射适应证

(1)以下情况需要腋窝照射:①腋窝淋巴结阳性,清扫淋巴结总数目>7 个以上,阳性数目/淋巴结总数目>50%,腋窝淋巴结区需要接受预防照射;②局部晚期乳腺癌或炎性乳腺癌根治性放疗时。腋窝淋巴结阳性,接受术后预防性腋窝淋巴结照射 50 Gy,25 次照射,单纯根治性放疗

50 Gy,对残留淋巴结推量照射 10～16 Gy,5～10 次。

（2）以下情况腋窝照射需要专家意见:腋窝清扫术后阳性淋巴结数目 1～3 个,而且清扫淋巴结总数目少于 7 个,需要结合其他因素评估风险,由多学科专家会议讨论决定腋窝淋巴结区域是否需要照射。

（3）以下情况不做腋窝照射:①前哨淋巴结阳性,肿瘤小于 2 cm,窝清扫术后淋巴结阴性;②前哨淋巴结阴性,或肿瘤大于 2 cm,腋窝清扫淋巴结阴性。

（4）内乳淋巴链和锁骨上下区照射:前哨淋巴结阳性,术后腋窝淋巴结阳性;位于内侧象限或中央区乳腺癌,肿瘤大于 2 cm,年轻,绝经前,术后病理显示微小脉管癌栓等高危人群,需要接受内乳淋巴链和锁骨上下区预防性照射 50 Gy,25 次。

（三）炎性乳腺癌的放疗

治疗原则:根据初诊时的病理类型,激素受体情况,HER-2-状态、BRCA1/2 等因素风险评估后,先行全身治疗,后实施全乳房与胸壁及各淋巴引流区域照射根治性放疗。

（四）局部复发乳腺癌的放疗

综合治疗基础上给予局部根治性放疗或补救手术后局部辅助放疗 60～66 Gy,30～33 次。

（1）保乳手术和放疗后乳房局部复发和区域淋巴结复发。应接受补救性手术治疗,需要行放疗时,不同患者应用的照射范围大小不一,从局部小野照射到包括胸壁和淋巴引流区在内的大范围照射。对以往未接受术后辅助性放疗的复发患者,要用大范围照射。大范围照射较局部野照射可降低第二次复发风险,延长生存期。

（2）根治术后局部复发:应该争取切除复发病灶。放疗范围与剂量:全胸壁照射 50 Gy,复发灶切除者对原病灶区加量到 60 Gy;有病变残留者,总量达 65～70 Gy 或更高。胸复发时应对锁骨上区做照射腋窝及内乳区不做预防性照射。

（五）转移性乳腺癌的放疗

转移性乳腺癌接受综合治疗后 2%～5% 的患者可以获得临床完全缓解。单纯骨转移患者中位生存期在 18～24 个月;5 年生存率 5%～10%,2%～5% 的患者可以长期生存。

根据转移部位、转移病灶的数量,以及对组织、器官功能的影响和患者自我感觉与主诉,不同情况应予以不同的治疗。主要是以综合治疗为基础的联合放疗,如全身化疗、激素治疗、分子生物靶向药物治疗与阻止骨破坏的双磷酸盐类药物治疗,联合姑息放疗减轻症状,提高生活质量。

脑转移的姑息性放疗:全脑放疗 30 Gy,10 次;或 40 Gy,20 次。孤立病灶可考虑局部提高剂量补量照射。

骨转移局部姑息放疗可以改善症状,减轻脊髓压迫和减少病理性骨折。剂量 40～60 Gy,20～30 次。

九、放疗不良反应

近年来随着放疗技术的发展和照射剂量的规范,乳腺癌的放疗并发症明显减少,但一旦发生不可逆转,将严重影响患者的生存质量和远期疗效。临床上以预防为主,改进放疗技术,合理应用综合治疗,避免毒性的叠加。

（一）皮肤反应

皮肤的放射早期反应一般定义为放疗中和放疗的 2 个月内出现的皮肤反应,是最常见的放疗并发症。高能射线照射时放射性皮炎的发生率约为 20%;胸壁用电子线照射,20 Gy 即可出现干性皮炎,特别是胸壁复发用电子线大剂量照射时发生放射性皮炎的概率更大。而手术瘢痕、腋窝皱褶和乳房下沟处是出现湿性皮炎的常见部位。皮肤放疗并发症也应以预防为主远期主要表现纤维化改变。

(二)放射性肺损伤

肺部并发症主要表现为无症状性放射性肺炎,放射性肺炎的发生率在 $1\%\sim6\%$,症状性肺炎发生率 0.6%。影响因素包括照射容积、总剂量、分次剂量和联合化疗。最佳预防的方法是应用三维适形调强放疗技术,降低肺的受照体积与照射剂量。有症状的放射性肺炎,可以使用抗生素、激素配合支气管扩张剂等治疗。远期主要表现为局限性肺纤维化。

(三)放射性咽喉炎和食管炎

放射性咽喉炎和食管炎均为乳腺癌放疗中常见急性毒副反应,与局部受照剂量相关。一般症状较轻微,无需特殊处理。

(四)心血管并发症

放疗后心血管毒性作用是造成非乳腺癌死亡率增加的最主要的因素。心血管远期毒性与照射容积有关,左侧肿瘤与右侧肿瘤相比心脏疾病死亡风险为 1.34;存在剂量-效应关系。蒽环类化疗药物联合放疗时,可以降低心脏对放疗的耐受性。应用放疗新技术,三维适形放疗与调强放疗可以降低乳腺放疗的心肺等组织与器官的受照剂量,大大减轻放疗的心血管不良反应。

(五)臂丛神经损伤

臂丛神经走向基本沿腋静脉上缘,与锁骨上、窝淋巴引流处紧邻,当锁骨上野和腋窝-锁骨上联合野及腋窝后野照射时,臂丛神经受到不同剂量的照射。放射性臂丛神经损伤的发生率为 $0.2\%\sim5\%$,临床表现为同侧上臂和肩膀的疼痛、麻木和麻木刺痛感及上肢无力,可在放疗结束后数月或数年才出现。放射性臂丛神经损伤的发生率与锁骨上和腋淋巴结照射野及分割剂量有关。当剂量 >50 Gy,臂丛神经损伤发生率明显增高。

(六)上肢淋巴水肿

上肢淋巴水肿多由腋窝淋巴管回流障碍所致。单纯手术或放疗的发生率为 $3\%\sim4\%$,手术加放疗为 $20\%\sim30\%$。

(七)肋骨骨折

肋骨骨折的发生率为 $1\%\sim5\%$,较多见于 ^{60}Co 和 4 MV X 线照射者可能与皮下浅表部组织剂量增加有关,化疗亦是影响因素之一。多数情况下患者无自觉症状,是在复查骨扫描或X线检查时发现;少部分患者可有胸壁或肋骨疼痛,一般可自行愈合,无需特殊治疗。

十、放疗结果与预后

欧美文献报道早期乳腺癌保守手术联合放疗与改良根治手术疗效相当。保守手术联合放疗组 5 年局部复发率进一步降低。Peters 报道,217 例乳腺癌 T_1N_0 或 T_2N_0 接受保乳手术加放疗,5 年、10 年、20 年生存率分别为 75%、58% 和 48%,与乳房切除术后 30 年生存率无差别。法国进行 179 例早期乳腺癌 T_1/T_2、N_0/N_1 的研究证实,保守手术联合放疗与根治性手术治疗两组在 10 年生存率没有显著差异,95% vs 91%。美国 NSABP 研究组对 1 219 例早期乳腺癌的对照研究结果显示,两组在 8 年总生存率方面没有显著差异,接受放疗组为 76%,单纯根治术组为 71%。接受放疗组局部复发率明显降低;局部切除+放疗组复发率 7.7%,单纯局部切除组 27.9%;有淋巴结侵犯时,差异更加显著:2.1% vs 36.2%。基于该项研究结果,保守手术联合放疗成为美国早期乳腺癌的标准治疗,该研究 20 年数据更新结果显示接受术后放疗组局部复发率 2.7%。该项研究成为保守手术＋放疗治疗模式的有力证据。

近年来,大量文献显示导管内原位癌保守手术后放疗可以降低同侧乳腺癌复发率 50% 显著改善局部控制率。逐渐成为广泛应用于导管内原位癌的保存乳房治疗的重要措施。

乳腺癌根治术或改良根治术后孤立的局部和区域淋巴结的复发率在 3%～27%,其中半数患者胸壁为唯一的复发部位。乳腺内复发为局部失败的主要形式,75%～90% 在原发病灶及其周围的乳腺组织内,乳腺其他部位的复发少见。Pierquin 等报道 245 例 T_1 和 T_2 乳腺瘤,接受保守手术加根治性放疗,总生存率 86%(T_1),54%(T_2),局部复发的患者均顺利接受了乳房切除术,30% 的患者接受了补救性外科手术,成活 15 年无疾病进展征象部分乳腺癌的补救性手术、放疗、化疗、激素治疗及分子靶向药物治疗可以获得良好的局部控制率和长期生存。

近年来,由于分子分型的进步,提高了人们对不同复发风险乳腺癌的认识,治疗策略更加个体化。同时,为了持续改进乳腺癌疗效,进一步降低放疗不良反应,部分乳房照射和适形调强放疗在乳腺癌治疗中的应用研究取得了进一步的循证医学证据,有望在未来的乳腺瘤治疗中发挥重要作用。

（王晓光）

第五节　胸　腺　瘤

胸腺瘤是成人前纵隔最常见的肿瘤,约占整个纵隔肿瘤的 20%。大多数胸腺瘤患者为成人,男女发病率基本相同,通常在 50～60 岁最常见,儿童发生率低,但如果发生多为恶性。

一、解剖学

胸腺位于前上纵隔,是一个不规则的分叶状的器官,上至颈部甲状腺下缘,下达第四肋软骨水平,有时可达第六肋软骨水平,前方紧贴胸骨,后方从上至下贴附于气管、无名静脉、主动脉弓和心包。胸腺分颈、胸两部分,颈部包括甲状腺韧带和胸骨体,胸部位于胸骨柄和胸骨体后方。

二、病理

按组织学结构,胸腺瘤可分为以下 4 种类型。

(一)淋巴细胞为主型
肿瘤主要由淋巴细胞构成,上皮样细胞不多,肿瘤细胞呈弥漫性或结节状排列,有时可见生发中心,罕见胸腺小体。

(二)上皮细胞为主型
最常见,是以上皮样细胞为主,淋巴细胞不多。有时上皮样细胞呈巢状排列,伴核分裂等恶性表现时,诊断为胸腺癌。

(三)混合型细胞型或称淋巴上皮型
两种细胞成分均匀增生,其间有较多结缔组织间质,偶见胸腺小体。

(四)梭形细胞型

梭形上皮细胞以束状或螺旋状排列,是上皮细胞为主型的亚型。

三、临床表现

胸腺瘤一般生长相对缓慢,30%～40%病例无症状。它的症状及体征一般由于肿瘤压迫侵犯、转移或伴随疾病而造成。严重的病例有胸骨后疼痛,呼吸困难,胸膜渗出,心包积液,上腔静脉阻塞综合征等,一般提示为浸润型胸腺瘤。扩散方式即使是浸润型胸腺瘤,也以胸内进展为主,可向颈部延伸侵犯甲状腺。侵及胸膜及心包时,出现胸腔积液、心包积液,并可直接侵犯周围组织及气管。淋巴结转移少见,血行转移更少见。

伴随疾病有重症肌无力、单纯红细胞再生障碍性贫血、获得性丙种球蛋白缺乏症,也可合并皮质醇增多症、系统性红斑狼疮或硬皮病等。

四、诊断

对于胸腺瘤的诊断 CT 是最有价值的,它能够显示肿瘤的大小形状轮廓、组织密度及与周围组织器官的关系等,并有助于肿瘤的分期,帮助设计照射野。MRI 与 CT 价值相似但 MRI 具有显示血管结构的优势。大部分胸腺瘤需外科手术切除,如果无法手术,组织学诊断通常采用胸腔镜、纵隔镜活检术,或在 CT、B 超引导下经皮穿刺活检术及细针穿刺细胞学检查。

五、分期

胸腺瘤被广泛采用的分类有两种:浸润型和非浸润型。胸腺瘤的分期通常根据浸润的程度,最常采用的分期系统是 Masaoka 的病理分期系统。

Ⅰ期:肿瘤包膜完整,镜下无包膜浸润。

Ⅱ期:①镜下见肿瘤侵犯周围脂肪组织或纵隔胸膜;②镜下侵犯被膜。

Ⅲ期:肉眼见肿瘤侵犯周围器官。

Ⅳ期:①胸膜或心包播散;②淋巴结或血行播散。

六、治疗原则

(1)外科手术是胸腺瘤治疗的首选方法,尽可能地完整切除或尽可能多地切除肿瘤。

(2)对浸润型胸腺瘤,术后一律给予根治性放疗。

(3)对Ⅰ期非浸润型胸腺瘤,不需常规术后放疗,术后定期复查,一旦发现复发,争取二次手术后再行根治性放疗。

(4)对晚期胸腺瘤(Ⅲ、Ⅳ期),只要患者情况允许,不要轻易放弃治疗,应积极给予放疗和(或)化疗仍有获得长期生存的可能。

七、放疗

(一)放疗适应证

浸润性生长的胸腺瘤外科术后;胸腺瘤未能完全切除的患者、仅行活检的患者及晚期患者;部分胸腺瘤的术前放疗;复发性胸腺瘤的治疗。

（二）放疗技术

可采用常规放疗或三维适形（调强）放疗。

1.常规放疗

（1）放射源：^{60}Co 或高能 X 线或电子线。

（2）放疗范围：局部瘤床边缘外放 1 cm（包括胸腺瘤和可能被浸润的组织或器官）；对已有明确心包种植转移或心包积液者，应先给予全纵隔、全心包放疗，给予肿瘤量 DT 30～35 Gy，3 周后，局部瘤床加量。如已有胸膜或肺转移结节者，可行全胸膜照射。双锁骨上区不需做预防性照射。

（3）放疗剂量：单纯放疗包括胸腺瘤未能完全切除的患者、仅行活检的患者和晚期的患者给予 DT 50～60 Gy，5～6 周；对手术完整切除的浸润型胸腺瘤，术后放疗剂量为 DT 50～60 Gy，5～6 周。

（4）放疗野设计：对肿瘤巨大和（或）病情偏晚的病例及部分浸润型胸腺瘤术后病例，可以采用高能 X 线和电子线综合使用，一般可先给予前后对穿治疗，采用前后野不同剂量比，注意脊髓受量控制在肿瘤吸收剂量 DT 40 Gy 以下，前后野比例一般 2∶1 或 3∶1，然后改两前斜野加楔形板等中心治疗。这样可以提高肿瘤靶区剂量，同时减少肺受量。如肿瘤巨大、位置较深时，可采用两前斜野加楔形板和一正中后野等中心照射，剂量分配为正中后野为两前斜野的 1/4 或 1/3。双锁骨上区不需常规做预防照射。

2.三维适型（调强）放疗

（1）靶区的定义。GTV：胸腺肿瘤或术后残留病变为 GTV。CTV：GTV 边界外放 1 cm。PTV：CTV 外放 0.5 cm，在 CTV 基础上外放形成 PTV 时，各个方向上均匀外放。

（2）危及器官体积及限量：重要危及器官有肺、髓、心脏和食管，双肺 V_{30}≤30%，脊髓≤45 Gy，心脏 V_{40}≤30%，V_{30}≤40%，食管 V_{50}≤50% 等。

（三）注意事项

（1）胸腺瘤合并重症肌无力时，放疗应慎重，放疗前应先用抗胆碱酶药物控制肌无力，放射开始剂量要小，可以从 1 Gy 起，缓慢增加剂量至 2 Gy，治疗中或治疗后要密切观察肌无力的病情变化，一旦出现肌无力加重，应及时处理。

（2）对不伴重症肌无力的胸腺瘤放疗时，一般分次量为 DT2 Gy，每周 5 次，至少每周透视 1 次，了解肿块退缩情况，对肿块退缩明显者，应在剂量达 30～40 Gy 后及时缩野，避免放射性肺炎的发生。

（3）脊髓剂量不超过其耐受量。

（4）注意射野及分割剂量，减少心包炎等并发症。

八、胸腺癌

（一）组织病理学及临床表现

胸腺癌来源于胸腺上皮的恶性肿瘤，细胞学形态呈现严重的原始化和细胞排列很不规范的恶性特点，包括鳞状细胞癌、梭形细胞癌、淋巴上皮样癌、黏液表皮样癌、透明细胞癌和腺鳞癌等。WHO 提出的胸腺肿瘤国际组织学分类中将胸腺癌归为 C 型胸腺瘤。一些学者建议将胸腺癌分为低分级组恶性肿瘤（包括鳞状细胞癌、黏液表皮样癌）和高分级组恶性肿瘤（淋巴上皮样癌、未分化癌、小细胞癌及透明细胞癌等）。通常病理为高分级组的恶性肿瘤其侵性、局部复发率及远处转移率明显高于低分级组恶性肿瘤。

多数胸腺癌(TC)初始症状表现为咳嗽、胸痛、上腔静脉压迫征或膈神经麻痹等,进一步检查常可显示纵隔肿块。与胸腺瘤相似,TC也常发生在前上纵隔。胸腺癌一般病程短,进展快,除表现为胸内快速进展和侵犯,如胸膜、心包和肺的直接侵犯或种植转移外,胸外淋巴结转移及血行转移多见,约占半数以上,其预后比胸腺瘤明显差。由于胸腺癌的外侵和死亡率较高,通常需要多种形式的治疗。

(二)治疗

以多学科的综合治疗为主。首选手术,争取尽可能多地切除肿瘤,如估计肿瘤巨大或与邻近结构关系密切而切除困难时,可先做术前放疗 Dr 40 Gy,4 周,以利提高切除率,术后一律做根治性放疗,部分患者行化疗。

1.手术治疗

手术治疗仍是胸腺癌的主要的治疗手段。由于胸腺癌外侵明显,常常侵及重要血管(上腔静脉、主动脉、肺血管、无名静脉)及纵隔重要组织,但是如果能将原发肿瘤连同受侵组织完整切除,还是能够获得较高的 5 年生存率。目前,比较一致的看法认为,进行广泛手术完整切除肿瘤是获得长期 5 年生存的决定性因素。广泛手术就是把原发肿瘤连同受侵组织包括受侵肺组织、重要血管和受累的心包切除,进行重要的血管置换及心包修补术等。但是,上腔静脉综合征;声音嘶哑;膈经麻痹、胸腔积液;心包积液包绕大血管(肺血管、主动脉无名动脉)4 种情况下应尽量避免手术。另外,有明确的远处转移或明显的上腔静脉综合征,也不建议切除和重建上腔静脉。多数胸腺癌(50%～95%)治疗时肿瘤为进展期(Ⅲ或Ⅳ期),获得完整切除的机会并不多,文献报道,对于胸腺癌,减瘤术和不能手术的 5 年生存率没有统计学差异。

2.放疗

因胸腺癌就诊时病期晚,局部侵犯广泛,多数患者难以获得完整切除,并且胸膜和心包直接侵犯或种植转移率高,锁骨上淋巴结转移率高。根据局部胸腺瘤的治疗经验,认为即使完整切除术后也应进行常规放疗,所以多数患者需行术后放疗。放疗范围应包括相应纵隔和部分或全心包,如包括全心包的照射剂量为 DT 30～35 Gy,3～3.5 周。然后缩野包括瘤床加量至 Dr 60～70 Gy,6～7 周,双锁骨上区预防照射 DT 40～50 Gy,4～5 周。多数文献报道,放疗范围多为瘤床外放 1～2 cm。目前三维适形放疗及调强适形放疗已应用于胸腺癌的治疗中,可以更好地保护正常组织,减少放射不良反应,提高肿瘤局部剂量。术后放疗应该成为常规治疗,辅助放疗可以提高生存率,增加局部控制率。术后放疗剂量多为 50～60 Gy,对于不能手术的或仅做单纯活检的放疗剂量要达到 60 Gy 以上。局部复发多在照射野外、纵隔及胸膜等。

3.化疗

因为化疗方案和综合治疗的组成不同,且缺乏大规模临床试验,到目前为止尚没有统一关于胸腺癌的化疗标准。有报道给予顺铂为主,包含长春花碱、阿霉素和环磷酰胺的联合化疗方剂对胸腺癌有一定效果。

(三)预后因素

手术切除程度、Masaoka 分期、组织学分级及组织学分类治疗模式等为主要的影响预后因素。KPS、年龄、性别、肿瘤大小不影响切除率和生存率。

(王晓光)

第六节 直 肠 癌

直肠癌是指直肠齿状线以上至乙状结肠起始部之间的癌肿,是常见的恶性肿瘤之一。随着我国经济的发展、人们生活方式及膳食结构的变化,其发病率逐年增高,已上升到第四位。

一、解剖及淋巴引流

直肠位于盆腔内,长为 12～15 cm,与乙状结肠相接,起于第三椎水平,向下延续,终止于盆膈,以齿状线为界而与肛管相连。通常直肠被人为分为 3 段:齿状线上 5 cm 为直肠下段,5～10 cm为中段,10～15 cm 为上段,肿瘤位于不同区段可采取不同手术术式。

直肠的血供主要来自直肠上动脉和直肠下动脉。直肠上动脉是由肠系膜下动脉延伸向下,在直肠上端后方分为两支,沿直肠两侧向下形成的,主要供应齿状线以上的直肠血运。直肠下动脉起自髂内动脉或阴部内动脉,沿直肠两侧韧带进入直肠,主要供应直肠下段血运。直肠的淋巴引流通常沿同名血管走行。以齿状线为界,直肠的淋巴引流分为上下两组:齿状线以上的直肠淋巴为上组,以下为下组。上组的淋巴引流分为 3 个方向:①向上沿直肠上动脉引流至肠系膜下动脉和腹主动脉旁淋巴结;②向两侧经直肠下动脉延伸至前淋巴结;③向下可至肛提肌上淋巴结或穿过肛提肌至坐骨直肠窝淋巴结,然后沿肛内血管至髂内淋巴结。齿状线以下的下组淋巴经会阴引流至双腹股沟淋巴结(图 6-14)。由于上下两组淋巴引流网存在广泛吻合,所以少数直肠癌也可以通过淋巴道转移到腹股沟淋巴结。

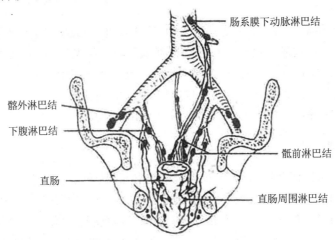

图 6-14 直肠癌的解剖和淋巴引流

二、转移播散途径

(一)直接蔓延

包括在黏膜或黏膜下层向周围扩大与向深部浸润肠壁各层。癌肿蔓延环绕肠管的倾向较大,因而容易形成肠腔狭窄,但向上下蔓延的距离不大,很少超过肿瘤边缘以外 2～3 cm。当肿

235

瘤穿透直肠壁后可侵犯邻近器官,如前列腺、膀胱、精囊腺、子宫、阴道、输尿管、盆壁,以及低尾部血管和神经丛。如果肿瘤浸润粘连紧密,常导致不能完整切除肿瘤,甚至使医师放弃手术切除。

(二)淋巴转移

肠壁浸润的深度与淋巴结转移的危险性有关,淋巴结转移率随肿瘤恶性度增高而显著增加,肿瘤分化差的淋巴结阳性率高达50%。淋巴转移是直肠癌主要的扩散途径,是影响直肠癌预后的重要因素。

(三)种植转移

直肠癌浸润生长浸透浆膜层后,部分肿瘤细胞可以从浆膜表面脱落种植于腹腔壁腹膜或盆壁。直肠癌的发生以低位直肠癌为主,肿瘤表面无腹膜覆盖,发生腹膜种植转移比较少见。

(四)血行转移

血行转移是直肠癌最常见的转移方式。直肠癌组织侵入静脉后,癌细胞栓子可以通过直肠上静脉,肠系膜下静脉,门静脉转移至肝内;也可由静脉转移至肺、骨和脑等。肿瘤位于直肠的位置越高,发生肝转移的概率也越大,这是因为直肠的上端静脉汇入肠系膜下静脉,最后入门静脉至肝脏。

三、临床特征与诊断

(一)临床特征

直肠癌最常见的表现是排便习惯改变,如排便次数增多、便秘,以及粪便形状的改变如粪便不成形、稀便、排便困难或粪便带血、肛门下坠等。局部晚期直肠癌伴有直肠全周受侵时,通常表现为排便困难,排不尽感或里急后重感;如果有排尿困难或会阴区疼痛,通常提示肿瘤已有明显外侵。

(二)诊断

本病的诊断过程包括对患者病史的详细询问、体格检查、内窥镜、影像学检查及实验室检查,直肠指检简单实用,但常被忽视而延误诊断。钡剂灌肠与纤维肠镜、胸片、CT 或 MRI(盆腔、腹部)、超声、肿瘤标记物检查都是必需的,直肠内超声检查有助于了解病变是否局限于肠壁和是否存在淋巴结受累情况,癌胚抗原(CEA)虽然是非特异性的,但应作为治疗前、治疗中评价疗效治疗后随访的定期测量指标。PET 检查有助于治疗计划的制定。

四、病理类型和分期

直肠来源于肠末端的泄殖腔后份,上皮起源于内胚层,为单层柱状上皮,因此直肠癌多为腺癌,组织病理学分为黏液腺癌、印戒细胞癌、腺鳞癌、髓样癌、未分化癌及其他亚型。

直肠癌根据肿瘤浸润的深度、局部/区域淋巴结的转移情况和有无远处转移进行分期。目前,TNM 分期成为最常用的分期方法。AJCC/UICC 结直肠癌 TNM 分期系统如下。

(一)T 原发肿瘤

T_x:原发肿瘤无法评价。

T_0:无原发肿瘤证据。

T_{is}:原位癌,局限于上皮内或侵犯黏膜固有层。

T_1:肿瘤侵犯黏膜下层。

T_2:肿瘤侵犯固有肌层。

T_3：肿瘤穿透固有肌层到达浆膜下层，或侵犯无腹膜覆盖的结直肠旁组织。

T_{4a}：肿瘤穿透腹膜脏层。

T_{4b}：肿瘤直接侵犯或粘连于其他器官或结构。

(二)N 区域淋巴结转移

N_x：区域淋巴结无法评价。

N_0：无区域淋巴结转移。

N_1：有 1～3 个区域淋巴结转移。

N_{1a}：有 1 枚区域淋巴结转移。

N_{1b}：有 2～3 个区域淋巴结转移。

N_{1c}：浆膜下肠系膜无腹膜覆盖结肠/直肠周围组织内有肿瘤种植(TD)，无区域淋巴结转移。

N_2：有 4 枚以上区域巴结转移。

N_{2a}：4～6 个区域淋巴结转移。

N_{2c}：7 枚及更多区域淋巴结转移。

(三)M 远处转移

M_0：无远处转移。

M_1：有远处转移。

M_{1a}：远处转移局限于单个器官或部位(如肝肺，卵巢，非区域淋巴结)。

M_{1b}：远处转移分布于一个以上的器官/部位或腹膜转移。

(四)TNM 分期标准

0 期：$T_1 N_0 M_0$。

Ⅰ期：$T_1 N_0 M_0$。

ⅡA 期：$T_3 N_0 M_0$。

ⅡB 期：$T_4 N_0 M_0$。

ⅢA 期：$T_{1\sim2} N_1 M_0$。

ⅢB 期：$T_{3\sim4} N_1 M_0$。

ⅢC 期：任何 $T N_2 M_0$；任何 $T N_2 M_0$。

Ⅳ：任何 T；任何 N，M_1。

注：cTNM 是临床分期，pTNM 是病理分期，前缀 y 用于接受新辅助(前)治疗后的肿瘤分期(如 ypTNM)，病理学完全缓解的患者分期为 $ypT_0 N_0 cM_0$，可能类似于 0 期或Ⅰ期。前缀 r 用于经治疗获得一段无瘤间期后复发的患者(rTNM)。

五、治疗原则

直肠癌的治疗主要依据临床分期，是多学科的综合治疗。手术是直肠癌根治性的治疗手段。对于Ⅰ期直肠癌，单纯根治性手术即可获得较满意的长期生存率，术后无需其他治疗；如果Ⅰ期直肠肿瘤距离肛门缘较近，可行肿瘤局部切除手术术后放疗，在保留肛门的同时，可以获得与根治性手术相同的疗效。对于Ⅱ～Ⅲ期可进行手术切除的直肠癌($T_{3\sim4}$、N_+)，术前放疗、术前同步放化疗、术后同步放化疗与手术相比，降低了Ⅱ/Ⅲ期直肠癌的局部区域复发率，并显著提高了长期生存率，成为Ⅱ/Ⅲ期直肠癌的标准治疗手段。术前同步放化疗与术后同步放化疗相比，取得了与术后同步放化疗相似的长期生存，并在此基础上进一步降低了局部复发率，同时不良反应发生率更低并且可能提高保肛率。因此,越来越多的研究单位选择术前同步放化疗作为Ⅱ～Ⅲ亚期可进行手术切除的直肠癌的标准方法。对于局部晚期不可切除的直肠癌,术前同步放化疗是推荐的首选治疗手段。通过同步放化疗,可以使部分患者得到手术的机会;而对放疗后无法切除的患者,同步放化疗也可以缓解症状,达到姑息治疗的目的。可见放疗是直肠癌的重要辅助手段。

六、放疗

(一)放疗适应证

直肠癌放疗或放化疗的主要目的为辅助治疗和姑息治疗。辅助治疗的适应证主要针对Ⅱ～Ⅲ期直肠癌;姑息治疗的适应证为肿瘤局部区域复发和(或)远处转移。对于某些不能耐受手术或者有强烈保肛意愿的患者,可以试行根治性放疗或放化疗。

(1)Ⅰ期直肠癌不推荐放疗,但局部切除术后,有以下因素之一,建议放疗。①术后病理分期为 T_2;②肿瘤最大径大于 4 cm;③肿瘤占肠周大于 1/3;④低分化腺癌;⑤神经侵犯或脉管瘤栓;⑥切缘阳性或肿瘤距切缘＜3 mm。如拒绝或无法手术者,建议行根治性放疗。

(2)临床诊断为Ⅱ/Ⅲ期直肠癌推荐行术前放疗或术前同步放化疗。

(3)根治术后病理诊断为Ⅱ/Ⅲ期亚期直肠癌,如果未行术前放化疗者,必须行术后同步放化疗。

(4)局部晚期不可手术切除的直肠癌(T_4),必须行术前同步放化疗后重新评估争取根治性手术。

(5)局部区域复发的直肠癌,首选手术;如无手术可能,推荐放化疗。

(6)Ⅳ期直肠癌:对于初治Ⅳ期直肠癌,建议化疗原发病灶放疗,治疗后重新评估可切除性;转移灶必要时行姑息减症放疗。

(7)复发转移直肠癌:可切除的局部复发患者,建议先行手术切除。然后再考虑是否行术后放疗。不可切除的局部复发患者,推荐行术前同步放化疗,并争取手术切除。

(二)Ⅱ～Ⅲ期直肠癌的辅助放疗

术前同步放化疗是Ⅱ～Ⅲ期可手术切除直肠癌的标准方法。术前放疗优点:①在生物学上,新辅助放疗术前杀伤肿瘤细胞,可以防止手术种植的发生。由于血液供应未受手术影响,肿瘤细胞相对氧合好,对放疗敏感。②在解剖上,由于小肠未受手术影响(手术可造成小肠固定于盆腔),小肠放射损伤小。③在功能上,术前放疗能够降低肿瘤分期,使一部分本应采取 Miles 术的病例变为可行保留肛门的手术。④对不可手术的局部晚期病例,术前放疗可以提高切除率。

在术前新辅助放疗技术上,曾出现 4 种术前新辅助放疗方法:①术前低剂量放疗;②术前中等剂量放疗,Dr 34.5 Gy,15 次,每次 2.3 Gy;③术前短疗程高强度放疗,1 周内放疗 5 次,每次 5 Gy,放疗结束后 1 周内手术;④大剂量常规分割放疗,每次 1.8～2.0 Gy,每周 5 次,共 5～6 周,DT 45 Gy 左右,可以同步化疗,放疗结束后 4～6 周手术。术前低剂量放疗与单纯手术相比,局部控制和生存期均无提高。术前中等剂量放疗局部复发率降低,但生存期与单纯手术相比没有延长。因此术前中低剂量的放疗已不再采用。术前短疗程高强度的放疗,与单纯手术相比提高了局部控制率,但降低分期作用有限。常规方法的大剂量新辅助放疗是目前推荐使用的放疗方法。

术前放疗后,盆腔处于充血、水肿状态,立即手术可能会增加手术的并发症。如果拖延过久,也可能造成放射区域的纤维化,增加手术难度。最佳手术时机是放疗医师和外科医师共同关注的问题。对于肿瘤距离肛门>6 cm,行保留肛门括约肌手术的可能性较大,或肿瘤距离肛门很近,很可能不能保留肛门,在这两种情况,术前放疗与手术的间隔不必考虑很长,一般 4 周左右。如果外科医师术前对能否实施保留肛门括约肌的手术把握性不大,期望通过术前放疗可以使肿瘤缩小,并增加保留肛门括约肌手术的可能性,建议延长放疗后的休息时间。一般推荐放疗和手术的间隔时间为 4~6 周,以使肿瘤充分缩小,而正常组织得以恢复。

术前放疗也有不足之处。对于早期直肠癌如 $T_{1~2}N_0M_0$ 的患者如进行术前放疗,将导致过度治疗,因为早期直肠癌仅通过局部切除就可获得良好的预后。随着影像诊断技术的不断发展(如直肠内 B 超,盆腔 MRI/PET/CT),术前分期诊断越来越明确,也许能够弥补这个不足。

术后放疗适应证为Ⅱ~Ⅲ期可手术切除直肠癌。术后放疗的优点在于有准确的病理分期,避免了 $T_{1~2}N_0M_0$ 患者的不必要照射,但不利点在于,第一由于术后腹盆腔解剖结构的改变导致更多的小肠受到照射;第二瘤床血管破坏,术后瘢痕的出现使瘤床在术后潜在乏氧;第三对具有保留肛门潜在可能的患者,不能保留肛门;第四经腹会阴联合切除术时需包括会阴手术瘢痕,照射野大,不良反应较多。

(三)放疗范围

必须进行原发肿瘤高危复发区域和区域淋巴引流区照射。

(1)原发肿瘤高危复发区域包括肿瘤/瘤床、直肠系膜区和前区,中低位直肠癌靶区应包括坐骨直肠窝。

(2)区域淋巴引流区包括真骨盆内髂总血管淋巴引流区、直肠系膜区、髂内血管淋巴引流区和闭孔淋巴结区。

(3)有肿瘤和(或)残留者,全盆腔照射后局部缩野加量照射。

(4)盆腔复发病灶的放疗:①既往无放疗病史,建议行原发肿瘤高危复发区域、区域淋巴结引流区(真骨盆区)照射和肿瘤局部加量放疗;②既往有放疗史根据情况决定是否放疗。

(四)放疗技术

1.常规放疗

(1)体位:俯卧位,最好使用有孔腹部定位装置。有孔腹部定位装置是在一个平板上在相当于腹部的地方留置一个 30 cm×30 cm 或 40 cm×40 cm 的孔,定位时让患者俯卧在平板上,腹部置于孔的位置,这样由于重力的作用,更多的小肠可以落入孔中。有孔腹部定位装置广泛应用于直肠癌放疗已经成为直肠癌的标准定位装置。有孔腹部定位装置和充盈膀胱两种方法可以有效地降低小肠受照射体积,如果两种方法同时使用,小肠受照体积将最小。

(2)定位前准备:患者 1 小时前排空膀胱,间断饮水 800~1 000 mL,充盈膀胱。定位前经肛门注入 20~50 mL 钡剂(术前放疗和 Dixon 手术后患者),在肛门处或会阴瘢痕处放置金属标记(Mile's 手术患者)。

(3)定后野及两侧野:①定后野。机架 0°,上界 L_5 下缘,下界为肿瘤下缘下 3 cm(术前放疗)或闭孔下缘(Dixon 手术)或会阴瘢痕放置金属标记处下 2 cm 左右(Mile's 手术),两界界为真骨盆外 1~1.5 cm。②定侧野。机架 90°,上下界同后野,后界包括骨外侧皮质,前界在造影剂显示直肠前壁前 2~3 cm(术前放疗和 Dixon 手术后),或根据术后盆腔 CT 片,包括膀胱后 1/3 处。

(4)照射野的范围设计:根据上述治疗范围设计照射野,在患者皮肤上标记各射野中心、深度及相应机架角度,在腹部有孔定位板,孔的上下界位置标记于患者身体两侧。通常选择≥6 MV

X线,采用一后野及两侧野照射,剂量比为 2∶1∶1,侧野用 30°形板(或者根据治疗计划决定剂量比和楔形板的度数)。DT 45 Gy 左右,常规分割。术后放疗患者如有残留,病灶处可加量 15 Gy左右。

2.三维适形(调强)放疗

(1)体位及定位前准备:同常规放疗。尽可能使用有孔腹板、热塑膜或真空垫固定体位。

(2)CT 扫描范围 L_5 上 3～4 个椎体,至坐骨结节下 10～15 cm。层厚 5 mm。

(3)靶区勾画与定义。

(五)放疗并发症

直肠癌放疗过程中常见的并发症:①恶心、呕吐、食欲下降等胃肠道症状。②放射性肠炎,可以发生在放疗期间,急性放射性肠炎在开始放疗后的 2 周左右,表现为大便次数增多、稀便和里急后重。放疗结束后若干个月,仍存在腹泻症状,这种慢性放射性肠炎还可以出现肠出血、穿孔、坏死和梗阻。③放射性膀胱炎,常发生在放疗过程中,很少发生在放疗后的几个月里,因为膀胱对射线的耐受性较高。④骨髓抑制,放疗、化疗同步者较容易出现外周血白细胞减低。⑤放射性皮肤损伤常发生在肛门周围的皮肤,严重者出现皮肤溃破,影响放疗进行。放疗过程中患者饮食应以易消化、低纤维素为主,放疗期间不进食奶类食品,因为腹泻时对乳糖的消化能力下降。患者应保持外阴清洁,避免泌尿系统感染的发生。

(王晓光)

第七节　睾丸肿瘤

睾丸恶性肿瘤包括组织形态学和临床表现不同的一大类恶性肿瘤,绝大部分发生于阴囊内睾丸,也可发生于异位睾丸,如盆腔隐睾或腹股沟隐睾。睾丸肿瘤相对少见,占男性恶性肿瘤的 1%～2%,其发病有地区和种族差异,如北欧丹麦发病率较高,为 3.2 万/10 万,亚洲国家为 1/10 万,非洲黑种人很少发生睾丸肿瘤。绝大多数睾丸生殖细胞肿瘤发生于 50 岁以前。各类肿瘤发病年龄不同,取决于其病理类型。如胚胎癌和畸胎瘤多发于 20～30 岁精原细胞瘤多发于30～40 岁。睾丸精原细胞瘤发生于隐睾者占 15%～20%。隐睾导致恶变的原因与温度升高、血行障碍、内分泌失调或生殖腺发育不良有关。6 岁以前行睾丸固定术是预防隐睾恶变的有效措施。在睾丸肿瘤患者中,常可追溯到外伤史,外伤不一定是引起肿瘤的主要因素,但已患肿瘤的患者很可能因外伤使病情加重而出现症状。

一、病理

根据世界卫生组织(WHO)的分类,把睾丸肿瘤分成生殖细胞瘤(GCT)和非生殖细胞瘤(NSGCT)两大类。95%以上睾丸肿瘤为 GCT。单纯为一种细胞类型者占 60%,40%为混合性。其中精原细胞瘤占 GCT 的 50%,可分为经典型、间变型和精母细胞型。非精原细胞瘤也约占 50%,包括胚胎性癌、畸胎瘤、内胚窦癌、绒毛膜上皮癌。NSGCT 主要发生于睾丸的间质细胞和支持细胞,且多发生于儿童时期,如恶性淋巴瘤、间质细胞瘤、性腺胚细胞癌和横纹肌肉瘤等。本节主要以生殖细胞瘤为主进行说明。

二、解剖和转移途径

正常睾丸大小约 4 cm×3 cm×2.5 cm,胚胎发育过程中从腹膜后生殖脊位置通过腹股沟管下降至阴囊。睾丸被膜包括睾丸鞘膜、精索外膜和阴囊。睾丸被致密的白膜被覆,睾丸上极为附睾。致密的白膜对睾丸肿瘤的生长有一定的限制作用,肿瘤很少穿透白膜侵及阴囊皮肤。

睾丸淋巴网分深浅两层,深层淋巴网来自睾丸实质和附睾,先沿精索上行到达腹膜后,再沿腰大肌上行于第四腰椎水平,跨过输尿管再分支向上,向内进入腹主动脉旁淋巴结及下腔静脉淋巴结。两侧睾丸的淋巴引流均终止于下腔静脉外侧或前方及下腔静脉与腹主动脉之间(图 6-15)。腹膜后淋巴结可借乳糜池及胸导管转移至纵隔和左锁骨上淋巴结,少数也可转移到右锁骨上淋巴结。浅层淋巴道转移:睾丸鞘膜和阴囊皮肤淋巴汇流于腹股沟淋巴结,经髂淋巴链上行。

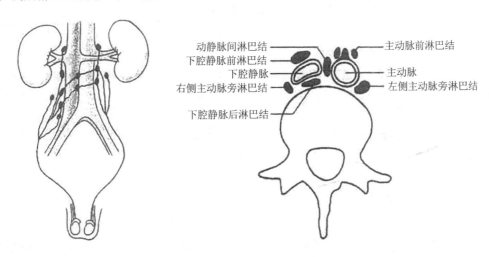

动静脉间淋巴结　　　　　　主动脉前淋巴结
下腔静脉前淋巴结　　　　　主动脉
下腔静脉　　　　　　　　　左侧主动脉旁淋巴结
右侧主动脉旁淋巴结
下腔静脉后淋巴结

图 6-15　睾丸的淋巴引流途径

睾丸肿瘤因睾丸鞘膜的限制,不易发生直接蔓延,淋巴转移是最主要、最常见途径。睾丸为腹腔器官,在胎儿期从腹腔下降至阴囊,因此,睾丸肿瘤的第一站淋巴转移为腹主动脉旁淋巴结。腹股沟淋巴结转移只有在极少见的情况下出现,如肿瘤侵及阴囊皮肤,既往有腹股沟手术史如腹股沟疝手术和睾丸固定术,腹膜后淋巴结广泛转移引起梗阻可使癌细胞逆流至腹股沟。因此睾丸肿瘤绝对禁忌经阴囊活检和穿刺,因为经阴囊活检会给患者带来阴囊和皮肤种植及腹股沟淋巴结转移之可能,从而使病情及治疗复杂化。

晚期患者可经血行转移,特别是滋养层细胞癌易发生血行转移。胚胎性癌和畸胎瘤晚期可发生血行转移,主要到达肺、肝、骨等处。

三、临床表现

患者早期常无症状,睾丸肿大是早期表现,常为无痛性,有时可有睾丸酸胀感及阴囊、下腹部、尿路刺激症状及下肢水肿。隐睾患者表现为阴囊内无睾丸,肿块位于腹股沟或盆腔。有的患者可首先出现转移的症状,如腰背痛、腹内肿块及锁骨上淋巴结肿大等。睾丸肿瘤由于主要生在体表,一般较易诊断,但也常被误诊或延误。在诊断上除临床表现及体征外,胸片应列为常规检查,必要时行胸部 CT 检查,腹部、盆腔 CT 可显示淋巴结转移灶,还可了解转移灶侵犯邻近组织及脏器的程度,为准确分期和治疗方案确定提供可靠的依据。睾丸肿瘤标志物有两类:①与胚胎发育相关的癌性物质,如甲胎蛋白(AFP)、人绒毛膜促性腺激素(HCG);②细胞酶类,如乳酸脱氢酶(LDH)。AFP、HCG、LDH 是最重要的肿瘤标记物,对睾丸肿瘤诊断、判断预后、疗后监测复发和转移有一定参考价值。绒毛膜上皮癌患者的 HCG 滴度增高,随治疗病情好转而下降或恢复正常。恶性畸胎瘤和胚胎癌患者的 AFP 增高,也随治疗病情而变化而单纯的精原细胞瘤 AFP 为阴性。LDH 是睾丸生殖细胞瘤的重要预后因素。血清 LDH 浓度的增高反映了肿瘤负荷和细胞增殖能力。所有患者均应做 LDH 检查,在临床分期中,考虑了 LDH 增高对预后的影响。

(一)分级与分期

睾丸肿瘤可根据血清肿瘤抗原分级(表 6-3)。

表 6-3　血清肿瘤抗原分级

级别	LDH	HCG/(mIU/ mL)	AFP/(ng/mL)
S_1	<1.5 倍正常值	<5 000	<1 000
S_2	1.5～10 倍正常值	500～50 000	1 000～10 000
S_3	>10 倍正常值	>50 000	>10 000

睾丸恶性肿瘤的分期也可采用 UICC/AJCC 制定的 TNM 分期标准。

1.T 原发肿瘤

T_x:原发肿瘤不能评价。

T_0:无原发肿瘤证据。

T_{is}:原位癌。

T_1:肿瘤局限于睾丸和附睾,无血管和淋巴管浸润;肿瘤可侵及白膜,但未侵及睾丸鞘膜。

T_2:肿瘤局限于睾丸和附睾,合并血管和淋巴管浸润;或肿瘤可侵及白膜并侵及睾丸鞘膜。

T_3:肿瘤侵及精索,有或无血管和淋巴管浸润。

T_4:肿瘤侵及阴囊,有或无血管和淋巴管浸润。

2.N 区域淋巴结转移

N_x:淋巴结转移不能评价。

N_0:无淋巴结转移。

N_1:淋巴结转移最大直径≤2 cm;多个淋巴结转移,最大直径≤2 cm。

N_2:淋巴结转移最大直径>2 cm,但≤5 cm。

N_3:淋巴结转移最大直径>5 cm。

3.M 远处转移

M_x:远处转移不肯定。

M_0:无远处转移证据。

M_{1a}:区域外远处转移或肺转移。

M_{1b}:肺以外其他部位远处转移。

4.TNM 分期标准

0 期:$pT_{is}N_0M_0S_2$。

Ⅰ期:$T_{1\sim4}N_0M_0S_x$。

ⅠA 期:$T_1N_0M_0S_0$。

ⅠB 期:$T_{2\sim4}N_0M_0S_2$。

ⅠC 期:$T_{0\sim4}N_0M_0S_{1\sim3}$。

Ⅱ 期:$T_{0\sim4}N_{1\sim3}M_0S_x$。

ⅡA 期:$T_{0\sim4}N_1M_0S_{0\sim1}$。

ⅡB 期:$T_{0\sim4}N_2M_0S_{0\sim1}$。

ⅡC 期:$T_{0\sim4}N_3M_0S_{0\sim1}$。

ⅢA 期:$T_{0\sim4}N_{0\sim3}M_{1a}S_{0\sim1}$、$T_{0\sim4}N_{1\sim3}M_0S_2$。

ⅢB 期:$T_{0\sim4}N_{1\sim3}M_{1a}S_2$、$T_{0\sim4}N_{1\sim3}M_0S_3$。

ⅢC 期:$T_{0\sim4}N_{0\sim3}M_{1a}S_3$、$T_{0\sim4}N_{0\sim3}M_{1b}S_{0\sim3}$。

(二)治疗原则

目前对本病的治疗方案多以综合治疗为主。随着诊断水平提高,各种新的化疗药物的出现和放疗的进展,对睾丸恶性肿瘤的治疗有了相当大的进展。不论是哪一种睾丸肿瘤,治疗均应做睾丸切除术,然后根据病理类型及临床分期决定进一步的治疗方法。手术过程中应首先结扎精索血管及输精管,高位切除睾丸,避免挤压睾丸,以防肿瘤播散。

1.精原细胞瘤的治疗

精原细胞瘤或有精原细胞成分的睾丸肿瘤需做术后放疗。早期睾丸肿瘤(Ⅰ期和ⅡB期),15%~20%出现复发,而且所需放疗剂量低,并发症很小,术后应给予腹主动脉旁和同侧髂血管淋巴结照射(即狗腿野),剂量 Dr 20~30 Gy,不建议术后仅进行观察随诊,由于很少出现纵隔复发,所以无需给予纵隔预防照射。ⅡA期亦应给予狗腿野照射,ⅡC期适用大野或全腹照射。ⅡB期及ⅡC期患者可选择性地做纵隔及左锁骨上区预防性照射,而且放疗前后可行周期性化疗。Ⅲ期患者应以联合化疗为主,化疗后复查 CT,若无肿块残存可观察,若有残存建议行PET/CT检查,若 PET/CT 阳性可考虑手术或挽救化疗,对腹膜后转移肿块、纵隔、锁骨上区、肺内孤立转移灶及颅内转移者,放疗也可取得良好疗效。

2.非精原细胞瘤的治疗

绒毛膜上皮癌原则上除进行睾丸切除外,不做进一步手术或放疗,一般只做化疗;畸胎癌和胚胎癌Ⅰ期睾丸高位切除术后应行腹膜后淋巴结清扫术或观察。如清扫后有淋巴结转移者,应行术后化疗。ⅡA期和ⅡB期先行腹膜后淋巴结清扫术和术后化疗,然后进行腹主动脉旁淋巴区照射。虽然放疗敏感性不如精原细胞瘤,但仍为有效的治疗方法。ⅡC期和Ⅲ期首选联合化疗,辅以放疗。对复发或转移灶行补救性放疗仍非常有效,5年生存率可达50%以上。

3.放疗设野

(1)狗腿野(Dog-Leg 野):靶区为腹主动脉旁及同侧髂血管淋巴引流区。在模拟机下定位,照射范围设计:上界在第十胸椎下缘,两侧各距中线 4~5 cm,亦即双侧肾门之内缘,患侧由上向下延伸至第4腰椎下缘,再与同侧髋臼外缘相连,由此处再向下延伸;健侧则由上向下延伸至第5腰椎下缘交点连线,最后在闭孔下缘与内外两条垂线相连,此野形状似狗腿,故称"狗腿野(Dog-Leg 野)"。

此照射野的优点完全依据腹主动脉旁和患侧盆腔淋巴引流的解剖而设计,同时照射野各距体中线 4~5 cm,两侧等宽,无左右侧病变不相等的区别(图6-16)。

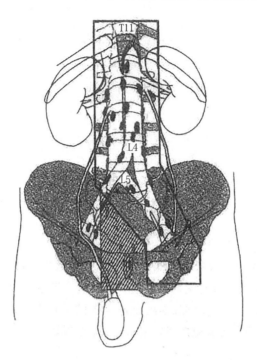

图 6-16　Ⅰ期、ⅡA期、ⅡB期睾丸精原细胞瘤放疗的"狗腿野"

　　腹股沟淋巴结不是睾丸精原细胞瘤的照射靶区,未包括在狗腿野和腹主动脉旁照射野内。在既往有腹股沟手术史的患者,如果诊断时未见腹股沟淋巴结转移,仍然不需做淋巴结的预防性照射。因为阴囊和腹股沟复发少见,只有在阴囊皮肤明显受侵才考虑照射同侧阴囊。Ⅰ期睾丸精原细胞瘤不论肿瘤是否外侵或是否经腹股沟手术切除肿瘤,均不必照射腹股沟和阴囊。

　　(2)纵隔野-锁骨上野:对ⅡB期以上患者可做预防性或治疗性照射。在有纵隔淋巴结转移时,需照射纵隔,包括全纵隔及肿瘤所在部位。上界在锁骨头水平即胸切迹水平,下达 T_{10} 椎体水平,侧界包括纵隔转移灶外放 $1\sim2$ cm(图 6-17)。

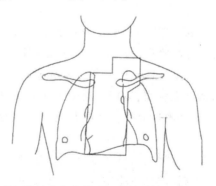

图 6-17　ⅡB期以上睾丸精原细胞瘤放疗的纵隔—锁骨上野

　　(3)腹部大野或全腹照射:腹部大野或全腹照射依腹部淋巴结大小决定,但应及时缩野,以保护小肠和肾脏,切忌过量照射。

　　三维适形与调强放疗技术已在临床普遍应用,也可根据淋巴引流途径在定位 CT 上进行靶区勾画,进行三维适形或调强放疗,对正常组织的保护将更为有利。

4.放射剂量

精原细胞瘤对放射高度敏感。一般说来,精原细胞瘤Ⅰ期以25～30 Gy,3～4周为宜。ⅡA期及ⅡB期35 Gy,4～5周。ⅡC期全腹照射20 Gy后缩野,总量35～40 Gy,4～5周。纵隔有转移时35～40 Gy,4～5周。锁骨上淋巴结转移则40 Gy,4周。纵隔和锁骨上预防性照射,用25 Gy,3周为宜;睾丸胚胎癌和畸胎癌需达45～50 Gy,4～5周,如有转移时,则缩野增至50～60 Gy,5～6周。术前放疗肿瘤量应限于10 Gy,1.5周,以免造成术后病理诊断的困难,但一般不做常规术前放疗。

5.放疗反应

胃肠道反应较为普遍,主要为恶心、呕吐、胃食欲缺乏和大便次数增多。白细胞及血小板下降也较常见,故照射速度宜慢,并给予支持疗法和对症处理。睾丸精原细胞瘤经放疗后尚无明确后遗症发生。但非精原细胞瘤的生殖细胞肿瘤如照射剂量偏高,不及时缩野和保护脏器,则有可能发生下肢水肿、放射性肠炎、放射性肾炎,治疗时应谨慎。

6.化疗

睾丸精原细胞瘤术后需做放疗已被公认,一般可不做化疗,而对ⅡB、腹腔大肿块ⅡC期和Ⅲ期的睾丸精原细胞瘤,以及Ⅱ期和Ⅱ期以上的睾丸非精原细胞瘤手术后可采用化疗,尤其是绒毛膜上皮癌,化疗更为重要。如患者合并"马蹄肾"则不予放疗,改用全身化疗目前主张以顺铂为主的联合,疗后的长期生存率在80%以上。化疗方案以PEB方案(DDP、VP-16、BLM)和EP方案(VP-16、DDP)方案为标准化疗方案,此方案完全缓解率为58.5%～81.8%。化疗后复查CT若无肿块残存可观察,若有残存建议PET/CT检查,若PET/CT阳性可考虑手术挽救化疗或放疗。若无条件行PET/CT,CT残存肿块>3 cm者,可选择手术、放疗或观察,若≤3 cm,可观察;若复查CT进展,可行挽救治疗。

四、预后

(一)临床分期

病期越早预后越好,一旦出现转移则生存率明显下降。Ⅰ期5年生存率为95%～100%,Ⅱ期为50%～90%,Ⅲ期为0～56%。

(二)病理类型

就疗效来说,单纯精原细胞瘤最好,胚胎癌和畸胎癌较差,绒毛膜上皮癌更差。

(三)治疗方法

合理的综合治疗[手术+放疗和(或)化疗]优于单一治疗。单纯手术治疗效果较差,配合放疗或化疗可明显提高生存率和降低复发率及远处转移率。如对精原细胞瘤行睾丸切除后,不做腹膜后淋巴区照射的5年生存率仅为50%左右,进行术后放疗者为80%～100%。

(四)复发和转移的患者

应采取积极治疗,仍有可能获得根治。有医院有2例在手术加下淋巴区放疗后出现肺转移,进行放疗后又已分别健康生存7年和8年。其中1例睾丸精原细胞瘤合并胚胎癌及畸胎瘤患者,放疗后9个月出现右肺巨大转移灶(10 cm×10.5 cm),经局部和纵隔照射40 Gy后,肿块仅稍有缩小,观察9个月后肿块完全消失,健在8年,并能正常参加工作。

(王晓光)

第八节 皮 肤 癌

一、病因与流行病学

皮肤癌在我国发病率较低,在澳大利亚和新西兰约占恶性肿瘤的一半,美国德克萨斯州占全部肿瘤的 35%,白种人是非白种人的 45 倍多。常见的皮肤癌有皮肤原位癌、基底细胞癌、鳞状细胞癌(30%)。发病因素与紫外线照射、宿主因素、电离辐射、化学致癌物质(焦油、沥青等)及某些皮肤癌前病变(如白癜风、着色性干皮病等)等有关。皮肤癌发展相当缓慢,恶性程度较低,转移较少。此病因位于体表,易于早期诊断和早期治疗,治愈率可达 90% 以上。

二、病理学与临床表现

(一)皮肤原位癌

1.鲍恩病(Bowen 病)

即皮肤原位癌,是一种较少见的早期皮肤癌,好发于躯干和臀部,最常见暴露于日光的部位,病变多数单发,初起为淡红或暗红色丘疹,渐融合汇成边缘清楚、并稍隆起的不规则形斑片,表面覆以厚痂,强行剥去,则露出颗粒状或乳头状浸润面。病理变化主要发生在表皮层内。

2.乳房外湿疹样癌(乳房外派杰病)

乳房外湿疹样癌较少见,好发于大汗腺分布部位,如肛门周围、会阴、外生殖器和腋窝等。临床表现似乳腺湿疹样癌,边缘清楚并略呈堤状隆起,中央部分湿润或糜烂,上覆少量鳞屑或结痂,病变限于基底层或基底层上部。

3.增殖性红斑

增殖性红斑好发于阴茎龟头,包皮和女阴。病灶为边缘清楚、略高于表面的红斑,表面干燥,如绒毯状,上覆灰白色、微亮的鳞屑。病理改变类似鲍恩病,但多核上皮巨细胞较少见。

(二)基底细胞癌

本病多发生在 40 岁以上,男性较多见,具局部侵袭性,但极少转移,好发于颜面及颈部,且多发生在眶周及鼻部。也可见于手背、前臂及上背部等,结节溃疡型最常见。病程长,初起为细小的犹状结节,渐增大,中心部形成浅在溃破面,继续扩展,则形成边缘清楚或边缘卷曲不整齐、呈鼠咬状之溃疡,溃疡面较大时,则具有特殊的破坏力,可侵及深层组织,严重者破坏骨组织。色素型呈浅表的扁平肿瘤,由蜡状小结节聚集而成,粒状表面有色素沉着,上面常有痂。表浅型呈中心萎缩或有斑痕,上覆鳞屑或结痂的斑点,可见边缘呈细线状隆起,可糜烂。少数囊肿型、硬斑型可不形成溃疡,但放疗敏感性较差。多数表浅型的浸润性小,放疗效果最好。

(三)鳞状细胞癌

中年尤其老年人较多,多由紫外线照射引起,恶性度较高。本病主要为局部浸润性生长也可外生性生长,与基底细胞癌相比发展较快,易转移至区域淋巴结,血行转移也较基底细胞癌常见。病灶多发生于头颈部,也可发生于躯干及四肢,早期临床表现与基底细胞癌相似,但发展快。肿瘤向深部发展,可侵犯肌肉和骨骼,形成较大溃疡并常引起继发感染。肿瘤向外发展,可形成乳头状或菜花状新生物,基底也可向深部扩展。表浅型、外突菜花型者深层侵犯较少,对放疗敏感;浸润型、溃疡型发展快,侵蚀性强,常有淋巴转移和骨破坏,对放疗敏感性稍差。

三、诊断与分期

(一)诊断

经久不愈或有少量出血的皮肤溃疡,结节性隆起,经久不消的红色瘢痕并出现表浅糜烂等,应警惕恶变的可能。仔细检查、准确记录肿瘤大小、直径、浸润深度和是否多发、淋巴结转移,应进行病理检查。

(二)分期

皮肤癌 TNM 分期系统见下述。

1.T 原发肿瘤

T_x:原发肿瘤无法评价。

T_0:无原发肿瘤证据。

T_{is}:原位癌。

T_1:肿瘤最大直径<2 cm。

T_2:肿瘤最大直径>2 cm,而<5 cm。

T_3:肿瘤最大直径>5 cm。

T_4:肿瘤侵犯深部皮肤外组织,如软骨、骨和肌肉。

注:同时多个原发病灶,依据最高的肿瘤分期,并在括号中表明肿瘤数目,如 $T_3(5)$。

2.N 区域淋巴结转移

N_x:区域淋巴结,无法评价。

N_0:无区域淋巴结转移。

N_1:有区域淋巴结转移。

3.M 远处转移

M_x:无远处转移无法评价。

M_0:无远处转移。

M_1:远处转移。

4.TNM 分期标准

0 期:$T_{is}N_0M_0$。

Ⅰ 期:$T_1N_0M_0$。

Ⅱ 期:T_2N_0M,$T3N_0M_0$。

Ⅲ 期:$T_3N_0M_0$,任何 TN_1M。

Ⅳ 期:任何 T 任何 NM_1。

四、治疗原则

皮肤癌的治疗方法较多,有药物、电灼、激光、冷冻、手术和放疗等。外科切除和放疗都有很高的治愈率,所选择的治疗方式应在能根治的前提下,尽可能保护外观和功能。影响治疗方式选择的因素有病灶大小、肿瘤生长部位、是否累及毗邻的骨和软骨、侵犯的深度、肿瘤病理类型及分级、既往治疗史和患者的一般状况等。手术治疗是皮肤癌治疗的主要手段。病变较大,尤其累及骨或软骨时宜手术,术后需要时再做修补。对放疗后残留或复发病变、瘢痕癌放射区癌宜做手术,有淋巴结转移者做淋巴结清扫术。鲍恩病、乳房外湿疹样癌及增殖性红斑等皮肤原位癌,应首选手术,疗效较好。

五、放疗

(一)适应证

基底细胞癌和鳞状细胞癌病变较小或局限者,手术切除与放疗效果相似,但手术切除常遗留瘢痕,影响功能和美容,放疗则无这方面的缺陷。因此,当病灶位于头颈部,尤其是嘴、眼、耳或鼻的早期病变或头皮肿瘤与颅骨固定时应首选放疗;其他部位的病灶,有手术禁忌或不愿手术治疗者,也可首选根治性放疗。对于病期较晚、有区域淋巴结转移或软骨、骨侵犯者,可进行姑息放疗或与手术的综合治疗。术后放疗适用于切缘未净的鳞状细胞癌,对于这类患者,术后尽早放疗可以提高局部控制率和生存率。

(二)放疗技术

(1)颌面部的病变,应给予疗前洁齿,防止发生放射性骨坏死。

(2)皮肤癌的放疗常采用电子束治疗。可根据肿瘤大小、厚度和部位选择射线和射野,可选择深部 X 线与低能 B 线(15 MeV 以下),β 线有很陡的剂量跌落能保护正常组织,应用越来越多,要求 $80\%\sim90\%$ 的等剂量曲线完整包括肿瘤,表面加 0.5 cm 厚填充物。

(3)照射范围与方法:①确定肿瘤界线,需用手摸,了解肿瘤范围并注意下层组织是否浸润。②根据病变范围设计照射野,照射范围包括肿瘤及其边缘外 0.5～1.0 cm 正常组织,若肿瘤浸润性生长,手触边缘不清楚或肿瘤较大时可扩大至 3～4 cm。周围的红晕区也应包括在内。③一般采用垂直照射,对于病变较大的皮肤癌或巨大菜花状肿瘤或为了保护重要深部组织(如脑等),应尽可能采用切线加垂直照射或多野照射或电子束照射。④有区域淋巴转移者可连同病灶一起照射,或另设野照射。区域淋巴结一般不做预防性照射。⑤邻近不同部位,特别是不在同一平面(如鼻尖和鼻旁)的多发性肿瘤,应分别设野照射。⑥根据照射野大小剪出各种相应形状的铅皮或铸铅模,以保护周围正常组织。眼睑皮肤癌要注意保护角膜和晶体。

(4)照射剂量:小病灶应肿瘤外扩 1 cm,较大病灶应在肿瘤外扩 2～3 cm,当剂量在 30～40 Gy 时,调整射野和外扩 1 cm 和降低能量,总照射剂量 6～7 周 60～70 Gy。

常规分割时,肿瘤区变为平坦柔软之肉芽面,但尚未形成放射性溃疡时即可停止照射。

(5)放疗中的注意事项:放疗前冲洗换药,以控制感染;放疗中每天或隔大更换敷料,注意病情变化,防止继发感染;治疗结束后也需继续换药,直至愈合。

(三)放疗反应

主要放疗反应为急性皮肤反应及慢性放射性皮炎。急性皮肤反应分为 3 度。

1.Ⅰ度反应

在常规放疗的情况下,先有红斑,接着是脱皮、色素沉着。可以用放射防护药膏减轻症状。

2.Ⅱ度反应

湿性脱皮,真皮层暴露。可出现湿性脱皮、白膜反应等,局部皮肤可用 0.5% 氢化可的松软膏,对眼球的反应可用 2.5% 可的松混悬液滴眼。

3.Ⅲ度反应

溃疡、坏死,溃疡区渗液增多。慢性放射性皮炎表现为放疗后皮肤萎缩或增厚、干燥、皲裂、较严重的是后期发生的毛细血管扩张和纤维化。眼周围皮肤癌放疗时易损伤角膜和晶体,应注意保护。放射性溃疡极少见,一旦发生,可用 α_2 巨球蛋白、维生素 B_{12} 或中药治疗,若经久不愈,则可用手术治疗。

(四)放疗疗效

皮肤癌单纯放疗有较好的效果,放疗病变完全消失者为 98.7%,5 年生存率为 90.73%,复发皮肤癌为 83.62%,疗后保持面容效果好或可接受占 92.62%。影响预后的主要因素是病理类型和肿瘤大小。基底细胞癌 5 年生存率为 94.4%,鳞癌为 77.1%;肿瘤 <3 cm 者 5 年生存率为 92.0%,3~5 cm 者为 77.3%,>5 cm 者为 67%。

(王晓光)

第九节　恶性黑色素瘤

一、概述

恶性黑色素瘤又称为黑色素瘤,是指来源于基底层(神经嵴)的黑色素细胞在免疫缺陷、遗传因素及多种理化因素等影响下恶变而形成的一种恶性肿瘤,发病呈明显上升的趋势,常见于浅色人种。长期紫外线照射,有发育不良的痣或家族史者危险性高,慢性摩擦损伤可能为恶变的病因。男性多在躯干,女性多在四肢。恶性黑色素瘤的生物学行为高度恶性。早期即可发生区域淋巴结及血行转移。即使经根治性手术后亦可复发或转移;对晚期有转移的患者,放疗和化疗很少能明显延长存活。在几种常见恶性肿瘤中,恶性黑色素瘤的无病存活及带瘤存活的比率很低。

二、诊断与分期

(一)诊断

当皮肤病变出现以下症状时,应完整切除并进行病理检查。①棕色及黑色加深或褪色;②病变区域增大;③原斑块病变出现表面隆起;④持续瘙痒、结痂或出血;⑤出现卫星病灶;⑥出现锯齿状变化。

(二)分期

恶性黑色素瘤 AJCC 的 TNM 分期见下述。

1.T 原发肿瘤

T_x:原发肿瘤无法评价(有过活检或肿瘤退变)。

T_{is}:原位癌。

T_1:肿瘤厚度 ≤1 mm。

T_{1a}:肿瘤无溃疡,Clark 分类 Ⅱ 和 Ⅲ 度。

T_{1b}:肿瘤有溃疡或 Clark 分类 Ⅳ 和 Ⅵ 度。

T_2:肿瘤厚度 1.01~2 mm。

T_{2a}:无溃疡。

T_{2b}:有溃疡。

249

T_3:肿瘤厚度 2.01~4 mm。

T_{3a}:无溃疡。

T_{3b}:有溃疡。

T_4:肿瘤厚度>4 mm。

T_{4a}:无溃疡。

T_{4b}:有溃疡。

2.N 区域淋巴结

N_x:区域淋巴结无法评价。

N_1:1(个)淋巴结转移。

N_{1a}:镜下淋巴结转移。

N_{1b}:肉眼淋巴结转移。

N_2:2~3 个局部淋巴结转移或无局部转移但有淋巴结转移。

N_{2a}:镜下(临床隐形转移)。

N_{2b}:肉眼(临床显形转移)。

N_{2c}:有卫星灶,或有淋巴引流管转移。

N_3:4 个以上淋巴结转移或融合淋巴结转移,淋巴结转移伴卫星灶,或伴有淋巴引流管转移。

3.M 向远处转移

M_x:无远处转移,无法评价。

M_1:任何部位远处转移。

M_{1a}:皮肤、软组织或病灶外结节转移。

M_{1b}:肺转移。

M_{1c}:其他内脏受累或同时伴血清 LDH 升高。

三、治疗

手术是治疗黑色素瘤的一种主要方法,需进行病灶广泛切除,保证切缘阴性。中晚期病变加区域淋巴结清扫。Ⅰ~Ⅱ期病变手术治愈率为 90%。尽管全身化疗的缓解率很低,但对晚期恶性黑色素瘤仍是主要的治疗手法。达卡巴嗪是最有效的治疗转移性恶性黑色素瘤的化疗药物。以往认为黑色素瘤对放射抗拒,现认识到该瘤对大分割照射有较好的敏感性。放疗常可减轻转移性恶性黑色素瘤的症状,特别是对有中枢神经系统和骨骼转移的患者。放疗对Ⅲ期恶性黑色素瘤淋巴结切除术后及发生远处转移的恶性黑色素瘤有局部控制作用。

四、放疗目的与适应证

(一)根治性放疗
(1)肿瘤位于头颈部、足跟等部位,为不影响功能和美容可首选根治性放疗。

(2)有手术禁忌证及患者拒绝手术者也可进行根治性放疗。

(二)术前放疗
适应于身体各部位的黑色素瘤。术前放疗有助于防止肿瘤扩散,并能提高生存率。

(三)术后放疗
手术后对原发肿瘤区及区域淋巴区做预防性放疗,能降低局部复发率。

(四)姑息放疗

大分割照射对全身各部位的转移灶均有一定姑息作用,尤其是皮肤与软组织的转移灶有较好疗效。

五、低(大)分割放疗的原理

黑色素瘤对常规分割照射抗拒是因为黑色素瘤的细胞辐射存活曲线有一宽大的"肩区",Dq值为 2.74～2.92 Gy。这是由于:①黑色素含乏氧细胞多;②黑色素细胞对放射敏感性有明显的异质性(个体差异和病灶差异),α/β 比值从小到大幅度很大(2.5～18 Gy)其中 a/p 比值$\leqslant$5 Gy 者辐射存活曲线"肩区"宽大,辐射引起的亚致死损伤的修复能力很强;③在放疗过程中可迅速再增殖。采用低(大)分割照射(每周少于 5 次,每次>2 Gy)的作用机制是降低黑色素瘤细胞对辐射损伤的修复能力,从而提高瘤细胞的辐射效应,而对乏氧细胞用大分割照射则不利。

六、放疗技术

用深部 X 线或低能量 β 线进行照射,能量依病变厚度选择,肿瘤靶区剂量不能小于 90%,β线治疗加约 0.5 cm 的填充物。黑色素瘤低(大)分割放疗多为每周照射 2 次、每次 4～6 Gy,总量40 Gy 左右;或分次剂量为 2.5～3.5 Gy/F,每周 3～5 次相当于总剂量 70～80 Gy/35 F。原位癌外放 1 cm,厚度小于 1 mm 者为 2 cm 边界,而 1～4 mm 或大于 4 mm 者为 3 cm 边界。对于眶区、鼻部等部位的肿瘤,可行术后 CRT 或 IMRT,靶区应严格控制,一般原肿瘤位置外扩 5～10 mm 即可。黑色素的放射效应与总剂量无明显关系,而与分次剂量密切相关,故总剂量一般不超过 40 Gy。另外,肿瘤被照射后有一段逐步消退的过程,一般要观察数月。但也有学者认为低(大)分割照射效果与常规分割照射无差异,用常规分割照射时剂量应达 65～70 Gy 或以上。

七、预后因素

(一)病理学与预后因素

(1)表浅扩散型占 70%,呈扁平放射性生长。5 年生存率为 70%。

(2)结节型占 15%～30%,可直接向真皮穿透,5 年生存率为 45%。

(3)雀斑型占 4%～10%,好发老年妇女的头颈部,5 年生存率为 95%。

皮肤浸润深度和病变厚度对预后有明显的影响:原发肿瘤厚度<0.76 mm,淋巴结转移率<1%,5 年生存率为 96%～99%;原发肿瘤厚度为 0.76～1.5 mm,淋巴结转移率为 10%～15%,5 年生存率为 87%～94%;原发肿瘤厚度为 1.51～4.0 mm,淋巴结转移率为 20%～40%,5 年生存率为 66%～77%;原发肿瘤厚度>4.0 mm,淋巴结转移率为 50%～65%,5 年生存率<50%。

(二)分割照射方式与预后因素

低(大)分割照射的疗效明显好于常规照射者,Habermals 等用分次量>6 Gy,每周 1～2 次,总剂量 30～40 Gy 的治疗皮肤转移 33 例,有效率为 88%,而分次量 2～2.5 Gy 治疗的 11 例只有1 例有效。Harwood 等报道头颈部黏膜黑色素分次量>4 Gy 的病灶完全消失率达 86%,而分次量<4 Gy 仅 28%。Strauss 等用分次量 3～4 Gy,总剂量 21～33 Gy 治疗颅内转移性黑色素瘤12 例仅 3 例缓解,而用分次量 47 Gy 治疗的 6 例全部好转。也有人报道颅内黑色素瘤低、高分次量照射效果相似,但高分次量照射引起较严重的晚期并发症,故对颅内黑色素瘤的适宜分次照射方法值得进一步探讨,特别是对重要功能区要慎用大分割照射。虽然有报道对低(大)分割照

射法提出质疑,但这可能与作用机制和不同肿瘤细胞的生物学特性有关。低(大)分割照射的主要机制为降低瘤细胞对放射线的亚致死损伤修复能力,而常规分割或超分割放疗则主要是针对乏氧细胞。另外,黑色素瘤有明显的放射敏感异质性,其 a/p 比值在 6～18 Gy 或 2.5～15 Gy; a/p 比值小者(≤5 Gy)表明存活曲线的肩部宽,细胞对放射损伤的修复能力强,也支持采用大分割治疗。国内首次报道 1 例用大分割照射治愈的病例。因此,对黑色素瘤的放疗方案应个体化处理(不同病例和不同病灶),建议对病灶附近无重要晚发反应性正常组织的患者可用低(大)分割放疗。

(王晓光)

第十节 骨 血 管 瘤

一、病因

骨血管瘤病因不清,可能是肿瘤样畸形或错构瘤所致,骨血管瘤是一种呈瘤样增生的血管组织,掺杂于骨小梁之间,不易将其单独分离,从组织学上分为海绵状血管瘤及毛细血管瘤,前者多见于脊柱和颅骨,后者多见于扁骨和长管骨干骺部。

二、临床表现

骨血管瘤实为血管畸形,脊柱为好发部位,其中以下胸椎骨至上腰椎骨为多,颅骨其次,长骨很少。多无症状,有些可有局部疼痛,患部肿胀或肿块,肿块为骨性硬度。若肿瘤穿破骨皮质,侵及椎管,可产生脊髓压迫症状,如感觉异常、神经根痛及瘫痪等。X 线表现为骨纹理增粗和蜂窝状疏松栅状改变,原发于椎体者栅状改变更为特异性,X 线的断层片与 CT 片更清楚地显示血管瘤的范围甚至于横突及小关节的病变及向椎管硬脑膜延伸的征象。血管造影更有临床价值。

三、治疗

骨血管瘤无症状时可定期观察,不需治疗,血管组织可由纤维组织代替,血管自行愈合。有临床症状者方需做如下治疗。

(一)放疗

骨血管瘤对放射疗法为中度敏感。适应证:①不适应手术治疗者;②手术切除不彻底者,用放疗消除残余的肿瘤组织。放射疗法会损害脊髓血管的内皮细胞,发生血栓,导致放射性脊髓炎,在选择治疗时应慎重。骨血管瘤对射线中度敏感,而手术出血多,危险性大,可因出血不止而手术难以进行,故以放疗为主,特别是脊椎血管瘤应首选放疗,效果良好,照射剂量多小于脊髓耐受量,为 30 Gy 左右。脊椎血管瘤伴截瘫也首选放疗,无效时再手术减压,不要热衷手术,以免意外发生,单纯放疗有效率可达 85.7%。

(二)手术治疗

脊柱骨血管瘤侵犯脊髓引起截瘫时,若具备条件,可行椎体肿瘤切除脊髓前方减压,或行椎弓肿瘤切除脊髓后方减压,手术可解除肿瘤对脊髓的压迫,有利于脊髓功能的恢复。若条件不具备或术者手术经验不足,主张先放疗,放疗无效者再手术切除。术前放疗可减少出血,有利于手术的进行。对脊柱病理性骨折脱位,引起椎管狭窄,骨性压迫脊髓引起截瘫者,应尽早手术减压,术后放疗。四肢骨血管瘤特别是引起病理性骨折或功能障碍者,尽可能切除肿瘤,骨折复位,大块植骨内固定。病变广泛者也可作肿瘤段切除,再修复缺损,重建功能。颅骨血管瘤以手术切除为宜,大剂量照射可能损伤脑组织。

(三)血管栓塞治疗

国外应用比较多,通过选择性动脉造影,确定肿瘤的供血动脉,插入导管,从导管中注射栓塞剂,使血管发生栓塞,阻断肿瘤的血液供应,使肿瘤缩小,以缓解症状或使手术时出血减少,有利于手术彻底切除。此手术技术要求较高,关键是选择动脉进行栓塞,否则,将有可能导致血管性脊髓损伤。

(王晓光)

第十一节　骨巨细胞瘤

一、病因

骨巨细胞瘤的病因目前还不清楚。瘤组织血供丰富,质软而脆,似肉芽组织,有纤维机化区及出血区,按良性和恶性程度分为三度:一度为良性,巨细胞很多,少有细胞分裂。二度介于恶性或良性之间,间质细胞较多,巨细胞较一度为少。三度为恶性,发生少,间质细胞多,细胞核大,形态如肉瘤,细胞分裂多,巨细胞少而小,核数目也少,一、二度可转化为三度。

二、临床表现

本病多见于20～40岁患者,很少在20岁以前发生。好发于四肢长骨的骨端,其中以股骨下端、胫骨上端和桡骨下端最多,占全部病例的60%～70%,尤多见于膝关节附近。局部疼痛是主要症状,伴有局部肿胀,且因骨质膨隆,扪诊时有捏乒乓球感。典型的X线表现为肿瘤偏心性生长和蜂窝状、肥皂泡状的囊性阴影,肿瘤穿过骨皮质可形成软组织肿块。

三、治疗方法

(一)手术治疗

手术为骨巨细胞瘤的首选治疗方法,应尽量做局部广泛切除手术,对破坏范围小的Ⅰ、Ⅱ级病例,可考虑行刮除术。对少数破坏广泛且侵犯邻近重要神经和血管时的Ⅱ级、术后复发或Ⅱ级病例,可考虑做更大范围甚至截肢手术。但手术后易复发。Goldenberg报道218例骨巨细胞瘤,手术后总复发率为35%,单纯刮除者约为77.8%,截肢者为22.7%。但也有学者报道本病手术后有60%～100%可治愈。有学者认为整块切除是最佳手术方式。手术与放疗综合治疗可明显降低复发率和提高生存率。

(二)放疗

1.放疗适应证

(1)对不能彻底截除者,如骨、颅骨、脊椎骨等处,在局部刮除手术后 2 周即应放疗。

(2)刮除手术后有残留者。

(3)对于破坏广泛的Ⅰ、Ⅱ级和全部Ⅲ级者手术后宜补充放疗防止复发。

(4)不宜手术者或转移者,放疗有一定的作用,可控制发展,改善症状。

2.放疗技术

放疗范围根据 X 线与 CT 提示肿瘤大小与软组织肿块的范围来决定,应包括肿全部肿瘤外 2 cm 与邻近肿胀的软组织,皮肤及过去做过经皮闭合穿刺点。如病变在长骨,则需包括瘤外 5～7 cm,注意保护关节腔、脊髓等组织。椎骨巨细胞瘤如有脊髓压迫症,先做椎板减压,同时活检,然后放疗。良性型 DT 4～5 周 40～50 Gy,恶性型应给予 Dr 6～8 周 60～70 Gy。

有学者认为本病放疗后可增加恶变率,但骨巨细胞瘤本身就有 10%～15% 发生恶变,所以不能认为全是放疗所致的恶变。应注意对放疗结束后近期内出现的骨质吸收及后期的纤维囊性 X 线影像学改变,切不可误认为恶变或复发而进行不必要的截肢,对此应有正确的判断和仔细地随访观察。放疗后 3 个月复查 X 线,一般可见肿瘤缩小,可出现骨小梁再钙化。如放疗后一度病变钙化后又出现骨吸收应考虑癌变。另外,对于良性骨巨细胞瘤治疗 5 年后的复发者,应高度怀疑其发生了恶性转化,手术后恶变者比放疗后恶变者的组织学分级为低。

四、预后

5 年生存率为 60%～100%,复发率可在 40%～80%,且复发者病理可升级,恶变或转移率为 6.8%～30%。病理分级越高,预后越差。

(王晓光)

第十二节　软骨肉瘤

软骨肉瘤是指来源于软骨细胞的原发恶性肿瘤。在原有良性软骨肿瘤(如骨软骨瘤、内生软骨瘤)基础上发生恶变,可形成继发性软骨肉瘤。软骨肉瘤常见的亚型有普通型软骨肉瘤、去分化软骨肉瘤、透明细胞软骨肉瘤、间叶性软骨肉瘤和皮质旁软骨肉瘤。

一、普通型软骨肉瘤

(一)概述

普通型软骨肉瘤即通常所指的软骨肉瘤,好发年龄为 40～70 岁,40 岁以上病例占 50% 以上,男女发病率相当。软骨肉瘤常见于骨盆、肩胛带及长骨近端。极少数病例发生于儿童和青少年,并且常在少见部位,预后更差,应与骨肉瘤鉴别。

(二)临床表现

主要表现为疼痛、缓慢增大的质硬肿物。从出现症状或症状加重到就诊时间为 1 个月到 10 年,平均 11.3 个月。早期无症状,而后主要表现为疼痛,常为不严重的间歇性钝痛,逐渐加重呈持续性剧痛。肿瘤表面皮肤一般无改变,晚期肿瘤巨大时,可出现静脉曲张,局部可扪及质硬肿块。部分患者碱性磷酸酶升高。

发生于脊柱、骶骨、肋骨或骨盆的病例可引起严重疼痛,可因为压迫神经而引起放射性疼痛。有些病例肿瘤突然迅速生长、破入软组织,应考虑为去分化征象或恶性升级。

偶尔有肿瘤经骨端侵入关节而引起关节症状。病理性骨折少见。有时复发的软骨肉瘤表现出比原发肿瘤更强的侵袭性。

(三)影像学检查

1.X线

发生于长骨的病变在X线表现为干骺端偏心生长,在骨干则为中心型生长。早期为一密度减低的破坏区,范围不大,有清晰的硬化边缘,似良性表现。随肿瘤生长,髓腔内可出现不同程度的膨胀性破坏区,呈梭形或多个囊腔,甚至类似皂泡样表现,边缘不规则或模糊,破坏区内可有骨性间隔。约2/3病例出现软骨钙化,钙化形态不一,表现为斑点状、环状、团块状及絮状等,大量絮状钙化甚至可以把已破坏的骨缺损遮盖起来。骨膜反应一般较少,多局限于骨干侧,有少量的单层骨膜增生。骨皮质被穿破时,可形成软组织肿块,肿块内有各种形态的钙化(图6-18)。骨盆和颌骨是软骨肉瘤的相对好发部位,主要表现为溶骨性、膨胀性破坏,边缘不清,常有软组织肿块。破坏区和肿块内常见各种形态的钙化斑点。手足骨的表现类似,累及关节为其特点。肩胛骨的软骨肉瘤常引起巨大的软组织肿块,伴肿块内大量钙化团块。

2.CT

CT示溶骨性破坏,边缘呈穿透样,内有斑点状钙化。病变周围的皮质骨因骨膜反应而增厚,无增强效应(图6-19)。

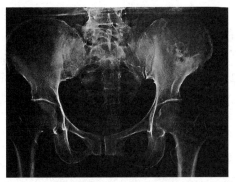

图6-18 骨盆正位X线显示左髂骨软骨肉瘤

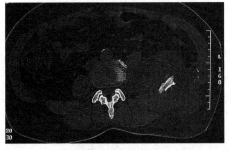

图6-19 左髂骨软骨肉瘤的轴位CT骨窗表现

4.同位素扫描

同位素扫描上可见核素浓集区大于 X 线所示病变范围。

5.血管造影

血管造影显示低血运病灶。

(四)病理表现

大体可见肿瘤体积一般较大,呈不规则圆形或哑铃形,有的一部分在骨内,另外一部分在骨外。边缘不甚清,常分叶。切面呈灰白色或灰蓝色,有光泽,呈半透明状。某些区域可见分化较好的软骨,但较正常软骨及软骨瘤的软骨更灰、更软、更透明,也更呈凝胶样改变。部分肿瘤可发生黏液性变或出现小囊,也可因出血、坏死而呈暗红色。肿瘤内常出现白色钙化区域。低度恶性的软骨肉瘤(组织学Ⅰ级)骨皮质可表现正常或轻度膨胀而无肿瘤浸润,而Ⅱ~Ⅲ级的病例骨皮质几乎都被浸润或破坏。

镜下见软骨细胞呈分叶状,细胞分布均匀,胞核肥大,常可见双核细胞,偶见不规则形巨大的软骨细胞。细胞-基质比例随分级不同而异。软骨肉瘤多采用 3 级分级法:低度恶性(Ⅰ级)、中度恶性(Ⅱ级)及高度恶性(Ⅲ级),Ⅲ级软骨肉瘤少见,占 5%~10%。Ⅰ级软骨肉瘤总是有分化良好的软骨,核大小不等,大多保持圆形、轻度增大,可有双核细胞,同软骨瘤相比有较多的细胞数。Ⅱ级软骨肉瘤核大、深染,双核细胞多见,异型性较明显,偶见有丝分裂相。Ⅲ级软骨肉瘤几乎总是有分化好的软骨,然而软骨小叶的边缘都由致密的成软骨细胞及未分化的间质成分所组成且颜色深染,软骨细胞呈明显异形性,有多核细胞,可见到有丝分裂相。软骨肉瘤的组织学分级同它的病程及预后明显相关,因此软骨肉瘤分级在确定治疗计划时有很高的参考价值。

坏死、钙化和骨化现象在所有的软骨肉瘤中都很普遍。软骨肉瘤中的骨化由新生骨组成,无恶性特征,是一种替代退化及钙化的软骨的修复骨,或仅是内骨膜或外骨膜对肿瘤侵犯的反应骨。无间质细胞直接产生类骨质,否则要考虑为骨肉瘤。

电镜下,肿瘤细胞形态不一,瘤细胞核大,核浆比例明显增加,核膜常形成不规则凹陷,核仁肥大,有时为一至数个并有边移现象。瘤细胞表面常形成各种类型的微绒毛突起,为软骨肉瘤最有特征性的表面突起。瘤细胞周围有较成熟的胶原纤维,纤维间有基质小泡,胶原纤维上有不规则针状或颗粒状钙盐结晶。

(五)治疗及预后

软骨肉瘤的治疗以外科手术为主。肿瘤切除达到广泛切除的外科边界是治疗成功的关键,但有些部位很难做到广泛切除。

软骨肉瘤对放疗不敏感,仅用于那些无法通过外科治疗达到广泛或根治性切除的病例,为缓解疼痛可以配合放疗。化疗效果不肯定,仅在去分化软骨肉瘤中应用。对于边界清楚、数量有限的肺转移灶,建议手术切除。

软骨肉瘤的预后取决于两个因素:组织学分级和外科切除边界。总的来说,发生于四肢的软骨肉瘤比躯干骨的预后要好。软骨肉瘤总的 5 年生存率为 48%~60%。组织学Ⅰ级软骨肉瘤5 年生存率为 90%,Ⅰ级软骨肉瘤不转移,若切除不充分可出现局部复发,肿瘤侵及内脏及椎管可导致死亡。Ⅱ级软骨肉瘤生长慢且组织学特征可无高恶性特征,5 年生存率约 81%。Ⅲ级软骨肉瘤预后差,5 年生存率约 29%。软骨肉瘤复发通常发生于术后 5~10 年,复发往往伴随组织学分级的上升。远隔转移常见于Ⅲ级软骨肉瘤,约 66% 出现,Ⅱ级约 10% 出现远隔转移。转移常见于肺部,其次是肝、肾、脑等。

二、去分化软骨肉瘤

(一)概述

去分化软骨肉瘤是指同时具有软骨和纤维成分的原发恶性肿瘤。最早由 Dahlin 和 Beabout 首先命名,为Ⅱ期高度恶性肿瘤。去分化软骨肉瘤并不少见,约占所有软骨肉瘤的 10%。多见于 50～75 岁,男女比率为 1.5：1,好发于骨盆和肩胛带部位。

(二)临床表现

患者表现为既往无痛肿块的突然增大和疼痛。该型软骨肉瘤的特点是生长迅速、骨破坏严重,早期可发生肺转移,生存率低。低度恶性软骨肉瘤可于起病数年后发生去分化,从而表现出暴发性骨破坏的临床过程。

(三)影像学检查

1.X 线

X 线可见分叶状钙化病灶,呈缓慢生长状(为软骨成分特点)。还可见巨大的低密度软组织成分,为去分化部分。当纤维成分位于骨内时,可有穿透性边界表现(图 6-20)。

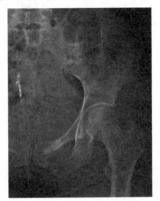

图 6-20　骨盆正位 X 线显示左耻、坐骨去分化软骨肉瘤

2.CT

CT 的典型表现为软骨成分中絮状钙化与纤维成分中低密度分叶组织相混杂。

3.MRI

MRI 上软骨成分呈低信号,纤维成分呈高信号。

4.同位素扫描

同位素扫描表现为广泛的核素浓聚。

5.血管造影

血管造影中其纤维成分为高血运病灶。

(四)病理表现

大体标本中央为质硬的蓝灰色软骨小叶状病灶,周围为灰白色质软的纤维成分,通常以纤维成分为主,且可破坏软骨成分。纤维成分可遍及骨或软组织。

镜下可见 2 种不同成分:①分化好的软骨肉瘤成分,即轻度异型性的软骨细胞和透明的软骨基质;②去分化软骨肉瘤成分,背景基本为纤维组织,有丝分裂相很显著,血管侵袭很明显,还可见高度异型性的细胞。有学者认为肿瘤中的去分化成分,75% 的病例为纤维肉瘤或恶性纤维组织细胞瘤(MFH),25%病例为骨肉瘤。

(五)治疗及预后

治疗以手术为主,需行广泛或根治性切除。放疗可获得短暂的缓解,化疗效果不肯定。

去分化软骨肉瘤预后极差,5年生存率低于20%,远隔转移发生早。

三、皮质旁软骨肉瘤

(一)概述

皮质旁软骨肉瘤是指位于骨表面并破坏外层皮质的软骨组织发生的恶性肿瘤,多数为Ⅰ期低度恶性肿瘤。多见于20~50岁,男女比例相当,好发于长骨的骨表面。

(二)临床表现

主要为质硬、固定、相对无痛的肿块,多为无意中发现。

(三)影像学检查

1.X线

X线可见病灶位于长骨表面,通常在干骺端。早期的肿瘤常无钙化,呈软组织密度影,而晚期的肿瘤钙化较多。肿瘤与相邻骨之间没有像骨旁骨肉瘤那样的透亮间隙,通常没有骨膜反应,如有皮质受侵,多较晚发生。

2.CT

CT可显示出钙化的情况和软组织肿块范围。

3.MRI

MRI上软骨呈低信号。

4.同位素扫描

同位素扫描中,病灶区表现为核素浓集。

5.血管造影

血管造影表现为低血运病灶。

(四)病理表现

皮质旁软骨肉瘤是位于骨表面的肿瘤(一般不侵犯相邻骨),并向周围软组织生长。其质地和外观类似于成熟软骨。在未钙化的部分呈质韧、分叶状、蓝灰色病灶;在钙化区,呈白垩色。

镜下组织学特点与普通型软骨肉瘤相似。多数为低度恶性病灶,组织分化较好,表现出一定程度的细胞异型性。有时为具有较高恶性度的病灶,表现出相应的细胞学特征。

(五)治疗及预后

治疗以手术为主,需行广泛性切除。放疗和化疗无效,不能减轻症状。

皮质旁软骨肉瘤为生长缓慢的隐袭性肿物,在很长的一段时间内不会发生转移,但最终可能发生肺转移。

四、透明细胞软骨肉瘤

(一)概述

透明细胞软骨肉瘤是一种罕见的、由不成熟软骨组织发生的原发恶性肿瘤,为Ⅰ期低度恶性肿瘤。多见于15~75岁,男女比率约2.4:1,好发于股骨近端,其次为肱骨近端。

(二)临床表现

患者常以进展缓慢的病变就诊,疼痛较轻,就诊前疼痛症状可长达数年。

(三)影像学检查

1.X线

X线可见骨骺或干骺端膨胀性溶骨破坏,外有薄层反应骨包绕,常缺乏钙化(图6-21)。易与软骨母细胞瘤或骨巨细胞瘤相混淆。

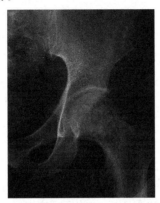

图6-21　左股骨近端正位X线显示左股骨颈透明细胞软骨肉瘤

2.CT

CT表现为溶骨性病变,外有薄层皮质骨样边缘包绕,可被造影剂增强显像,偶见模糊的钙化,可提示该诊断。

3.MRI

MRI显示为高信号,而不伴有软组织肿块或髓内受侵。

4.同位素扫描

同位素扫描中核素浓集区大于X线所示病变范围。

5.血管造影

血管造影显示高血运的病灶。

(四)病理表现

肉眼所见标本质软、浅灰色,见不到软骨,偶见小的充血性囊腔。

镜下可见典型的软骨肉瘤区和有显著诊断性的透明细胞区,细胞大,呈多边形,胞浆丰富,明显透亮。PAS染色可见红染阳性颗粒。透明细胞组成小叶状或假腺样结构,软骨母细胞区有典型的窗格样图像,还可见多核巨细胞,在透明细胞区或典型软骨肉瘤区可见形态不规则的骨样组织。

电镜下瘤细胞的细胞器很少,胞浆含低量蛋白,但糖原颗粒增多,造成瘤细胞膨胀透明。

(五)治疗及预后

治疗以手术为主,需行广泛性切除,总的复发率为16%。由于透明细胞软骨肉瘤好发于骨骺部位,因此易被误诊为软骨母细胞瘤,从而导致治疗不充分,边缘切除或囊内切除通常会导致复发。

透明细胞软骨肉瘤好发于肢体长骨骨端,广泛边界的瘤段截除及人工假体置换是理想的手术方案。放疗、化疗无效。

透明细胞软骨肉瘤为Ⅰ期肿瘤,预后相对较好,但有少部分会出现转移。复发或转移发生时间较晚。

五、间叶性软骨肉瘤

(一)概述

间叶性软骨肉瘤是一种很少见的类型,由Dahlin提出为独立病种并命名,系来源于原始间充质细胞的恶性肿瘤,是指含有软骨和未分化圆形细胞成分的原发恶性骨及软组织肿瘤。好发于10~40岁,男女差别不大,约为1.1:1。常见于扁平骨,如髂骨、肋骨、颅骨,有时可多骨同时受侵。有部分病例发生于躯体软组织中。

(二)临床表现

主要表现为疼痛,晚期可出现肿胀或可触及肿块。间叶性软骨肉瘤的特点是生长缓慢,多在5年内转移至其他骨或肺。

(三)影像学检查

1.X线

X线表现以溶骨破坏为主,钙化影较普通型软骨肉瘤少。早期骨破坏轻微,呈虫蚀状或斑片状破坏,继而发生广泛性溶骨破坏,边界不清。破坏区内有不规则絮状钙化,可发生病理性骨折,可有骨膜反应。病变早期即可出现软组织肿块,内有钙化(图6-22)。

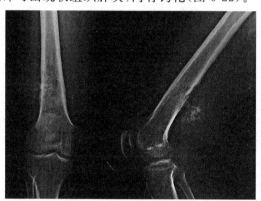

图6-22 右股骨远端正侧位显示右股骨远端干骺端间叶性软骨肉瘤

2.CT

CT显示低密度病灶伴穿透样边缘,点状钙化提示为软骨性肿瘤。

3.MRI

MRI显示高信号病灶。

4.同位素扫描

同位素扫描显示广泛的核素浓聚。

5.血管造影

血管造影示高血运病灶。

(四)病理表现

大体标本与普通型软骨肉瘤相似,切面灰白,往往可见出血、坏死,可见蓝灰色透明肿瘤性软骨和灰白色质硬的钙化。

组织学通常具有双相性,间变的未分化间叶性小细胞与分化较好的分叶状肿瘤性软骨及软骨样基质并存,两种组织之间界限较清晰,移行区可见肿瘤细胞成软骨现象。

(五)治疗及预后

治疗以手术为主,需行广泛或根治性切除。放疗、化疗效果不肯定。

间叶性软骨肉瘤为Ⅱ期肿瘤,预后差,转移率高。总的 10 年生存率约为 28%,超过 50% 的患者在 5 年内死亡。

(王晓光)

第十三节 霍奇金淋巴瘤

霍奇金淋巴瘤(HL)原名霍奇金病(HD),定义为在非肿瘤细胞性反应细胞的背景上具有特征性的镜形肿瘤细胞(RS)及其变异型 RS 细胞的恶性巴瘤。根据 RS 肿瘤细胞形态和免疫表型,以及反应细胞组成的背景进行进一步病理分类。

一、病理分型

HD 病理分类最早由 Jackson 和 Parker 提出,此后在 Rye 会议上提出了 HD 的 4 种病理分类。根据基因免疫表型和遗传特点,REAL 和 WHO 将 HL 分为结节性淋巴细胞为主型和经典型 HL 两类,后者包括结节硬化型、混合细胞型、淋巴细胞富有经典 HL 和淋巴细胞消减型。

二、临床特点与分期

HL 绝大多数首发于淋巴结内,且沿淋巴管、淋巴结顺序扩展,呈向心性发展。随着肿瘤细胞恶性程度的增加,晚期 HL 可出现结外犯甚至出现骨髓侵犯。Arbor 分期和 Cotswolds 分期被广泛应用于 HL 的临床分期(CS)中。

三、Ⅰ～Ⅱ期(早期)HL 的预后因素及其治疗分组

传统上,早期 HL 治疗以放疗为主。近年来,早期 HL 的治疗方针正朝着降低治疗毒性进一步提高疗效的方向演变。早期(Ⅰ～Ⅱ期)HL 的预后因素能够预测治疗后肿瘤复发的危险性和生存率,预后不良因素包括高龄、男性、混合细胞型、B 组症状、大纵隔或大肿块、淋巴结受侵区域多、红细胞沉降率增快、贫血和低蛋白血症。一般认为将 HL 患者分为预后好的早期 HL、预后不良早期 HL 和晚期 HL 较为恰当。这些预后因素决定首程治疗方案和临床研究计划。

四、HL 的放疗适应证

HL 具有连续性淋巴结转移的特性,极少远处转移,这为放疗带来了有利条件。传统上,Ⅰ、Ⅱ期 HD 治疗以放疗为主,通常采用扩大野照射,即次全淋巴结照射或全淋巴结照射,治疗后 10 年无病生存率(DFS)和总生存率(OS)在 80% 以上,单纯放疗可治愈>80% 的早期 HD。但放疗后患者 15 年死亡率比普通人群增加 31%,究其原因,有一部分患者因大范围放疗及较高剂量照射所致并发症死亡(第二原发肿瘤、急性心肌梗死等)。因此 HL 通常采用综合治疗,缩小放

范围、降低放疗剂量、探索疗效好毒性低化疗方案、最佳化疗周期数是早期 HD 治疗趋势。HD 的近代放疗技术为化疗后受累野照射，而不是扩大野照射；放疗剂量降低（由传统的 45～54 Gy 降至＜30 Gy），从而降低长期不良反应，提高患者的生存质量和生存率。

HL 的放疗适应证：①ⅠA 期淋巴瘤细胞为主型 HL；②预后好或不良Ⅰ～Ⅱ期 HL 化疗后 IF（不论是否达到 CR）；③Ⅰ～Ⅱ期不能耐受化疗或化疗失败/抗拒者；④Ⅲ～Ⅳ期化疗前大肿块或化疗后 PR、化疗失败或复发者。

根治性放疗只在下列情况下进行：①早期 HL（淋巴细胞为主型，ⅠA 期患者）；②对化疗抗拒的患者；③对化疗不能耐受的患者。

五、受累野照射

(一)受累野设计的原则

(1)照射一个淋巴区，不是个别的淋巴结。

(2)累及野包括化疗前受累的所有淋巴区及部位。

(3)锁骨上淋巴结是颈淋巴结的一部分。单独受侵或伴有颈淋巴结受累，照射单侧全颈如锁骨上淋巴结受累是纵隔病变扩展，颈部其他区域无受侵时同侧上颈部可不照射。

(4)照射野的边界应以骨性标志为准，用模拟机进行定位。

(5)纵隔及腹主动脉旁淋巴结区域需有 CT 资料，按化疗后病变的大小来设计照射野。

(6)设计照射野时应有化疗前、后受侵淋巴结部位及大小的资料。

(二)受累野照射定义

1.单颈野

肿瘤侵犯范围：一侧颈部和(或)锁骨上淋巴结，但无耳前淋巴结受侵。靶区定义：一侧颈部和同侧锁骨上下淋巴结，未包括耳前区。上界：下颌骨体中线和乳突尖或耳垂连线。下界：锁骨下缘下 2 cm。外界：肱骨头内缘，包括锁骨内 2/3。内界：如果锁骨上淋巴结未受侵，位于同侧横突，如果肿瘤位于中线，或锁骨上淋巴结受侵，则包括对侧横突。如果为临床Ⅰ期、无中线部位淋巴结受侵，可挡喉及喉以上椎体。

注意儿童 HL 颈淋巴结受侵时，受累野应同时照射双侧颈部，而不是行单颈照射。

2.双颈野

肿瘤侵犯范围：双侧颈部±锁骨上淋巴结，但无耳前淋巴结受侵。靶区定义：双侧颈部和同侧锁骨上下区，未包括耳前区。上界：下颌骨体中线和乳突尖或耳垂连线。下界：锁骨下缘下 2 cm。外界：肱骨头内缘，包括锁骨内 2/3。挡铅：脊髓剂量超过 40 Gy 时，再考虑后野挡脊髓。如果肿瘤未侵犯喉周围组织，应常规挡喉，3 cm×3 cm 挡铅。

3.纵隔野

肿瘤侵犯范围：纵隔和(或)支气管肺门淋巴结。靶区定义：纵隔、双侧肺门、锁骨上区和下颈部。虽然无双锁骨上淋巴结受侵，但锁骨上淋巴引流区应常规包括在照射野内。上界：颈 6 上缘。下界：隆突下 5 cm 或 T_8 下缘，或化疗前肿瘤下缘下 2 cm。外界：体中线左右各旁开 4～5 cm，双锁骨上外界为肱骨头内缘。肺门：包括 1 cm 边缘，如果肺门受侵，则包括 1.5 cm 边缘。

HL 主要表现为前上纵隔受侵，小纵隔时，为减少心脏照射，下界至 T_8 下缘，大纵隔时，下界可移至 T_{10} 下缘。

4.纵隔双颈野(小斗篷野)

肿瘤侵犯范围:纵隔淋巴结和双颈淋巴结±支气管肺门淋巴结。靶区定义:纵隔、双侧肺门和双侧颈部,未包括耳前区。射野为未包括双侧腋窝的小斗篷野。上界:下颌骨体中线和乳突尖或耳垂连线。下界:隆突下 5 cm 或 T_8 下缘,或化疗前肿瘤下缘下 2 cm。外界:体中线左右各旁开 4~5 cm,双锁骨上外界为肱骨头内缘。肺门:包括 1 cm 边缘,如果肺门受侵,则包括 1.5 cm 边缘。

5.单颈纵隔野

肿瘤侵犯范围:纵隔淋巴结±肺门淋巴结和一侧颈部淋巴结。靶区定义:纵隔、双侧肺门和一侧颈部区域,未包括耳前区。上界:同侧上界为下颌骨体中线和乳突尖或垂连线,对侧上界位于颈 6 上缘。下界:隆突下 5 cm 或 T_8 下缘,或化疗前肿瘤下缘下 2 cm。内界:颈部为体中线,保护未受侵一侧的上颈部。外界:体中线左右各旁开 4~5 cm,双锁骨上外界为肱骨头内缘。肺门:包括 1 cm 边缘,如果肺门受侵,则包括 1.5 cm 边缘。

6.腋窝野

肿瘤侵犯范围:一侧腋窝淋巴结。靶区定义:同侧腋窝和同侧锁骨上、下区。上界:C_6 上缘。下界:T_8 下缘或最低的腋窝淋巴结下缘下 2 cm。内界:颈部位于体中线同侧 1 cm,向下达锁骨下缘下 2 cm,然后沿胸壁包括约 1 cm 肺组织。外界:肱骨头内缘,沿脑骨内缘向下。

7.腹主动脉旁野

肿瘤侵犯范围:腹主动脉旁淋巴结。靶区定义:腹主动脉旁淋巴引流区。上界:T_{11} 椎体上缘。下界:L_4 下缘。侧界:体中线左右各旁开 4~5 cm 或化疗前体积外至少 2 cm。肝门区受侵时,用 CT 确定肝门区照射。挡肾时,勾画肾脏。

8.单侧盆腔野

肿瘤侵犯范围:一侧腹股沟/股三角/髂外淋巴结,任何一组或多组淋巴结受侵时,均采用同一照射野。靶区定义:一侧腹股沟股三角和髂外淋巴结。上界:髂关节中部,总淋巴结受侵时,射野上界为 L_4~L_5 间隙和受侵淋巴结上 2 cm。下界:股骨小转子下 5 cm。外界:股骨大转子垂直向下或受侵淋巴结外 2 cm。内界:闭孔内缘,耻骨联合上 2 cm,直至体中线。

综上所述,受累野照射目前主要应用于早期 HL 综合治疗和晚期 HL 化疗前大肿块或化疗后肿瘤残存的患者,明确受累野的定义和照射范围,为临床规范化治疗提供依据。但是某些受累野定义的合理性需进一步临床研究。需要特别考虑的是,儿童时期对骨骼、肌肉和软组织的照射会影响儿童的生长发育,产生不良的影响。一侧颈部高剂量照射可导致单侧软组织和骨骼发育不良,导致儿童颈部不对称性生长、畸形。因此,儿童 HL 颈淋巴结受侵时,受累野应同时照射双侧颈部,而不是行单侧颈部照射。

(三)受累野照射剂量

HL 根治性受累野照射剂量一般为 Dr 40 Gy,预防照射剂量为 20~30 Gy;弥漫大 B 细胞淋巴瘤,化疗后达到 CR 的患者,受累野照射剂量为 30~40 Gy,化疗后未达 CR 的患者,局部受累野照射剂量可以增加到 45~50 Gy;Ⅰ~Ⅱ期惰性淋巴瘤和黏膜相关淋巴瘤受累野照射剂量一般为 30~35 Gy。

(四)三维适形或调强适形放疗

淋巴瘤患者也可以采用三维适形或调强适形放疗,部分患者常规照射野不能很好地包括靶区,靶区剂量分布不均匀;病变广泛时,也难以很好地保护正常组织。应用三维适形放疗或调强放疗能更好地包括肿瘤靶区,使靶区剂量分布均匀,并更好地保护肿瘤周围的正常组织放疗医师必须在化疗前后详细检查患者,靶区范围的定义和常规放疗相同,具体射野随肿瘤具体情况的不同而有所不同。其体照射范围如下。

1.化疗后达 CR 或 CRu(在完全缓解/不确定的检查应用方面)者

CTV 为化疗前淋巴结病变的体积。疗前受挤压或推移的正常组织及邻近血管不包括在内。

$$PTV=CTV+1 \text{ cm 周围组织}$$

2.纵隔病变化疗后达 CR 者

CTV 的侧界不要超出纵隔边界,CRu 者应把残存病灶包括在内。CTV 的长度为化疗前病变长度,宽度则为化疗后病变的宽度。

$$PTV=CTV+1 \text{ cm 周围组织}$$

3.淋巴结病变化疗后达 PR 者

$$GTV=残存病灶$$

$$CTV=化疗前病灶的体积$$

$$pTV=CTV+1 \text{ cm}$$

两个淋巴结病变间距>5 cm 时,应分别做计划治疗。

六、放疗反应

放疗反应因照射部位的不同而不同。

(一)急性反应

受照区毛发脱落,咽喉痛,味觉改变,口干、放射性食管炎引起的吞咽痛、干咳、恶心、呕吐。偶可腹泻,多数经对症处理可缓解。

(二)晚期并发症

放疗的晚期并发症包括肺及心脏毒性、甲状腺功能减退、第二原发肿瘤和 Lhemitte 综合征。在现代放射技术条件下,不应发生截断性脊髓炎和缩窄性心包炎。盆腔照射时,对于女性生殖系统会产生不良反应,引起绝经和闭经。化疗所致的长期不良反应主要是对生殖能力的损害和第二原发肿瘤。

（王晓光）

第十四节　非霍奇金淋巴瘤

非霍奇金淋巴瘤(NHL)是恶性淋巴瘤的一大类型,在中国恶性淋巴瘤中 NHL 所占的比例远高于 HL。很多国家 NHL 的发病率有一定增高趋向。病理上 NHL 为一组不均质疾病,其病理分类远比 HL 复杂 NHL 不仅侵犯淋巴结,也常侵犯结外组织和器官,肿瘤常有跳跃播散现象,易有骨髓侵犯,较早出现血行播散,且呈离心性发展。在我国 NHL 以中高度恶性 NHL 和结外原发 NHL 多见,最常见的病理类型为弥漫性大 B 细胞淋巴瘤,而滤泡中心性淋巴瘤比欧美国家少见,结外原发 NHL 以鼻腔多见。肿瘤多为跳跃性转移,除儿童 NHL 和原发纵隔大 B 细胞淋巴瘤外,纵隔受侵少见。

一、NHL 病理分类

随着免疫学和分子生物学的发展,NHL 的分类经历了从单纯形态学分类到结合免疫学表型、细胞遗传学和分子遗传学特征、临床表现的几个阶段。国际淋巴瘤研究组基于大量相关的研究进展,提出了修订的欧美淋巴瘤分类,简称 REAL 分类。这一分类方法认为,每一种病理类型的 NHL 均具有独特的组织形态学、免疫表型、基因特征、临床表现及预后,因此是一个独立的疾病单位,这将有助于制定个体化的治疗方案和判断预后。REAL 分类囊括了整个淋巴造血系统的恶性肿瘤,包括 HL、NHL 和淋巴细胞白血病,并将 NHL 分为 T/NK 细胞来源和 B 细胞来源。在 REAL 分类的基础上,WHO 提出了新的淋巴系统恶性肿瘤的分类方案(简称 WHO 分类),得到了广泛的应用和认可。

二、NHL 临床分期及国际预后指数

分期仍然依据 Ann Arbor 临床分期。国际 NHL 预后因素指数(IPI)是 Shipp 等 1993 年提出针对预测进展期 NHL 具有重要意义的统计方法,具有预后意义的 5 个因素是年龄、行为状态评分、LDH、临床分期和结外器官受侵,IPI(表 6-4)对 NHL 的预后和制订治疗方案具有指导意义。

表 6-4　NHL 国际预后指数(IPI)

指标	0 分	1 分
年龄	≤60 岁	>60 岁
行为状态(RTOG 标准)	0 或 1 级	2,3,4 级
Ann Arbor 分期	Ⅰ 或 Ⅱ 期	Ⅲ 或 Ⅳ 期
LDH	正常	升高
结外病变,部位数	≤1 个部位	>1 个部位

每个不良预后因素计 1 分,其积分即为 IPI:0～1 分为低危,2 分为中低危,3 分为中高危 4～5 分为高危。另外还有按年龄矫正的 IPI 年龄分为≤60 岁和>60 岁两组,这种 IPI 仅有分期、LDH 和功能状态 3 项指标。IPI 主要用于侵袭性 NHL(指导治疗,判断预后),但也适用于隐袭性 NHL。

三、NHL 治疗

NHL 治疗原则需根据病理分类、病变部位、临床特征和 IPI 判定。早期低度恶性淋巴瘤以放疗或者化疗为主,早期中高度恶性淋巴瘤应综合治疗,化疗 3～4 周期后再行受累野照射。儿童和晚期 NHL 应以化疗为主。根据 REAL 分类,不同亚型 NHL 有不同的治疗原则。对我国常见的几种 NHL 分述如下。

(一)滤泡中心淋巴瘤

滤泡中心淋巴瘤来源于生发中心 B 细胞。

1.Ⅰ期、Ⅱ期

≤2 个部位受侵,局部放疗,DT 35 Gy。>2 个部位受侵,局部照射,DT 35～40 Gy,化疗 CHOP 3～4 周期。

2. Ⅰ期、Ⅱ期巨块型和Ⅲ、Ⅳ期

CHOP方案化疗6周期后对巨块型或残存病变局部放疗,在化疗同时应用干扰素治疗可提高疗效,抗CD20单克隆抗体治疗应用于B细胞淋巴瘤的治疗。

(二)弥漫性大B细胞淋巴瘤

弥漫性大B细胞淋巴瘤在成人淋巴瘤中最常见,约占40%。

1. Ⅱ期

①非巨块型:预后很好。CHOP化疗3~4周期,如获CR,继以受累野(IF)照射40 Gy,如仅获PR,行扩大野(EX)照射,剂量>40 Gy;②巨块型:6~8周期CHOP化疗,继以IF照射。

2. Ⅲ期、Ⅳ期

治疗随年龄矫正的IPI积分有明显不同,对低危或低中危组(LDH正常功能状态0或1)可行6~8周期CHOP化疗。但如可行,也推荐行较强烈的临床研究方案。高中危和高危组(LDH升高,功能状态2,3,4)做标准治疗的治愈率小于50%。故应进行恰当的临床研究化疗方案,首选高剂量化疗,伴用或不伴用干细胞支持。对不适合者可全程用含蒽环类方案化疗,如CHOP化疗6~8周期。

(三)黏膜相关组织NHL(MALT淋巴瘤)

在结外NHL占相当大的比例,MALT淋巴瘤由Isaacson等首先提出现已是结外NHL研究的热点。该淋巴瘤可发生于胃肠、唾液腺、泪腺、结膜、眼眶、韦氏环、甲状腺、胸膜、肺、支气管等部位。正常情况下,除扁桃体与回肠末端Peyer's结外,这些部位没有淋巴组织。经反复感染,如幽门螺杆菌(H)感染,人体自动免疫而形成获得性淋巴组织,在抗原反复刺激下,获得性淋巴组织的基因发生突变,形成MALT淋巴瘤。以前所谓的唾液腺、甲状腺、肺、眼眶等部位的炎性假瘤,其实多数是低度恶性MALT淋巴瘤,少数为淋巴组织反应性增生。MALT淋巴瘤常呈局限性,可长期不转移。其可能原因是肿瘤细胞具有"回归"(从淋巴管经胸导管进入血液循环,以回到黏膜等特性)。该淋巴瘤很少浸润骨髓,因而可以局部治疗为主,放疗效果好。但它有在别的黏膜相关组织(MALT)复发的危险,如甲状腺MALT淋巴瘤可在胃肠道复发。

1. 胃MALT淋巴瘤

病变局限于胃,如幽门螺杆菌(Hp)(+),先做抗Hp治疗(阿莫西林,洛赛克,甲硝),3个月后行胃镜查Hp和病理,评价疗效,(近2/3达CR)。有6种情况:①Hp(−)NHL有效者予观察;②Hp(−),NHL进展者予全胃放疗,剂量为30 Gy/4周(胃镜证实CR>90%);③Hp(+),NHL退缩或稳定予二线抗Hp治疗;④Hp(+),NHL进展予放疗加二线抗生素治疗;⑤对抗Hp治疗抗拒或复发者予放疗;⑥对放疗无效者做单药或联合化疗。一般手术仅用于对上述治疗无效者。因胃MALT淋巴瘤常有多个病灶,如手术则需做全胃切除,这将影响患者的生活质量。

非局限性病变:可观察等待,直至有出血、饱胀等症状或患者要求时才予治疗,治疗包括单药或联合化疗或局部放疗(按滤泡性淋巴瘤治疗方针)。

2. 非胃MALT淋巴瘤

可原发于腮腺、眼眶、结膜、甲状腺、皮肤、乳房、肺和肠道等。下列三病放疗可起决定作用。①腮腺:患侧腮腺及引流淋巴区照射30~40 Gy。②结膜和眼眶:对结膜病变患侧全部结膜照射24~30 Gy,最好用电子束,注意保护晶体。对眼眶病变,照射患侧眼眶,照射剂量30~36 Gy,用楔板。③甲状腺:如手术不彻底,常需行放疗,放疗前需做胸腔CT以确定有无纵隔或胸骨后扩展。

（四）结外原发 NHL

1.韦氏环 NHL

韦氏环 NHL 定义为原发于咽淋巴环的淋巴瘤,包括鼻咽、扁桃体、舌根和口咽。韦氏环 NHL 在我国常见,占全部 NHL 的 23.5% 左右,也是最常见的头颈部 NHL,是最好发的结外部位。韦氏环 NHL 病理类型以弥漫性大 B 细胞淋巴瘤为主,原发部位以扁桃体最常见,约为60%,其次是鼻咽腔、舌根和口咽。

韦氏环 NHL 的治疗原则主要依据病理类型和临床分期,早期弥漫性大 B 细胞淋巴瘤以 3～4 周期 CHOP 化疗加受累野照射(韦氏环及区域淋巴结照射)为主要治疗手段,Ⅲ～Ⅳ期以化疗为主。早期低度恶性 NHL 建议放疗,晚期以化疗为主。

照射技术:韦氏环 NHL 照射采用面颈联合野和下颈切线野。面颈联合野包括鼻(颅底)、口咽、扁桃体、舌根和中上颈淋巴引流区。下颈切线野照射,包括下颈和锁骨下淋巴结面颈联合野在 DT 30～35 Gy 分野,后颈采用 6～8 MeV 电子线补量照射。根治性照射剂量为 DT 50 Gy。非大肿块、化疗后达 CR 的患者照射剂量为 DT 40 Gy,单次照射剂量 1.8～2.0 Gy。下颈切线野上界必须挡脊髓,以避免面颈联合野和下颈切线野照射剂量重叠,肿瘤侵及后鼻孔时可加鼻前野,原发于鼻咽腔并伴有脑神经症状者还须包括颅底线上 2 cm 或根据病情设野。照射时必须使整个靶区剂量均匀,尤其是颈部皮肤也得接受根治剂量(50 Gy 左右)而颈髓需限量于 35 Gy 以下。

影响韦氏环 NHL 预后的主要因素包括临床分期、部位、国际预后指标和病理类型等,Ann Arbor 分期是影响预后的重要因素。近年来本病有较多报道,对Ⅰ期的 5 年生存率由 38% 上升到 93%,均为化疗和放疗综合治疗。单纯放疗的疗效在仅侵及鼻咽腔或扁桃体者的 5 年生存率为 43.5%,侵及整个韦氏环者为 24.5%,双侧扁桃体切除再放疗者为 50%,颈部无受侵者为50%,同侧颈部受侵者为 53%,双侧颈部受侵者为 23%。

2.鼻腔 NK/T 细胞淋巴瘤

原发鼻腔 NHL 是亚洲、拉丁美洲和南美洲较常见的恶性淋巴瘤。在中国鼻腔 NHL 是韦氏环以外最常见的结外 NHL,占全部恶性淋巴的 2%～10%,欧美鼻腔 NHL 极少见,其发生与 EB 病毒感染有关。鼻腔 NK/T 细胞淋巴瘤指原发于结外 NHL,具有广泛的病理形态学表现,以血管中心性病变、血管破坏和坏死为主。肿瘤细胞侵犯小血管壁或血管周围组织,可引起组织缺血和广泛坏死,故以往常诊断为坏死性肉芽肿或中线恶网。大部分患者表现为 NK 细胞来源,极少表现为 T 细胞来源,故命名为 NK/T 细胞淋巴瘤,在 REAL 巴瘤分类中,来源于 NK/T 细胞的原发鼻腔 NHL 是一种独立的病理类型,被命名为血管中心性淋巴瘤,WHO 分类中命名为鼻腔鼻型淋巴细胞 NK/T 细胞淋巴瘤。鼻腔 NK/T 细胞淋巴瘤专指原发于鼻腔的病例,其他结外原发、具有鼻腔 NK/T 细胞淋巴瘤临床病理特征的淋巴瘤称为鼻型 NK/T 细胞淋巴瘤。鼻腔外鼻型 NK/T 细胞淋巴瘤最常见的原发部位包括韦氏环、皮肤、胃肠道、睾丸、肾和上呼吸道,国内以韦氏环最常见。

鼻腔 NK/T 细胞淋巴瘤最常见的症状为鼻塞,局部广泛受侵时,出现眼球突出、面部肿胀、硬腭穿孔、脑神经麻痹、恶臭和发热等症状和体征。B 组症状常见,约 30%。肿瘤常局限于鼻腔及邻近结构,邻近器官或结构受侵以同侧上颌窦和筛窦最常见,其他依次为鼻咽、局部皮肤、硬腭、软腭、眼球和口咽等。42% 的患者有多部位直接侵犯。患者就诊时,颈部淋巴结受侵和远处结外器官转移少见,颈淋巴结受侵以颌下淋巴结最常见,其次为中上颈,这和鼻腔淋巴引流途径相符合。远处转移以皮肤最常见,和 T 淋巴细胞归巢现象有关。

由于 Ann Arbor 分期不能正确反映结外 NHL 原发肿瘤的侵犯程度,有研究使用修正后的 Ann Arbor 分期原则,将 Ann Arbor 分期中的ⅠE 期鼻腔 NHL 划分为局限ⅠE 期和广泛ⅠE 期(即超腔 E 期),Ⅱ～Ⅳ期仍采用 Ann Arbor 分期原则。局限 Ⅰ E 期指肿瘤局限于鼻腔,未侵及周围邻近器官;广泛Ⅰ E 期指肿瘤超出原发结外部位直接侵犯周围器官,但均未合并淋巴结或远程转移。

(1)治疗:根据鼻腔、鼻型淋巴细胞 NK/T 细胞淋巴瘤临床研究证据。其治疗策略:局限 Ⅰ E 期鼻腔 NK/T 细胞巴瘤建议单纯放疗,超腔 Ⅰ E 期和Ⅱ E 期建议放疗后固性化疗,Ⅲ～Ⅳ期应以化疗以主。

(2)照射方法:肿瘤局限于一侧鼻腔,未侵犯邻近器官或组织结构(局限Ⅰ E 期)射野靶区应包括双侧鼻腔、双侧前组筛窦和同侧上颌窦。肿瘤超出鼻腔时(广泛Ⅰ E 期),靶区应扩大至受累的邻近器官或结构,如果前组筛窦受侵,应包括同侧后组筛窦。如果原发肿瘤邻近后鼻孔或侵犯鼻咽,照射野应包括鼻咽。Ⅱ E 期在原发病灶和受侵器官或结构照射时,需同时做双颈照射。Ⅲ～Ⅳ期化疗后放疗,照射野包括原发灶和区域淋巴引流区。肿瘤照射剂量 DT 50 Gy,预防照射剂量 40～45 Gy。鼻腔 NHL 的主要治疗失败原因为远处结外器官转移,颈淋巴结复发极少见,因此,局限Ⅰ E 期和广泛Ⅰ E 期不考虑做颈淋巴结预防照射。

(3)常用照射野:①L 形野。肿瘤侵犯一侧鼻腔,位于鼻腔中前部,未侵犯后鼻孔及鼻咽,靶区包括双侧鼻腔、同侧上颌窦和同侧前组筛窦,如果前组筛窦受侵,则包括后组筛窦。6 MV X 线照射和 15～21 MeV 电子线混合照射。②"凸"形野。肿瘤侵犯双侧鼻腔或侵犯鼻中隔,位于鼻腔中前部,靶区包括双侧鼻腔、双侧上颌窦和双侧前组筛窦,如果前组筛窦受侵,则包括后组筛窦。6 MV X 线照射。③耳前野加筛窦野。肿瘤侵达鼻腔后 1/3 或鼻腔肿瘤直接侵犯鼻咽、口咽,射野靶区包括双鼻腔、上颌窦、筛窦和鼻咽或口咽。④面颈联合野和下颈切线野。原发肿瘤伴颈淋巴结受侵时,多采用面颈联合野和下颈切线野照射。

常规照射野不能很好地包括靶区,靶区剂量分布不均匀。病变广泛时,难以很好地保护正常组织。应用三维适形放疗或调强适形放疗能更好地包括肿瘤,使靶区剂量分布均匀,并更好地保护正常组织,如腮腺、脑干、晶体等重要器官。建议有条件的单位尽量应用适形放疗或适形调强放疗。

3.覃样霉菌病

皮肤淋巴瘤中约 50%为覃样霉菌病(MF),MF 和赛塞利综合征(SS)是皮肤 T 细胞淋巴瘤的两种主要类型。SS 是 MF 的变种,出现广泛的红皮病,且外周血中有异形细胞(C＞7%)。MF 具有明显的嗜表皮性,属低度恶性淋巴瘤,自然病程长,发展缓慢,可分为 3 个阶段:①红斑期,平均 5～10 年;②斑块期,此期进展迅速;③肿瘤期,此期可转为高度恶性。MF 患者除皮肤病变外,一般无别的病变,但 10%～20%最终出现皮肤外侵犯。首先侵犯引流区淋巴结,以后才侵犯内脏。淋巴结受侵者中位生存期＜2 年,内脏受侵者＜Ⅰa。MF 有专用的 TNM 分期。

MF 的治疗目前有以下几种。

(1)表面化疗:用氮芥液或 BCNU 溶液涂抹,疗效较好,局限性 MF 可首先用表面化疗,但病变厚者应做放疗。

(2)光化疗(PUVA):服补骨脂素,然后照射紫外线,CR 率约 60%,CR 后需维持治疗,否则很快复发,PUVA 对较厚的病变无效。

(3)局部放疗:对局限性病变可先用局部放疗,最好用电子束照射 20～30 Gy,疗效好,这种剂量不影响以后做全身皮肤电子束照射。

(4)全身皮肤电子束照射(TSEBT):它是治疗 MF 最有效的方法。采用 4～6 MeV 电子束,目前一般用六野照射(前后野,一对前斜野,一对后斜野)。应用 20 双机架,每 2 年为 1 个周期。全皮肤照射 2 Gy/2 d,每周照射 4 次总量为 32 Gy/32 d。足底、会阴、下,腹股沟、乳房下及头顶皮肤另需照射 4 MeV J3 线,20 Gy/10 d。T_1、T_2 期 CR 率为 71%～98%。5 年生存率和无瘤生存率分别为 80%～90% 和 55%～65%。

(5)全身化疗:单药 CR 率仅 30%,联合化疗为 35%～50%。高剂量化疗加干细胞移植支持尚在研究中,但初步结果令人失望。因化疗效果差,目前除对晚期患者外,不主张做全身化疗。

4.原发性中枢神经系统淋巴瘤

原发性中枢神经系统淋巴瘤(PCNSL)指发生于脑和脊髓的结外 NHL,是少见的恶性肿瘤,分别占中枢神经系统恶性肿瘤和恶性淋巴瘤的 5% 和 1%。临床上 PCNSL 可发生于免疫功能正常的人群或有先天性或获得性免疫缺陷综合征(AIDS)的患者,后者 HIV 感染是最主要的危险因素。

大部分 PCNSL 病理为高度恶性 B 细胞淋巴瘤,免疫功能正常的以弥漫性大 B 细胞淋巴瘤最常见,高度恶性 NHL 少见,AIDS 患者多为高度恶性 NHL,免疫母细胞型或小无裂细胞型占 60%。

5.原发睾丸淋巴瘤

原发睾丸 NHL 定义为以睾丸肿块为首发症状或主要症状、无明显其他结外器官受侵。原发睾丸 NHL 极少见,仅占所有 NHL 的 1%～2%,睾丸肿瘤的 5%。发病年龄多为 60 岁以上老人,常见双侧睾丸受侵。它是一种高度侵袭性疾病,容易向其他结外器官转移,预后差。由于该病罕见,至今也未有规范的治疗模式,目前已达成共识的是先经腹股沟精索高位结扎睾丸切除术,Ⅲ～Ⅳ E 期患者可待全身化疗达完全缓解后再行睾丸切除。由于血屏障的存在,化疗药物难于进入睾丸组织,使睾丸成为恶性肿瘤细胞的"庇护所",所以睾丸切除既可以取得病理诊断,又可以消除这个"庇护所"。早期患者术后多考虑放疗和化疗综合治疗,放疗可降低局部复发,常进行对侧睾丸的预防照射。

睾丸 NHL 与睾丸生殖细胞肿瘤一样,经相同的淋巴引流路径首先到达腹膜后淋巴结,放疗部位应包括腹主动脉旁、腔静脉旁及盆腔淋巴结,采用倒"Y"野或"狗腿野",放疗剂量 30～45 Gy。放疗后主要失败部位为结外器官,约 70% 在放疗后复发,但放疗后极少出现腹膜后复发。因此,睾丸 NHL 的治疗均应以化疗为主要治疗手段,即使是早期患者也应采用积极的全身化疗。

（王晓光）

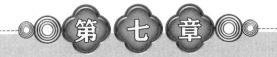

风湿免疫科疾病

第一节　类风湿关节炎

　　类风湿关节炎是一种以侵蚀性关节炎为主要表现的全身性自身免疫病。本病表现为以双手、腕、膝、小腿和足关节等小关节受累为主的对称性、持续性多关节炎。此外,患者尚可有发热、贫血、皮下结节及淋巴结肿大等关节外表现。血清中可出现类风湿因子(RF)及抗环瓜氨酸多肽(CCP)抗体等多种自身抗体。病理表现为关节滑膜的慢性炎症、血管翳形成。未经正确治疗的类风湿关节炎可迁延不愈,出现关节的软骨和骨破坏,最终可导致关节畸形和功能丧失。类风湿关节炎可发生于任何年龄,以 30～50 岁为发病的高峰。

　　本病以女性多发,男女患病比例约 1∶3。我国大陆地区的类风湿关节炎发病率为(22～60)/10 万,患病率为 0.2%～0.4%。

一、病因和发病机制

(一)病因

　　一般认为,类风湿关节炎的发病是具有遗传倾向的个体通过接触到特定的环境危险因素后产生。这些遗传因素和环境危险因素相互作用导致内在的免疫系统紊乱,从而在大部分病例中产生了自身抗体,例如类风湿因子和抗瓜氨酸抗体,进而产生了前炎症因子,最终导致一系列的炎症性关节炎改变。在过去的几十年中,流行病学研究鉴定了大量的类风湿关节炎的潜在环境危险因子,如 EB 病毒(EBV)、细小病毒 B19 及结核分枝杆菌、人乳头状瘤病毒(HPV)等。而近年来欧洲白种人后裔的遗传学研究的突破,使得我们对该病发病的遗传学结构有了更深入地理解。这些对类风湿关节炎的不断认识,使得我们意识到该病并非一种单纯的疾病,而是一系列不同表型混合的综合征。对于不同的亚型,最好的区分方式是将对瓜氨酸肽反应的不同分为抗体阳性和抗体阴性两组。这两组疾病不仅在临床上表现、治疗反应,而且在易患危险因素和遗传背景上均有不同。

(二)发病机制

　　类风湿关节炎的发病机制尚不完全清楚,多数人认为类风湿关节炎实际上是由多个不同的疾病亚型组成。这些疾病的亚型可能是激发不同的炎症因子反应的结果,炎症反应导致了持续的滑膜炎症和关节软骨以及邻近骨骼的破坏。

1.炎症

炎症反应的一个核心内容就是肿瘤坏死因子的过表达,该细胞因子参与的炎症反应通路可以造成滑膜的炎症和关节的损毁。肿瘤坏死因子的过表达通常是由 T 细胞、B 细胞、滑膜成纤维样细胞和巨噬细胞的共同作用引起。这一炎症过程会导致许多相关细胞因子的过度表达,如 IL-6 等,而后者又可以促成持续的炎症和关节破坏。

2.滑膜细胞和软骨细胞

在类风湿关节炎受累的关节中,主要受累的细胞类型为滑膜细胞和软骨细胞。滑膜细胞可以分为成纤维细胞样滑膜细胞和巨噬细胞样滑膜细胞。而前炎症性细胞因子的过表达被认为是巨噬细胞样滑膜细胞作用的结果。在类风湿关节炎中,成纤维细胞样滑膜细胞的表现与健康人的有所不同。在实验动物模型中,将成纤维样滑膜细胞与软骨培养,可以导致该细胞侵蚀软骨,这被认为是与关节破坏相关的行为。

对关节破坏的诸多研究表明,破骨细胞的激活是骨骼侵蚀的一个重要原因。这个发现也可以一个研究来证明,即通过特异的阻断破骨细胞活性可以减轻关节的损毁然后并不能影响关节的验证情况。仍不清楚的是关节炎症的起因,究竟是骨骼为首要原因,然后累及关节,或者是相反的情形。一种观点认为,类风湿关节炎是在关节中起病,原因就是病理条件下成纤维样滑膜细胞具有异常表现,并且可以扩散至整个关节,提示可能为多关节炎的原因。免疫炎症反应的调节取决于不同类型细胞的数量和活性。研究者对于特定抗原诱导的关节炎小鼠模型进行了一些关节炎免疫炎症反应的研究,发现在小鼠模型中,通过注射特定低剂量的 T 细胞可以缓解关节炎症,证明 T 细胞可以起到保护作用。后继试验继续将这些试验发现应用于临床研究。

3.自身抗体

类风湿因子是一个经典的自身抗体,类风湿因子的 IgM 和 IgA 型都是重要的病原学标记,可以直接作用于 IgG 的 Fc 段。另一类自身抗体,或者说更加重要的是一些针对瓜氨酸肽(ACPA)的抗体。就绝大部分患者而言,抗瓜氨酸肽抗体阳性的患者同样会类风湿因子检测阳性。抗瓜氨酸抗体似乎对于诊断更加特异和敏感,而且对于一些难于判断预后的特征如进展性关节破坏等,更加有效。进一步研究发现,这些抗体与不同的患者亚群和疾病的不同阶段相关。类风湿关节炎患者中有 50%～80% 是类风湿因子或者抗瓜氨酸肽阳性,或者都为阳性。抗体反应的成分随着时间不同而变化,在早期类风湿关节炎中缺乏特异性,而在疾病的后期,更加完整的抗体反应会逐渐形成,会出现更多的表位和异构体。动物模型和体外研究的数据证明,抗瓜氨酸特异性抗体是导致动物模型关节炎的基础。临床研究也证明,类风湿因子和抗瓜氨酸抗体阳性的患者与所谓自身抗体阴性患者有所不同。例如,从组织学上看,抗瓜氨酸阳性的患者滑膜组织的淋巴细胞数目更多,而抗瓜氨酸抗体阴性的类风湿关节炎拥有更多的纤维化组织和更加增厚的关节内膜。抗瓜氨酸抗体阳性的患者相对来说关节损害更加严重,而且治疗的缓解率更低。

4.遗传学

类风湿关节炎的危险因素 50% 归咎于遗传因素。在这方面的研究进展主要在于鉴定疾病相关的遗传结构变异(单核核苷酸多态性);现已鉴定了超过 30 多个遗传区域与该病相关。然而,目前除了 PT-PN22 和 HLA 区域,近年来许多鉴定的易患基因在人群整体中都是相当普遍。因此,对于个体来说,它们导致发病的风险是相当低的。同时,研究表明,很多易患位点实际上还和其他一些自身免疫性疾病密切相关,并且一些基因分别属于相互不同的导致炎症反应的生物学通路中。在遗传研究中发现抗瓜氨酸肽抗体阳性患者的遗传易患基因具有一定特点,并且具有特定的 *HLA-DRB1* 等位基因。这些 *HLA* 等位基因具有一个共同的序列,被称为"共享表位"。目前认为,一些抗原被一种瓜氨酸化的过程修饰,在这种过程中,翻译后的蛋白质被进一步修饰,精氨酸变为瓜氨酸。据信在这种变化后,抗原可以被具有共享表位序列的 HLA 复合体所结合。同时,一系列具有类似结构的类风湿关节炎抗原也可以与特定的 HLA 分结合,通过"分子模拟"机制在免疫反应上游触发免疫反应。这种过程的结果就是自身耐受被破坏,从而产生了针对这些抗原的自身抗体。一般认为,类风湿关节炎的遗传学风险因子或者与抗瓜氨酸抗体阳性疾病相关或者与抗瓜氨酸抗体阴性相关。而对于类风湿关节炎的环境危险因素来说,研究最为充分的是吸烟,这种危险因素是与抗瓜氨酸抗体阳性疾病,特别是 HLA-DRB1 共享表位阳性的相关。遗传学研究认为,类风湿关节炎是一种多种病因混合叠加的综合征。

二、临床表现

关节病变是类风湿关节炎最常见和最主要的临床症状表现。也可表现为血管炎,侵犯周身各脏器组织,形成系统性疾病。类风湿关节炎的起病方式有不同的分类方法。按起病的急缓分为隐匿型(约占 50%)、亚急型(占 35%～40%)、突发型(占 10%～25%)3 类。按发病部位分为多关节型、少关节型、单关节型及关节外型。最常以缓慢而隐匿方式起病,在出现明显关节症状前有数周的低热、乏力、全身不适、体重下降等症状,以后逐渐出现典型关节症状。少数则有较急剧的起病,在数天内出现多个关节症状。类风湿关节炎的病程一般分为以下 3 种类型。①进展型:占患者总数的 65%～70%,急性或慢性起病,没有明显的自发缓解期,适当治疗后病情可暂时好转,但停药后或遇有外界诱发因素时可导致复发。②间歇性病程:占患者总数的 15%～20%。起病较缓和,通常少数关节受累,可自行缓解,整个病程中病情缓解期往往长于活动期。③长期临床缓解:占患者总数 10% 左右,较少见,多呈急性起病,并伴有显著关节痛及炎症。

(一)关节表现

1.疼痛与压痛

关节疼痛和压痛往往是最早的关节症状。最常出现的部位为双手近端指间关节(PIP)、掌指关节(ICP)、腕关节,其次是足趾、膝、距小腿、肘、肩等关节,胸锁关节、颈椎关节、颞颌关节等也可受累。关节受累多呈对称性、持续性。

2.关节肿胀

关节肿胀多由关节腔积液、滑膜增生及关节周围组织水肿所致。以双手近端指间关节、掌指关节、腕关节最常受累,尤其手指近端指间关节多呈梭形肿胀膨大。膝关节肿胀,有浮髌现象。其他关节也可发生。

3.晨僵

晨僵是指病变关节在静止不动后出现关节发紧、僵硬、活动不灵或受限,尤以清晨起来时最明显。其持续时间长短可作为衡量本病活动程度的指标之一。95% 以上的类风湿关节炎患者有晨僵。其他病因的关节炎也可出现晨僵,但不如本病明显。

4.关节畸形

关节畸形多见于较晚期患者。因滑膜炎的血管翳破坏了软骨和软骨下的骨质,造成关节纤维强直或骨性强直。又因关节周围的肌腱、韧带受损使关节不能保持在正常位置,出现关节的半脱位,如手指可出现尺侧偏斜、天鹅颈样畸形等。关节周围肌肉的萎缩、痉挛则使畸形更为严重。

5.关节功能障碍

关节肿痛和畸形造成了关节的活动障碍。美国风湿病学会将因本病而影响生活能力的程度分为4级,即关节功能分级。Ⅰ级:能照常进行日常生活和各项工作。Ⅱ级:可进行一般的日常生活和某些职业工作,但其他项目的活动受限。Ⅲ级:可进行一般的日常生活,但参与某种职业工作或其他项目活动受限。Ⅳ级:日常生活的自理和参加工作的能力均受限。

(二)关节外表现

关节外表现是类风湿关节炎临床表现的重要组成部分,反映出类风湿关节炎是一个系统性疾病,而不仅局限于关节。

1.类风湿结节

类风湿结节是本病较特异的皮肤表现。确诊类风湿关节炎的患者15%～25%有类风湿结节,这些患者的RF常为阳性。多位于关节伸面、关节隆突及受压部位的皮下,如前臂伸面、肘鹰嘴突附近、枕部、跟腱等处,可单发或多发,质地较硬,通常无压痛。类风湿皮下结节的出现多见于类风湿关节炎高度活动期,并常提示有全身表现。

2.类风湿血管炎

发生率约为25%,可累及大、中、小血管,导致多种临床表现。皮肤是小血管炎最常累及的部位,查体能观察到的有指甲下或指端出现的小血管炎,少数引起局部组织的缺血性坏死,严重者可见单发或多发的指端坏疽。在眼部造成巩膜炎,严重者因巩膜软化而影响视力。

3.胸膜和肺损害

10%～30%的类风湿关节炎患者可出现这些损害,常见的胸膜和肺损害包括胸膜炎、间质性肺炎、肺间质纤维化、肺类风湿结节、肺血管炎和肺动脉高压。其中,肺间质纤维化和胸膜炎最为常见。

4.心脏损害

心包炎是最常见心脏受累的表现。通过超声心动图检查约30%出现少量心包积液,多见于关节炎活动和RF阳性的患者,一般不引起临床症状。其他可见心瓣膜受累、心肌损害等。20%的患者有不同程度的冠状动脉受累。

5.胃肠道损害

患者可有上腹不适、胃痛、恶心、食欲缺乏甚至黑便,但均与服用抗风湿药物,尤其是非甾体抗炎药有关。很少由类风湿关节炎本身引起。

6.肾损害

本病的血管炎很少累及肾。若出现尿的异常则要考虑因抗风湿药物引起的肾损害。也可因长期的类风湿关节炎而并发淀粉样变。

7.神经系统病变

患者可伴发感觉型外周神经病、混合型外周神经病、多发性单神经炎、颈脊髓神经病、嵌压性外周神经病及硬膜外结节引起的脊髓受压等。脊髓受压多由类风湿关节炎累及颈椎导致,表现为渐起的双手感觉异常和力量减弱,腱反射多亢进,病理反射阳性。外周神经多因滑膜炎受压导致,如正中神经在腕关节处受压而出现腕管综合征。多发性单神经炎则因小血管炎的缺血性病变造成。

8.血液系统病变

本病可出现小细胞低色素性贫血,贫血因病变本身所致或因服用非甾体抗炎药而造成胃肠道长期少量出血所致。血小板增多常见,程度与关节炎和关节外表现相关。淋巴结肿大常见于活动性类风湿关节炎,在腋窝、滑车上均可触及肿大淋巴结。Felty 综合征是指类风湿关节炎者伴有脾大、中性粒细胞计数减少,有的甚至有贫血和血小板计数减少。

9.干燥综合征

30%~40%患者出现此综合征。口干、眼干的症状多不明显,必须通过各项检验方证实有干燥性角结膜炎和口干燥征。

三、辅助检查

(一)血常规检查
有轻至中度贫血。活动期患者血小板增高。白细胞及分类多正常。

(二)红细胞沉降率检查
红细胞沉降率是类风湿关节炎中最常用于监测炎症或病情活动的指标。本身无特异性,且受多种因素的影响,在临床上应综合分析。

(三)C 反应蛋白检查
C 反应蛋白是炎症过程中在细胞因子刺激下由肝产生的急性期蛋白,它的增高说明本病的活动性,是目前评价类风湿关节炎活动性最有效的实验室指标之一。

(四)自身抗体检查

1.类风湿因子

类风湿因子(RF)是抗人或动物 IgG Fc 片段上抗原决定簇的特异性抗体,可分为 IgM、IgG、IgA 等型。在常规临床工作中测得的为 IgM 型 RF,它见于约 70%的患者血清。通常,RF 阳性的患者病情较重,高滴度 RF 是预后不良的指标之一。但 RF 也出现在系统性红斑狼疮、原发性干燥综合征、系统性硬化、亚急性细菌性心内膜炎、慢性肺结核、高球蛋白血症等其他疾病,甚至在 5%的正常人也可以出现低滴度 RF。因此,RF 阳性者必须结合临床表现,才能诊断本病。

2.抗环瓜氨酸多肽(CCP)抗体

瓜氨酸是类风湿关节炎血清抗聚角蛋白微丝蛋白相关抗体识别的主要组成型抗原决定簇成分,抗 CCP 抗体为人工合成抗体。最初研究显示,类风湿关节炎中 CCP 抗体的特异性高达 90%以上,至少 60%~70%的类风湿关节炎患者存在该抗体。与 RF 联合检测可提高类风湿关节炎诊断的特异性。抗 CCP 抗体阳性患者放射学破坏的程度较抗体阴性者严重,是预后不良的因素之一。其他 ACPA 抗体还包括抗角蛋白抗体(AKA)、抗核周因子(APF),近几年的研究发现,抗突变型瓜氨酸在波形蛋白(MCV)、PAD4 抗体等也与类风湿关节炎相关。

(五)免疫复合物和补体检查
70%患者血清中出现各种类型的免疫复合物,尤其是活动期和 RF 阳性患者。在急性期和活动期,患者血清补体均有升高,只在少数有血管炎患者出现低补体血症。

(六)关节滑液检查
正常人关节腔内的滑液不超过 3.5 mL。在关节有炎症时滑液就增多,滑液中的白细胞计数明显增多,达 2 000~75 000/L,且中性粒细胞占优势。其黏度差,含糖量低于血糖。

(七)影像学检查
目前常用的方法包括 X 线、CT、MRI、B 型超声和核素扫描。

1.X线检查

X线是最普及的方法,对本病的诊断、关节病变的分期、监测病变的演变均很重要,其中以手指及腕关节的X线最有价值,但对早期病变不能明确显示。X线中可以见到关节周围软组织的肿胀阴影,关节端的骨质疏松（Ⅰ期）；关节间隙因软骨破坏而变得狭窄（Ⅱ期）；关节面出现虫凿样破坏性改变（Ⅲ期）；晚期则出现关节半脱位和关节破坏后的纤维性和骨性强直（Ⅳ期）。

2.CT检查

CT检查目前也比较普及,优点是相对廉价、图像清晰,主要用于发现骨质病变,对软组织及滑膜显示效果不佳。

3.MRI检查

MRI是目前最有效的影像学方法,对早期病变敏感,尤其是观察关节腔内的变化非常有效,但因费用较高、耗时较长、扫描关节数目有限等阻碍了其广泛应用。

4.B超检查

B超检查相对廉价,经适当培训后的风湿病医师就可以进行操作,可用于常规临床工作,在确定和量化滑膜炎方面价值明确,但超声检测的滑膜炎程度对将来出现骨侵袭的预测价值有待进一步研究。

四、诊断

(一)诊断标准

类风湿关节炎的诊断主要依靠病史及临床表现,结合实验室检查及影像学检查。典型病例按美国风湿病学会（ACR）的分类标准诊断并不困难,但对于不典型及早期类风湿关节炎易出现误诊或漏诊。对这些患者,除RF和抗CCP抗体等检查外,还可考虑MRI及超声检查,以利于早期诊断。对可疑类风湿关节炎的患者要定期复查和随访。ACR和欧洲抗风湿病联盟（EULAR）提出了新的类风湿关节炎分类标准和评分系统,即:至少1个关节肿痛,并有滑膜炎的证据（临床或超声或MRI）；同时排除了其他疾病引起的关节炎,并有典型的常规放射学类风湿关节炎骨破坏的改变,可诊断为类风湿关节炎。另外,该标准对关节受累情况、血清学指标、滑膜炎持续时间和急性时相反应物4个部分进行评分,总得分6分以上也可诊断类风湿关节炎。

(二)病情的判断

判断类风湿关节炎活动性的指标包括疲劳的程度、晨僵持续的时间、关节疼痛和肿胀的数目和程度以及炎性指标（如ESR,CRP）等。临床上可采用DAS28等标准判断病情活动程度。此外,类风湿关节炎患者就诊时应对影响其预后的因素进行分析,这些因素包括病程、躯体功能障碍（如HAQ评分）、关节外表现、血清中自身抗体和HLA-DR1/DR4是否阳性,以及早期出现X线提示的骨破坏等。

(三)缓解标准

类风湿关节炎临床缓解标准:①晨僵时间低于15分钟。②无疲劳感。③无关节痛。④活动时无关节痛或关节无压痛。⑤无关节或腱鞘肿胀。⑥红细胞沉降率（魏氏法）:女性<30 mm/h,男性<20 mm/h。符合上述5条或5条以上并至少连续2个月者考虑为临床缓解；有活动性血管炎、心包炎、胸膜炎、肌炎和近期无原因的体重下降或发热,则不能认为缓解。

五、鉴别诊断

在类风湿关节炎的诊断中,应注意与骨关节炎、痛风性关节炎、血清阴性脊柱关节病、系统性红斑狼疮、干燥综合征(SS)及硬皮病等其他结缔组织病所致的关节炎鉴别。

(一)骨关节炎

该病在中老年人多发,主要累及膝、髋等负重关节。活动时关节痛加重,可有关节肿胀和积液。部分患者的远端指间关节出现特征性赫伯登结节,而在近端指关节可出现布夏得(Bouchard)结节。骨关节炎患者很少出现对称性近端指间关节、腕关节受累,无类风湿结节,晨僵时间短或无晨僵。此外,骨关节炎患者的 ESR 多为轻度增快,而 RF 阴性。X 线显示关节边缘增生或骨赘形成,晚期可由于软骨破坏出现关节间隙狭窄。

(二)痛风性关节炎

该病多见于中年男性,常表现为关节炎反复急性发作。好发部位为第 1 跖趾关节或跗关节,也可侵犯膝、距小腿、肘、腕及手关节。本病患者血清自身抗体阴性,而血尿酸水平大多增高。慢性重症者可在关节周围和耳郭等部位出现痛风石。

(三)银屑病关节炎

该病以手指或足趾远端关节受累更为常见,发病前或病程中出现银屑病的皮肤或指甲病变,可有关节畸形,但对称性指间关节炎较少,RF 阴性。

(四)强直性脊柱炎

该病以青年男性多发,主要侵犯骶髂关节及脊柱,部分患者可出现以膝、距小腿、髋关节为主的非对称性下肢大关节肿痛。该病常伴有肌腱端炎,HLA-B27 阳性而 RF 阴性。骶髂关节炎及脊柱的 X 线改变对诊断有重要意义。

(五)其他疾病所致的关节炎

SS 及系统性红斑狼疮等其他风湿病均可有关节受累。但是这些疾病多有相应的临床表现和特征性自身抗体,一般无骨侵蚀。不典型的类风湿关节炎还需要与感染性关节炎、反应性关节炎和风湿热等鉴别。

六、治疗

(一)治疗原则

类风湿关节炎的治疗目的包括:①缓解疼痛。②减轻炎症。③保护关节结构。④维持关节功能。⑤控制系统受累。

(二)一般治疗

强调患者教育及整体和规范治疗的理念。适当的休息、理疗、体疗、外用药、正确的关节活动和肌肉锻炼等对于缓解症状、改善关节功能具有重要的作用。

(三)药物治疗

治疗类风湿关节炎的常用药物包括非甾体抗炎药(NSAIDs)、改善病情的抗风湿药(DMARDs)、生物制剂、糖皮质激素和植物药。

1.非甾体抗炎药

非甾体抗炎药(NSAIDs)是在类风湿关节炎中最常使用并且可能最为有效的辅助治疗,可以起到止痛和抗炎的双重作用。这类药物主要通过抑制环氧化酶活性,减少前列腺素、前列环素、血栓素的产生而具有抗炎、止痛、退热及减轻关节肿胀的作用,是临床最常用的类风湿关节炎治疗药物。近年来的研究发现,环氧化酶有两种同功异构体,即环氧化酶-1(COX-1)和环氧化酶-2(COX-2)。选择性 COX-2 抑制药(如昔布类)与非选择性的传统 NSAIDs 相比,能明显减少严重胃肠道不良反应。目前常用的非甾体抗炎药很多,大致可分为以下几种。

(1)水杨酸类:最常用的即阿司匹林,它的疗效肯定,但不良反应也十分明显。阿司匹林的制剂目前多为肠溶片,用于治疗时要密切注意其不良反应。

(2)芳基烷酸类:是一大类药物,通常分为芳基乙酸和芳基丙酸两类,已上市的常见品种有布洛芬、芬必得、萘普生等。芬必得是布洛芬的缓释剂,该类药物不良反应较少,患者易于接受。

(3)吲哚乙酸类:有吲哚美辛、舒林酸等。此类药物抗炎效果突出,解热镇痛作用与阿司匹林相类似。本类药中,以吲哚美辛抗炎作用最强,舒林酸的肾毒性最小,老年人及肾功能不良者应列为首选。

(4)灭酸类:有甲芬那酸、氯芬那酸、双氯芬那酸和氟芬那酸等。临床上多用氟芬那酸。

(5)苯乙酸类:主要是双氯芬酸钠,抗炎、镇痛和解热作用都很强。它不仅有口服制剂,还有可以在局部应用的乳胶剂以及缓释剂,可以减轻胃肠道不良反应。

(6)昔康类:有吡罗昔康等,因其不良反应很大,近来已很少使用。

(7)吡唑酮类:有保泰松、羟布宗等。本药因毒性大已不用。

(8)昔布类:有塞来昔布、帕瑞昔布等。此类药物为选择性 COX-2 抑制药,可以明显减少胃肠道的不良反应。NSAIDs 对缓解患者的关节肿痛,改善全身症状有重要作用。ACR 发表关于NSAIDs 使用的白皮书,明确指出选择性和非选择性 NSAIDs 在风湿病领域仍然是最有用的药物,但是临床医师须重视其存在的胃肠道、心血管、肾等不良反应。实际上,英国国立临床规范研究所(NICE)、欧盟药品评审委员会(EMEA)以及《中国骨关节炎诊治指南》都强调 NSAIDs 用药的风险评估的重要性。其主要不良反应包括胃肠道症状、肝肾功能损害以及可能增加的心血管不良事件。

根据现有的循证医学证据和专家共识,NSAIDs 应用原则如下。第一,药物选择个体化,即如果患者没有胃肠道和心血管风险,则临床医师可以处方任何种类的 NSAIDs 药物。研究显示,NSAIDs 之间镇痛疗效相当。对有消化性溃疡病史者,宜用选择性 COX-2 抑制药或其他NSAIDs 加质子泵抑制药;老年人可选用半衰期短或较小剂量的 NSAIDs;心血管高危人群应谨慎选用 NSAIDs,如需使用建议选用对乙酰氨基酚或萘普生;肾功能不全者应慎用 NSAIDs;用药期间注意血常规和肝肾功能的定期监测。第二,剂量应用个体化。当患者在接受小剂量NSAIDs 治疗效果明显时,就尽可能用最低的有效量、短疗程;若治疗效果不明显时,其治疗策略不是换药,而是增加治疗剂量。如布洛芬(每次 300 mg,每天 2 次)第 1 周效果不佳,第 2 周应增加剂量(如 800 mg/d),如果剂量加大到 1 200~2 400 mg/d,疗效仍无改善,可换用其他药物。第三,避免联合用药。如患者应用布洛芬疗效不佳,若临床医师再处方 NSAIDs 药物不但不会增强疗效,反而会加大肾和胃肠道反应的风险。第四,强调 NSAIDs 风险评估。亚太地区抗风湿病联盟(APLAR)会议上公布的在中韩进行的关于疼痛及其治疗对亚洲人生活影响的独立调研报告提醒临床医师,疼痛治疗对提高患者生活质量非常重要,但患者对止痛药物的不良反应缺乏认识,且不愿与医师主动沟通。NSAIDs 的外用制剂(如双氯酚酸二乙胺乳胶剂、辣椒碱膏、酮洛芬凝胶、吡罗昔康贴剂等)以及植物药膏剂等对缓解关节肿痛有一定作用,不良反应较少,应提倡在临床上使用。

2.改善病情的抗风湿药物

改善病情的抗风湿药(DMARDs)较 NSAIDs 发挥作用慢,临床症状的明显改善需 1~6 个月,故又称慢作用抗风湿药(SAARDs)。这些药物不具备明显的止痛和抗炎作用,但可延缓或控制病情的进展。对于类风湿关节炎患者应强调早期应用 DMARDs。病情较重、有多关节受累、伴有关节外表现或早期出现关节破坏等预后不良因素者应考虑 DMARDs 的联合应用。尽管针对类风湿关节炎的最佳治疗方案仍在探讨和争论中，但经典的治疗类风湿关节炎的方案很多，如下台阶治疗、上台阶治疗。对于早期类风湿关节炎患者，临床医师更倾向于上台阶治疗方案，因为使用下台阶治疗容易产生过度医疗的现象。但也有研究显示，对于早期类风湿关节炎患者应用下台阶方案可以更快更好地控制病情。所以在临床应用中必须在仔细评估患者病情活动度以及坚持个体化用药方案的原则才能选择最适合的治疗方案。常用的 DMARDs 药物有以下几种。

（1）甲氨蝶呤（MTX）：甲氨蝶呤是目前最常使用的 DMARDs，多数风湿科医师建议将其作为起始 DMARD 治疗，尤其是对有侵蚀性证据的类风湿关节炎患者。口服、肌内注射、关节腔内注射或静脉注射均有效，每周 1 次给药。必要时可与其他 DMARDs 联用。常用剂量为每周 7.5～20 mg。常见的不良反应有恶心、口干、腹泻、脱发、皮疹及肝损害，少数出现骨髓抑制，偶见肺间质病变。是否引起流产、畸胎和影响生育能力尚无定论。服药期间应适当补充叶酸，定期查血常规和肝功能。

（2）柳氮磺吡啶（SSZ）：可单用于病程较短及轻症类风湿关节炎，或与其他 DMARDs 合用治疗病程较长和中度及重症患者。一般服用 4 周后起效。从小剂量逐渐加量有助于减少不良反应。可每次口服 250～500 mg，每天 2 次开始，之后渐增至每次 750 mg，每天 2 次及每次 1 g，每天 2 次。如疗效不明显可增至每天 3 g。主要不良反应有恶心、呕吐、腹痛、腹泻、皮疹、转氨酶增高和精子减少，偶有白细胞、血小板减少，对磺胺过敏者慎用。服药期间应定期查血常规和肝肾功能。

（3）来氟米特（LEF）：来氟米特在类风湿关节炎治疗中的地位日渐提高。它作为单药治疗或是 MTX 的替代药物治疗均非常有效，与 MTX 联合应用时也安全有效。该药通过抑制二氢乳清酸脱氢酶从而抑制嘧啶核苷酸的从头合成。T 细胞和 B 细胞都有少量的二氢乳清酸脱氢酶，没有合成嘧啶核苷酸的补救途径。因此，LEF 对淋巴细胞的作用是有相对特异性的。其剂量为 10～20 mg/d，口服。主要用于病程较长、病情重及有预后不良因素的患者。主要不良反应有腹泻、瘙痒、高血压、肝酶增高、皮疹、脱发和白细胞下降等。因有致畸作用，故孕妇禁服。服药期间应定期查血常规和肝功能。

（4）抗疟药：包括羟氯喹和氯喹两种。可单用于病程较短、病情较轻的患者。对于重症或有预后不良因素者应与其他 DMARDs 合用。该类药起效缓慢，服用后 2～3 个月见效。用法为羟氯喹每次 200 mg，每天 2 次，氯喹每次 250 mg，每天 1 次。前者的不良反应较少，但用药前和治疗期间应每年检查 1 次眼底，以监测该药可能导致的视网膜损害。氯喹的价格便宜，但眼损害和心脏相关的不良反应（如传导阻滞）较前者常见，应予注意。

（5）青霉胺（Dpen）：青霉胺用药剂量为 250～500 mg/d，见效后可逐渐减至维持量 250 mg/d。一般用于病情较轻的患者，或与其他 DMARDs 联合应用于重症类风湿关节炎。不良反应有恶心、厌食、皮疹、口腔溃疡、嗅觉减退和肝肾损害等。治疗期间应定期查血、尿常规和肝肾功能。但由于本药长期应用的一些不良反应，目前临床使用较少。

（6）金制剂：金制剂包括肌内注射制剂和口服金制剂。肌内注射的金制剂有硫代苹果酸金钠和硫代葡萄糖金钠，目前使用较少，因为它们有严重的毒性（如血细胞减少、蛋白尿），需要仔细监测，治疗和监测费用较高。口服的金制剂是一种三乙膦金化合物，叫金诺芬。金诺芬比肌内注射制剂有着不同且较轻的毒性,但在很多病例中,会出现轻微的小肠及结肠炎,产生腹泻而导致治疗失败。其疗效不如 MTX 及肌内注射金制剂、SSZ。初始剂量为 3 mg/d,2 周后增至 6 mg/d 维持治疗。可用于不同病情程度的类风湿关节炎,对于重症患者应与其他 DMARDs 联合使用。常见的不良反应有腹泻、瘙痒、口炎、肝肾损伤、白细胞计数减少,偶见外周神经炎和脑病。应定期查血、尿常规及肝肾功能。

(7)硫唑嘌呤(AZA):可以单用或者与其他药物联用治疗类风湿关节炎,常用剂量 $1 \sim 2$ mg/(kg·d),一般 $100 \sim 150$ mg/d。主要用于病情较重的类风湿关节炎患者。不良反应中因骨髓抑制导致中性粒细胞减少是其最常见的并发症,其他还有恶心、呕吐、脱发、皮疹、肝损害,可能对生殖系统有一定损伤,偶有致畸。服药期间应定期查血常规和肝功能。

(8)环孢素(CysA):与其他免疫抑制药相比,CysA 的主要优点为很少有骨髓抑制,可用于病情较重或病程长及有预后不良因素的类风湿关节炎患者。常用剂量 $1 \sim 3$ mg/(kg·d)。主要不良反应有高血压、肝肾毒性、胃肠道反应、齿龈增生及多毛等。不良反应的严重程度、持续时间均与剂量和血药浓度有关。服药期间应查血常规、血肌酐和血压等。

(9)环磷酰胺(CYC):较少用于类风湿关节炎。对于重症患者,在多种药物治疗难以缓解时可酌情试用。主要的不良反应有胃肠道反应、脱发、骨髓抑制、肝损害、出血性膀胱炎、性腺抑制等。

(10)雷公藤:对缓解关节肿痛有效,是否减缓关节破坏尚缺乏相关研究。一般予雷公藤总苷 $30 \sim 60$ mg/d,分 3 次饭后服用。主要不良反应是性腺抑制,导致男性不育和女性闭经。其他不良反应包括皮疹、色素沉着、指甲变软、脱发、头痛、食欲缺乏、恶心、呕吐、腹痛、腹泻、骨髓抑制、肝酶升高和血肌酐升高等。

(11)白芍总苷(TGP):常用剂量为每次 600 mg,每天 $2 \sim 3$ 次。对减轻关节肿痛有效。其不良反应较少,主要有腹痛、腹泻、食欲缺乏等。

(12)青藤碱:每次 $20 \sim 60$ mg,饭前口服,每天 3 次,可减轻关节肿痛。主要不良反应有皮肤瘙痒、皮疹和白细胞减少等。

3.糖皮质激素

全身使用糖皮质激素(简称激素)的治疗可有效控制类风湿关节炎患者的症状,提倡小剂量(<7.5 m/d)泼尼松作为控制症状的辅助治疗。而且,近期证据提示小剂量激素治疗可延缓骨质侵蚀的进展。某些患者可能需要每月予大剂量激素冲击治疗,当与 1 种 DMARDs 联合应用时将增加其疗效。

激素可用于以下几种情况:伴有血管炎等关节外表现的重症类风湿关节炎;不能耐受 NSAIDs 的类风湿关节炎患者作为"桥梁"治疗;其他治疗方法效果不佳的类风湿关节炎患者;伴局部激素治疗指征(如关节腔内注射)。激素治疗类风湿关节炎的原则是小剂量、短疗程。使用激素必须同时应用 DMARDs。在激素治疗过程中,应补充钙剂和维生素 D 以防止骨质疏松。关节腔注射激素有利于减轻关节炎症状,但过频的关节腔穿刺可能增加感染风险,并可发生类固醇晶体性关节炎。

4.生物制剂

可治疗类风湿关节炎的生物制剂主要包括肿瘤坏死因子(TNF-α)拮抗药、白细胞介素 1(IL-1)和白细胞介素 6(IL-6)拮抗药、抗 CD20 单抗以及 T 细胞共刺激信号抑制药等。

(1)TNF-α 拮抗药:生物制剂可结合和中和 TNF,已成为类风湿关节炎治疗的重要部分。其中一种是融合了 IgG1 的 TNF Ⅱ型受体依那西普;另一种是对 TNF 的人/鼠嵌合的单克隆抗体英夫利昔单抗;第 3 种是全人源化的 TNF 抗体阿达木单抗。国产的还有益赛普和强克,属于可溶性的 TNF 受体融合蛋白。与传统 DIARDs 相比,TNF-α 拮抗药的主要特点是起效快、抑制骨破坏的作用明显、患者总体耐受性好。临床试验显示对于 DMARDs 治疗失败的类风湿关节炎患者,给予任何 1 种 TNF 中和剂均可非常有效地控制症状和体征,对未经过 DMARDs 治疗的患者也可取得相同的效果。无论是否同时合用甲氨蝶呤,重复给予这些药物治疗都是有效的。依那西普的推荐剂量和用法:每次 25 mg,皮下注射,每周 2 次;或每次 50 mg,每周 1 次。英夫利昔单抗治疗类风湿关节炎的推荐剂量为每次 3 mg/kg,第 0、2、6 周各 1 次,之后每 4～8 周 1 次。阿达木单抗治疗类风湿关节炎的剂量是每次 40 mg,皮下注射,每 2 周 1 次。这类制剂可有注射部位反应或输液反应,可能增加感染和肿瘤的风险,偶有药物诱导的狼疮样综合征以及脱髓鞘病变等。用药前应进行结核筛查,除外活动性感染和肿瘤。

(2)IL-1 拮抗剂:阿那白滞素是一种重组的 IL-1 受体拮抗剂,目前唯一被批准用于治疗类风湿关节炎的 IL-1 拮抗剂。阿那白滞素可改善类风湿关节炎的症状和体征,减少致残,减缓影像学相关的关节破坏,可单独用药,或与甲氨蝶呤联用。推荐剂量为 100 mg/d,皮下注射。其主要不良反应是与剂量相关的注射部位反应及可能增加感染概率等。

(3)IL-6 拮抗药:主要用于中重度类风湿关节炎,对 TNF-α 拮抗药反应欠佳的患者可能有效。推荐的用法是 4～10 mg/kg,静脉输注,每 4 周给药 1 次。常见的不良反应是感染、胃肠道症状、皮疹和头痛等。

(4)抗 CD20 单抗:利妥昔单抗是一种与正常和恶性 B 细胞表面的 CD20 抗原相结合的单克隆抗体,其推荐剂量和用法是:第 1 个疗程可先予静脉输注 500～1 000 mg,2 周后重复 1 次。根据病情可在 6～12 个月后接受第 2 个疗程。每次注射利妥昔单抗之前的 30 分钟内先静脉给予适量甲泼尼龙。利妥昔单抗主要用于 TNF-α 拮抗药疗效欠佳的活动性类风湿关节炎。最常见的不良反应是输液反应,静脉给予糖皮质激素可将输液反应的发生率和严重度降低。其他不良反应包括高血压、皮疹、瘙痒、发热、恶心、关节痛等,可能增加感染概率。

(5)CTLA-4Ig:阿巴西普与抗原递呈细胞的 CD80 和 CD86 结合,阻断了 T 细胞 CD28 与抗原递呈细胞的衔接,继而阻断了 T 细胞活性。主要用于治疗病情较重或 TNF-α 拮抗药反应欠佳的患者。根据患者体重不同,推荐剂量分别是:500 mg(<60 kg),750 mg(60kg～100 kg),1 000 mg(>100 kg),分别在第 0、2、4 周经静脉给药,之后每 4 周注射 1 次。主要的不良反应是头痛、恶心,可能增加感染和肿瘤的发生率。

(四)血浆置换或免疫吸附及其他治疗

除前述的治疗方法外,对于少数经规范用药疗效欠佳,血清中有高滴度自身抗体、免疫球蛋白明显增高者可考虑血浆置换或免疫吸附治疗。但临床上应强调严格掌握适应证以及联用 DMARDs 等治疗原则。当类风湿关节炎患者病情严重,但用传统 DMARDs 和新型抗细胞因子药物治疗无效时,可以使用此方法。此外,自体干细胞移植、T 细胞疫苗以及间充质干细胞治疗对类风湿关节炎的缓解可能有效,但仅适用于少数难治性患者,须严格掌握适应证,仍需进一步的临床研究。

(五)外科治疗

类风湿关节炎患者经过积极内科正规治疗,病情仍不能控制,为缓解疼痛、纠正畸形、改善生活质量可考虑手术治疗。手术在处理关节严重破坏的患者中有一定的作用。尽管很多关节可以采用关节成形术和全关节置换术,但手术最成功的关节是髋、膝和肩。这些手术的目的就是缓解疼痛和减少残疾,但手术并不能根治类风湿关节炎,故术后仍需药物治疗。常用的手术主要有滑膜切除术、人工关节置换术、关节融合术以及软组织修复术等。

(六)预后

类风湿关节炎患者的预后与病程长短、病情活动度及治疗有关。对有多关节受累、关节外表现较重、血清中有高滴度自身抗体和 HLA-DR1/DR4 阳性,以及早期就有关节侵蚀表现的患者应给予积极治疗。大多数类风湿关节炎患者经过规范内科治疗后可达到临床缓解。

(孟　珊)

第二节　系统性红斑狼疮

系统性红斑狼疮是一种有多系统损害的慢性自身免疫性疾病,其血清具有以抗核抗体为代表的多种自身抗体。系统性红斑狼疮的患病率因人群而异,全球平均患病率为(12~39)/10 万,北欧大约为 40/10 万,黑人患病率约为 100/10 万。我国患病率为(30.13~70.41)/10 万,以女性多见,尤其是 20~40 岁的育龄女性。在全世界的种族中,汉族人系统性红斑狼疮发病率位居第二。通过早期诊断及综合性治疗,本病的预后较以前明显改善。

一、病因和发病机制

(一)遗传因素

1.流行病学及家系调查

有资料表明,系统性红斑狼疮患者第 1 代亲属中患系统性红斑狼疮者 8 倍于无系统性红斑狼疮患者家庭,单卵双胞胎患系统性红斑狼疮者 5~10 倍于异卵双胞胎。然而,大部分病例不显示有遗传性。

2.易感基因

多年研究已证明系统性红斑狼疮是多基因相关疾病。有 HLA-Ⅲ类的 C2 或 C4 的缺损,HLA-Ⅱ类的 DR2、DR3 频率异常。推测多个基因在某种条件(环境)下相互作用改变了正常免疫耐受性而致病。

(二)环境因素

(1)阳光:紫外线使皮肤上皮细胞出现凋亡,新抗原暴露而成为自身抗原。

(2)药物、化学试剂、微生物病原体等也可诱发疾病。

(三)雌激素

女性患者明显高于男性,在更年期前阶段为 9∶1,儿童及老人为 3∶1。

二、临床表现

临床症状多样,早期症状往往不典型。

(一)全身表现

活动期患者大多数有全身症状。约 90% 的患者在病程中出现各种热型的发热,尤以低中度热为常见。此外尚可有疲倦、乏力、体重下降等。

(二)皮肤与黏膜表现

80%的患者在病程中出现皮疹,包括颊部呈蝶形分布的红斑、盘状红斑、指掌部和甲周红斑、指端缺血、面部及躯干皮疹,其中以鼻梁和双颧颊部呈蝶形分布的红斑最具特征性。与系统性红斑狼疮相关的特殊皮疹见表 7-1。系统性红斑狼疮皮疹多无明显瘙痒。口腔和鼻黏膜的痛性溃疡较常见,常提示疾病活动。

表 7-1　系统性红斑狼疮常见皮疹

类型	表现
狼疮特异性皮疹	急性皮疹:如颊部红斑
	亚急性皮疹:如亚急性皮肤型红斑狼疮(SCLE)
	慢性皮疹:如盘状红斑、狼疮性脂膜炎、黏膜狼疮、肿胀性狼疮、冻疮样狼疮等
非特异性皮疹	光敏感、脱发、甲周红斑、网状青斑、雷诺现象等

(三)浆膜炎

半数以上患者在急性发作期出现多发性浆膜炎,包括双侧中小量胸腔积液,中小量心包积液。

(四)肌肉关节表现

关节痛是常见的症状之一,出现在指、腕、膝关节,伴红肿者少见。常出现对称性多关节疼痛、肿。10%的患者因关节周围肌腱受损而出现 Jaccoud 关节病,其特点为可复的非侵蚀性关节半脱位,可以维持正常关节功能,关节 X 线多无关节骨破坏。可以出现肌痛和肌无力,5%~10%出现肌炎。有小部分患者在病程中出现股骨头坏死,目前尚不能肯定是由于本病所致或为糖皮质激素的不良反应之一。

(五)肾脏表现

27.9%~70%的系统性红斑狼疮病程中会出现临床肾脏受累。中国系统性红斑狼疮患者以肾脏受累为首发表现的仅为25.8%。肾脏受累主要表现为蛋白尿、血尿、管型尿、水肿、高血压乃至肾衰竭。

有平滑肌受累者可出现输尿管扩张和肾积水。

(六)心血管表现

患者常出现心包炎,可为纤维蛋白性心包炎或渗出性心包炎,但心脏压塞少见。可出现疣状心内膜炎(Libman-Sack 心内膜炎),病理表现为瓣膜赘生物,与感染性心内膜炎不同,其常见于二尖瓣后叶的心室侧,且并不引起心脏杂音性质的改变。通常疣状心内膜炎不引起临床症状,但可以脱落引起栓塞,或并发感染性心内膜炎。约10%的患者有心肌损害,可有气促、心前区不适、心律失常,严重者可发生心力衰竭导致死亡。可以有冠状动脉受累,表现为心绞痛和心电图ST-T 改变,甚至出现急性心肌梗死。除冠状动脉炎可能参与了发病外,长期使用糖皮质激素加速了动脉粥样硬化,抗磷脂抗体导致动脉血栓形成。

(七)肺部表现

约35%的患者有胸腔积液,多为中小量、双侧性。除因浆膜炎所致外,部分是因低蛋白血症引起的漏出液。系统性红斑狼疮所引起的肺间质性病变主要是急性、亚急性期的磨玻璃样改变和慢性期的纤维化,表现为活动后气促、干咳、低氧血症,肺功能检查常显示弥散功能下降。约

2％的患者合并弥散性肺泡出血（DAH），病情凶险，病死率高达50％以上。肺泡灌洗液或肺活检标本的肺泡腔中发现大量充满含铁血黄素的巨噬细胞，或者肺泡灌洗液呈血性对于DAH的诊断具有重要意义。肺动脉高压在系统性红斑狼疮患者中并不少见，是系统性红斑狼疮预后不良的因素之一。其发病机制包括肺血管炎、雷诺现象、肺血栓栓塞和广泛肺间质病变。主要表现为进行性加重的干咳和活动后气短，超声心动图和右心漂浮导管可帮助诊断。

（八）神经系统表现

神经精神狼疮又称狼疮脑病。中枢神经系统表现包括无菌性脑膜炎、脑血管病变、脱髓鞘综合征、狼疮性头痛、运动障碍、脊髓病、癫痫、急性意识错乱、焦虑状态、认知功能减退、情绪障碍及精神病等。外周神经系统的有格林巴利综合征、自主神经病、单神经病、重症肌无力、颅神经病变、神经丛病及多发性神经病等。引起神经精神狼疮的病理基础为脑局部血管炎的微血栓，来自心瓣膜赘生物脱落的小栓子，或有针对神经细胞的自身抗体，或并存抗磷脂抗体综合征。腰椎穿刺脑脊液检查以及磁共振等影像学检查对神经精神狼疮诊断有帮助。

（九）消化系统表现

消化系统可表现为食欲减退、腹痛、呕吐、腹泻或腹水等，其中部分患者以上述症状为首发。早期出现肝功损伤与预后不良相关。少数可并发急腹症，如胰腺炎、肠坏死、肠梗阻，这些往往与系统性红斑狼疮活动性相关。消化系统症状与肠壁和肠系膜的血管炎有关。

（十）血液系统表现

活动性系统性红斑狼疮中血红蛋白下降、白细胞和（或）血小板减少常见。其中10％属于库姆斯试验阳性的溶血性贫血。血小板减少与血清中存在抗血小板抗体、抗磷脂抗体以及骨髓巨核细胞成熟障碍有关。部分患者可有无痛性轻或中度淋巴结肿大。少数患者有脾大。

（十一）抗磷脂抗体综合征

抗磷脂抗体综合征可以出现在系统性红斑狼疮的活动期，其临床表现为动脉和（或）静脉血栓形成，习惯性自发性流产，血小板减少，患者血清不止一次出现抗磷脂抗体。系统性红斑狼疮患者血清可以出现抗磷脂抗体但不一定是抗磷脂抗体综合征，抗磷脂抗体综合征出现在系统性红斑狼疮为继发性抗磷脂抗体综合征。

（十二）干燥综合征

有约30％的系统性红斑狼疮有继发性干燥综合征并存，有唾液腺和泪腺功能不全。

（十三）眼部表现

约15％的患者有眼底变化（如出血、视盘水肿、视网膜渗出物等），其原因是视网膜血管炎。另外，血管炎可累及视神经，两者均影响视力，重者可数天内致盲。早期治疗，多数可逆转。

三、辅助检查

（一）常规检查

活动期系统性红斑狼疮的血细胞三系中可有一系或多系减少（需除外药物所致的骨髓抑制）；若出现蛋白尿、红细胞、白细胞、管型尿等，是临床肾损害的指标；红细胞沉降率在活动期常增快；血清补体C_3、C_4水平与系统性红斑狼疮活动都成负相关，常可作为病情活动性和治疗反应的监测指标之一。系统性红斑狼疮还常出现高γ球蛋白血症。

（二）抗核抗体谱（ANAs）和其他自身抗体

患者血清中可检出多种自身抗体，对本病的诊断、疾病活动性的判断等有重要的临床意义。

抗核抗体主要存在于 IgG,也见于 IgM、IgA,甚至 IgD 及 IgE 中。系统性红斑狼疮血清中可出现抗核抗体、抗 dsDNA 抗体、抗 ENA(可提取核抗原)抗体。

1.抗核抗体(ANA)

诊断的敏感性为 95%,特异性为 65%,是筛选检查。除系统性红斑狼疮之外,也常存在于其他结缔组织病的血清中,一些慢性感染也可出现低滴度的抗核抗体。因此,抗核抗体阳性不能作为与其他结缔组织疾病的鉴别。

2.抗 DNA 抗体

抗 DNA 抗体又可分为单链(变性)DNA(ssDNA)和双链(天然)DNA(dsDNA)抗体。抗单链 DNA 抗体在多种疾病中及正常人血清中存在,无特异性,临床价值不大。抗 dsDNA 抗体对诊断系统性红斑狼疮的特异性为 95%,敏感性为 70%,它与疾病活动性及预后有关,与系统性红斑狼疮的活动相平行,并可作为治疗的估价。抗 Sm 抗体的特异性高达 99%,但敏感性近 25%,该抗体的存在与疾病活动性无明显关系;抗单链 DNA、抗组蛋白、抗 RNP、抗 SSA 和抗 SSB 等抗体也可出现于系统性红斑狼疮的血清中,但特异性低,也见于其他自身免疫性疾病。抗 SSB 与继发干燥综合征有关。

3.抗 Sm 抗体

Sm 抗原是一种酸性糖蛋白。抗 Sm 抗体可见于 1/3 或以上的系统性红斑狼疮患者,不出现于其他疾病中,对系统性红斑狼疮诊断有特异性,为系统性红斑狼疮诊断的标记抗体之一。

4.其他系统性红斑狼疮的自身抗体

包括与抗磷脂抗体综合征有关的抗磷脂抗体(包括抗心磷脂抗体和狼疮抗凝物);与溶血性贫血有关的抗红细胞抗体;与血小板减少有关的抗血小板抗体;与神经精神性狼疮有关的抗神经元抗体等。系统性红斑狼疮患者还常出现血清类风湿因子阳性。

四、诊断

本病的诊断标准大多参照美国风湿病学会提出的分类标准,其敏感性和特异性均>90%。

(1)颧部红斑:平的或高于皮肤的固定性红斑。

(2)盘状红斑:面部的隆起红斑,上覆有鳞屑,光过敏,日晒后皮肤过敏。

(3)口腔溃疡:经医师检查证实。

(4)关节炎:非侵蚀性关节>2 个外周关节。

(5)浆膜炎:胸膜炎或心包炎。

(6)肾脏病变:蛋白尿>0.5 g/d 或细胞管型。

(7)神经系统病变:癫痫发作或精神症状。

(8)血液系统异常:溶血性贫血,或白细胞减少,或淋巴细胞绝对值减少,或血小板减少。

(9)免疫学异常:狼疮细胞阳性,或抗核 ANA 阳性,或抗 dsDNA 抗体阳性,或抗 Sm 抗体阳性。符合其中四项或四项以上者可确定系统性红斑狼疮的诊断。

五、鉴别诊断

系统性红斑狼疮应与以下疾病相鉴别。

(一)类风湿关节炎

以关节起病,尤其是类风湿因子阳性的系统性红斑狼疮患者,常误诊为类风湿关节炎,除免疫学检查外,还应密切随诊。系统性红斑狼疮关节疼痛、肿胀、晨僵等关节症状均较轻,持续时间短,为非侵入性,不留关节畸形。类风湿关节炎晨僵持续时间长,关节病变严重,常出现关节畸形等,关节 X 线改变及抗 dsDNA、抗 Sm 抗体均阴性有助于类风湿关节炎与系统性红斑狼疮的鉴别。

(二)多发性肌炎

系统性红斑狼疮患者的肌痛较轻,肌酶谱正常,肌电图无异常。多发性肌炎肾脏病变少见,抗 dsDNA、抗 Sm 抗体均为阴性。

(三)结节性多动脉炎

可有皮肤、关节和肾脏受累,需与系统性红斑狼疮鉴别。结节性多动脉炎的皮肤改变多为皮下结节、大关节肿痛、血白细胞常增高、抗核抗体和类风湿因子阴性。

(四)其他

尚需与其他疾病相鉴别,如结缔组织病中的混合结缔组织病、系统性硬化症、风湿热、白塞综合征、血清病、溶血性贫血、血小板减少性紫癜、原发性肾小球疾病等。

六、治疗

本病虽不能根治,但合理治疗可以缓解病情,尤其是早期患者。故应强调早期诊断、早期治疗。治疗原则是给病情活动且严重者予以强有力药物控制,病情缓解后,维持治疗。

(一)一般治疗

(1)使患者正确认识疾病,消除恐惧心理。明确规律用药的意义和长期随访的必要性。避免过多紫外线暴露,使用防紫外线用品。避免过度疲劳。自我认识疾病活动的征象,遵从医嘱、配合治疗、定期随诊。

(2)对症治疗和去除各种影响疾病预后的因素,如注意控制血压、防治感染。

(二)药物治疗

目前尚无根治的办法,恰当的治疗可使大多数患者达到病情的完全缓解。强调早期诊断和早期治疗,以避免或延缓不可逆的组织脏器的病理损害。系统性红斑狼疮是一种高度异质性疾病,临床医师应根据病情的轻重程度,掌握好治疗的风险与效益之比,制订具体的治疗方案。

1.轻型患者的药物治疗

虽有狼疮活动,但症状轻微,以皮损和关节痛为主,而无明显内脏损害的轻型患者,药物治疗包括以下几方面。

(1)非甾体抗炎药(NSAIDs):用于控制关节炎。但应注意消化性溃疡、肾、肝功能损害等方面的不良反应。

(2)抗疟药:可控制皮疹和减轻光敏感,常用氯喹 0.25 g,1 次/天,或羟氯喹 0.2～0.4 g/d。不良反应主要是眼底病变,用药超过 6 个月者,应至少每年检查眼底一次。有心脏病史者,特别是心动过缓,用药不应超过一周。

(3)肾上腺糖皮质激素:可短期局部应用治疗皮疹,但脸部尽量避免使用强效激素类外用药,一旦使用,不应超过一周。治疗无效,尽早应用肾上腺糖皮质激素,泼尼松 0.5 mg/kg。

(4)免疫抑制剂:权衡利弊,必要时考虑使用激素以外的其他免疫抑制剂,如硫唑嘌呤、甲氨蝶呤或环磷酰胺等。应注意轻型系统性红斑狼疮可因过敏、感染、妊娠、环境变化等因素而加重,甚至进入狼疮危象。

2.重型系统性红斑狼疮的治疗

治疗主要分两个阶段,即诱导缓解和维持治疗。诱导缓解的目的在于迅速控制病情,阻止或逆转内脏损害,力求完全缓解,但应注意免疫抑制诱发的并发症,尤其是感染、性腺抑制等。多数患者的诱导缓解期需要半年至 1 年才能达到缓解,不可急于求成。

(三)狼疮危象的治疗

治疗目的在于挽救生命、保护受累脏器、防止后遗症。常需要大剂量甲泼尼龙冲击治疗,针对受累脏器的对症治疗和支持治疗,以帮助患者度过危象。以后的治疗可按照重型病例治疗的原则,继续诱导缓解及维持巩固治疗。

(四)妊娠

过去曾经被列为系统性红斑狼疮的禁忌证。现今大多数系统性红斑狼疮患者在疾病控制后,可以安全地妊娠。一般在无重要脏器损害、病情稳定 1 年或 1 年以上,免疫抑制剂停药半年,激素仅需小剂量时怀孕,多能安全地妊娠。不推荐病情不稳定的情况下怀孕,因非缓解期妊娠,存在流产、早产、死胎和诱发母体系统性红斑狼疮病情恶化的危险。系统性红斑狼疮患者妊娠后,需要产科和风湿科双方共同随访。对于有习惯性流产病史和抗磷脂抗体阳性的孕妇,主张口服低剂量阿司匹林(50～70 mg/d)和(或)低分子量肝素抗凝防止流产或死胎的发生。

(孟　珊)

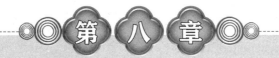

第八章

内科常见疾病的康复

第一节　脊　髓　损　伤

一、概述

(一)定义

脊髓损伤是指由于各种原因导致脊髓结构和功能的损害,在损伤平面以下出现各种运动、感觉和自主神经功能障碍。

(二)临床表现

脊髓损伤的临床表现依据原发性损伤的部位和程度不同而有所差异,往往表现为肢体瘫痪、感觉、运动和括约肌等功能障碍。

(三)分型

临床上按脊髓损伤平面不同可分为四肢瘫和截瘫,如颈段脊髓损伤造成四肢感觉、运动功能障碍,称为四肢瘫;而胸段以下脊髓损伤造成躯干及下肢的感觉、运动功能障碍,称为截瘫;按脊髓损伤程度不同可分为完全性损伤和不完全性损伤。青壮年是脊髓损伤的高发人群,男性多于女性。

(四)康复诊断

1.功能障碍

损伤分级通常采用美国脊髓损伤学会(American Spinal Injury Association,ASIA)的损伤分级,见表 8-1。

表 8-1　ASIA 残损指数

损伤分级	临床表现
A	完全损伤,低段($S_{4\sim5}$)无任何感觉、运动功能
B	不完全损伤,脊髓损伤平面以下包括骶段($S_{4\sim5}$)有感觉功能而无运动功能
C	不完全损伤,脊髓损伤平面以下有运动功能,但一半以上关键肌的肌力<3 级
D	不完全损伤,脊髓损伤平面以下有运动功能保留,且一半以上关键肌的肌力均≥3 级
E	正常,运动、感觉功能正常。会有一些脊髓中枢过度兴奋的表现,腱反射亢进,肌肉痉挛等

2.感觉障碍

损伤平面以下感觉减退或缺失。

3.运动障碍

损伤平面以下肌肉力量减退或消失。

4.平衡障碍

脊髓损伤患者通常表现有平衡协调障碍。

5.心理障碍

心理障碍主要表现为孤独感、倔强、自卑感和过度敏感反应。

6.结构异常

结构异常主要表现为脊柱骨折、椎体移位、骨折块压迫脊髓及脊髓水肿、变性等。

7.活动受限

(1)基础性日常生活能力受限主要表现为行走、上下楼梯等活动受到不同程度限制。

(2)感觉功能、运动功能障碍是引起患者日常生活活动受限的主要原因。

8.参与受限

(1)职业受限:脊髓损伤患者多为青壮年人,故对职业影响很大。

(2)社会交往受限:患者常常影响其社会交往,如朋友聚会等。

(3)休闲娱乐受限:患者常常影响其涉及移动的休闲娱乐活动。

(4)生存质量下降:患者因为感觉、运动功能障碍造成活动参与受限,常常导致其生存质量大幅下降。

(五)预后

脊髓损伤的预后见表 8-2。

表 8-2　脊髓损伤不同损伤平面的功能预后

损伤平面	功能预后
C_4	完全不能生活自理
C_5	基本不能生活自理,需大量帮助
C_6	能部分生活自理,需少量帮助
C_7	基本上能生活自理,需少量帮助
$C_8 \sim T_2$	能自理生活,在轮椅上能独立,但不能走路,只能做治疗性站立
$T_{3 \sim 12}$	能自理生活,在轮椅上能独立,但只能做治疗性步行
$L_{1 \sim 2}$	能自理生活,在轮椅上能独立,能做家庭功能性步行
$L_{3 \sim 4}$	能自理生活,在轮椅上能独立,能做社区性功能性步行

二、康复评定

(一)功能评定

1.感觉功能评定

通过系统的皮区检查,判定脊髓损伤所影响的脊髓感觉平面(指身体双侧具有正常感觉功能的最低脊髓节段)。根据 92'ASIA 标准确定的 28 个关键感觉点的体检来确定感觉水平,分为必查项目和选择项目。必查项目是检查身体两侧各自 28 个皮节(指每个脊髓节段神经或神经根内的感觉神经元轴突所支配的相应皮肤区域)的关键感觉点,28 对皮区关键点代表 28 个神经感觉平面。每个关键点检查轻触觉和针刺觉两种感觉,并按 3 个等级分别评定打分。即 0＝缺失(没有任何感觉);1＝障碍(包括感觉减退和感觉过敏);2＝正常;NT＝无法检查。正常者两侧感觉总分 112 分,总分的大小反映患者神经感觉功能的综合状态。轻触觉的检查可以用棉签,针刺觉检查用大头针。针刺觉检查时,不能区别钝性和锐性刺激的感觉应评为 0 分。

两侧感觉关键点所代表的脊髓检查部位如下(找相应的皮区有骨性标志或有显著的突出的体表标志作为关键点)。＊指位于锁骨中线上的关键点。

C_2 为枕骨粗隆;C_3 为锁骨上窝;C_4 为肩锁关节的顶部;C_5 为肘前窝外侧;C_6 为拇指近节背侧皮肤;C_7 为中指近节背侧皮肤;C_8 为小指近节背侧;T_1 为肘前窝内侧;T_2 为腋窝顶部;T_3 为第 3 肋间＊;T_4 为第 4 肋间(乳线)＊;T_5 为第 5 肋间($T_4 \sim T_6$ 中点)＊;T_6 为第 6 肋间(剑突水平)＊;T_7 为第 7 肋间(在 $T_6 \sim T_8$ 的中点)＊;T_8 为第 8 肋间(在 $T_6 \sim T_{10}$ 的中点)＊;T_9 为第 9 肋间(在 $T_8 \sim T_{10}$ 的中点)＊;T_{10} 为第 10 肋间(脐)＊;T_{11} 为第 11 肋间(在 $T_{10} \sim T_{12}$ 的中点)＊;T_{12} 为腹股沟韧带中点;L_1 为 $T_{12} \sim L_2$ 的 1/2 处;L_2 为大腿前中部;L_3 为股骨内髁;L_4 为内踝;L_5 为第 3 跖趾关节足背侧;S1 为足跟外侧;S_2 为腘窝中点;S_3 为坐骨结节;$S_4 \sim S_5$ 肛门周围(作为 1 个平面)。

除对这些两侧关键点的检查外,还要求检查者做肛门指检测试肛门外括约肌(肛门黏膜皮肤交界处)和肛门深部感觉,感觉分级为存在或缺失(即在患者的图上记录有或无)。该检查用于判定损伤是完全性还是不完全性,鞍区存在任何感觉,都说明患者的损伤是不完全性的。

选择性检查项目:位置觉和深压觉或深痛觉。每一肢体可以只查一个关键点,即左右侧示指和趾即可(不用评分,用缺失、障碍和正常来分级)。

2.运动功能评定

根据 92′ASIA 标准确定的通过徒手检查身体两侧各自 10 个肌节(指受每个脊髓节段神经或神经根内的运动神经元轴突所支配的相应的一组肌群)的关键肌肌力来确定运动损伤平面。运动平面是指身体双侧具有正常运动功能(肌力≥3 级)的最低脊髓节段,该平面以上的关键肌肌力必须正常(4 级或以上)。分为必查项目和选择项目,选择项目不用评分。必查项目是在仰卧位检查身体两侧各自 10 对关键肌的肌力,各肌肉肌力为 0～5 级,对应分值为 0～5 分,然后将所得的分值相加,正常两侧总积分 100 分(两边各 10 块肌肉,各 50 分),检查顺序为从上向下,见图 8-1。

两侧关键肌:C_5 为屈肘肌(肱二头肌和肱肌);C_6 为伸腕肌(桡侧伸腕长和短肌);C_7 为伸肘肌(肱三头肌);C_8 为中指屈肌(指深屈肌);T_1 为小指外展肌;L_2 为屈髋肌(髂腰肌);L_3 为伸膝肌(股四头肌);L_4 为踝背屈肌(胫前肌);L_5 为伸趾肌(趾长伸肌);S_1 为踝关节跖屈肌(腓肠肌和比目鱼肌)。

选择这些肌肉是因为它们与相应节段的神经支配相一致,并且便于脊髓损伤患者做检查,注意左右两侧应分别进行记录。对于那些临床应用徒手肌力检查法无法检查的肌节,如 $C_1 \sim C_4$、$T_2 \sim L_1$ 及 $S_2 \sim S_5$,运动平面可参考感觉平面来确定。如果这些节段的感觉是正常的,则认为该节段的运动功能正常;如果感觉有损害,则认为运动功能亦有损害。

除对上面这些肌肉检查外,还要求检查者做肛门指检感觉括约肌收缩,评定分级为存在或缺失(即在患者的图上记录有或无)。该检查用于判定损伤是否为完全性,如果肛门括约肌存在自主收缩,则患者的运动损伤为不完全性。

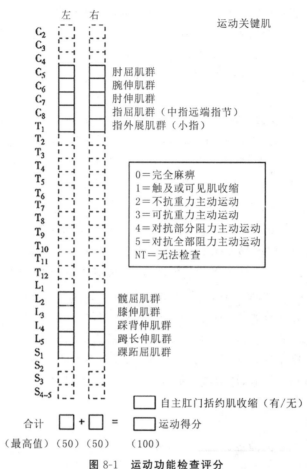

左　右　　　　　　　　　　运动关键肌

C₂
C₃
C₄
C₅　　　　肘屈肌群
C₆　　　　腕伸肌群
C₇　　　　肘伸肌群
C₈　　　　指屈肌群（中指远端指节）
T₁　　　　指外展肌群（小指）
T₂
T₃
T₄
T₅　　　　0＝完全麻痹
T₆　　　　1＝触及或可见肌收缩
T₇　　　　2＝不抗重力主动运动
T₈　　　　3＝可抗重力主动运动
T₉　　　　4＝对抗部分阻力主动运动
T₁₀　　　5＝对抗全部阻力主动运动
T₁₁　　　NT＝无法检查
T₁₂
L₁
L₂　　　　髋屈肌群
L₃　　　　膝伸肌群
L₄　　　　踝背伸肌群
L₅　　　　蹬长伸肌群
S₁　　　　踝跖屈肌群
S₂
S₃
S₄₋₅　　　　自主肛门括约肌收缩（有/无）

合计　□＋□＝□　运动得分
（最高值）（50）（50）（100）

图 8-1　运动功能检查评分

选择性检查项目：可检查膈肌、三角肌和外侧腘绳肌。肌力分为无、减弱或正常，这些肌肉的检查并不用来确定运动分数、运动平面和损伤的程度。

3.平衡功能评定

(1)Berg 平衡量表：Berg 平衡量表由加拿大的 Berg 等学者设计，是一个标准化的评定方法，已广泛应用于临床，也是国际上评定脑卒中患者平衡功能最常用和最通用的评定量表，具有较好的信度、效度和敏感性。Berg 评定量表将平衡功能从易到难分为 14 项内容进行检查，通过观察多种功能活动来评价患者身体的重心主动转移的能力，对患者的动态、静态平衡进行全面检查。每个动作分为 0、1、2、3、4 五个功能等级予以记分。4 分表示能够正常完成所检查的动作，0 分则表示不能完成或需要中等或大量帮助才能完成。最低分为 0 分，最高分为 56 分。检查工具包括秒表、尺子，椅子、小板凳和台阶。测试用椅子的高度要适当。平衡与步行能力关系密切。Berg 量表评分结果为 0～20 分提示平衡功能差，患者需乘坐轮椅；21～40 分提示有一定的平衡能力，患者可在辅助下步行；41～56 分提示平衡功能较好，患者可独立步行；＜40 分提示有跌倒的危险。45 分通常作为判断老年人是否存在跌倒风险的临界值。

(2)限时起立步行测试：动态平衡功能检查方法。限时起立-步行测试具有较好的信度、效度和灵敏度。测量工具包括一张有靠背有扶手的椅子(座高约 45 cm，扶手高 20 cm)、秒表，从座椅在地面画一条 3 m 长的粗线。这是一个单项测试，要求测试患者从座椅上站起来，向前走 3 m，然后转身走回到椅子再坐下。记录开始站起到再次坐下所用时间,计时单位为秒。在行走过程中,可使用助行具(如手杖、助行架),并记录助行器类型。测量 3 次,取平均值。

正常人 7～10 秒即可以完成测验,＞20 秒完成者提示存在移动障碍。14 秒为预测生活在社区的老年人跌倒风险的临界值。＞14 秒提示跌倒风险的存在。限时起立-步行测试结果显示与静态平衡功能具有很好的相关性。

(二)结构评定

脊髓损伤患者不但需要采用视诊和触诊检查评定其病变部位,而且由于各种因素造成脊柱、脊髓的结构改变,所以还需要根据病情选择 X 线、CT、MRI、体感诱发电位等不同方法检查病变部位的结构异常的具体情况。

(三)活动评定

为充分反映脊髓损伤对患者个人生活和社会活动能力的影响,截瘫患者通常采用改良Barthel 指数、FIM 进行“活动受限”评定,四肢瘫患者常用四肢瘫功能指数来评定。

(四)参与评定

脊髓损伤严重影响了患者的职业、生存质量,也影响了患者的社会交往、休闲娱乐,大大降低了患者的生活质量。通常使用生活质量积分来定量。

三、康复治疗

近期目标:不同的损伤和损伤程度其近期康复目标不尽相同,主要是提高肌肉力量,改善关节活动度,预防并发症及建立代偿和替代途径。

远期目标:使患者回归社会,进行创造性生活。

(一)上肢运动功能训练

(1)对于上肢瘫痪患者,应进行针对上肢和手功能的运动疗法,加强肱二头肌和肱三头肌的力量训练,增强上肢支撑力,并配合手抓握力训练。病变节段较高时,应注意同时训练肩部和肩胛带的肌肉。根据肌力分级制订相应训练方案:1 级肌力推荐在器械或治疗师徒手辅助下进行被动运动;2 级肌力推荐在器械或治疗师徒手辅助下进行主动助力运动;3 级及以上肌力推荐进行主动和抗阻运动。

(2)进行上肢运动疗法同时可配合物理因子干预,有助于改善上肢肌力,防止瘫痪肌肉萎缩。可选用的方法有神经肌肉电刺激、功能性电刺激、调制中频电治疗、干扰电治疗、超短波治疗及肌电生物反馈等。可尝试使用无创性脑部刺激技术,推荐低频重复经颅磁刺激模式。

(3)针灸对改善上肢瘫痪肢体肌力也有一定帮助,可选用温针、电针或普通针刺等方式。

(4)对于需要长期使用轮椅的患者,还应在增强上肢肌力和耐力的同时训练操控轮椅的能力,提高日常生活活动能力,减少依赖程度。

(5)可考虑配合针对提高上肢功能的作业疗法,有助于改善上肢独立运动能力。患者卧床时,利用辅具将上肢托起,使上肢位置高于肩部,预防上肢水肿。根据不同病变节段,设计或使用不同器具维持上肢主要关节活动度,扩大并强化上肢肌力训练,从简单到复杂的功能性活动中掌握各种姿势下的上肢运动控制能力。

(二)下肢运动功能与步行训练

(1)与上肢的肌力训练一样,也应根据肌力分级制订下肢的肌力训练方案:1 级肌力进行被动运动;2 级肌力进行主动助力运动;3 级及以上肌力进行主动和抗阻运动。

（2）常规下肢运动疗法配合功能性电刺激、神经肌肉电刺激及中频电刺激等物理因子疗法有助于改善瘫痪下肢肌力及功能，其效果优于单一下肢运动疗法。

（3）针灸对改善瘫痪下肢功能有一定帮助，建议在常规物理治疗基础上配合针灸治疗促进下肢功能恢复，可选用普通针刺、温针或电针等方式。

（4）若患者条件许可，应尽早进行站立和步行训练。可采用垫上移动、承重活动平板及下肢机器人辅助的步行训练等方法。必要时，可考虑使用膝-踝-足支具完成下肢步行训练，使用双拐进行步行、上下台阶、上下楼梯、上下斜坡及站起训练。

（5）原发病情稳定后，可采用内收肌和跟腱牵伸的方式维持髋关节及踝关节的关节活动度，并行扩大关节活动度和强化肌力的治疗。必要时对瘫痪下肢选择合适的夹板固定，并准确组合使夹板适合患者下肢功能需求。

（三）感觉功能训练

（1）治疗前可选用 ASIA 量表评估感觉障碍程度，并通过左右侧及上下侧对比对感觉障碍部位进行大致定位。

治疗应遵循：①必须先纠正异常肌张力；②施加各种感觉刺激适时适量，防止不当刺激造成的肌张力增高；③感觉功能训练需要反复多次进行；④每次感觉训练应分别在有和无视觉反馈两种条件下进行，排除视觉刺激干扰；⑤多种感觉训练方法相结合，感觉和肢体运动训练相结合，以增加感觉输入，共同促进感觉功能恢复；⑥根据感觉障碍评定结果选择适当康复治疗方法和器具，循序渐进、由易到难、由简单到复杂。

（2）应综合进行触觉、深感觉、实体觉和质地觉等各种感觉训练。还应进行感觉刺激识别及功能性感觉再训练，可配合 Rood 技术进一步增强感觉训练效果。

（3）经皮神经电刺激对提高感觉功能有一定帮助，常规感觉功能训练联合经皮神经电刺激有助于改善感觉功能障碍。

（4）针灸治疗对改善感觉障碍也有一定帮助，可考虑常规物理治疗基础上配合使用针灸治疗。

（5）对于感觉过敏区域或存在不舒服感觉区域，建议使用感觉脱敏训练，可减轻过敏区域的不适感。

（四）排尿功能训练

（1）脊髓病变后易发生神经源性膀胱，应通过病史、体格检查和辅助检查的采集及专科评估、尿动力学检查和神经电生理评估等方法综合评估膀胱功能。可配合 Qualiveen 量表评估神经源性膀胱严重程度及对患者生活质量的影响。

（2）若发病初期即出现排尿障碍，应尽早经尿道留置尿管导尿，及时排空膀胱，预防泌尿系统并发症。每隔 2～3 小时定期开放尿管，并配合膀胱冲洗。严禁为诱发自主排尿而进行挤压、叩击膀胱等动作。病情稳定后尽早开始间歇导尿排空膀胱，可采用无菌间歇导尿或清洁间歇导尿两种方式，推荐无菌间歇导尿。

（3）应对神经源性膀胱进行准确分类，根据分类结果制订膀胱功能训练的个体化长期康复治疗方案，原则上应保证膀胱压力处于安全范围，提高排尿能力，减少膀胱残余尿量，预防泌尿系统并发症。

对于感觉传入障碍引起的神经源性膀胱，若为感觉减退或延迟，可予膀胱腔内电刺激；若为感觉过敏，可予骶神经或阴部神经调节等神经调控手段、A 型肉毒毒素 300 U 膀胱壁注射或行为疗法。

对于运动传出障碍引起的神经源性膀胱,若为逼尿肌过度活跃,应予间歇导尿联合使用抗胆碱能药物;如抗胆碱能药物无效,可予膀胱壁 A 型肉毒毒素 300 U 注射并联合膀胱训练。也可考虑骶神经或阴部神经调节等神经调控手段诱发自主排尿功能。若为逼尿肌无力,建议间歇导尿促进膀胱排空,并配合 Crede 手法、Valsalva 动作或扳机点手法等辅助排尿,也可考虑联合膀胱腔内电刺激、骶神经前根刺激、α-受体拮抗剂或拟胆碱能药物。发生压力性尿失禁时,应增加对盆底肌肉训练或盆底肌肉电刺激。

(4)中医学有助于改善排尿能力,减少残余尿量,在常规康复治疗基础上配合采用按摩、艾灸、穴位敷贴及针灸等方法可促进膀胱排尿功能恢复。

(5)建议患者出院后对排尿功能制订长期康复治疗和随访计划。随访内容包括病史、体格检查、实验室和影像学检查。根据神经源性膀胱的类型、治疗效果、病情转归等因素决定选择是否进一步行影像尿动力学、膀胱尿道造影或膀胱镜检查,必要时调整随访间隔时间。

(五)排便功能训练

(1)首先对患者进行排便功能及其影响因素进行详细检查和康复评定,制订个体化康复管理和治疗计划,采用安全、有效的辅助装置或器具,配合手法刺激或栓剂插入等技术促进排便,形成规律性排便习惯,及时处理并注意预防可能出现的神经源性肠道问题。

(2)需要监测项目:排便日期和时间;直肠刺激到排便完成所用时间;使用的排便辅助用具及技术;便量及颜色、性状;不良反应;计划外的排便。

(3)无论住院还是出院后康复治疗,应训练患者建立每天规律性排便习惯,合理安排每天排便时间,逐步重建排便反射。建议定期利用手指刺激直肠诱发反射性蠕动波,通过重建直肠肛门反射促进排便。也可配合始于盲肠、顺着结肠走向顺时针的腹部按摩促进直肠蠕动。以上两种方法无效时,可考虑灌肠法促进排便。也可单独或配合 Brindley 型骶神经前根(S₁～S₄)刺激诱发排便。

(4)应根据患者出院时情况配备合适的肠道管理设备,并额外为高位截瘫患者配备指状肛管刺激器或栓剂插入器。出院前应教会患者正确使用肠道管理设备,避免继发损伤。出院回归社区和居家康复前,应根据患者经济条件、功能障碍程度和护理人员水平等因素对居家布局进行必要改造。建议定期由康复治疗师进行随访,以便及时发现肠道管理问题并提供合理的解决方案。

(5)中医学对改善排便功能有一定帮助,常规康复治疗基础上可配合按摩、穴位埋线、穴位注射、穴位敷贴及针灸等方法促进排便功能恢复。

(六)呼吸功能训练

(1)需要对患者进行全面评估,包括病史、体征、膈肌活动度、呼吸类型和咳嗽力量,并完善血液生化、胸部 X 线、CT 检查及肺功能检查。

(2)处于发病早期的危重患者,需密切监测生命体征和血氧饱和度,C₄节段及以上病变时建议尽早行气管切开改善通气功能。应定期吸痰或配合翻身、拍背以促进排痰。当患者可自主吞咽口水,自主咳嗽、咳痰,并且监测动脉血气在正常范围内,完善喉镜检查,气道无明显狭窄时可考虑拔除气管切开套管。

(3)病情稳定后应继续坚持定期吸痰,充分气道湿化。若患者可自主活动,嘱其规律翻身及变换体位促进排痰;若患者活动障碍,由康复治疗团队成员辅助其定时翻身及体位排痰。可配合胸部节律性叩击及人工辅助咳嗽等物理治疗手段协助排痰。积极训练患者呼吸功能,从腹式呼吸开始,逐步过渡到膈肌抗阻训练;同时应进行胸锁乳突肌及斜方肌抗阻训练以补偿胸式呼吸。若患者条件允许,可联合吹气球法、缩唇呼吸法或深呼吸法等增强呼吸功能。对于胸壁活动欠佳,可予手法牵引或关节松动训练。

(4)常规呼吸功能训练配合物理因子治疗更有助于改善呼吸功能,推荐使用功能性电刺激和中频电刺激等电疗法。

(七)日常生活活动能力训练

(1)需要进行日常生活活动能力的综合评估,常用改良 Barthel 指数、功能独立性测量量表等。

(2)应对患者进行床上活动转移、轮椅活动及转移、坐起、站立、进食与饮水、仪表修饰及更衣等方面的日常生活活动能力训练。

(3)对于病情稳定的患者,还应进行职业康复治疗,减少其日常生活依赖程度,增强社会参与能力,有助于早日重返工作岗位和社会。

(4)应在患者康复治疗期间定期评估其日常生活活动能力,根据评估结果制订后续康复治疗计划,并判断是否需要继续住院接受阶段性专业康复治疗和护理。

(八)心理功能训练

(1)发病初期应同时启动心理康复干预,并贯穿整个康复治疗过程。若患者条件许可,可于出院后定期返院复诊,并可就相关心理及情绪问题进行专业咨询。

(2)应使用各种心理评估量表对患者的心理状态及情绪进行综合评估,并根据评估结果制订心理康复干预计划,选择恰当心理干预手段。建议采用支持性心理疗法、生物反馈和认知行为治疗等方法改善心理、精神行为异常。在康复治疗过程中,心理治疗师还可配合日常文体活动锻炼及必要的心理疏导来引导患者积极配合治疗并克服治疗过程中的困难,提高疗效。

（李长桂）

第二节　外周神经损伤

一、概述

外周神经的基本组成单位为神经纤维,大量神经纤维构成神经束,若干神经束组成神经干。外周神经包含 12 对脑神经、31 对脊神经和自主神经,多由运动神经元、感觉神经元、自主神经元构成的混合性神经。外周神经的病理表现分为 Waller 变性、轴突变性或轴突病、原发性神经元变性或神经元病、节段性脱髓鞘。外周神经损伤按累及的神经分布形式可分为单神经病、多发性单神经病、多发性神经病等;按病变的部位可分为神经根病、神经丛病和神经干病;按损伤类型可分为神经失用、轴突断裂、神经断裂。外周神经损伤病因众多,主要包括营养缺乏和代谢性、中毒性、感染性、免疫相关性、缺血性、副肿瘤性、机械外伤性等类型。下面主要介绍外伤性外周神经病和面神经炎的康复治疗。

(一)外伤性外周神经病

1.定义

外伤性外周神经损伤是由切割、牵拉、挤压等外伤导致的外周神经损伤,任何机械性损伤引起轴突中断都会在神经横断面引起瓦氏样变性。临床上以臂丛神经损伤、正中神经损伤、尺神经损伤、桡神经损伤为多见(图8-2)。

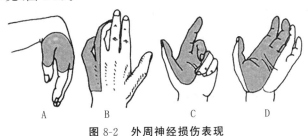

图8-2 外周神经损伤表现

A.桡神经损伤;B.尺神经损伤;C.正中神经损伤;D.正中神经与尺神经合并损伤

2.流行病学

臂丛神经损伤多在15～25岁的男性中更常见,这些损伤通常与机动车辆碰撞有关。从损伤原因分析,创伤高达70%的机动车事故和22%～49%的接触性运动;肿瘤占0.4%;副肿瘤占0.5%～10%;放射诱发占1%～14%;产科占0.5%～2.6%。正中神经原因占一般人群患病率3%～5%,多为腕部锐器割伤、腕管综合征和旋前圆肌综合征的卡压导致。尺神经损伤常见于前臂切割伤及肱骨内上髁骨折。桡神经损伤最常见于肱骨骨折、腋下受压等。

3.临床表现

(1)臂丛神经(图8-3)损伤:表现为上肢呈松弛性瘫痪,肩下垂。视损伤部位可具体表现为:①臂丛上干损伤表现为肩关节不能外展、上举,肘关节不能屈曲。腕关节和手的功能正常;肩外侧、上臂及前臂外侧皮肤感觉障碍。②臂丛下干损伤表现为手指不能屈曲和伸直,拇指不能对掌、对指,手不能合拢和分开;手及前臂内侧皮肤感觉障碍。③全臂丛根性损伤表现为上肢瘫痪,无任何运动功能;上臂内侧外皮肤感觉障碍。

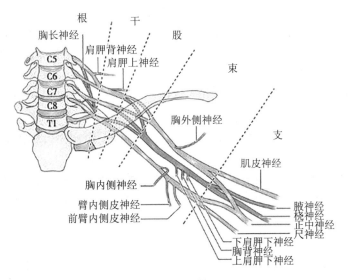

图8-3 臂丛神经

(2)正中神经损伤:①肘部旋前圆肌、旋前方肌、指浅屈肌、拇长屈肌及掌长肌瘫痪,可能合并灼性神经痛。②腕部拇对掌肌、拇短展肌、拇短屈肌瘫痪,掌侧拇、示、中指及环指桡半侧,背侧示指、中指远节均有感觉障碍。

(3)尺神经损伤:前臂尺侧腕屈肌、指深屈肌尺侧半瘫痪,手掌尺侧、小指全部及环指尺侧半感觉障碍,不完全损伤可出现灼性神经痛。

(4)桡神经损伤:肱三头肌、肱桡肌、旋后肌和腕指伸肌无力,可见"腕下垂"畸形,手背桡侧、上臂下半桡侧的后部及前臂背侧感觉障碍。

4.辅助检查

(1)电生理检查:①可判断外周神经是否存在神经源性损害;②判断神经源性损害的部位(脊髓前角细胞、神经根、神经丛、神经干、末梢);③判断神经的再生情况;④辨别病变时活动期还是慢性期。

(2)其他实验室检查:包括全血细胞分析、红细胞沉降率、C反应蛋白、血生化检查、空腹血糖、甲状腺功能、维生素 B_{12} 水平、血清蛋白电泳及免疫固定电泳等。

5.预后

外伤性外周神经损伤的预后极大程度上取决于神经损伤的程度,神经损伤的程度越严重其预后越差。具有手术指征的应在早期及时予以手术治疗,进行缝合、移植或者解除压迫。术后康复介入得越早,恢复效果越好。

(二)面神经炎

1.定义

面神经管内急性非化脓性炎症,引起外周神经面神经麻痹,或称贝尔麻痹。

2.流行病学

任何年龄均可发病,20～40岁最为多见,男性多于女性,绝大多数为单侧发病。部分患者因受风吹或着凉后发病,或与局部营养神经的血管受冷刺激而发生痉挛相关,导致面神经分布区域缺血、水肿、受压而发病。部分患者与病毒感染有关,如疱疹病毒等。

3.临床表现

通常呈急性起病,一侧面部表情肌突然瘫痪,于几小时或数天内达到顶峰。在起病前几天可有同侧耳后、耳内、乳突区的轻度疼痛。多数患者往往于清晨洗脸、漱口时突然发现一侧面颊动作不灵、嘴巴歪斜。患侧面部表情肌完全瘫痪者,额纹消失,眼裂扩大,鼻唇沟平坦,口角下垂,露齿时口角歪向健侧。患侧面部不能做皱额、蹙眉、闭目、鼓气和噘嘴等动作。闭目时,因眼球转向上方露出角膜下缘的巩膜,称为贝尔现象。鼓颊和吹口哨时,患侧口唇不能闭合而漏气。进食时,食物残渣滞留于病侧的牙颊间隙内,并常有该侧口角流涎。泪点随下睑外翻,泪液不能按正常引流而外溢。患侧的角膜反射减弱或消失,若三叉神经未受影响则面部感觉检查完全正常。

4.辅助检查

肌电图提示面神经动作电位复合电位下降;面神经支配肌提示神经源性损害,表现为插入电位延长,静息期出现纤颤、正锐波等异常自发电位,募集相减少,严重者轻收缩无法记录到运动单位。

5.预后

面神经炎的预后取决于病情的严重程度和是否得到及时的处理。大多数患者在病后 2～3 个月恢复,神经部分变性患者需要 3～6 个月的恢复时间,2 个月后仍为完全变态反应的患者,恢复时间可能需要 6 个月以上,或遗留后遗症。

二、康复评定

(一)外伤性外周神经病

根据损伤的神经进行相应的评定。

(二)面神经炎

1.面部残疾指数

面部残疾指数是一个自我评价的工具,从躯体功能和社会生活功能进行评定,反映疾病对患者生活影响的程度。

2.面部评分系统

面部评分系统主要评价患者面部运动功能。

(1)额部检查:首先观察额部皮肤皱纹是否相同、变浅或消失,眉目外侧是否对称、下垂。其次再检查抬眉运动。

(2)眼部检查:首先观察眼裂的大小,两侧是否对称、变小或变大,上眼睑是否下垂,下眼睑是否外翻,眼睑是否抽搐、肿胀,眼结膜是否有充血,是否有流泪、干涩、酸、胀症状;其次再进行闭眼运动检查。

(3)鼻部检查:首先观察鼻唇沟是否变浅、消失或加深。其次检查耸鼻运动,观察压鼻肌是否有皱纹,两侧上唇运动幅度是否相同。

(4)面颊部检查:观察面颊部是否对称、平坦、增厚或抽搐。面部是否感觉发紧、僵硬、麻木或萎缩。

(5)口部检查:首先观察口角是否对称、下垂、上提或抽搐;口唇是否肿胀,人中是否偏斜。其次检查示齿运动、努嘴运动、鼓腮运动。

三、康复治疗

(一)外伤性外周神经病

当外伤性外周神经损伤时首先考虑手术治疗、神经缝合、神经移植、神经松解术等。外周神经损伤的康复治疗在于保护靶器官、延缓肌萎缩和终板变性、促进神经再生、改善再生神经功能,降低患侧肢体功能障碍程度。

1.缓解疼痛

疼痛是外周神经损伤最突出的症状之一,外周神经性疼痛是分布在受损组织的感觉神经末梢对伤害性刺激所产生的神经冲动所致。刺激 Aδ 有髓小纤维引发尖锐而定位清晰的急性疼痛;刺激 C 无髓纤维引发延迟性、弥散的烧灼痛。目前普遍认为针对外周神经损伤后神经痛,应用药物治疗、物理治疗、心理治疗相结合可能是更好的方法。

(1)药物治疗。①一线药物:三环类抗抑郁药如阿米替林、去甲替林、丙咪嗪及抗癫痫药中的普瑞巴林和加巴喷丁。②二线药物:利多卡因贴片、5-羟色胺、度洛西汀和文法拉。③三线药物:卡马西平、拉莫三嗪、曲马朵、羟考酮等。

(2)物理因子治疗。①经皮电刺激神经疗法:有研究认为经皮电刺激神经疗法能够缓解神经痛,根据门控理论,电刺激通过覆盖疼痛部位的异常感觉以缓解疼痛。电极放置于疼痛部位或神经走行方向,低频针刺样刺激频率在 5 Hz 及以下,高频刺激为 50 Hz 或 100 Hz 以上,刺激时间为20～30分钟;②重复性经颅磁刺激:1～2周持续5～10次的高频重复性经颅磁刺激(5～20 Hz),放置在疼痛对侧的皮层M1区,被认为能明显改善神经性疼痛;③低能量激光治疗:激光治疗可以通过光化学反应消除神经损伤后产生的炎症、镇痛并能促进神经修复。常用波长为642.8～904 nm,但有研究认为600～700 nm波长的红光效果最好;④经颅直流电刺激:经颅直流电刺激被报道能够改善外周神经痛,但目前并无充分证据。

2.运动再学习

外周神经损伤后,相应神经支配的肌肉肌力降低或消失,应及时开始做关节被动活动,避免关节挛缩,如果没有疼痛,关节活动范围应在最大有效活动范围内。在休息时,应辅以适当的支具,以保留其最大的功能。使用支具时要检查被支撑关节的活动情况,避免使用支具不当而产生再次损伤。当肌力开始恢复时,需加强肌力训练,肌力恢复至3级以上时,去掉支具,肌力训练的同时予以作业治疗,促进肢体功能恢复。同时在早期予以损伤神经支配的肌肉低频电刺激,频率30～50 Hz,脉宽200～500微秒,可以维持肌肉质量,促进肌肉力量恢复。

3.感觉功能再训练

外周神经损伤后,神经支配区域存在感觉障碍问题,需要进行感觉功能训练。

(1)温度觉训练:在两个小瓶内分别装入冷水和温水(45 ℃),用患指分别触摸两个小瓶,睁眼看,闭眼用心体会冷热之间的差异,如此反复进行多次。

(2)刺激的定位:因为在感觉恢复过程中,先恢复钝觉,后恢复敏锐觉,所以在进行刺激的定位能力训练时,起初应采用靠深压觉来传递的钝性刺激。随着功能的改善,逐渐将刺激变成依靠轻压觉传递得越来越精细的刺激。

(3)刺激的识别:让患者用手抓取不同形状、大小与质地的物件,要求其仔细体会抓取动作所带来的感觉。可以指导患者将手插入沙或冰中进行训练。

(4)质地觉:起初让患者触摸质地差别较大,品种、数量较少的一组刺激物。随着功能改善,逐渐缩小质地的差别,扩大刺激物的品种和数量。

(5)实体觉:让患者通过触摸,识别物体及物体的形状与质地。可以选择日常生活中经常使用的物件,如水龙头开关、纽扣、钥匙、钱币、螺丝(母)、衣夹、别针等物。功能性感觉能力的训练随着感觉功能的恢复,可以让患者双手操螺栓、钱币、钥匙及其他生活用品,鼓励患者完成扣纽扣和系鞋带等日常生活活动,甚至试着让患者使用工作中常用的工具,但应避免意外损伤的发生。

(二)面神经炎

康复治疗原则:面神经炎早期治疗主要以用药为主,改善局部血液循环、消除面神经的炎症和水肿为主,若有疱疹病毒感染,则抗病毒治疗。后期治疗主要是表情肌功能训练为主,以促进肌纤维收缩和改善血液循环,有效控制面肌痉挛和防止面肌萎缩,促进面部运动功能的恢复。

1.药物治疗

(1)任何严重程度的面神经炎应72小时内给予皮质类固醇药物,如醋酸泼尼松或地塞米松口服。

(2)神经营养代谢药物:维生素B_1、维生素B_{12}、甲钴胺等。

2.物理治疗

(1)急性期避免使用电刺激,恢复期予以局部肌肉电刺激治疗,有助面部肌肉主动收缩的改善。

(2)其他:如可在茎突孔附近给予超短波无热量治疗,时间10分钟,每天1次,以改善神经的缺血及水肿;急性期过后可用红外线、艾灸、中药熏蒸等方法局部照射,加快局部血液循环,促进水肿的消除,减轻疼痛。

3.运动疗法

在恢复期建议以运动功能锻炼为主,神经炎主要累及枕额肌额腹、眼轮匝肌、提上唇肌、颧肌、提口角肌、口轮匝肌和下唇方肌等面部表情肌。进行这些主要肌肉的功能训练,可促进整个面部表情肌运动功能恢复正常。

(1)抬眉训练:尽力将患侧眉毛向上抬起;主要依靠枕额肌额腹完成。

(2)闭眼训练:让患者用力使眼裂闭合;主要依靠眼轮匝肌的运动完成。

(3)耸鼻训练:向上牵拉鼻部皮肤;主要依靠提上唇肌及压鼻肌的运动完成。

(4)示齿训练:嘱患者做龇牙状,口角向侧方移动;主要依靠颧大肌、颧小肌、提口角肌及笑肌的运动完成。

(5)努嘴训练:用力收缩口唇并向前努嘴,主要依靠口轮匝肌运动来完成。

(6)鼓腮训练:嘱患者双唇尽力紧闭,使双侧颊部充气呈膨胀状。主要依靠口轮匝肌及颊肌运动来完成。

这些动作可以自己面对镜子完成,视觉反馈后予动作纠正,肌肉无力时可用手指辅助练习;肌力达Ⅲ级时主动练习,如吹气球、吹蜡烛、对镜表情肌训练等;肌力Ⅳ级时用手指施加阻力练习。

4.其他处理

(1)对面部活动严重障碍的患者,伴有闭眼不全时,应实施眼部保护,使用眼罩覆盖或滴眼液等,指南推荐等级为强烈推荐,较低的证据级别。

(2)对于没有改善或者恢复缓慢的患者,建议进一步的影像学检查,排除肿瘤及其他因素。

(李长桂)

第三节　心血管病

一、概述

心血管病的康复是指在充分的药物治疗和必要的血管重建的基础上综合采用主动积极的身体、心理、行为和社会活动的训练与再训练,帮助患者缓解症状,改善心血管功能,在生理、心理、社会、职业和娱乐等方面达到理想状态,减少焦虑,增加回归正常生活的适应能力,提高生活质量。同时强调积极干预心血管疾病的危险因素,降低心血管病发病率,阻止或延缓疾病的发展过程,减轻残疾和减少再次发作的危险。

(一)定义

心血管系统疾病包括心脏和血管疾病,是严重威胁现代社会人类健康,引起死亡的主要疾病。本章主要讨论心脏康复,尤其是冠状动脉粥样硬化性心脏病(冠心病)的康复。近年来将冠心病分为急性冠脉综合征和慢性冠脉综合征两大类,前者包括不稳定型心绞痛、非ST段抬高的心肌梗死和ST段抬高的心肌梗死;后者包括稳定型心绞痛、冠脉正常的心绞痛(X综合征)、无症状心肌缺血和缺血性心力衰竭。

心脏康复从最初的急性心肌梗死早期活动开始,到现在心脏康复的对象已经扩展到无合并症的心肌梗死恢复期患者、急性期存在并发症的患者、各种程度的心绞痛患者、冠状动脉搭桥术后及冠状动脉成形术后的患者、风湿性心脏病、高血压性心脏病、心肌病(包括心脏瓣膜手术后、充血性心力衰竭手术矫正或症状有改善者),以及其他原因引起的心力衰竭、安置心脏起搏器者和心脏转复除颤器者、心脏移植后和心肺移植术后;而且适用于老年患者和儿童患者,甚至患有心血管疾病的妊娠妇女。

(二)流行病学

中国心血管病患病率及死亡率仍处于上升阶段。推算心血管病现患人数约 2.9 亿,其中脑卒中 1 300 万、冠心病 1 100 万、肺源性心脏病 500 万、心力衰竭 450 万、风湿性心脏病 250 万、先天性心脏病 200 万及高血压 2.7 亿。心血管病死亡占居民疾病死亡构成 40% 以上,居首位,高于肿瘤及其他疾病。近年来,心脑血管病住院费用年均增速远高于国内生产总值增速。我国心血管疾病负担日渐加重,已成为重大的公共卫生问题,防治心血管病刻不容缓。

(三)病理生理

血脂增高和血管壁损伤致冠状动脉壁脂质沉积形成粥样硬化斑块,在斑块破裂的基础上可以形成血栓,而导致血管狭窄乃至闭塞。粥样斑块脱落和血栓形成都可以造成血管闭塞和心肌梗死。病理生理的核心是心肌耗氧和供氧失衡。

(四)危险因素

心血管病的病因尚不完全清楚,大量的研究表明本病是多因素作用所致,这些因素称为危险因素。研究证实,高血压、血脂异常(主要是胆固醇增高)、糖尿病、肥胖、吸烟、缺乏体力活动和不健康的饮食习惯,是心血管病主要的且可以改变的危险因素。除此之外还有遗传、性别、年龄等危险因素。

1.高血压

高血压是最常见的慢性非传染性疾病,是全球疾病负担比例最大的疾病,也是导致心血管病发生和死亡的重要危险因素。流行病学研究显示,收缩压从 15.4 kPa(115 mmHg)开始与心血管风险呈连续正相关。临床研究显示,如果血压保持在理想水平[<16.0/10.7 kPa(120/80 mmHg)],可以预防我国成年人 44.1% 的心血管病发病。高血压常和其他心血管病危险因素(如糖尿病、吸烟、肥胖、老年等)合并存在,进一步增高患者心血管病发病风险。

2.血脂异常

血脂异常泛指包括血浆中胆固醇和(或)甘油三酯水平升高(俗称高脂血症)及高密度脂蛋白胆固醇降低在内的各种血脂成分的异常。我国多项前瞻性队列研究已证实,血清总胆固醇、血清低密度脂蛋白胆固醇增高或血清高密度脂蛋白胆固醇降低均可增加心血管病发病危险;还有研究证实非高密度脂蛋白、极低密度脂蛋白胆固醇及甘油三酯增高对心血管病风险也有预测作用。

3.糖尿病

糖尿病是心、脑血管疾病的独立危险因素。一项持续 7 年的前瞻性全国性队列研究显示,糖尿病患者的全因死亡率显著高于无糖尿病者,糖尿病增加了缺血性心脏病和脑卒中风险,也增加了慢性肝病、感染、肝癌、胰腺癌、女性乳腺癌和生殖系统癌症死亡风险。心血管病死亡风险增加尤为突出,且农村高于城市。对糖尿病控制与并发症试验和英国前瞻性糖尿病研究人群的长期随访结果显示,早期强化血糖控制与长期随访中糖尿病微血管病变、心肌梗死及死亡的发生风险下降相关。

4.肥胖

超重与肥胖包括以腹部脂肪堆积为特征的中心性肥胖,是高血压、糖尿病、心血管病及其他代谢性疾病的潜在危险因素。

5.吸烟

国内外研究均表明,吸烟增加冠心病、脑卒中等心血管病发病和死亡风险,呈剂量-反应关系,被动吸烟也可增加心血管病风险。吸烟是中国急性心肌梗死患者首要可纠正的心血管危险因素。戒烟可使冠心病、脑卒中发病风险及男性全因死亡风险降低,不吸烟或戒烟可在成年人中减少 3.6% 的心血管病发病,戒烟时间越长获益越多。

6.缺乏体力活动

是导致心血管病、2 型糖尿病和某些肿瘤的主要危险因素。我国 9 省市调查显示,18～60 岁居民身体活动量呈明显下降趋势,其中职业相关身体活动下降最为明显,同时体育锻炼水平也处于较低水平。适宜的有氧运动可降低安静时的血压,改善心肺功能,同时改善焦虑情绪。

7.不健康饮食

我国 9.3 万人队列随访发现,保持 5 个膳食习惯(蔬菜水果≥500 g/d、鱼≥200 g/w、豆制品≥125 g/d、红肉＜75 g/d)中任意 2 个及以上,可预防成年人 5.1% 的心血管病发病。

(五)风险评估

国内外血脂异常防治和高血压指南多推荐根据个体的动脉粥样硬化性心血管病总体风险的分层来决定治疗的起始和目标水平。心血管病总体风险的评估是指根据心血管病多种危险因素的水平高低和组合来判断或预测一个人或一群人未来(5 年、10 年或余生)发生心血管病急性事件(急性心肌梗死、冠心病猝死和其他冠心病死亡以及急性卒中)的概率。总体风险评估还是检出高危个体的重要手段,有利于对心血管病进行早期预防和早期干预。总体风险评估也有助于防治人员对患者进行健康教育和患者进行自我健康管理,有助于增强患者的预防意识和依从性。

对于高危个体,应强化不良生活方式干预,如戒烟、控制体重、增加身体活动等,在临床医师指导下进行药物治疗,必要时进行心脏超声、颈动脉超声等详细的影像学检查,进一步评估心血管病风险。对于中危个体,应积极改变不良生活方式,如有必要可以在临床医师指导下进行相关治疗。对于低危个体,需提供健康生活方式指导以保持低危水平。

二、康复评定

心脏康复的康复评定是在心脏病临床诊断的基础上进行的进一步功能评估,是开展心脏康复的基础,贯穿整个心脏康复的始终,也是评估运动治疗风险、制订运动处方、评价康复效果以及判断疾病预后的主要依据。

(一)一般功能评定

一般功能评定包括以下几个方面。

1.一般检查

测量心率、血压、身高、体重、体重指数、腰围、血糖、血脂、脑钠肽、肝功能等生化检查。

2.体力活动的主观感觉分级

如纽约心脏协会心脏功能分级、主观劳累程度分级。

3.静态心脏功能评定

如心电图、超声心动图,必要时选择冠状动脉 CT、心脏核磁、心脏核素扫描等。

4.静态肺功能评定

该评定包含通气功能与通气储备评定。

5.精神心理评定

如 PHQ-9 抑郁检测量表、广泛性焦虑障碍量表、汉密尔顿抑郁/焦虑量表、症状自评量表 SCL-90、艾森克人格问卷、匹兹堡睡眠质量指数等。

6.其他

包括日常生活活动能力评定、药物及饮食评定等。

(二)有氧运动能力评定

常用客观评定工具为心肺运动试验(是心肺功能评定的“金标准”)。包括 6 分钟步行试验、2 分钟踏步试验、200 m 快速步行试验、递增负荷往返步行试验、2 分钟步行试验、100 m 步行试验、400 m 步行试验等。

(三)肌力与肌耐力评定

肌力与肌耐力评定包括最大力量评定、握力计测试、30 秒椅子站立试验、30 秒手臂弯曲试验、原地坐下站立试验、俯卧撑、1 分钟仰卧起坐试验、爬楼梯试验。

(四)柔韧性评定

柔韧性评定包括座椅前伸试验、坐位前伸试验、改良转体试验、抓背试验。

(五)协调性评定

协调性评定包括指鼻试验、指-指试验、交替指鼻和对指试验、轮替试验、握拳试验、跟-膝-胫试验、拍膝试验、拍地试验。

(六)平衡能力评定

1.观察法

观察受试者坐、站和行走过程中的平衡状态。

2.量表法

Berg 平衡量表、Tinnetti 量表、“站起-走”计时测试。

3.平衡测试仪

平衡评定的“金标准”,包括本体感觉评估与测试系统、平衡表现侦测仪、平衡仪、动态平衡仪。

4.徒手评定

起身行走试验、2.4 m 起身行走试验、功能性前伸试验、单腿站立试验。

三、康复治疗

心血管疾病患者面临着心血管功能障碍、呼吸功能障碍、全身运动耐力减退、代谢功能障碍、心理障碍等问题。康复治疗分为 3 期,即院内康复期、院外早期康复或门诊康复期及院外长期康复期,为心血管疾病患者矫正危险因素,阻止或逆转潜在发展的动脉粥样硬化过程,辅助患者增强体力,提高生活质量,促使其在生理、心理、职业等方面都达到理想状态。

(一)第Ⅰ期:院内康复期

为住院心血管疾病患者提供康复和预防服务。在患者入院后脱离急性危险期之后即开始实施,其目的是帮助患者恢复体力及日常生活能力,使其出院时达到生活基本自理。

1.康复原则

打破绝对卧床传统观念,适当活动,减少或消除绝对卧床休息带来的不利影响。

2.康复目标

能够进行一般家庭活动而不出现心血管症状,低水平运动试验阴性,正常节奏连续步行达200 m、上下1～2层楼无症状或体征,运动能力达到2～3代谢当量,能够适应家庭生活,理解冠心病的危险因素及注意事项。

3.康复方案

根据患者的自我感觉,病情无加重、生命体征稳定、无并发症即可进行,尽量进行可以耐受的日常生活。

(1)早期病情评估:了解患者目前症状及药物治疗情况,明确冠心病的危险因素,制订干预计划。①患者目前症状及药物治疗情况,包括目前疾病、目前症状、既往史、目前用药情况和治疗效果。②冠心病的危险因素,包括吸烟、血脂异常、超重或肥胖、嗜酒、压力及心理相关问题和缺乏体力活动情况。

(2)患者教育:院内康复期的患者容易接受教育,分析发病诱因,避免再次发病,生命体征稳定即可进行生存教育,提醒戒烟。生存教育:帮助患者在家处理心脏突发问题。

步骤:①请患者回顾心脏病发作时的症状和征兆。②关注胸痛或不适特征,告诉患者如何识别胸痛等不适症状是否与心脏病相关。③告诉患者如果采取有效治疗与康复,可使心脏事件再发可能性减小,但一旦发生应积极处理,步骤:停止正在从事的任何事情,马上坐下或躺下;如果症状1分钟后没有缓解,立即舌下含服硝酸甘油1片(0.5 mg);若3分钟后症状不缓解或加重,再舌下含服1片,必要时5分钟后再含服1片;如果经上述处理症状仍不缓解或不备有硝酸甘油应马上呼叫急救电话,就近就医。

(3)运动康复及日常生活指导:以循序渐进增加活动量为原则,进行可以耐受的日常生活活动。

床上活动:一般在床上做四肢各关节的主、被动活动。从远端肢体的小关节活动开始,活动时呼吸自然平稳,若没有任何症状,逐渐增加活动量;自己进食,垂腿于床边,吃饭、洗脸、刷牙、穿衣等日常生活活动可早期进行。

呼吸训练:主要指腹式呼吸。训练要点包括吸气时腹部鼓起,膈肌收缩下降,呼气时腹部凹陷,腹部收缩,吸气和呼气之间应均匀、连贯、缓慢,不可憋气。

坐位训练:是重要的康复起始点,开始坐时可有依托。如被子、枕头放在背后,将床头抬高。在依托坐位适应之后,患者可逐步过渡到无依托坐位。

步行训练:步行训练从床边站立开始,克服直立性低血压,在站立无问题后开始床边步行,病房内行走,再到走廊里。要注意避免上肢高于心脏水平的活动,因此类活动的心脏负荷增加很大,常是诱发意外的原因。

大便:患者大便务必保持通畅。在床边放置简易的坐便器,让患者坐位大便,其心脏负荷和能量消耗均小于卧床大便(3.6代谢当量),也比较容易排便。禁忌蹲位大便或在大便时过分用力。如果出现便秘,应该使用通便剂。

上下楼:可以缓慢上下楼,一般每上一级台阶或者每下一级台阶可以休息,保证无其他症状和体征。

娱乐:可以进行有轻微体力活动的娱乐,可以室内外散步,医疗体操(如降压舒心操、太极拳等)。可以自己洗澡,但要避免过热、过冷的环境和洗澡水。可以做一些家务劳动及外出购物,但要循序渐进,逐步提高。活动强度为40%~50%HRmax。

康复方案调整与监护:如果患者在训练过程中没有不良反应,运动或活动时心率增加<10次/分,次日训练可以进入下一阶段。运动中心率增加在20次/分左右,则需要继续同一级别的运动。心率增加超过20次/分,或出现任何不良反应,则应该退回到前一阶段运动,甚至暂时停止运动训练。

出院前评估及治疗策略:患者达到康复目标后可以安排出院。一般患者主张3~5天出院,但要确保患者可连续步行200 m无症状和无心电图异常。

(4)出院计划:给予出院后的日常生活及运动康复的指导,评估出院前功能状态,并告知患者复诊时间,重点推荐患者参加院外早期心脏康复计划(Ⅱ期康复)。出院后每周需要门诊随访一次。

4.禁忌证

不稳定型心绞痛、血流动力学不稳定、血压异常、严重心律失常或心力衰竭、严重并发症、体温超过38 ℃、急性心肌炎、未控制糖尿病、血栓形成等。

(二)第Ⅱ期:院外早期康复或门诊康复期

由于心血管疾病患者Ⅰ期康复时间有限,Ⅱ期康复为核心阶段,既是Ⅰ期康复的延续,也是院外(Ⅲ期)康复的基础,起着承上启下的枢纽作用。Ⅱ期康复一般是在出院后1~6个月介入,经皮冠状动脉介入治疗和冠状动脉旁路移植术于术后常规2~5周进行,包括急性冠脉综合征恢复期、稳定期心绞痛、行经皮冠状动脉介入治疗和行冠状动脉旁路移植术术后6个月内的患者等。出现以下情况应酌情延缓介入的时间:不稳定心绞痛发作期,心功能Ⅳ级,未控制的严重心律失常以及未控制的高血压[静息收缩压>21.3 kPa(160 mmHg)或静息舒张压>13.3 kPa(100 mmHg)]。

1.康复原则

通过五大核心处方综合模型干预危险因素,包括药物处方、运动处方、营养处方、心理处方(睡眠管理)和戒烟限酒,为患者制订个体化的处方并实施,确保康复训练的安全、有效。

2.康复目标

在Ⅰ期康复的基础上,进一步提高患者的心肺耐力,改善其心肌缺血和心功能状况,提高日常生活能力和生活质量,为早日回归家庭、回归社会做准备。

3.康复方案

(1)运动处方:运动训练是Ⅱ期心脏康复的重要内容,分为低危、中危、高危3个等级(表8-3)。一个完整的运动方案应包括有氧运动、肌力与肌耐力训练、柔韧性训练及平衡功能训练四个部分,每个部分互相关联,并能达到提高心肺功能或骨骼肌功能、减轻体重、控制血糖、降低血脂等目的,以使患者提高生活质量、重返工作岗位。具体内容包括运动方式、运动强度、运动时间、运动频率和注意事项。

(2)运动禁忌证:不稳定心绞痛、安静时收缩压>26.7 kPa(200 mmHg)或舒张压>14.7 kPa(110 mmHg)的患者、直立后血压下降>2.7 kPa(20 mmHg)并伴有症状者、重度主动脉瓣狭窄、急性全身疾病或发热、未控制的严重房性或室性心律失常、未控制的明显窦性心动过速(>120次/分)、未控制的心力衰竭、Ⅲ度房室传导阻滞且未植入起搏器、活动性心包炎或心肌炎、血栓性静脉炎、近期血栓栓塞、安静时 ST 段压低或抬高（＞2 mm）、严重的可限制运动能力的运动系统异常以及其他代谢异常,如急性甲状腺炎、低血钾、高血钾或血容量不足。

表 8-3　心脏康复患者运动训练的危险分层

项目	低危	中危	高危
运动或恢复期症状及心电图改变	运动或恢复期无心绞痛症状或心电图缺血性改变	中度运动 5.0～6.9 代谢当量或恢复期出现心绞痛症状或心肌缺血改变	低水平运动＜5 代谢当量或恢复期出现心绞痛症状或心肌缺血改变
心律失常	无休息或运动引起的复杂心律失常	休息或运动时未出现复杂心律失常	有休息或运动时出现心律失常
再血管化后并发症	急性心肌梗死溶栓血管再通或冠状动脉旁路移植术后血管再通且无并发症	急性心肌梗死、经皮冠状动脉介入术或冠状动脉旁路移植术术后无合并心源性休克或心力衰竭	急性心肌梗死、经皮冠状动脉介入术或冠状动脉旁路移植术术后有合并心源性休克或心力衰竭
心理障碍（心理科负责）	无心理障碍（抑郁、焦虑等）	无严重心理障碍（抑郁、焦虑等）	严重心理障碍
左心室射血分数	≥50%	40%～49%	＜40%
峰值摄氧量 [mL/(min·kg)]	≥20	15～19	＜15
峰值摄氧量百分预计值	≥80%	65%～79%	＜65%
血清心肌坏死标记物	正常	正常	升高

注:低危指每一项都存在时为低危;高危指存在任何一项为高危;在没有心肺运动试验,未测定具体耗氧量时,可用半定量推算的运动代谢当量进行分层,即低危＞7 代谢当量、中危 5～7 代谢当量、高危＜5 代谢当量。

（3）有氧运动处方包括以下要素。①运动方式:行走、慢跑、骑自行车、游泳、健身操以及器械上完成的踏车、快走、划船等。②运动强度:心肺运动试验测得的无氧阈、峰值摄氧量及代谢当量是目前公认的制订有氧运动强度的最精确的方法,其他还包括主观劳累程度分级法、心率储备法。③运动时间:建议初始从 20 分钟开始,逐步增加至 40～60 分钟。④运动频率:3～7 次/周。⑤注意事项:只在感觉良好时运动,如出现发热、生理周期避免运动。根据患者病情,进行适当的准备运动和放松运动。运动应循序渐进,逐渐增量,降低运动风险。运动中或运动后如出现肢体不适、无力、头晕、气短等,应立即停止运动,考虑重新调整运动处方,降低心血管风险。

（4）抗阻运动处方应包括以下内容。

运动方式:根据是否借助器械可分为三大类。①半蹲、仰卧抬腿、桥式运动、引体向上等徒手抗阻训练;②弹力带、弹力管、哑铃等简易器械抗阻训练;③等速肌力测试仪、高拉机、腿部推蹬机等器械抗阻训练。

运动强度:推荐初始上肢的抗阻训练强度为 30%～40%1RM,下肢 50%～60%1RM。结合主观劳累程度评分法,训练强度为 Borg 评分 11～14 分。随着患者的抗阻运动能力的提高,应循序渐进地提高阻力负荷,当患者能够轻松完成 12～15 次动作,可上调 5% 的负荷重量。推荐在增加阻力或重量负荷之前先增加训练的重复次数,同时仍需多关注患者的主观感受。最终训练强度上肢不超过 60%1RM,下肢不超过 80%1RM。

训练组数:每次训练 8~10 个肌群,每个肌群 2~3 组,每组重复 8~10 次动作,组间间隔 1~2 分钟。

运动频率:建议每周抗阻训练 3 次,隔天 1 次为宜。

注意事项:训练前必须有 5~10 分钟的运动热身,最大运动强度不超过 50%~60%1RM,切记运动过程中用力时呼气、放松时吸气,不要憋气,避免 Valsalva 动作。

(5)柔韧性训练处方包括以下要素。①运动方式:推荐静态拉伸,避免弹振式拉伸。②运动强度:局部有牵拉感而无明显疼痛。③运动时间:每次拉伸持续 10~30 秒,每个动作重复 2~3 次,左右交替进行。每次拉伸 8~10 个部位,训练总时间 10~15 分钟。④运动频率:每周 3~5 次,鼓励患者每天 1 次。⑤注意事项:柔韧性训练时,应避免穿着宽松或弹性较好的衣服,运动前应先排除不稳定关节、急恶性病变等禁忌部位,然后充分做好准备工作,推荐低水平的有氧运动。运动过程中切忌屏气,应根据患者感受适当增加训练强度,切忌做过分拉伸的动作。

(6)平衡训练处方:平衡能力可通过功能性前伸、单脚站立及器械评定等方法进行评定以及训练,训练原则为:双足至单足、睁眼至闭眼、静态到动态、强度由易到难,运动处方为 5~10 分钟/次、2~5 组/天、2~3 天/周。不管是老年人还是中、青年人都需要提高平衡功能,建立平衡功能储备,对减缓老年期平衡功能减退有帮助。在进行平衡训练前,充分做好准备活动,推荐低水平的有氧运动或小幅度的静态拉伸运动,训练过程中要时刻防范跌倒,若患者出现头晕、无力、气促等不适症状,应立即停止训练。

4.其他治疗方案

(1)药物处方:循证用药,控制心血管危险因素。心脏康复医师不仅需要为患者制订药物处方,熟练掌握心血管危险因素控制目标、心血管保护药物的选择和治疗靶目标,同时需要个体化调整药物剂量,注意药物不良反应,并教育、监督、鼓励患者坚持用药,及时发现患者的心理、生理和经济问题,适当调整治疗方案,提高用药的依从性。心血管保护药物包括:抗血小板聚集药、β 受体阻滞剂、他汀类药物、血管紧张素系统抑制剂、血管紧张素受体-脑啡肽酶抑制剂等。

(2)营养处方:心脏康复团队专业人员应掌握营养素与心血管疾病健康的关系、营养评估和处方制定方案。所有患者应接受饮食习惯评估,评估工具可采用饮食日记、食物频率问卷、脂肪餐问卷及饮食习惯调查问卷等,评估患者对心血管保护性饮食的依从性,评估患者对营养知识的了解程度,纠正错误的营养认知。对于患者的营养处方,应结合患者的文化、饮食爱好及心血管保护性饮食的原则制订。

(3)心理处方:心血管医师应有意识评估患者的精神心理状态,了解患者由于对疾病缺乏认识,而对疾病产生过分的担忧,了解患者的生活环境、经济状况和社会支持对患者病情的影响;若通过心理筛查自评量表,推荐采用 PHQ-9、GAD-7 评估患者的抑郁焦虑情绪,自律神经测定仪可作为补充工具。对于评估结果提示为重度焦虑抑郁(PHQ-9 或 GAD-7≥15 分)的患者,请心脏康复团队精神科医师会诊。对于评估结果为轻度焦虑抑郁的患者(PHQ-9 或 GAD-7 评分 5~9 分),尤其伴有躯体化症状的患者,心脏康复专业人员可先给予对症治疗,包括正确的疾病认知教育、运动治疗、抗抑郁药物对症治疗。

(4)戒烟处方:面对吸烟患者,心脏康复团队成员需要明确清晰的态度,坚持建议患者戒烟,实施个体化戒烟药物处方同时提供强有效的心理干预和心理支持,必要时使用戒烟药物辅助戒烟(一线戒烟药物:盐酸伐尼克兰、盐酸安非他酮、尼古丁替代治疗),以减轻神经内分泌紊乱对心血管系统的损害和提高戒烟成功率。同时建议患者避免暴露在工作、家庭和公共场所等烟草烟雾环境中。

（5）健康教育：健康教育应该贯穿整个心脏康复的始终，可通过开展不同的健康教育讲座，鼓励和支持患者设立短期和长期目标。一方面提高患者的健康知识和战胜疾病的信心，另一方面指导患者学会自我管理。开展健康教育前，应提前了解个体的文化程度、健康素养以及对健康知识的需求。

（6）促进职业回归：促进患者重返工作岗位，包括评估和运动处方两部分。评估除了常规的运动风险评估，还包括患者的职业特点评估。通过运动负荷试验结果获得患者的体能信息，结合各种活动的能量消耗水平和患者的工作特点，判断患者是否可以重返工作岗位。运动处方除了选择合适的运动强度外，运动形式的选择建议尽量接近工作中需要用到的肌群，设定的运动方式尽可能模拟工作中的运动模式，包括有氧运动、抗阻运动等。同时，注意监测训练过程中的不良反应，并及时对症处理。

（7）其他方法：中国传统康复方法如太极拳、八段锦、养生气功、针灸等，有利于心血管病康复。此外，体外反搏作为缺血性心血管病患者辅助运动康复的一种方法，研究显示有助于改善心肌缺血和下肢缺血症状。

（三）第Ⅲ期：院外长期康复期

该期也称社区或家庭康复期。此期的关键是维持已形成的健康生活方式和运动习惯。低危患者的运动康复无需医学监护，中、高危患者的运动康复中仍需医学监护。对患者的评估十分重要，低危和部分中危可进一步院外康复，高危及部分中危应转上级医院继续康复。此外，纠正危险因素和心理社会支持仍需继续。

1.康复原则

个体化、循序渐进、持之以恒、兴趣性、全面性。

2.康复目标

巩固Ⅱ期康复成果，控制危险因素，改善或提高体力活动能力和心血管功能，恢复发病前的生活和工作。

3.康复方案

运动训练可以降低心血管疾病的易患因素，使外周组织产生适应性改变，也可对心脏本身产生直接作用，主要有心脏侧支循环形成、冠状动脉供血量提高和心肌内在收缩力的提高。包括有氧训练、循环抗阻训练、柔韧性训练、医疗体操、作业疗法、放松性训练、行为治疗、心理治疗等。运动训练中有氧运动是核心，但应注意运动相关的 3 个危险因素：年龄、病情和运动强度。每周总运动量 700～2 000 卡可达到训练效应；＜700 卡/周只能维持身体活动水平，不能提高运动能力；＞2 000 卡/周则不增加训练效应。合适的运动量以运动时稍出汗，轻度呼吸加快但不影响对话，早晨起床时感觉舒适，无持续的疲劳感和不适感。

4.禁忌证

病情不稳定者；未控制的心力衰竭或急性心功能衰竭；血流动力学不稳定的严重心律失常；不稳定型心绞痛、近期心肌梗死后的非稳定期；严重的未控制的高血压［安静血压＞26.7/14.7 kPa（200/110 mmHg）］等。

（李长桂）

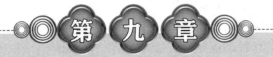

第九章

医 学 营 养

第一节 肠 内 营 养

肠内营养是一种采用口服或管饲等途径经胃肠道提供代谢需要的能量及营养基质的营养治疗方式。存在营养风险/不良的患者,只要胃肠道有功能,应尽早开始肠内营养支持。早期接受肠内营养可以增加能量、蛋白和微量营养素摄入,改善厌食和乏力的状态,维持和改善营养状态,减少并发症。

肠内营养的营养物质经门静脉系统吸收输送至肝脏,有利于内脏(尤其是肝脏)的蛋白质合成及代谢调节;在同样热量与氮量的条件下,应用肠内营养的患者的体重增长、氮潴留均优于全肠外营养,而且人体组成的改善也较明显。

长期持续应用全肠外营养会使小肠黏膜细胞和营养酶系的活性退化,而肠内营养可以改善和维持肠道黏膜细胞结构与功能的完整性,有防止肠道细菌移位的作用。肠内营养较价廉,对技术和设备的要求较低,使用简单,易于临床管理。

一、肠内营养的途径

肠内营养的途径主要取决于患者胃肠道解剖的连续性、功能的完整性、肠内营养实施的预计时间、有无误吸可能等因素。根据途径不同可以将肠内营养分为口服营养补充和管饲营养支持。

(一)口服营养补充

口服营养补充是肠内营养的首选,适合于能口服摄食但摄入量不足者,是最安全、经济、符合生理的肠内营养支持方式。存在营养风险/不良时,在饮食基础上补充经口营养补充剂可以改善营养状况,但不影响饮食摄入量。经口营养补充可以减少卧床患者的营养风险和手术后并发症。蛋白质含量较高的口服营养补充剂,可以减少发生压疮的风险。

(二)管饲营养支持

如口服营养补充不能或持续不足,应考虑进行管饲营养支持。管饲的优点在于管饲可以保证营养液的均匀输注,充分发挥胃肠道的消化吸收功能。常见的管饲途径有鼻饲管和经消化道造口置管。

(1)鼻饲管在临床中较为常见,主要用于短期进食障碍患者(一般短于 4 周),优点是并发症少,价格低廉,容易放置。鼻饲管经鼻腔植入导管,管端可置于胃十二指肠或空肠等处。根据其位置不同,分为鼻胃管、鼻十二指肠管和鼻空肠管。

鼻胃管喂养适用于胃肠道连续性完整的患者,缺点是存在反流与误吸的危险。

鼻十二指肠管或鼻空肠管是指导管前端位于十二指肠或空肠,主要适用于胃或十二指肠连续性不完整(胃瘘、幽门不全性梗阻、十二指肠瘘、十二指肠不全性梗阻等)和胃或十二指肠动力障碍的患者。此法可一定程度上减少营养液的反流或误吸。

经鼻放置导管可导致鼻咽部溃疡,鼻中隔坏死、鼻窦炎、耳炎、声嘶以及声带麻痹等并发症。聚氨酯或硅胶树脂制成的细芯导管比较光滑、柔软、富有弹性,可以增加患者舒适度、减少组织压迫坏死的风险,能保证鼻饲管的长期应用,尤其适于家庭肠内营养患者。从鼻尖到耳垂再到剑突的距离即为喂养管到达胃部的长度,一般为 55 cm,再进 30 cm 则表示可能已进入十二指肠。置管操作可以在患者床旁进行,也可在内镜或 X 线辅助下进行。床旁放置肠内营养管可以先放鼻胃管,然后让其自行蠕动进入小肠。置管前给予胃动力药有一定帮助。导管位置可通过注射空气后听诊、抽取胃液或肠液、X 线透视等方式加以确认。内镜或 X 线辅助下放置鼻肠管的成功率可达 85%～95%。

(2)经消化道造口管饲肠内营养避免了鼻腔刺激,而且可用于胃肠减压、pH 监测、给药等。适用于营养支持时间较长、消化道远端有梗阻而无法置管者,或不耐受鼻饲管者。消化道造口常见的有胃造口、经皮内镜下胃造口、空肠造口等。

胃造口可采取手术(剖腹探查术或腹腔镜手术)或非手术方式。

经皮胃镜下胃造口术无须全麻,创伤小,术后可立即灌食,可置管数月至数年,满足长期喂养的需求。

空肠造口可以在剖腹手术时实施,包括空肠穿刺插管造口或空肠切开插管造口。优点在于可减少反流与误吸,并可同时实行胃肠减压,因此尤其适用于十二指肠或胰腺疾病患者,以及需要长期营养支持的患者。为充分利用小肠功能并减少腹泻,插管部位以距屈氏韧带 15～20 cm 为宜。如患者经济条件允许,应尽量使用配套的穿刺设备。

二、肠内营养的配方

肠内营养配方同普通食物相比,化学成分明确;营养全面,搭配合理;更加易于消化、稍加消化、无须消化即可吸收;无渣或残渣极少,粪便数量显著减少;不含乳糖,适用于乳糖不耐受者。

根据组分不同,肠内营养制剂分为要素型、非要素型、疾病特异型、组件型四类。

(一)要素型肠内营养制剂

要素型肠内营养制剂主要是氨基酸或短肽类制剂,这两类制剂成分明确,无须消化即可直接吸收,不含残渣,适用于胃肠道消化和吸收功能部分受损的患者,但口感较差,更常用于管饲。

(二)非要素型肠内营养制剂

非要素型肠内营养制剂也叫整蛋白型肠内营养制剂,以整蛋白作为主要氮源,临床中较为常见,需要胃肠道部分或全部消化吸收,味道相对可口,渗透压接近等渗,口服与管饲均可,适用于胃肠道基本正常的患者。

(三)疾病特异型肠内营养制剂

非要素型肠内营养制剂从功能上又可分为糖尿病专用型、肿瘤适用型、低蛋白专用型、免疫增强型、肺病专用型等。

1.糖尿病专用型肠内营养制剂

配方符合国际糖尿病协会的推荐和要求,提供的营养物质符合糖尿病患者的代谢特点,处方的特点主要是碳水化合物来源于木薯淀粉和谷物淀粉,可改善糖耐量异常患者的血糖曲线下面积及胰岛素曲线下面积,因此能减少糖尿病患者与糖耐受不良患者的葡萄糖负荷。适用于患有糖尿病的患者,或一过性血糖升高者合并有营养不良,有肠道功能而又不能正常进食的患者。

2.肿瘤适用型肠内营养乳剂

肿瘤适用型肠内营养乳剂是一种高脂肪、高能量、低碳水化合物含量的肠内全营养制剂,特别适用于癌症患者的代谢需要。其中所含 ω-3 脂肪酸以及维生素 A、维生素 C 和维生素 E 能够改善免疫功能、增强机体抵抗力。此外,内含膳食纤维有助于维持胃肠道功能。在体内消化吸收过程同正常食物类似。适用于癌症患者的肠内营养。

3.免疫增强型肠内营养制剂

富含精氨酸、ω-3 多不饱和脂肪酸和核糖核酸的高蛋白、不含乳糖和蔗糖。用于满足危重患者在应激状态的特殊营养和代谢需要。其在体内消化吸收过程同正常食物。

4.肺病专用型肠内营养混悬液

本品是专门用于肺部疾病患者的营养制剂,是高脂、低碳水化合物的肠内营养配方,可减少二氧化碳的生成,从而减少慢性阻塞性肺部疾病(COPD)或急性呼吸衰竭引起的二氧化碳滞留。适用于慢性阻塞性肺部疾病、呼吸衰竭、呼吸机依赖、囊性纤维化等。

(四)组件型肠内营养制剂

仅以某种或某类营养素为主的肠内营养制剂,可以作为某些营养素缺乏的补充,满足患者的特殊需求。

目前,临床上可以选用的肠内营养配方很多,成分与营养价值差别很大,选择配方时主要考虑患者的胃肠道功能。根据患者的消化吸收能力,确定肠内营养配方中营养物质的化学组成形式。消化功能受损(如胰腺炎、腹部大手术后早期、胆道梗阻)或吸收功能障碍(广泛肠切除、炎症性肠病、放射性肠炎)者,需要简单、易吸收的配方,如短肽或氨基酸等要素型配方;如消化道功能完好,则可选择非要素型肠内营养配方。

其次,要考虑到患者的疾病情况。糖尿病患者可以选择糖尿病专用配方;肾功能不全患者可以选择肾功能不全专用配方;免疫功能异常患者可以选择具有免疫调节作用的配方;不耐受高脂肪患者可以选择低脂配方;选择低渗或等渗的配方等。

还要根据患者的营养状态及代谢状况确定营养需要量,高代谢患者应选择高能量配方,需要限制水分摄入的患者应选择浓度较高的配方(如能量密度为 1.5 kcal/mL)。

三、肠内营养的实施

患者胃肠道功能减弱,不合适的肠内营养,特别是管饲营养容易出现并发症,所以,肠内营养应该让胃肠道有一个逐步适应、耐受的过程,在肠内营养刚刚开始的 1～3 天,采用低浓度、低剂量、低速度的喂养方式,而后,根据患者的耐受情况,无明显腹泻、腹胀等并发症,逐步增量。若能在 3～5 天达到维持剂量,即说明胃肠道能完全耐受这种肠内营养。患者肠内营养的实施需要考虑下面几个因素。

(一)速度

目前临床上多主张通过输液泵连续 12～24 小时匀速输注肠内营养液,特别是危重患者。也可以使用重力滴注的方法,来匀速滴注肠内营养液。速度建议从 20 mL/h 时开始,根据耐受情况逐步增量,如果患者在输注肠内营养液过程中出现腹胀、恶心、腹泻等表现,应及时减慢输注速度或暂停输注。对于采用注射器推注的家庭肠内营养患病患者,建议缓慢推注,且单次推注总量控制在 200 mL 以内。

(二)温度

输注肠内营养液的温度应保持在 37 ℃左右,过凉的肠内营养液可能引起患者腹泻。

(三)浓度

肠内营养初期应采用低浓度的肠内营养制剂,而后根据患者的耐受情况,选择合适浓度的配方。

(四)角度

对于长期卧床、吞咽功能不良、误吸风险高的患者,口服或者胃内管饲肠内营养时,应注意保持坐位、半坐位或者将床头抬高 30°～45°的体位,以减少反流误吸的风险。

(五)导管冲洗

所有肠内营养管均有可能堵管,含膳食纤维的混悬液制剂较乳剂型制剂更易发生堵管。因此,在持续输注过程中,应每隔 4 小时即用 30 mL 温水脉冲式冲洗导管,在输注营养液的前后、不同药物输注前后也应予以冲洗,尽量避免混用不同药物。营养液中的酸性物质可以引发蛋白质沉淀而导致堵管,若温水冲洗无效,则可采用活化的胰酶制剂、碳酸氢钠冲洗。

(六)其他注意事项

如记录患者的出入量、一般情况、生命体征等;注意避免营养液污染;维持水电解质和酸碱平衡等。

四、肠内营养的监测

患者进行肠内营养时,可能出现导管相关性、感染性、胃肠道、代谢方面等的并发症,所以,应进行相关的监测,了解营养支持的效果和重要脏器功能状态,以便及时调整营养支持方案,应对和处理相关并发症。

(1)监测胃潴留。评价肠内营养支持安全性及有效性的一个重要指标是胃肠道有无潴留。胃内喂养开始应定时监测胃残液量,放置鼻胃管的危重病者胃底或胃体的允许潴留量应≤200 mL,而胃肠造口管的允许潴留量应≤100 mL。如发现残余量过多,说明胃的耐受性较差,应暂停输注数小时或者降低输注速度。

(2)监测出入量。特别是对于高龄、心功能和肾脏功能不好的患者。

(3)监测肝肾功能和钾、钠、氯等电解质水平。

(4)营养评估。

(5)导管的定期更换。

五、肠内营养的适应证和禁忌证

(一)适应证

1.进食量不足

(1)经口进食困难:由炎症、手术、神经系统疾病、肿瘤等引起的咀嚼/吞咽障碍,或由严重恶心、呕吐、神经性厌食等引起的无法正常进食。

（2）经口进食量不能满足营养需要：因疾病导致营养素需要量增加，但进食量不足，如大面积烧伤、创伤、脓毒血症、甲亢等。

2.消化吸收障碍

肠内营养有利于肠道的代偿性增生与适应，可以防止肠道黏膜萎缩、改善肠黏膜屏障功能、防止菌群移位。即使消化道存在结构或功能上的病变，如炎症性肠病、短肠综合征、肠瘘、吸收不良综合征、胃瘫、急性胰腺炎恢复期、肝病等，也可以通过选择合理的途径来给部分有功能的肠道提供营养支持。肠内营养也适用于结直肠手术的术前肠道准备及术后营养支持。

3.其他

其他可引起营养风险或常伴营养不良的病症，如肿瘤放化疗、慢性肾衰竭、糖尿病、慢性阻塞性肺疾病、心功能衰竭等。凡是预计短期内经口进食量无法满足目标需要量者，只要肠道能够耐受，都应该首选肠内营养支持。肠内营养还可作为肠外营养的补充或向正常饮食的过渡。

（二）禁忌证

肠内营养的绝对禁忌证是肠道完全性梗阻，下列情况不宜应用肠内营养。

（1）重症胰腺炎急性期。

（2）严重应激状态、麻痹性肠梗阻、上消化道活动性出血且出血量大、顽固性呕吐、严重腹泻或腹膜炎。

（3）小肠广泛切除4～6周。

（4）年龄＜3个月的婴儿。

（5）完全性肠梗阻及胃肠蠕动严重减慢的患者。

下列情况应慎用肠内营养支持：严重吸收不良综合征及长期少食衰弱的患者；小肠缺乏足够吸收面积的肠瘘患者；严重代谢紊乱的患者。

（高翠翠）

第二节　肠　外　营　养

肠外营养是经静脉途径供应患者所需要的营养要素，包括碳水化合物、脂肪乳剂、必需和非必需氨基酸、维生素、电解质及微量元素。目的是使患者在无法正常进食的状况下仍可以维持营养状况、体重增加和创伤愈合，幼儿可以继续生长、发育。肠外营养分为完全肠外营养和部分补充肠外营养。

一、肠外营养的适应证

肠外营养适用于胃肠道功能障碍或衰竭的患者，如肠功能障碍（衰竭、感染、手术后消化道麻痹）、完全性肠梗阻、无法经肠道给予营养（严重烧伤、多发创伤、重症胰腺炎等）、高流量的小肠瘘、严重营养不良，无法耐受肠内营养等。

年龄本身并非肠外营养支持的禁忌证。通过肠内营养支持达不到能量需求者，可采用肠外营养支持，以达到能量需求。摄入不足超过10天，或禁食超过3天，或不能经口进食或进行肠内营养支持的患者，建议进行肠外营养支持。肠外营养是患者的有效营养支持方式，但不如肠内营养或经口进食更加符合生理。

二、肠外营养的禁忌证

对于生命体征或血流动力学不稳定；心血管功能或严重代谢紊乱需要控制者；需急诊手术、术前不可能实施营养支持者；不可治愈、无存活希望、临终患者；以及胃肠功能正常、适应肠内营养或 5 天内可恢复胃肠功能者，则不考虑肠外营养。

三、肠外营养的输注途径

选择合适的肠外营养输注途径主要取决于预期使用肠外营养的时间、肠外营养液的渗透压、患者的血管条件、凝血状态、护理的环境以及原发疾病的性质等因素。对于短期内输液、渗透压较低者可以选择外周静脉途径；对于输液时间＞10 天，渗透压较高者，建议选择中心静脉导管或经外周置入中心静脉导管(PICC)。

(一)外周静脉置管

外周静脉输液临床上最为常见，适用于短期肠外营养；营养液渗透压低于 850 mOsm/L；中心静脉置管禁忌或不可行者；存在导管感染或有脓毒症者。穿刺方法简便易行，可避免中心静脉置管操作相关、感染相关等并发症；缺点是输液渗透压不能过高，需反复穿刺，易发生静脉炎，不宜长期使用。

(二)中心静脉导管

临床上，如预期肠外营养时间超过 10 天；或营养液渗透压＞850 mOsm/L，考虑放置中心静脉导管。根据选择置入静脉不同可分为颈内静脉导管、锁骨下静脉导管、股静脉导管等；根据留置时间可分为短期、长期或永久导管；根据管腔的数量可分为单腔、双腔或三腔导管等。常见的并发症有手术并发症，如气胸、血胸、血肿等，以及感染并发症。

(三)经外周静脉置入中心静脉导管(PICC)

PICC 与其他深静脉置管技术相比较，PICC 放置更容易，并且并发症发生更少，导管放置后保留时间更长。对患者输液＞1 周以上的需要长期肠外营养治疗者可作为输液治疗的首选途径，特别当患者及家属对其他深静脉穿刺有顾虑者。PICC 需要每周定期维护，常见的并发症有导管异位、静脉炎、上肢静脉血栓形成和感染等。

(四)植入式静脉输液港

植入式静脉输液港简称输液港，是一种新型输液管路技术，是完全植入人体内的闭合输液系统。该系统主要由供穿刺的注射座和静脉导管系统组成，可以用于输注肠外营养液。其优点是可减少反复静脉穿刺的痛苦和难度，同时可将各种药物直接输送到中心静脉处，防止刺激性药物对外周静脉的损伤；且该系统完全植入体内，降低了感染风险，患者生活质量较高。

四、肠外营养的配方

标准的肠外营养液组成包括葡萄糖、脂肪乳剂、复方氨基酸注射液、电解质、维生素、微量元素和矿物质等。碳水化合物、氨基酸、脂肪是肠外营养支持的三大要素，如果长期禁食输液治疗的患者，无论体内缺乏哪一种营养底物均可影响代谢失衡，增加并发症。因此，在有疾病的情况下营养底物的补充应适量，如若过多或过少对人体均不利。

(一)碳水化合物

碳水化合物制剂是肠外营养治疗中的主要能量来源,以葡萄糖最常用,可提供经济的能量、补充体液。目前肠外营养支持中最多的碳水化合物是葡萄糖注射液(GS)、葡萄糖氯化钠注射液(GNS)、复方乳酸钠葡萄糖注射液(有高氯酸中毒时可考虑用此制剂)、复方乳酸钠山梨醇注射液、木糖醇注射液。葡萄糖的基础供给量为 2~4 g/kg 体重,提供所需能量的 50%~60%。葡萄糖的输注速度不应超过每分钟 4 mg/kg,以减少高血糖的发生。

(二)脂肪乳剂

脂肪乳剂是肠外营养治疗中的重要能量来源,同时,也在肠外营养治疗中提供必需脂肪酸。目前临床上较常用的有长链脂肪乳剂、中长链脂肪乳剂、结构脂肪乳剂、ω-3 鱼油脂肪乳剂等。鉴于中长链脂肪乳剂氧化供能快、节氮效应显著、对肝功能影响小、较少影响免疫功能等特点,较适合患者。脂肪乳的基础供给量为 1 g/kg 体重,当血清甘油三酯水平高于 3 mmol/L 时应慎用,休克未获纠正或氧供不足情况下不宜应用。而且需要注意,脂肪乳应该慢输,输注过快,可能引起脂肪超载综合征,出现发热、寒战等表现。

(三)氨基酸制剂

氨基酸的主要功能并不是为提供能量,而是维持机体的结构和生理功能。目前临床上较常用的有平衡型氨基酸、肝用氨基酸、肾用氨基酸、谷氨酰胺制剂等。一般情况下,氨基酸的需要量为 0.8~1.2 g/(kg·d)。处于高分解代谢状态的严重营养不良患者,在肝、肾功能许可的情况下,氨基酸的供给可提高到 1.5 g/(kg·d)。

(四)其他营养素

如电解质、多种维生素、矿物质等。患者要考虑多种维生素和矿物质的缺乏,需要定期补充。患者维生素的需要量与正常成年人无差异,肠外营养时可每天常规补充水溶性维生素和脂溶性维生素各一支。患者容易发生电解质紊乱,且机体自身调节能力差,临床上肠外营养时应定时监测,及时补充和调整。

患者常合并多种疾病,临床上进行肠外营养时,要根据其生化指标结果和异常脏器功能耐受的营养量而制定配方。例如,对于心功能衰竭的患者,要限制液体总入量,输液速度不宜过快,补液浓度高,多需要深静脉途径。对于肝功能衰竭的患者,氨基酸应选用肝用氨基酸,脂肪乳最好选择中/长链脂肪乳剂。对于肾衰竭的患者,要限制入量,应使用中/长链脂肪乳剂、肾用氨基酸、限蛋白入量、限镁、限磷。对于肿瘤患者,建议糖脂比 1:1,补充特殊营养物质如 ω-3 脂肪乳剂,谷氨酰胺等。

五、肠外营养的实施

肠外营养应以全合一方式输注,全合一肠外营养液中各种营养成分同时均匀输入,代谢利用率好;由于采用合理的糖脂产能比、热氮比,所以能更快达到正氮平衡。目前临床上常见的方式有以下几种。

(一)单瓶输注

容易出现多种并发症,不提倡。

(二)多瓶串输

多瓶营养液可通过"三通"或 Y 型输液接管混合串输。虽简便易行,但弊端多,不宜提倡。

(三)即用型商品化全合一输注

新型全营养液产品(两腔袋、三腔袋)可在常温下保存 24 个月,避免了医院内配制营养液的污染问题。能够更安全便捷用于不同营养需求患者经中心静脉或经周围静脉的肠外营养液输注。缺点是无法做到配方的个体化。

(四)全合一(All-in-One)输注

由培训后的护士(国外是药师操作)严格按照标准操作规程在层流房间,洁净台内无菌的条件下进行混合配置成"全合一"营养液。全营养液无菌混合技术是将所有肠外营养日需成分(葡萄糖、脂肪乳剂、氨基酸、电解质、维生素及微量元素)先混合在一个袋内,然后输注。此法使肠外营养液输入更方便,而且各种营养素的同时输入对合成代谢更合理。

六、肠外营养的监测

肠外营养支持对患者有重要价值,但应用不当或监测不及时,可能导致明显的并发症,如再喂养综合征、高血糖、低血糖、肝胆并发症、代谢性酸中毒、高甘油三酯血症、二氧化碳产生过多、代谢性骨病、感染性并发症等。临床医师对此要有足够的警惕,应对患者严密监测以减少这些并发症的发生。

(1)患者输注肠外营养时,应严格监测出入量水平。

(2)长期处于半饥饿状态的慢性消耗性疾病的患者接受肠外营养时应密切监测血清磷、镁、钾和血糖水平。

(3)糖尿病患者或糖耐量异常者,糖的输入速度应减慢且必须严密监测尿糖、血糖。在营养支持实施的前三天,或胰岛素剂量有任何变化时,应每天监测血糖直至指标稳定。

(4)血清电解质(钠、钾、氯、钙、镁和磷)必须在营养支持的前三天每天监测 1 次,指标稳定后每周仍应随访 1 次。

(5)静脉输入脂肪乳剂的患者应监测其脂肪廓清情况,通常采用血浊度目测法,必要时可查血甘油三酯水平。

(6)完全肠外营养患者应每周监测肝肾功能,定期行肝、胆囊超声检查。

(7)长期完全肠外营养的患者应定期测骨密度。

(高翠翠)

公共卫生

第一节　医疗服务与公共卫生服务

医疗机构是公共卫生服务体系重要的组成部分,也是公共卫生服务的重要环节。随着社会经济的快速发展和广大人民群众健康需求的日益提高,医疗机构在公共卫生工作中的地位也日渐突出,大量的疾病控制和妇女儿童保健等工作需要医疗机构共同合作完成,医疗机构与专业公共卫生机构、医疗服务与公共卫生服务的关系也日益紧密。

一、公共卫生基本知识

(一)公共卫生基本概念

公共卫生内涵随着社会经济的发展和人类对健康认识的加深而不断发展。早期,公共卫生在很大程度上被理解为环境卫生和预防疾病的策略,如疫苗的使用。后来,公共卫生扩大到包括环境卫生、控制疾病、进行个体健康教育、组织医护人员对疾病进行早期诊断和治疗,发展社会体制,保障公民都享有应有的健康权益。目前,学术界通常采用 WHO 的定义:公共卫生是一门通过有组织的社区活动来改善环境、预防疾病、延长生命与促进心理和躯体健康,并能发挥个人更大潜能的科学和艺术。

公共卫生就是组织社会共同努力,改善环境卫生条件,预防控制传染病和其他疾病流行,培养良好卫生习惯和文明生活方式,提供医疗卫生服务,达到预防疾病,促进健康的目的。

(二)公共卫生基本职能

公共卫生的基本职能指的是影响健康的决定因素、预防和控制疾病、预防伤害、保护和促进人群健康、实现健康公平性的一组活动。具体来说,基本职能包括以下服务内容。①疾病预防控制管理。②公共卫生技术服务。③卫生监督执法。④妇女儿童保健。⑤健康教育与健康促进。⑥突发性公共卫生事件处理等。

(三)公共卫生基本特点

公共卫生是以促进人群健康为最终目标、以人群为主要研究重点、强调防治结合和广泛的社会参与、以多学科公共卫生团队为支撑,具有以下基本特点。

1.社会性

公共卫生服务是一项典型的社会公益事业,是人民的基本社会福利之一,因此公共卫生服务不能以营利为目的。

2.公共性

公共卫生服务表现为纯公共产品或准公共产品的供给,具有排他性和消费共享性的特点。

3.健康相关性

公共卫生服务的直接目的是保障公民的健康权益,所采取的措施和方法必须遵循医学科学理论和技术。

4.政府主导性

公共卫生服务的提供是政府公共服务职能的一个重要内容,政府必须承担公共卫生服务的供给责任:统一组织、领导和直接干预,提供必要的公共财政支出。

二、医疗服务与公共卫生服务的关系

(一)医疗机构与公共卫生专业机构

医疗机构和专业公共卫生机构均是依据相关法规设立的具有独立法人代表资格的机构,前者主要依据《医疗机构管理条例》而设立,为当地居民提供临床诊疗服务以及部分公共卫生服务,主要包括临床综合医院和肿瘤、口腔、眼科、传染病、妇产、儿童等专科医院。后者主要依据《中华人民共和国传染病防治法》《精神卫生法》《中华人民共和国食品卫生法》《职业卫生法》等设立的专业公共卫生机构,主要包括:疾病预防控制中心、卫生监督中心(所)、妇幼保健中心(院)、职业病防治院(中心)、健康教育和健康促进中心(所)、精神卫生中心(所)等。在同一地区医疗机构和专业公共卫生机构均隶属同级卫生行政部门管理。

医疗机构在医院内部为了统筹协调、指导和监督落实院内公共卫生服务工作,预防与控制医院内感染的发生和流行,并联系相关专业公共卫生机构,依据《医疗机构管理条例》的要求,设立了预防保健科(或公共卫生科)和医院感染控制科。在我国绝大部地区医院都设立预防保健科和医院感染控制科。近年来,我国许多地方卫生行政部门为了进一步明确医疗机构公共卫生职能,规定医院统一设置公共卫生科,便于辖区内公共卫生工作的衔接。无论称谓是预防保健科,还是公共卫生科,其基本职责都是统筹协调院内公共卫生服务工作,指导和监督院内各有关科室开展公共卫生服务工作,联系并接受专业公共卫生机构业务技术指导。

公共卫生专业机构是以开展和完成区域内公共卫生服务业务为主的部门,负责区域内公共卫生规划、计划的制订,公共卫生监测,开展专项调查研究,提出并落实预防与控制措施,分析和评估实施效果。

公共卫生专业机构与医疗机构之间是密不可分的合作伙伴关系,在公共卫生服务中,医疗机构离不开公共卫生机构,公共卫生机构也离不开医疗机构,两者间应实行无缝衔接。

(二)公共卫生服务与医疗服务

医疗服务主要是针对个体,为个体提供诊断、治疗、预防保健方面服务。与医疗服务相比,公共卫生服务是针对群体,以人群为主要重点,强调防治结合和广泛的社会参与,以多学科公共卫生团队为支撑。公共卫生服务是一项典型的社会公益事业,不能以营利为目的,表现为纯公共产品或准公共产品的供给。除了基本医疗服务以外,医疗服务都不能列为公共产品。因此,公共卫生服务的提供是政府公共服务职能的一个重要内容,政府在公共卫生领域的主要职能包括:制定政策法规,制订和实施公共卫生发展规划计划,协调部门的公共卫生职责,执行公共卫生监督执法,组织、领导和协调公共卫生的应急服务。

三、医疗机构在公共卫生工作中的地位和作用

公共卫生工作离不开医疗机构,医疗机构是公共卫生体系不可或缺的重要组成部分,无论是传染病、慢性病、寄生虫病、地方病、职业病、因病死亡,还是突发公共卫生事件、食物中毒的发现都离不开医疗机构,其报告也依赖医疗机构,新生儿预防接种、妇女儿童保健、疾病监测、健康教育与干预,以及实施传染病的预防控制和传染病的救治、慢性病的治疗与控制均在医疗机构内完成。

医疗机构本身是传染病传播的高危场所,也是院内感染发生的高危场所,因而对医院在预防控制传染病的播散和医院内感染的发生提出了更高的要求,医院的规划、设计、布局,空调通风冷暖系统,给排水及污水处理系统,人流和物流系统,传染病门诊、洁净手术室、洗消供应室和ICU室等设置必须充分考虑满足控制传染病播散和院内感染发生的需要。医疗机构的医务工作者应掌握公共卫生基本知识,有承担公共卫生的责任意识,还应按相应法律、法规的要求切实履行其职责,及时、准确地发现报告传染病、精神病、职业病、糖尿病、高血压等疾病,实施重要传染病的监测、控制工作,做好就诊者的健康教育和干预工作。

(高翠翠)

第二节 医疗机构公共卫生基本职能

医疗机构种类繁多,有综合医院,也有专科医院。医疗机构的级别也不尽相同,有三级甲(乙)医院,也有二级甲(乙)等医院,还有一级医院、门诊等。不同类型的医疗机构所承担的公共卫生职能不尽统一,根据国家有关法律法规以及我国医疗机构开展公共卫生工作的实际,医疗机构的公共卫生基本职能主要包括以下几方面:突发公共卫生事件的报告及应急处理;食物中毒的发现报告与救治;传染病的发现报告及预防控制;预防接种服务;主要慢性病的发现报告与管理;职业病的发现与报告;精神病的发现与报告;医院死亡病例的报告;妇女儿童保健服务;健康教育与健康促进;放射防护和健康监测;医院感染与医疗安全管理。

一、突发公共卫生事件的发现报告及应急处理

突发公共卫生事件发现。无论是重大传染病,还是食物中毒和职业中毒,当患者感到身体不适时,首先就诊地点为医疗机构,医疗机构医师根据诊疗规范、诊断标准和专业知识,进行疑似或明确诊断。

(一)突发公共卫生事件报告

医疗机构发现突发公共卫生事件或疑似突发公共卫生事件,医院应及时启动突发公共卫生事件处置应急程序,逐级汇报。

(二)患者救治或转诊

医疗机构在报告的同时要做好患者救治工作,特殊情况需要转诊者,应做好相应转诊工作。

二、食物中毒发现报告与救治

患者食用了被生物性(如细菌、病毒、生物毒素等)、化学性(如亚硝酸钠等)有毒有害物质污染的食品,出现急性或亚急性中毒症状。

(一)食物中毒的发现

患者到医疗机构就诊,医疗机构医师根据食物史、患者症状,结合相关诊断标准确认食物中毒或疑似食物中毒。

(二)食物中毒的报告

医疗机构发现群体性食物中毒,应及时启动疑似食物中毒事件处置应急程序,逐级汇报,并协助疾病预防控制机构进行事件的调查及确证工作。

(三)食物中毒患者的救治

医疗机构在报告的同时做好中毒患者的救治工作。

三、传染病的发现报告及预防控制

传染病的预防控制是医疗机构主要工作内容之一,包括传染病的发现、报告、监测、预防控制、救治及转诊工作。

(一)传染病的发现

医疗机构医师接诊疑似传染病患者,应按《传染病诊断标准》对疑似传染病例进行诊断,必要时请会诊予以明确诊断。

(二)传染病的报告

医疗机构发现疑似或确诊传染病后,要按《中华人民共和国传染病防治法》规定的内容及时限,录入中华人民共和国国家疾病预防控制信息系统进行网络直报。

(三)传染病的监测

医疗机构应按公共卫生专业机构要求,开展传染病的监测工作,报送相关监测信息。做好传染病阳性标本留样,传送给疾病预防与控制中心实验室复核。

(四)传染病的预防控制

在医疗机构中实施传染病的预防与控制,如预防控制艾滋病乙肝梅毒母婴传播项目,孕产妇进行筛查、随访、治疗,都需在医疗机构内实施。

(五)传染病的救治

传染病治疗和重症传染病的救治都需依赖医疗机构。

(六)慢性传染病患者的转诊

有些传染病发现后需转至专门机构进行随访治疗,如疑似麻风患者(临床诊断为主)、疑似肺结核患者(临床诊断和胸片结果为主)医疗机构除报告外,还要转诊至辖区慢性病防治院或传染病医院进行治疗。

四、预防接种服务

预防接种是最有效、最经济的预防控制疾病的措施,预防接种服务主要在社区健康服务中心完成,医疗机构主要承担新生儿疫苗接种,犬伤后狂犬疫苗接种及冷链的管理。

（一）新生儿疫苗接种

孕妇在医院生产后，医院应及时为新生儿免费接种乙肝疫苗、卡介苗，接种时应严格按疫苗接种规范操作。

（二）狂犬疫苗接种

对动物咬伤的就诊者，医疗机构应根据狂犬病暴露预防处置工作规范处理伤口及接种狂犬疫苗，必要时注射狂犬免疫球蛋白。

（三）冷链管理

医疗机构应严格按预防用生物制品保存要求执行存放（在冷藏或冷冻区）、领取、运输等。

五、主要慢性非传染病的发现报告与管理

主要慢性非传染病是指高血压、糖尿病，以及恶性肿瘤、脑卒中和冠心病等，医疗机构承担患者发现、报告、治疗及转诊工作。

（一）患者的发现

医疗机构要积极主动发现高血压、糖尿病患者，落实首诊测血压措施。

（二）病例的报告

医疗机构一旦发现高血压、糖尿病患者，以及恶性肿瘤、脑卒中和冠心病病例，按要求报告给公共卫生专业机构。

（三）患者的治疗

一旦明确诊断，医疗机构应采取合适的措施对患者进行治疗。

（四）患者的转诊

医疗机构待患者病情稳定后转诊至所在的社区健康服务中心，由社区健康服务中心进行随访管理。

六、职业病的发现与报告

医疗机构对有职业接触的疑似职业病的病例，应结合职业接触史和临床表现进行诊断和鉴别诊断，必要时邀请职业病防治机构的专家会诊，一旦发现疑似的职业病，应及时按要求进行报告，必要时转诊至相应的专业机构进行治疗。

七、重症精神病的发现与报告

医疗机构对疑似精神病患者应进行诊断和鉴别诊断，必要时邀请精神病专科医院专家会诊，一旦发现疑似精神病患者，按要求进行报告，必要时转诊至精神病专科医院进行明确诊断和治疗。

八、死亡病例的报告

医疗机构出现死亡病例，应按要求及时、准确填报死亡医学证明，专人定期收集全院死亡医学证明信息，组织病案管理室给予规范编码，录入国家死因登记信息报告系统并网络上传。

九、妇女儿童保健服务

具有相应资质的医疗机构提供孕产妇保健服务和儿童保健服务，并管理出生医学证明和妇

幼保健信息。

(一)孕产妇保健

医疗机构为育龄期妇女开展孕前妇女保健检查和咨询,对孕期妇女提供定期产检服务和相关疾病的筛查,以及适宜的生产技术,指导母乳喂养,发现与报告孕产妇死亡情况。

(二)儿童保健

医疗机构提供新生儿疾病筛查、儿童保健服务,发现与报告新生儿和 5 岁以下儿童死亡情况。

(三)出生医学证明管理

专人管理、核发出生医学证明,并及时上报。

(四)妇幼信息管理

医疗机构负责管理妇幼保健信息系统和母子保健手册,准确录入妇幼保健相关内容,按权限完成相应工作,按期完成妇幼保健报表的统计、核实、报送等工作。

十、健康教育与健康促进

医疗机构根据其特殊性提供健康教育宣传、健康处方、健康指导,并带头做好控烟工作。

(一)健康教育

各医疗机构各专业科室应根据自身专业特点,定期制作健康教育宣传栏,宣传相关知识。

(二)健康处方

各专业科室编写本专业诊治疾病的健康处方,对就诊者进行宣传,普及相关专业知识。

(三)健康指导

医务人员适时对患者或家属进行健康指导,住院部医务人员应对患者进行健康教育指导并在病历记录。

(四)控制吸烟

禁烟标识张贴、劝止吸烟行动、医院内吸烟现况监测,带头控烟。

十一、放射防护与健康监测

医疗机构为了疾病的诊断和治疗配备了许多带有放射性的装置,如 X 线机、CT 等,因而要加强辐射防护,并做好医护人员和就诊者的保护。

(一)放射防护

对带有放射性的装置,其选址、布局及防护设计要合理,设计方案应报批,竣工后要通过专业部门验收,场所要进行防辐射处理。

(二)放射人员防护

放射工作人员要做好个人防护,上班时佩戴个人放射剂量仪,定期进行健康体检。

(三)患者的防护

医疗机构在给患者进行带有放射线装置检查或治疗时,要做好防护,尤其是敏感部位务必采取有效的防护措施。

十二、医院感染与医疗安全管理

医院内感染控制是医疗机构的重要职责,包括医院感染的报告与处理,医院消毒效果监测,医疗废弃物管理,实验室感染控制,以及感染性职业暴露处置等工作内容。

(一)医院感染的报告与处理

医务人员按《医院感染诊断标准(试行)》发现院内感染个案时,应及时报告。如果发生医院感染暴发,要按医院感染暴发处理程序进行调查、报告,必要时请专业机构协助处理,提出感染控制措施并部署实施。

(二)医院消毒效果监测

医院感染管理部门应定期对消毒剂、消毒产品、医务人员的手、空气、物体表面等进行消毒效果监测,并向当地专业公共卫生机构报告,接受公共卫生机构督导检查。

(三)废弃物管理

医院机构应按《医疗废物管理条例》要求做好医院污水处理,定期监测污水处理后的卫生指标,定期检查医疗废物处理是否规范。如果发生医用废物的流失、泄漏、扩散等意外事故应及时报告并做好相应处理。

(四)实验室感染控制

医疗单位实验室,尤其是感染性实验室要严格按照实验室生物安全要求进行规范操作,做好个人防护,菌种保藏、运输等安全防范工作。

(五)感染性职业暴露处理

医务人员要严格执行各项诊疗操作规范,发生感染性职业暴露要及时报告、评估并给予医学处理,根据职业暴露级别定期随访。

（高翠翠）

第三节 公共卫生政策研究的基本理论与方法

一、公共卫生政策研究的基本理论

卫生政策研究跨越了社会科学与自然科学、医学、管理学、经济学、计量经济学、社会学、法学和政治学等,因而,公共卫生政策研究的理论既包括上述领域的基础理论又涉及政府公共卫生管理和医疗服务等多领域的基础理论。

社会经济成本与效益的理论是卫生政策学的重要理论根据之一。社会经济成本是指开展某项活动,提供某项服务或生产某个产品占用和消耗的经济资源。社会经济效益是指所提供的产品与劳务满足人民群众需要的程度,在卫生经济学概念中,通常用效度表示。社会经济成本与效益的理论是建立在经济学基本理论(劳动价值理论、选择理论、机会成本理论、福利经济学公共选择理论)的基础上。劳动价值理论是马克思关于商品价值的理论,是指在社会标准的生产条件下,用社会平均的熟练程度和强度,生产任一使用价值所需要的劳动时间。选择理论是解决多方案的合理选择问题,选择的标准需要根据社会经济成本和社会经济效益的分析与评价,要考虑效率、公平与稳定。机会成本的概念是指一个资源使用在此项目时,就失去了在其他项目使用的机会,因而它的成本是另一种可得到的最好决策的价值。福利经济学认为,增进社会经济福利的途径有两个:资源的最优配置与收入均等化。资源的最优配置就是要克服外部效应所引起的资源配置低效率状态。

管理学中的古典管理理论、行为科学理论、现代管理理论都可用在公共卫生政策的研究过程中。

为了改善公共卫生决策系统,提高公共卫生政策质量,从本质上掌握与认识事物的规律与基本特征,了解社会错综复杂因素对公共卫生政策的影响,进行公共卫生政策研究时,模型理论是必不可少的。管理学的理论模型(SWOT分析法)、波特的五力(供应商和购买者的讨价还价能力、潜在进入者的威胁、替代品的威胁、同行业企业间的竞争)模型、双因素理论(保健因素和激励因素)、期望理论、政策学的理论模型(理论决策模型、有限理性模型、渐进决策模型、综合决策模型、精英决策模型、集团决策模型、系统决策模型)及计量经济学模型对于公共卫生政策理论模型的建立都提供了理论依据。

二、公共卫生政策研究的方法

公共卫生政策研究方法指公共卫生政策研究过程中所采取的一切方法和技巧的综合,涉及医学、公共政策学、管理学、经济学、图书情报学、社会学等学科研究方法的综合运用。具体研究方法主要有以下两种分类。

(一)根据研究目的的不同进行分类

公共卫生政策研究的目的通常有构建政策问题、政策预测分析、政策规划分析、决策分析和政策效果评估等。根据研究目的的不同,方法略有差异。例如,以构建政策问题为目的的研究,所采用的方法主要有态势分析法、边界分析法、类别分析法、层次分析法、类比综述法、头脑风暴法、德尔菲法、多角度分析法、假设分析法、文献计量分析法;以政策预测分析为目的的研究,采用的方法主要有趋势外推法、回归分析法、成本效益分析法、系统分析法、态势分析法、德尔菲法、交叉影响分析;以政策规划分析为目的的研究用到的方法有线性规划分析法、动态规划分析法、情景分析法、系统分析;以决策分析为目的的研究用到的方法有博弈分析、决策树法、头脑风暴法、利益分析法;以政策效果评估为目的的研究用到的方法主要有成本效益分析法、情景分析法、模糊综合评价法、层次分析法、德尔菲法、回归分析法。此处,只针对几个常用方法进行阐述。

(1)态势分析法又称优劣势分析法或SWOT分析法,是指通过对组织的内部环境和外部条件的系统分析,找出内部环境所具有的优劣势及外部环境所面临的机遇与风险,进而制定相关的发展策略。该方法广泛地应用于管理效果分析,分析过程直接列举S、W、O、T四方面的表现,因此具有直观、操作简便等特点。当然,SWOT分析法的缺点也不容忽视,即主观性较强。因此在采用该方法的时候应与定量的数据分析方法相结合。

(2)头脑风暴法是一种无限制的自由联想和讨论,是指组织具有某些专业知识的专家共同探讨某一问题并汇总意见的方法,头脑风暴法有利于激发创新性观念的产生。头脑风暴法在组织过程中,要集中有关专家召开专题会议,并由主持者以明确的方式向所有参与者提出问题,说明规则。

(3)多角度分析法是指通过多个角度,例如个人、组织及技术三方面的知识来取得对问题及其潜在方案的更深认识的方法。

(二)根据研究资料的属性进行分类

根据研究资料属性的不同,我们将公共卫生政策研究的方法分为定性研究、定量研究、定性定量相结合的研究方法。

1.定性研究

顾名思义,以定性资料为研究内容。定性研究通常适用于无法进行定量描述的研究资料。通常用到的方法有类别分析法、类比综述法、多角度分析法、态势分析法、定性比较、利益相关者分析、分析和综合、归纳和演绎等方法。此处仅针对类比综述法和相关利益者分析法进行阐述。

(1)类比综述法是通过对不同类别的问题进行对比、分析和信息综合,是一种用来提高对相似问题的认识的方法,但该方法的基础是对相似问题进行分类,因此要求问题与问题之间具备同一性或相似性的假设。

(2)利益相关者分析法是指与作用对象具有一定利益关系的个人或组织群体。利益相关者分析法是指对政策问题的各种冲突性假设进行创造性合成,分析卫生政策利益相关者的知识、利益、权利、立场、潜在联盟等可能影响政策过程的特征和能力,以制定相关策略。

2.定量研究

定量研究是获取研究资料量的特征的研究。常用到的方法有系统动力学分析、文献计量学分析、线性规划分析法、动态规划分析法、成本效益分析法等。其中,文献计量学分析法是指采用数学、统计学方法定量研究文献信息(文献量、作者书、词汇数)的分布和变化规律的方法。该方法的研究对象是文献,因此要先针对研究目的选择合适的文献,从而对文献中信息分布进行研究。而成本效益分析常见于卫生经济学评价,在公共卫生政策研究中也有涉及,主要是将政策制定和实施需要的费用与其获取的效果进行比较,从而有针对性的对该政策进行调整。

3.定性定量相结合的研究

定量研究经常用于政策制定之后的评估、修正等,而定性研究才是政策产生的关键,是决策者智慧、经验、创造力的结晶。在公共卫生政策研究过程中,单一的研究方法通常不能够全面的解释某问题,因此可以将定性研究和定量研究结合起来应用。

(高翠翠)

第四节 公共卫生政策的评价与标准

一、公共卫生政策的评价

(一)概念

公共卫生政策的评价是公共卫生政策研究的一部分,是公共卫生政策运行过程中的一个重要环节。它指研究者根据特定标准对公共卫生政策的效果、效率、有效性等方面展开评估活动,包括判断政策本身是否具有价值以及价值如何。

(二)评价意义

(1)通过对现行政策、计划、项目的评价,改进管理,提高管理水平和效率,进一步完善政策。目前,我国仍然是重政策制定,轻过程管理。对于公共卫生政策评价还只是停留在立项评审、验收和成果鉴定方面,对于政策效果的评价以及完善方面做的还不够。因此在我国建立系统的评价机构,形成评价标准对于公共政策系统的发展具有极大的推进作用。

(2)向公众反馈政府责任和义务完成的情况:在我国,评估结果多数不对外公开,但在一些发达国家该评估结果被应用于评价政府工作效果。例如,在日本有专门的公共政策评价系统,他们的公共政策评价结果是对公众公开的,公众可以根据该评价结果评判政府在这一段时间为民众付出的努力和收到的成果。因此,公共卫生政策评价也可以被用于评估卫生事业改革的过程中,政府责任和义务的完成情况。

二、公共卫生政策的评价标准

公共卫生政策评价标准直接决定评估的方向和结果是否正确、是否科学,是否符合实际。然而到目前为止,对于公共卫生政策评价,相关机构还未列出一个金标准。但是关于政策评价标准的研究却有着较多共识。例如,美国政治学家 P·狄辛将人类社会所追求的物种理性作为政策评价的标准即技术理性、经济理性、法律理性、社会理性、实质理性。有些国内的学者认为政策评价标准可被概括为:工作量、绩效、效率、充分性、公平性、适当性、执行力、社会发展总体指标。还有部分国内学者认为政策评估标准分为基本标准(利益标准、生产力标准)和具体标准(政策投入、政策效益、政策效率、政策回应)两大类。总而言之,公共卫生政策评价标准可被归纳为存在合理性标准、投入产出标准、系统功能标准和社会功能标准四类。

(一)存在合理性标准

政策的制定需要建立在一定社会需求的基础之上,同时应该遵循合法、合理、可行的标准和要求。其中合法性首当其冲,在法治社会的大环境下,依法决策和依法行政是首要原则。

(二)投入产出标准

政策实施的过程中势必投入了各种资源。该标准主要用于了解政策的制定、实施过程中各类资源投入的权重及数量、使用情况。而产出主要看该政策是否达到了预期的效果,产出与投入情况相比是产出大于投入还是不及投入。

政策投入主要包括人力、物力、财力的来源和投入情况,信息资源的调配与使用情况。政策产出是以投入为基础的,它的实际产出是否到达预期结果,也就是说看该政策是否达到了最初制定的目标,以及该目标的完成程度。公共卫生政策由于其工作领域、内容的特殊性,投入和产出并不是非常直观,需要专业人士进行系统评价之后才能定夺。

(三)系统功能标准

系统功能标准是公共政策系统内部自治的标准,主要用于评价单项政策与整个政策系统的关系和协调程度。

公共卫生政策作为政策系统内的一个政策,应该同时具有特异性和普遍性。特定的性质和功能是该项政策的特异性功能,同时政策的投入实施应该同时具有政策系统内各政策应具有的共性。因此在评价某项政策的系统功能时应该同时兼顾其特异性与普遍性,了解所评价政策的特异性和普遍性的好坏程度,政策本身实施过程中的情况,以及该政策在公共政策体系中的地位和作用。

(四)社会功能标准

这里所说的社会功能主要包括社会公平性和发展标准。该标准是为了衡量政策的实施造成社会资本和效果在不同人群中的分配情况、公平性以及政策实施前后社会发展变化情况。

一般来说,社会公平性和发展标准是一致的,即资本、效益、效果分配公平,人群积极性提高,社会发展不言而喻。

（高翠翠）

第五节 突发公共卫生事件应急处理

近年来,发生了一系列重大突发公共卫生事件,如印度鼠疫风暴、美国炭疽恐怖、英国口蹄疫事件、中国 SARS 疫情以及正在袭击全球越来越多国家的禽流感和甲型 H1N1 型流感疫情等,人们日益认识到突发公共卫生事件对当今社会经济发展的重大影响——突发公共卫生事件正在逐步成为世界各国共同关注的热点问题。

突发公共卫生事件的应对处置能力是指突发公共卫生事件发生时,能够采取有效措施、及时控制和消除突发公共卫生事件危害的能力。突发公共卫生事件的应对处置能力是疾病预防控制能力的重要组成部分,我国应加强应急处置体系建设和人员的技术培训,做好物资储备,组建精良的应急处置队伍,随时应对突发的公共卫生事件,特别是要充分发挥疾病预防控制体系的作用。

一、突发公共卫生事件概述

(一)突发公共卫生事件的定义与主要危害

1.突发公共卫生事件的定义

我国《突发公共卫生事件应急条例》中规定,突发公共卫生事件是指突然发生,造成或者可能造成社会公众健康严重损害的重大传染病疫情、群体性不明原因疾病、重大食物和职业中毒以及其他严重影响公众健康的事件。

(1)重大传染病疫情指发生《中华人民共和国传染病防治法》规定的传染病或新的传染病暴发或流行严重的疫情,包括甲类传染病、乙类与丙类传染病暴发或多例死亡、罕见或已消灭的传染病、临床及病原学特点与原有疾病特征明显异常的疾病、新出现传染病的疑似病例等。

(2)群体性不明原因的疾病指在一定时间内,某个相对集中的区域内同时或者相继出现多个临床表现基本相似患者,但又暂时不能明确诊断的疾病。

(3)重大食物和职业中毒事件指危害严重的急性食物中毒和职业中毒事件等。

2.突发公共卫生事件的主要危害

突发公共卫生事件不仅给人民的健康和生命造成重大损失,对经济和社会发展也具有重要影响,主要表现在以下几个方面。

(1)损害人类健康:每次严重的突发公共卫生事件都造成众多的人群患病、伤残或死亡。

(2)造成心理伤害:突发公共卫生事件对于全社会所有人的心理都是一种强烈的刺激,必然会导致许多人产生焦虑、神经症和忧虑等精神神经症状。如上海甲肝流行曾造成上海市和其他一些地区人群的恐慌。

(3)造成严重经济损失:一是治疗及相关成本高,如治疗一位传染性非典型性肺炎患者需要数万甚至数十万元;二是政府、社会和个人防疫的直接成本;三是疫情导致的经济活动量下降而造成的经济损失;四是疫情不稳定造成交易成本上升产生的损失。据专家估计,我国传染性非典型性肺炎流行至少造成数千亿元人民币的损失。

(4)国家或地区形象受损及政治影响:突发公共卫生事件的频繁发生或处理不当,可能对国家和地区的形象产生很大的负面影响，也可使医疗卫生等有关单位和政府有关部门产生严重的公共信任危机。严重突发公共卫生事件处理不当可能影响地区或国家的稳定，因此有些发达国家将公共卫生安全和军事安全、信息安全一并列入国家安全体系。

（二）突发公共卫生事件的基本特征

1.突发性和意外性

突发公共卫生事件虽然存在着发生征兆和预警的可能，但往往很难对其作出准确的预警和及时识别。首先，由于突发公共卫生事件发生的时间、地点具有一定的不可预见性，如各种恐怖事件、自然灾害引起的重大疫情、重大食物中毒等，很难预测其发生的时间和地点；其次，突发公共卫生事件的形成常常需要一个过程，开始可能事件的危害程度和范围很小，对其蔓延范围、发展速度、趋势和结局很难预测。例如，我国广东等地发生的传染性非典型性肺炎，疫情开始时很难预测到会波及全国24个省（直辖市、自治区）和世界32个国家和地区，演变为特别重大的突发公共卫生事件。

2.群体性或公共性

突发公共卫生事件是一种公共事件，在公共卫生领域发生，危害的不是特定的个体，而是不特定的社会群体，具有公共卫生属性，往往同时波及多人甚至整个工作或生活的群体。如果所发生的突发公共卫生事件是传染病暴发或引起突发公共卫生事件的原因或媒介具有一定普遍性（如食品、疫苗或药物），还可能威胁其他地区。伴随着全球化进程的加快，突发公共卫生事件的发生具有一定的国际互动性。首先，一些重大传染病可以通过交通、旅游、运输等各种渠道在国家与国家之间远距离传播，如传染性非典型性肺炎在中国内地暴发后，不仅在国内传播，而且影响到周边地区和国家；其次，由于突发公共卫生事件影响对象主要是社会公众，政府应对突发公共卫生事件的能力、时效和策略反映了政府对公众的关心程度，也影响到政府的国际声誉。

3.严重性

由于突发公共卫生事件涉及范围大，影响严重，一方面对人们身心健康产生危害，甚至冲击医疗卫生体系本身、威胁医务人员自身健康、破坏医疗基础设施，可在很长时间内对公众心理产生负面影响；另一方面，由于某些突发公共卫生事件涉及社会不同利益群体，敏感性、连带性很强，处理不当可造成社会混乱，对社会稳定和经济发展产生重大影响。

4.复杂性

突发公共卫生事件种类繁多，原因复杂。我国因为地域辽阔，人口众多，自然因素和社会因素复杂，因而突发公共卫生事件发生的原因更是多种多样；其次引起传染病暴发的物质多种多样，全球已登记的引起中毒的化学物质种类超过4 000万种，对其毒性认识较深刻的仅数千种；第三，有的事件可直接造成人体或财物损害，有的只是潜在的威胁，但可能持续较长时间。有的事件本身还可能是范围更大的突发公共卫生事件的一部分。同类事件的表现形式千差万别，处理也难用同样的模式来界定，很难预测其蔓延范围、发展速度、趋势和结局。

5.阶段性

突发公共卫生事件不论大小都具有周期性，根据其发生、发展的过程可分为四个时期：潜在期即突发公共卫生事件发生前的先兆阶段，若先兆现象处理得好，突发公共卫生事件往往可以避免；暴发期即由于未能对其发生时间和地点进行预测，在先兆期未能识别，导致事件迅速演变，出现暴发的时期；持续发展期即突发公共卫生事件得到控制，但没有得到彻底解决的时期；消除期即突发公共卫生事件经过实施控制措施而得到完全解决的时期。

6.决策的紧迫性和时效性

突发公共卫生事件事发突然、情况紧急、危害严重,如不能采取迅速的处置措施,事件的危害将进一步加剧,造成更大范围的影响。所以,要求在尽可能短的时间内作出决策,采取针对性的措施,将事件的危害控制在最低程度。许多原因不明或特别严重的突发公共卫生事件发生时,由于事发突然、准备不足,使应对和处理工作更为艰难和紧迫。因此,突发公共卫生事件发生后,全力以赴救治患者,迅速调查事件原因,及时采取针对性的处置措施,控制事件的进一步扩大,就成为十分紧迫的任务。调查处理突发公共卫生事件的人员,必须争分夺秒,迅速、全面地开展工作,以求在最短时间内控制事态的发展。

7.处理的综合性和系统性

许多突发公共卫生事件不仅是一个公共卫生问题,还是一个社会问题,需要各有关部门共同协作,甚至全社会都要动员起来参与这项工作。因此,突发公共卫生事件的处理涉及多系统、多部门,政策性很强,必须在政府的领导下综合协调,才能最终控制事态发展,将危害降低到最低程度。

(三)突发公共卫生事件的分类和分级

1.突发公共卫生事件的分类

突发公共卫生事件的分类方法有多种,根据发生原因通常可分为以下几种。

(1)生物病原体所致疾病:主要指病毒、细菌、真菌、寄生虫等病原体导致的传染病区域性暴发、流行;预防接种出现的群体性异常反应;群体性医院感染等。

人类历史上,传染病曾肆虐数千年,造成过世界性巨大灾难,尽管随着科技进步,人类发明了抗生素及疫苗等药物和生物制剂,使传染病有所控制,但是目前传染病的发病率仍占全世界每年总发病率的第一位,原因是多方面的,包括一些已被控制的传染病如结核、疟疾等死灰复燃,卷土重来;一系列新传染病相继出现,如艾滋病、埃博拉病等,对人类构成严重威胁;特别是第一、二次世界大战期间和战后某些帝国主义国家研制烈性生物制剂并用于军事战争,即开展生物战(或细菌战),给人类带来危害和恐慌。

目前,我国面临着工业化、城市化和人口老龄化,公共卫生随之出现许多新问题。有资料显示,全球发现的 32 种新现传染病中,有一半左右已在我国出现。我国乙肝病毒携带者占世界总数的 1/3,结核患者占全世界总数的 1/4,性病发病人数也正在大幅增长。

(2)食物中毒事件:指人摄入了含有生物性、化学性有毒有害物后或把有毒有害物质当作食物食入后出现的非传染性的急性或亚急性疾病,属于食源性疾病的范畴。

我国卫健委发布的全国重大食物中毒的统计数字显示,通过网络直报系统共收到全国食物中毒报告 431 起,中毒 13 095 人,死亡 154 人,涉及 100 人以上的食物中毒 13 起。其中微生物性食物中毒的报告起数和中毒人数最多,分别占总数的 39.91% 和 58.00%;有毒动植物食物中毒的死亡人数最多,占总数的 51.95%。引起中毒的主要原因首先是投毒,其次是误食,还有的是因农药使用不合理污染食品而引起,主要涉及农药和鼠药。细菌性食物中毒问题仍然严重。食入有毒动植物中毒致死率高,误食的品种主要为河豚和毒蕈。

(3)有毒有害因素污染造成的群体中毒、死亡:指由于污染所致的中毒,如水体污染、大气污染、放射污染等,波及范围较广。据统计数据估计,全世界每分钟有 28 人死于环境污染,每年有1 472 万人因此丧命;同时,有毒有害物质污染常常会对后代造成极大的危害。

我国是生产、消费消耗臭氧层物质(ODS)和排放二氧化硫最多的国家,二氧化硫排放量世界第二,国际环境履约面临巨大应激。近几年,我国酸雨污染比较严重,西南、华南等地区更是形成了继欧美之后的世界第三大酸沉降区。酸雨观测站资料分析显示,近年来我国酸雨区主体位于青藏高原以东,覆盖了华南、江南、西南地区东南部、华中、华东和华北的大部分地区;非酸雨区主要位于我国西北地区中西部、西藏、内蒙古大部和川西地区。全国酸雨发生率在5%以上的区域占国土面积的32.6%,酸雨发生率在25%以上的区域占国土面积的15.4%。

中国有毒有害因素污染总体范围在扩大、程度在加剧、危害在加重,一方保护,多方破坏,点上治理、面上破坏,边治理、边破坏,治理赶不上破坏速度。日趋严重的环境污染正在影响人民身体健康和社会经济的发展,如北京由于空气污染严重,呼吸道疾病在导致死亡的疾病中排第四位。

(4)自然灾害:主要指地震、洪涝、干旱等自然灾害造成的人员伤亡及疾病流行等,会在顷刻间造成大量生命财产的损失、生产停顿、物质短缺,灾民无家可归,眼见几代人为之奋斗创造的和谐生存条件毁于一旦,几十年辛勤劳动的成果付之东流,产生种种社会问题,并且还会带来严重的、包括社会心理因素在内的诸多公共卫生问题,从而引发多种疾病,特别是传染性疾病的暴发和流行。

由自然灾害引起的公共卫生问题是多方面的。如洪水淹没房屋倒塌所致外伤,破坏生态环境,影响生态平衡,造成疫源地扩散,环境条件恶化,尤其是饮用水严重污染引起肠道传染病暴发流行,食物匮乏导致营养缺乏症及食物中毒,夏、秋季节高温易发生中暑等。

(5)意外事故引起的死亡:煤矿瓦斯爆炸、飞机坠毁等重大生产安全事故让我们感到震惊,一些生活意外事故也在严重威胁着人们的安全。这类事件由于没有事先的准备和预兆,往往会造成巨大的经济损失和人员伤亡。有资料显示,在全球范围内,每年约有350万人死于意外伤害事故,约占人类死亡总数的6%,是除自然死亡以外人类生命与健康的第一杀手。

(6)不明原因引起的群体发病或死亡:指在短时间内,某个相对集中的区域内同时或者相继出现具有共同临床表现的多位患者,且病例不断增加,范围不断扩大,又暂时不能明确原因的疾病。这类事件由于为不明原因所致,通常危害较前几类要严重得多。一来该类事件的原因不明,公众缺乏相应的防护和治疗知识;同时,日常也没有针对该类事件的特定监测预警系统,使得该类事件常常造成严重的后果;此外,由于原因不明,在控制上也有很大的难度。

(7)职业中毒:指职业危害性因素造成的人数众多或者伤亡较重的中毒事件。

(8)"三恐"事件:主要指生物、化学和核辐射恐怖事件。

2.突发公共卫生事件的分级

在《国家突发公共卫生事件应急预案》中,根据突发公共卫生事件性质、危害程度、涉及范围,突发公共卫生事件划分为特别重大(Ⅰ级)、重大(Ⅱ级)、较大(Ⅲ级)和一般(Ⅳ级)四级。在《突发公共卫生事件分级内涵的释义(试行)》中,对不同等级的突发公共卫生事件分级情况给予了详细说明。

(1)分级原则:突发公共卫生事件种类多,其性质和影响的范围以及造成的社会危害也各不相同,因此,采取的控制措施和管理的主体也不尽相同。为了加强突发公共卫生事件的报告和处理,确定突发公共卫生事件的管理主体,体现分级管理、分工责任明确,对突发公共卫生事件进行分级是十分必要的。

危害第一原则:突发公共卫生事件的大小,主要以其对人民的生命、健康、社会和经济发展影响的大小或强弱为主要依据。对于传染病疫情主要以病死率高低、传播性强弱、对社会和经济发展影响大小以及人们对其认识程度为依据。例如,鼠疫虽然具有有效的预防控制手段,但其病死率高,传播力强,危害严重,所以对其标准划分就比较严格;对于传染性非典型性肺炎,虽然病死率不高,但由于是新现传染病,对社会和经济影响巨大,所以发现1例传染性非典型性肺炎病例就定位为较严重的突发公共卫生事件;对于食物中毒主要以中毒人数、影响的人群以及社会影响、经济损失为依据。

区域第二原则:突发公共卫生事件大小的划分是以事件发生的区域为依据,因为事件发生地点不同,影响力也不同。例如,一起鼠疫疫情如果发生在大城市,可能传播快,波及的人数多,容易引起社会恐慌,对社会经济发展影响较大;而鼠疫若发生在偏远地区,由于人口密度小,交通不便,则可能造成的影响小。区域性原则还体现在以事件波及的范围为依据。如果事件涉及两个城市,甚至是两个省(自治区、直辖市),一方面说明事件有扩散趋势,需要引起重视;另一方面处理跨地区突发事件需要更高一层的政府部门进行协调,增大了应急指挥的难度。

行政区划第三原则:我国现行的行政管理体制分为国家、省、地、县四级,为了明确每一行政级别在突发公共卫生事件应急反应中的职责,强调应急处理统一领导和分级负责的原则,将突发公共卫生事件也相应分为四级。

(2)级别:突发公共事件划分为四级,由低到高划分为一般(Ⅳ级)、较大(Ⅲ级)、重大(Ⅱ级)和特别重大(Ⅰ级)四个级别。与之相对应,依据突发公共事件造成的危害程度、发展情况和紧迫性等因素,由低到高划分为一般(Ⅳ级)、较重(Ⅲ级)、严重(Ⅱ级)和特别严重(Ⅰ级)四个预警级别,并依次采用蓝色、黄色、橙色和红色来表示。

特别严重突发公共卫生事件(Ⅰ级):肺鼠疫、肺炭疽在大、中城市发生,或人口稀少和交通不便地区,1个县(区)域内在一个平均潜伏期内发病10例及以上,疫情波及2个及以上的县(区);传染性非典型性肺炎疫情波及2个及以上省份,并有继续扩散的趋势;群体性不明原因疾病,同时涉及多个省份,并有扩散趋势,造成重大影响;发生新传染病,或我国尚未发现的传染病发生或传入,并有扩散趋势,或发现我国已消灭传染病;动物间发生传染病暴发或流行,人间疫情有向其他省份扩散的趋势,或波及2个及以上省份;一次放射事故中度放射损伤人数50人以上,或重度放射损伤人数10人以上,或极重度放射损伤人数5人以上;国务院卫生行政主管部门认定的其他特别严重突发公共卫生事件。

严重突发公共卫生事件(Ⅱ级):在边远、地广人稀、交通不便地区发生肺鼠疫、肺炭疽病例,疫情波及2个及以上乡(镇),一个平均潜伏期内发病5例及以上,并在其他地区出现肺鼠疫、肺炭疽病例;发生传染性非典型性肺炎续发病例,或疫情波及2个及以上地(市);腺鼠疫发生流行,流行范围波及2个及以上县(区),在一个平均潜伏期内多点连续发病20例及以上;霍乱在一个地(市)范围内流行,1周内发病30例及以上,或疫情波及2个及以上地市,1周内发病50例及以上;乙类、丙类传染病疫情波及2个及以上县(区),一周内发病水平超过前5年同期平均发病水平2倍以上;我国尚未发现的传染病发生或传入,尚未造成扩散;动物间发生传染病暴发或流行,人间疫情局部扩散,或出现二代病例;发生群体性不明原因疾病,扩散到县(区)以外的地区;预防接种或学生预防性服药出现人员死亡;一次食物中毒人数超过100人并出现死亡病例,或出现10例以上死亡病例;一次发生急性职业中毒50人以上,或死亡5人及以上;一次放射事故超剂量照射人数100人以上,或轻度放射损伤人数20人以上,或中度放射损伤人数3～50人,或重度放射损伤人数3～10人,或极重度放射损伤人数3～5人;鼠疫、炭疽、传染性非典型性肺炎、艾滋病、霍乱、脊髓灰质炎等菌种丢失;省级以上人民政府卫生行政主管部门认定的其他严重突发公共卫生事件。

较重突发公共卫生事件(Ⅲ级):在边远、地广人稀、交通不便的局部地区发生肺鼠疫、肺炭疽病例,流行范围在一个乡(镇)以内,一个平均潜伏期内病例数未超过 5 例;发生传染性非典型性肺炎病例;霍乱在县(区)域内发生,1 周内发病 10～30 例,或疫情波及 2 个及以上县,或地级以上城市的市区首次发生;一周内在一个县(区)域内乙、丙类传染病发病水平超过前 5 年同期平均发病水平 1 倍以上;动物间发生传染病暴发或流行,出现人间病例;在一个县(区)域内发现群体性不明原因疾病;一次食物中毒人数超过100 人,或出现死亡病例;预防接种或学生预防性服药出现群体心因性反应或不良反应;一次发生急性职业中毒 10～50 人,或死亡 5 人以下;一次放射事故超剂量照射人数 51～100 人,或轻度放射损伤人数11～20 人;地市级以上人民政府卫生行政主管部门认定的其他较重突发公共卫生事件。

一般突发公共卫生事件(Ⅳ级):腺鼠疫在县(区)域内发生,一个平均潜伏期内病例数未超过20 例;霍乱在县(区)域内发生,1 周内发病 10 例以下;动物间发生传染病暴发或流行,未出现人间病例;一次食物中毒人数 30～100 人,无死亡病例报告;一次发生急性职业中毒 10 人以下,未出现死亡;一次放射事故超剂量照射人数 10～50 人,或轻度放射损伤人数 3～10 人;县级以上人民政府卫生行政主管部门认定的其他一般突发公共卫生事件。

(3)判定部门对突发公共卫生事件的处理如下。

特别严重突发公共卫生事件:由国务院卫生行政部门组织国家级突发公共卫生专家评估和咨询委员会,会同省级专家对突发公共卫生事件的性质以及发展趋势进行评估确定。

严重突发公共卫生事件:由国务院卫生行政部门会同省级卫生行政部门,组织突发公共卫生专家评估和咨询委员会对突发公共卫生事件发生情况、突发公共卫生事件的性质以及发展趋势进行评估确定。

较重突发公共卫生事件:由省级卫生行政部门会同地市级卫生行政部门,组织突发公共卫生专家评估和咨询委员会对突发公共卫生事件调查情况、突发公共卫生事件的性质以及发展趋势进行评估确定。

一般突发公共卫生事件:由地市级卫生行政部门会同县级卫生行政部门组织突发公共卫生专家评估和咨询委员会对突发公共卫生事件调查情况、突发公共卫生事件的性质以及发展趋势进行评估确定。

二、突发公共卫生事件的应急处理

(一)突发公共卫生事件的预警、监测和报告

1.突发公共卫生事件的形成因素

突发公共卫生事件的发生是不以人的意志为转移的客观现象。突发公共卫生事件的发生具有必然性和偶然性。其必然性是指随着经济全球化和知识经济的到来,国际旅行与全球商务活动的日益频繁,大大增加了传染病跨国传染与流行的机会;同时,食品安全性问题的应对,烟草、武器、有毒废弃物及威胁健康商品的贸易、战争的增加等,使各种各样的公共卫生事件随时可能在人们无法预料的时候发生和肆虐。突发公共卫生事件的出现似乎不可避免,而且其在什么时间出现、以什么样的方式出现、出现什么样的事件、出现在什么地方,都是人们无法预测和认知的,这就是它的偶然性。

从全球来看,整个公共卫生的形势是严峻的。国际上带有政治目的的核生化恐怖事件正在

威胁着人类的安全。没有哪一个国家可以完全逃避传染病的危害,也没有哪一个国家可以号称在传染病面前高枕无忧。造成传染病流行的因素很多,如抗生素广泛应用致使耐药株、变异株引起传统传染病的再度暴发和流行;由于开垦荒地、砍伐森林、修建水坝等人类活动,造成居住环境改变,自然和生态环境恶化,引起传染病的发生和传播;全球性气候变暖,有利于一些病原微生物的生长和繁殖,造成一些传染病发生跨地区传播,尤其是扩大了虫媒传染病的疫区范围;人类生活方式和社会行为改变,助长了传染病的传播;人群易感性高,为传染病暴发或流行创造了条件;经济一体化、全球化、现代交通及大量人员和物质的流动对传染病的防治提出了新的挑战,原本局限于某一国家和地区的疾病可能向全球扩散,传染病的传播速度大大加快;由于人口老龄化、免疫抑制剂的使用等因素,使免疫受损人群的增多。中国社会正处于大规模城市化转型期,人口密集和人员流动是传染病流行的温床。

2.突发公共卫生事件的预警与监测

(1)建立突发公共卫生事件的预警系统。①预警系统的背景:预警的概念起源于欧洲,是为了避免或降低随着工业的飞速发展导致对环境和人类健康产生危害而提出的方法,第一次是关于保护北海的国际会议上提出的。预警系统一般由5大部分组成,包括信息系统、预警评价指标体系、预警评价与推断系统、报警系统和预警防范措施。②建立预警参数:中国疾病预防控制中心对传染病监测、疾病和症状监测、卫生监测、实验室监测等各类资料进行科学分析,综合评估,建立预警基线,提出预警参数。③预警报告:中国疾病预防控制中心根据预警参数,对国内、外各种突发事件和可能发生突发事件的潜在隐患作出早期预测,提出预警报告,按照规定时限和程序报告国务院卫生行政部门。国务院卫生行政部门接到预警报告后,适时发出预警。

(2)监测体系的建设原则如下。①时效性和敏感性:以初次报告要快,进程报告要新,总结报告要全为原则,加强突发事件报告的时效性和敏感性。②标准性和规范性:突发事件报告内容尽量采用数字化,以利于统计分析。系统采用的信息分类编码、网络通信协议和数据接口等技术标准,应严格按照国家有关标准或行业规范。③安全性和保密性:建立安全保障体系,采用先进的软、硬件技术,实现网络的传输安全、数据安全、接口安全。④开放性和扩充性:立足于长远发展,选用开放系统。采用模块化和结构化设计并保留足够的接口,使之具有较大的扩充性。⑤综合性:突发公共卫生事件的监测比较复杂,既包括对具体的暴发事件的监测,也含有对引起或影响突发事件发生的自然、社会、生态等潜在危险因素的监测。因此,监测体系建设需综合性。

(3)我国的监测体系:我国建立了传染病重大疫情报告系统,其报告的方式是医院内的首诊医师填写传染病报告卡,并邮寄到辖区内的县级疾病预防控制机构,由县级疾病预防控制机构形成报表通过计算机网络逐级报告,报告的内容只是病例的总数,没有传染病病例的个案资料。传染性非典型性肺炎疫情发生后,疫情报告突破了传统的报告方式,实现了传染病疫情的个案化管理和网络化直报,首次实现了传染病疫情的医院直报,保证了传染病疫情报告的准确性、实效性。与此同时,建立了全国疾病监测系统,在31个省(自治区、直辖市)建立了145个监测点,监测内容主要包括传染病疫情、死因构成等。此外,我国还根据部分传染病防治需要相继建立了多个专病监测系统,如计划免疫监测系统(麻疹)、艾滋病监测系统、性病监测系统、结核病监测系统、鼠疫监测系统等;同时,还建立了一些公共卫生监测哨点,如13省、市的食源性疾病的监测网络、饮水卫生的监测网络等。

3.突发公共卫生事件的报告和通报

(1)突发事件的报告:国务院卫生行政部门制定突发事件应急报告规范,建立重大、紧急疫情报告系统。

突发事件的责任报告单位和责任报告人：①县级以上各级人民政府卫生行政部门指定的突发事件监测机构；②各级各类医疗卫生机构；③卫生行政部门；④县级以上地方人民政府；⑤有关单位，主要包括突发事件发生单位、与群众健康和卫生保健工作有密切关系的机构或单位，如：检验检疫机构、环境保护监测机构和药品监督检验机构等；⑥执行职务的各级各类医疗卫生机构的医疗保健人员、疾病预防控制机构工作人员、个体开业医师等为责任报告人。

突发事件的报告时限和程序：①突发事件监测报告机构、医疗卫生机构和有关单位应当在2小时内向所在地县级人民政府卫生行政管理部门报告；②接到报告的卫生行政部门应当在2小时内向本级人民政府报告，并同时向上级人民政府卫生行政部门和卫健委报告；③县级人民政府应当在接到报告后2小时内向对应的市级人民政府或上一级人民政府报告；④市级人民政府应当在接到报告后2小时内向省（自治区、直辖市）人民政府报告；⑤省（自治区、直辖市）人民政府在接到报告的1小时内，向国务院卫生行政部门报告；⑥卫健委对可能造成重大社会影响的突发事件，应当立即向国务院报告。

国家建立突发事件的举报制度，任何单位和个人有权向各级人民政府及其有关部门报告突发事件隐患，有权向上级政府及其有关部门举报地方人民政府及其有关部门不履行突发事件应急处理职责，或者不按照规定履行职责情况。

（2）突发事件的通报：国务院卫生行政部门及时向国务院有关部门和各省（自治区、直辖市）人民政府卫生行政部门以及军队有关部门通报突发事件的情况；突发事件发生地的省（自治区、直辖市）人民政府卫生行政部门，应当及时向毗邻省（自治区、直辖市）人民政府卫生行政部门通报；接到通报的省（自治区、直辖市）人民政府卫生行政部门，必要时应当及时通知本行政区域内的医疗卫生机构；县级以上地方人民政府有关部门，已经发生或者发现可能引起突发事件的情形时，应当及时向同级人民政府卫生行政部门通报。

（3）信息发布。①发布部门：国务院卫生行政部门或授权的省（自治区、直辖市）人民政府卫生行政部门要及时向社会发布突发事件的信息或公告。②发布内容：突发事件性质、原因；突发事件发生地及范围；突发事件人员的发病、伤亡及涉及的人员范围；突发事件处理和控制情况；突发事件发生地的解除。

（二）突发公共卫生事件现场应急处理

快速反应是应对处置突发公共卫生事件的关键所在。在事件发生后，应立即成立应急指挥部，统一指挥和协调社会各部门各负其责地投入到预防和控制事件的扩大蔓延及救治受害公众的工作中。同时，要采取果断措施快速处理突发公共卫生事件所造成的危害，彻底预防和控制进一步蔓延，最大限度地避免和减少人员伤亡、财产损失，降低社会影响，尽快恢复社会秩序，维护公众生命、财产安全，维护国家安全和利益。

1.医疗救护

（1）突发公共卫生事件医学应急救援中的分级救治体系：对于突发公共卫生事件的应急医学救援大体可分为三级救治：第一级为现场抢救；第二级为早期救治；第三级为专科治疗。

一级医疗救治：又称为现场抢救，主要任务是迅速发现和救出伤员，对伤员进行一级分类诊断，抢救需紧急处理的危重伤员。抢救小组（医务人员为主）进入现场后，搜寻和发现伤员，指导自救互救，在伤员负伤地点或其附近实施最初的救治，包括临时止血、伤口包扎、骨折固定、搬运、预防和缓解窒息、简单的防治休克、解毒以及其他对症急救处置措施。首先要确保伤员呼吸道通畅,同时填写登记表,然后将伤员搬运出危险区,就近分点集中,再后送至现场医疗站和专科医院。具体职责:①初步确定人员的受伤方式和类型,对需要紧急处理的危重伤员立即进行紧急处理;对可延迟处理者经自救互救和初步去污后尽快撤离事故现场,到临时分类站接受医学检查和处理。②设立临时分类站,初步估计现场人员的受污剂量,并进行初步分类诊断,必要时酌情给予相应药物,如对于受到放射伤害的现场人员时给予稳定性碘或抗辐射药物。③对人员进行体表污染检查和初步去污处理,防止污染扩散。④初步判断伤员有无体内污染,必要时及早采取阻吸收和促排措施。⑤收集、留取可估计受污剂量的物品和生物样品。⑥填写伤员登记表,根据初步分类诊断,确定就地观察治疗或后送,对临床症状轻微、血象无明显变化的可在一级医疗单位处理;临床症状较重、血象变化较明显的以及一级医疗单位不能处理的应迅速组织转送到二级医疗救治单位;伤情严重,暂时不宜后送的可继续就地抢救,待伤情稳定后及时后送;伤情严重或诊断困难的,在条件允许下可由专人直接后送到三级医疗救治单位。

二级医疗救治:又称为早期救治或就地救治,在现场医疗站对现场送来的伤员进行早期处理,检伤分类。主要任务是对中度和中度以下急性中毒患者、复合伤伤员、有明显体表和体内污染的人员进行确定诊断与治疗;对中度以上中毒或受照的伤员进行二级分类诊断,并将重度和重度以上中毒和复合伤伤员以及难以确诊和处理的伤员,在条件允许下尽早后送到三级医疗救治单位。具体职责范围:①收治中度和中度以下急性中毒、复合伤、放射性核素内污染人员和严重的常规损伤人员,对其中有危及生命征象的伤员继续抢救;②对体表沾污者进行详细的监测并进行进一步去污处理,对污染伤口采取相应的处理措施;③对体内污染的人员初步确定污染物的种类、污染水平以及全身或主要器官的中毒或受照剂量,及时采取相应的医学处理措施,污染严重或难以处理的伤员及时转送到三级医疗救治单位;④详细记录病史,全面系统检查,进一步确定人员受照剂量和损伤程度,并进行二次分类诊断,将重度以上急性中毒、复合伤患者送到三级医疗救治机构治疗,暂时不宜后送者可就地观察和治疗,伤情难以判定的可请有关专家会诊后及时后送;⑤必要时对一级医疗机构给以支援和指导。

三级医疗救治:又称为专科治疗,由国家指定的具有各类伤害治疗专科医治能力的综合医院负责实施。主要任务是收治重度和重度以上的急性中毒和严重污染伤员,进一步作出明确的诊断,并给予良好的专科治疗。继续全面抗休克和全身性抗感染;预防创伤后肾衰、急性呼吸窘迫综合征、多器官功能障碍综合征等并发症,对已发生的内脏并发症进行综合治疗,酌情开展辅助通气,心、肺、脑复苏等,直至伤员治愈。有些伤员治愈后留下残疾,尚需作进一步康复治疗。具体职责范围:①对不同类型、不同程度的中毒、放射损伤和复合伤作出确定性诊断,并进行专科医学救治。②对有严重体内、伤口、体表污染的人员进行全面检查,确定污染物成分和污染水平,估算出人员的受污剂量,并进行全面、有效的医学处理。③必要时,派出有经验的专家队伍对一、二级医疗单位给予支援和指导。

(2)分级救治工作的基本要求:根据分级救治的特点,必须正确处理伤病员完整性治疗与分级救治、后送与治疗的关系。为此,应遵循下列基本要求。

及时、合理,力争早日治愈:伤病救治是否及时合理,要从伤病病理过程进行判断。大出血、窒息可因迟延数分钟而死亡,应提早数分钟而得救,其及时性表现在几分钟之间。这就要求分秒必争,竭尽全力地组织抢救。对大多数伤员来说,及时性的标准是伤后12小时内得到清创处理。伤后至接受手术的时间长短,对病死率有明显影响。为此,必须做到快抢、快救、快送,迅速搬下和后送伤员。

前、后继承,确保救治质量:为了保证分级救治的质量,还必须从组织上使各级救治工作前、后继承地进行,做到整个救治工作不中断,各级救治不重复。前一级要为后一级救治做好准备,创造条件,争取时间;后一级要在前一级救治的基础上,补充或采取新的救治措施,使救治措施前后紧密衔接,逐步扩大与完善。为实现上述要求,首先要加强急救医学训练,对突发公共卫生事件发生时伤病发生发展规律、救治的理论和处理原则要有统一的认识,保证工作上步调一致;其次要求各级救治机构树立整体观念,认真遵守上级规定的救治原则,正确执行本级的救治范围;最后,要按规定填写统一格式的医疗文件,为前、后继承救治提供依据。

相辅相成,医疗与后送相结合:要实现分级救治,使伤病员获得完整救治。从伤病员转归来说,医疗是主导的,后送是辅助的,为了彻底治愈伤病员,必须实行积极的医疗,尤其对需要紧急拯救生命的伤病员。后送只是为了医疗,如果离开了医疗工作,后送就失去了意义。因此从整体上讲,医疗应当是医疗后送工作的主导方面。但在伤员获得确定性治疗之前,医疗的目的之一是为了保证伤病员安全后送。而具体在特定环境和条件下时,有可能后送问题突出,这时后送便成为主要方面。如当某一救治机构内伤病员过多而又无力为他们全部进行必要的救治时,必须想方设法地将伤病员送到有条件处理的救治机构,否则会对伤病员的救治带来不利影响,甚至造成不应有的死亡和残疾。为实现上述要求,要因时、因地制宜,不能墨守成规。只有及时正确的把医疗与后送有机结合起来,才有可能把在医疗后送线上纵深配置的救治机构连接起来,使伤病员在不断地后送中,逐步得到完善的医疗。

2.现场流行病学调查

尽快开展现场流行病学调查,有利于判断突发公共卫生事件的源头,其中以传染性疾病的流行病学调查尤为重要。流行病学调查人员应沿消毒通道按规定对现场人员进行调查登记,调查内容为可疑物品来源、性状、接触人员、污染范围等,并确定小隔离圈,设置明显标志(拉警戒线),实施封锁。

(1)本底资料的调查:主要有以下几个方面。自然地理资料,主要是地形、气候、水文、土壤和植被以及动物等;经济地理资料,主要是地方行政、居民情况、工农业生产、交通运输状况等,尤其是注意突发公共卫生事件发生地放射源、化工生产、生物制品和相关领域的研究单位等;医学地理资料,主要是卫生行政组织、医疗卫生实力、医学教育、药材供应以及卫生状况等;主要疾病流行概况包括烈性传染病、自然疫源性疾病、虫媒传染病、呼吸道疾病、肠道传染病等;昆虫包括与疾病有关的蚊、蝇、蚤、蜱、螨等;动物包括啮齿动物、食虫动物的种类分布、季节消长等资料。

(2)现场可疑迹象调查:首先应迅速了解污染程度与范围以及人员受污剂量的大小,将监测结果和判定结果及时报告给上级应急领导小组,为采取医学急救和应急防护措施提供重要依据;其次要采集现场食品、饮用水、土壤和空气标本,鉴定可疑与事件发生相关的物品及其迹象;第三要了解现场地理位置及环境条件,追访目击者,询问附近人员,了解发现可疑情况及前后经过。根据当地医学动物本底,采集可疑动物标本,调查现场动物分布。

当有疫情发生或伤亡人员数量较多时,应进一步开展现场污染样品和人员体内污染的实验室测量分析,尽可能多地提供有关毒物及放射性物质数据及初步监测结果,以确定是否需要采取进一步的干预措施。需要调查的内容很多,除了需了解疫情或疾病发展趋势,调查可能扩散的原因,迅速作出初步临床诊断结果,指导防疫、治疗和病原学的特异性检测外,更困难的是判断患者发病与突发公共卫生事件的关系。

(3)事件中、后期调查:事件中期的调查应从早期已经开展的人员、地面和水体等周围环境污染巡测基础上,进一步增大调查地域范围,提升详细程度,并要采集水、食物、空气样品等,测定污染水平,掌握毒物的污染程度及变化趋势。

事件后期对表面污染、空气污染及环境物质进行必要补充测量,特别要对道路、建筑物、动物、土壤和周围环境设施进行污染水平监测,确定整个事件中所发生的污染水平和范围,为后期决策提供依据。

3.现场的洗消处理

现场洗消是突发公共卫生事件应急中的重要环节,应及时开展。对直接受事件影响的人员加以保护,恢复环境和公众的生活条件。开展恢复活动主要包括以下内容。

(1)环境监测和巡测:对污染事故造成的环境污染,继续进行不间断的环境监测和巡测,对可能被污染的各类食品和环境物质样品进行分析。受污染的食物和水做适当处理后方可食用,或从别处调运未受污染的食物和水供应公众。估算事故受污人员的个人和群体剂量,对事故定性定级。

(2)对事件现场分区,管制污染区进出通道:在应急干预的情况下,为了便于迅速组织有效的应急响应行动,以最大限度地降低突发公共卫生事件可能产生的影响,应尽快将事件现场进行分区管理。专家咨询组根据现场侦检和流行病学调查结果,对突发公共卫生事件性质、区域、污染物性质及污染程度进行分析,向应急指挥部报告分析结果,由指挥部确定突发公共卫生事件性质、区域,将事件现场划分为控制区、监督区和非限制区。

控制区是事故污染现场中心地域,用红线将其与以外的区域分隔开来。在此区域内,救援人员必须身着防护装备以避免被污染或受照射;监督区是控制区以外的区域,以黄色线将其与以外的区域分隔开来,此线也称为洗消线,所有出此区域的人必须在此线上进行洗消处理。在此区域内的人员要穿戴适当的防护装备,避免污染,并在分界处设立警示标识;非限制区是监督区以外的区域,伤员的现场抢救治疗、指挥机构等均设在此区。

另一方面,还要准确地划定污染区与疫区。污染区是指有害因子在地面通过空气运动(风)扩散而形成的对人有害的区域,或是携带有害因子的媒介生物的分布及其活动的区域。疫区是指当突发公共卫生事件为传染病流行,患者(包括病畜)和密切接触者在发病前后居住和活动的场所。限制人员出入污染区及在局部地区建筑物内居住。工作人员在不离开工作岗位的情况下,由个人单独或相互之间进行,主要是对暴露皮肤及个人用具或必须使用的装备进行紧急处理。

(3)区域环境现场去污与恢复:应急去污洗消小组赶赴事故现场对道路、建筑物、人员、车辆等受污染的场所与物品进行去污洗消,切断污染和扩散渠道。在监督区与非限制区交界处,设立污染洗消站。洗消站配备监测仪、洗消液等去除污染设备和用品。污染人员在后送救治前需经初步去污处理,运出控制区和监督区的被污染物品需经去污处理和检测后方可运出,避免二次污染。去污过程中产生的固体废物和废水,应妥善收集处理,以防进一步扩大污染。

在制订污染区的洗消计划时应考虑多种因素,包括事件对人群健康和生态环境的潜在影响、污染是否会导致长期影响、污染有无扩散的可能、污染对公众心理的影响、环境监测和评价标准、有无跨行政区域甚至跨境的影响、技术与资源的储备情况、人力和财力等,其中最重要的是要根据所发生事故的特性,环境条件和公众居住、膳食情况,确定恰当的环境去污方法,消除物质、人员外表面和环境中的污染物;将非固定性污染固定,以避免其扩散;用水泥、土壤等覆盖,或用深耕法将污染的表层土翻到地下深处。

应尤其注意对有害生物、化学毒物、放射性材料等污染源的处理,至少使其重新得到有效控制。高放射性废物必须送放射废物库储存;低中水平放射性固体可浅地层处置,对含有腐烂物质、生物的、致病性的、传染性的细菌或病毒的物质,自燃或易爆物质,燃点或闪点接近环境温度的有机易燃物质,其废物不得浅地层处置。

(4)事件中、后期的处置:对污染的水和食物实施控制是事故中、后期(特别是后期)针对食入途径采取的防护措施,用于控制和减少因食入污染的水和食物产生的损伤。通过采样检测可疑区域中各种食物和饮用水的各种生物、化学毒剂及放射性核素水平,决定是否对食品和饮用水进行控制。原则上,所有受到污染的食品应当禁止食用,并集中销毁。相对于食物而言,饮用水更容易被染毒,针对毒剂和放射性物质类型,采取针对性的检测和消毒措施,包括通过适当的水处理(混凝、沉淀、过滤及离子交换等方法)降低水中毒剂的含量、禁止使用污染的水源以及尽可能提供不受污染的水等。严禁将污染的水或食物与无污染的水或食物混合以稀释水或食物的污染水平,即便混合后的水或食物的污染水平低于相应的限制标准,也不能接受。

(5)人员撤离时的洗消处理:在突发公共卫生事件现场应急处置结束后,污染的人员、车辆、装备、服装等进行统一彻底的洗消,一般在划定的洗消场地进行。洗消站通常由人员洗消场、装备洗消场和服装洗消场组成:人员洗消场设有脱衣处、洗消处、穿衣处、伤员包扎处和检查处;装备洗消场设有装备洗消处、精密器材洗消处和重复洗消处;服装洗消场设有服装、装备和防护器材等消毒处或洗消处。3个洗消处均应严格划分清洁区和污染区,污染区在清洁区的下风向,场所外设置安全警戒线,一般应距洗消场500~1 000 m,警戒线处需设置专门岗哨。

(6)洗消行动的技术评估和持续监测:要对整个洗消过程中所用技术进行评估,行动中使用的技术和技术手段的性能要能够达到行动目标。要有良好的支持系统,保证供给,对职业人员和公众的安全风险符合要求,对于环境的影响小,符合审查、管理要求以及公众能够接受等。

为了确保污染现场经处置后仍旧可能遗留在现场的污染物不会给环境和人类带来不良后果,最常用的后续行动手段是监测,包括对工程屏障的稳定性的长期监测、污染现场及其下风向、下游区域内环境指标的监测、防护体系的维护、防止侵扰、许可管理的延续、监控的审查与管理、行动和后续行动资料的管理等。

4.突发公共卫生事件处置中的安全防护

突发公共卫生事件处置时的安全防护是指用物理手段阻止有害因子及其传播媒介对人体的侵袭,防止有害因子通过呼吸道或皮肤、黏膜侵入人体,免受污染或感染的措施。可分为处置时的个人防护、医院病房或隔离区防护和实验室防护等不同层次。

个人防护装备(personal protective equipment,PPE)分成三个级别:一级防护,穿工作服、隔离衣、戴12~16层纱布口罩;二级防护,穿工作服、外罩一件隔离衣,戴防护帽和符合N95或FFP2标准的防护口罩,戴乳胶手套和鞋套,必要时戴护目镜,尽量遮盖暴露皮肤、口鼻等部位;三级防护,在二级防护的基础上,将隔离衣改为标准的防护服,将口罩、护目镜改为全面呼吸型面罩。生物防护措施主要针对两个方面,一是对气溶胶的防护,二是对媒介昆虫的防护。在生化防护中,如有相应疫苗或药物储备,可紧急接种疫苗或预防性服药,化学防护可穿着防毒服;在放射医学防护中,除使用铅制屏障外,还可服用稳定性碘,配备能报警的探测仪器、个人剂量仪。

对有可能对其他人造成威胁的患者或感染者应在有良好防护设施的病房或区域进行治疗或隔离,如高致病性传染病患者应在负压病房中进行治疗,放射损伤患者应在专科医院或综合性医院进行相应的专科进行治疗。

针对危险因子的实验操作具有高风险性,预防实验室污染或感染是突发公共卫生事件处置工作的重要一环。实验室安全相关的工作理应该贯穿于实验的整个过程,从取样开始到所有潜在危险的材料被处理,应努力做好危害评估工作,在有适当安全防护的实验室开展监测、检验工作,尽量减少实验室感染和污染环境的危险。感染性物质的运输要遵循国家《可感染人类的高致病性病原微生物菌(毒)种或样本运输管理规定》的要求。

5.社会动员

社会动员指通过一定的手段,调动社会现有的和潜在的卫生资源,将满足社会民众需求的社会目标转化为社会成员广泛参与的社会行动的一个实践过程。其特点是要在特定环境中应用,在一定范围内开展,有系统地实施。为充分进行社会动员,要做好以下几方面。

(1)处理好公共关系:是使自己与公众相互了解和相互适应的一种活动或职能,由社会组织(公共关系机构及其成员)、公众和传播三个要素构成。在突发公共卫生事件中要处理好三者的关系,充分利用三者之间的相互作用。

(2)利用好传播媒介:传播媒介指信息的传播所依附的物质载体。在突发公共卫生事件发生时要充分利用好人体媒介、印刷媒介、电子媒介、户外媒介、实物媒介等,及时发布公共信息,维护社会稳定。

(3)处理好医患关系:在突发公共卫生事件发生时,医患关系尤为突出,涉及技术因素、经济因素、伦理因素和法律因素等。要以主动-被动模式、指导-合作模式和相互参与模式相结合的方式,使医、患双方的共同利益得到满足。

(4)发挥民间社会的作用:民间社会指在政府和企业以外的、以民间组织为主要载体的民间关系总和。随着社会的发展,民间社会能弥补当地政府失灵和市场失灵时的缺陷,促进社会各界的共同参与。民间社会参与公共事务有其合法性、可及性和有效性。在突发公共卫生事件发生时要充分发挥民间社会的作用,共同参与突发公共卫生事件的应对处置工作。

6.心理干预

在发生突发公共卫生事件时,要关注人群在身体、心理、社会适应三个层面上的健康状况,及时恢复社会秩序,防止和减轻事件对社会心理的影响。应急组织和当地政府应重视舆论导向,统一发布和传播真实信息,及时通报处理措施和结果预测等,既不夸大也不隐瞒,使公众对信息感到真实、可信;邀请有关代表或个人参加环境和食品等监测、剂量估算及防护措施的实施等,使公众了解实情,增强信心;组织专门的危机心理干预队伍进行及时、有效的心理干预,有效的预防和处理心理应激损伤。

在实际工作中,精神病学临床医师要通过心理与环境(自然环境和社会环境,特别是社会环境)的统一性、心理活动自身的完整性和协调性、个性的相对稳定性对一个人是否具有精神障碍进行判断;并综合判断心理异常发生的频度、异常心理的持续时间和严重性,从而进行危机干预。通过媒体宣传、集体晤谈和治疗性干预等心理干预方式,针对不同人群进行危机干预,使心理危机的症状立刻得到缓解和持久的消失,使心理功能恢复到危机前水平,并获得新的应对技能。心理干预的目标是积极预防、及时控制和减轻突发公共卫生事件的心理社会危机,促进心理健康重建,维护社会稳定,保障公众的心理健康。

(高翠翠)

第六节　常见慢性病的预防与控制

一、代谢综合征的预防

（一）概述

代谢综合征（metabolic syndrome，MS）是指在个体中多种代谢异常情况集结存在的现象，这些异常包括肥胖、血甘油三酯升高、高密度脂蛋白胆固醇（HDL-C）低下、血压升高、血糖异常、微量清蛋白尿、高尿酸血症等。

中华医学会糖尿病分会建议代谢综合征的诊断标准为符合以下 4 个组成成分中的 3 个或全部者：①超重或肥胖，体重指数（BMI）≥25.0 kg/m²；②高血糖，空腹血糖≥6.1 mmol/L（110 mg/dL）和（或）糖负荷 2 小时血糖≥7.8 mmol/L（140 mg/dL），和（或）已确诊为糖尿病并治疗者；③高血压，收缩压/舒张压≥18.7/12.0 kPa（140/90 mmHg），和（或）已确诊为高血压并治疗者；④血脂紊乱，空腹血甘油三酯≥1.70 mmol/L（150 mg/dL）；和（或）空腹血 HDL-C：男性＜0.9 mmol/L（35 mg/dL），女性＜1.0 mmol/L（39 mg/dL）。

随着我国居民生活方式的变化，代谢综合征患病率呈增长趋势。上海社区人群代谢综合征患病率为 17.3%。代谢综合征增加了糖尿病和心血管病发生的危险。

（二）危险因素

代谢综合征的大多数组成成分是心血管疾病的危险因素。

（三）预防及管理

主要是改变不良生活方式，包括：①超重或肥胖者减轻体重；②适当增加体力活动；③适当减少脂肪摄入量；④必要时调节血脂及血糖。

积极的改善生活方式，有助于代谢综合征有关成分的改善，有利于预防糖尿病和心血管病的发生。

二、高血压的预防

（一）概述

高血压是发病率最高、对人民健康危害最大的疾病之一，据 2002 年全国居民营养与健康状况调查资料显示，我国 18 岁及以上居民高血压患病率为 18.8%，全国有高血压患者约 1.6 亿。高血压病是一种以动脉压升高为主要特征，可并发心脏、血管、脑与肾脏等靶器官损害及代谢改变的全身性疾病，因病因迄今未完全阐明，故又称原发性高血压，占所有高血压患者的 90%。另一类高血压为某些疾病的一部分表现，故又称症状性或继发性高血压，占所有高血压患者的10%。高血压通过造成血管病变危害心、脑、肾等器官，成为心脑血管疾病和肾病的重要危险因素，是脑卒中、高血压性心脏病、冠状动脉粥样硬化、心力衰竭、肾衰竭的主要原发病，使患者致残、致死率升高。我国由于高血压的"三率"（知晓率、治疗率和控制率）不高，脑卒中年发病率和病死率高于国际平均水平。我国高血压患者 50%～70% 因发生脑卒中致死。要使高血压患病率得到有效控制，就应从高血压的预防做起，采取措施提高群众对高血压的防治知识和自我保健能力,达到预防、控制高血压,减少并发症的发生。

根据《中国高血压防治指南》,高血压定义:在未用抗高血压药情况下,收缩压≥18.7 kPa(140 mmHg)和(或)舒张压≥12.0 kPa(90 mmHg),按血压水平将高血压分为1、2、3级。收缩压≥18.7 kPa(140 mmHg)和舒张压<12.0 kPa(90 mmHg)单列为单纯性收缩期高血压。患者既往有高血压史,目前正在用抗高血压药,血压虽然低于18.7/12.0 kPa(140/90 mmHg),亦应该诊断为高血压。

(二)危险因素

1.年龄

心血管发病随年龄而升高。如北京35~74岁居民,年龄每增长10岁,冠状动脉粥样硬化发病率增高1~3倍,脑卒中发病率增高1~4倍。这是由于多数危险因素水平随年龄的增长而升高,虽然年龄越大增高的速度有所减慢,但由于老年发病率高,故绝对危险仍很高。

2.性别

男性心血管发病率高于女性,我国14个人群监测5年结果显示,25~74岁男性冠状动脉粥样硬化,脑卒中发病率分别为女性的1.1~6.2和1.2~3.1倍。

3.吸烟

吸烟是公认的心脑血管疾病发生的重要危险因素。我国10组队列人群前瞻性研究表明,吸烟者冠状动脉粥样硬化发病的相对危险比不吸烟者增高2倍,缺血性卒中危险增高1倍,癌症死亡危险增高45%,总病死率危险增高21%。有资料表明,吸烟总量每增加1倍,急性心肌梗死发病危险就增加4倍。

4.血脂异常

血清总胆固醇(TC)和低密度脂蛋白胆固醇(LDL-C)升高是冠状动脉粥样硬化和缺血性卒中的危险因素。有一组职工资料也表明,TC为200~239 mg/dL者,冠状动脉粥样硬化发病危险为TC<200 mg/dL者的2倍,>240 mg/dL者的发病危险为<200 mg/dL者3倍。另外,一组职工资料也表明,虽然血TC水平低于西方,但其与冠状动脉粥样硬化死亡的相对危险仍呈对数线性关系。说明血TC作为冠状动脉粥样硬化发病的危险因素,没有最低阈值。另一方面,也有资料提示如血TC过低(<140 mg/dL),有可能增加出血性卒中的发病危险。我国14组人群研究显示,人群中HDL-C均值与冠状动脉粥样硬化发病率呈显著负相关。

5.超重和肥胖

超重和肥胖是高血压发病的危险因素,同时也是冠状动脉粥样硬化和脑卒中发病的独立危险因素。我国人群BMI水平虽低于西方,但近年来增长较快。我国人群BMI水平与心血管病发病密切相关。基线时BMI每增加1 kg/m²,冠状动脉粥样硬化发病危险增高12%,缺血性卒中危险增高6%。提示超重和肥胖是我国人群冠状动脉粥样硬化和缺血性卒中发病的独立危险因素。

6.糖尿病和胰岛素抵抗

糖尿病是动脉粥样硬化性疾病的明确危险因素,也是冠状动脉粥样硬化的等危险因素。据调查,我国糖尿病患病率和糖耐量异常患病率分别为2.5%和3.2%,比10年前增长了3倍。也有调查提示大城市20岁以上糖尿病患病率比往年增长39%。糖尿病患者的BMI,腰臀围比例,血压水平均高于非糖尿病者。我国资料还显示,血清胰岛素水平与心血管病的许多危险因素显著相关,如高甘油三酯、HDL-C、超重和肥胖、高血压、高血清胆固醇和高尿酸等。有研究资料表明糖尿病组冠状动脉粥样硬化发患者数是糖耐量正常者的 10 倍以上。餐后血糖浓度与冠状动脉粥样硬化发病呈正相关。

7.C 反应蛋白

不少研究表明 C 反应蛋白与心血管发病有关,可预测心血管事件的发生,其预测的能力与 LDL-C 一样强。C 反应蛋白还与代谢综合征密切相关。

8.缺少体力活动

体力活动减少是造成超重和肥胖的重要原因之一。有随访研究表明,转向乡镇企业当工人或非农业劳动的农民与持续田间劳动者比较,BMI 显著增高,心血管其他危险因素也显著增高。缺少体力活动可增加高血压患者心血管病发生危险。

9.心血管病病史

病史中有心血管病家族史,患者本人有心血管病史(如脑卒中,心肌梗死,心力衰竭等)或肾脏疾病史者,可增加心血管病发病危险。

(三)预防与管理

1.早期发现

中国高血压防治指南修订委员会的高血压分级,无疑使更多的人被划归为"正常高值",但对那部分可能发展为高血压的危险人群提前敲响了警钟,促使他们及时调整生活方式,尽早采取干预措施,有效降低高血压病的发生。同时,要正确指导患者定期测量血压,治疗初期应每周测量血压一次,当血压得到较稳定的控制后,每 1～3 个月测量一次。血压正常者,尤其是有高血压病家族史者每年至少测量一次血压,以便及早发现,及时治疗。

2.严格控制血压

血压患者的平均寿命较正常人群缩短了 15～20 年,因此,维持高血压患者的血压在正常范围内,是预防和延缓高血压状态对心、脑、肾损害的必要措施。告知患者改变不良的生活方式是控制高血压最重要、最廉价,但也是需要持之以恒才能奏效的最基础的非药物治疗方法。对于低危患者,仅通过生活方式的改变就有可能使血压降至正常水平;对于必须接受药物治疗的中、高危患者,良好的生活方式可以增加药物治疗的疗效,减少治疗的费用。

3.改善生活方式

改善生活方式在任何时候对任何患者(包括血压为正常高值和需要药物治疗的患者)都是一种合理的治疗,其目的是降低血压、控制其他危险因素和并存临床情况。改善生活方式对降低血压和心血管危险的作用已得到广泛认可,所有患者都应采用,这些措施包括戒烟、减轻体重、减少过多的酒精摄入、适当运动、减少盐的摄入量、多吃水果和蔬菜,减少食物中饱和脂肪酸的含量和脂肪总量、减轻精神压力,保持心理平衡(表 10-1)。

(1)减重:建议 BMI 应控制在 24 以下。减重对健康的利益是巨大的,如在人群中平均体重下降 5～10 kg,收缩压可下降 0.7～2.7 kPa(5～20 mmHg)。高血压患者体重减少 10%,则可使胰岛素抵抗、糖尿病、高脂血症和左心室肥厚改善。根据文献报道收缩压平均降低 0.3 kPa(2 mmHg)即能显著降低冠状动脉粥样硬化和卒中的发生率这一事实,可以认为减轻体质量除了降低高血压发生率外,对降低与高血压相关的心脑血管疾病也有意义。

表 10-1 高血压的非药物预防措施

措施	目标	收缩压下降范围
减重	减少热量,膳食平衡,增加运动,BMI 保持 20~24 kg/m²	每减重 10 kg 下降 0.7~2.7 kPa(5~20 mmHg)
膳食限盐	北方首先将每人每天平均食盐量降至 8 g,以后再降至 6 g;南方可控制在 6 g 以下	0.3~1.1 kPa(2~8 mmHg)
减少膳食脂肪	总脂肪小于总热量的 30%,饱和脂肪<10%,增加新鲜蔬菜每天 400~500 g,水果 100 g,肉类 50~100 g,鱼虾类 50 g,蛋类每周 3~4 个,奶类每天 250 g,每天食油 20~25 g,少吃糖类和甜食	—
增加及保持适当体力活动	一般每周运动 3~5 次,每次持续 20~60 分钟。如运动后自我感觉良好,且保持理想体重,则表明运动量和运动方式合适	0.5~1.2 kPa(4~9 mmHg)
保持乐观心态,提高应激能力	通过宣教和咨询,提高人群自我防病能力。提倡选择适合个体的体育、绘画等文化活动,增加老年人社交机会,提高生活质量	—
戒烟、限酒	不吸烟,不提倡饮酒;如饮酒,男性每天饮酒精量不超过 25 g,即葡萄酒<100 mL,或啤酒<250 mL,或白酒<25 mL;女性则减半量,孕妇不饮酒。不提倡饮高度烈性酒。高血压及心脑血管疾病患者应戒酒	0.3~0.5 kPa(2~4 mmHg)

(2)合理膳食:①减少钠盐,大量的试验、临床和流行病学资料证实,钠的代谢与本病有密切关系。WHO 建议每人每天食盐量不超过 6 g。我国膳食中约 80% 的钠来自烹调或含盐高的腌制品,因此,限盐首先要减少烹调用盐及含盐高的调料,少食各种咸菜及盐腌食品。如果北方居民减少日常用盐一半,南方居民减少 1/3,则基本接近 WHO 建议。②减少膳食脂肪,补充适量优质蛋白质有的流行病学资料显示,即使不减少膳食中的钠和不减体重,如果将膳食脂肪控制在总热量 25% 以下,连续 40 天可使男性收缩压和舒张压下降 12%,女性下降 5%。我国一组北京与广州流行病学的资料对比,广州男女工人血压均值、患病率、发病率明显低于北京,除北京摄取高钠、高脂肪外,可能与广州膳食蛋白质特别是鱼类蛋白质较高有关,有研究表明每周吃鱼 4 次以上与吃鱼最少的相比,冠状动脉粥样硬化发病率减少 28%。建议改善动物性食物结构,减少含脂肪高的猪肉,增加含蛋白质较高而脂肪较少的禽类及鱼类。蛋白质占总热量 15% 左右,动物蛋白占总蛋白 20%。蛋白质质量依次为奶、蛋;鱼、虾;鸡、鸭、猪、牛、羊肉;植物蛋白,其中豆类最好。③多吃蔬菜和水果,研究证明增加蔬菜或水果摄入,减少脂肪摄入可使收缩压和舒张压有所下降。素食者比肉食者有较低的血压,其降压的作用可能基于水果、蔬菜、食物纤维和低脂肪的综合作用。人类饮食应以素食为主,适当肉量最理想。

(3)戒烟限酒:尽管有研究表明非常少量饮酒可能减少冠状动脉粥样硬化发病的危险,但是饮酒和血压水平及高血压患病率之间却呈线性相关,大量饮酒可诱发心脑血管事件发作。因此,不提倡用少量饮酒预防冠状动脉粥样硬化,提倡高血压患者应戒酒,因饮酒可增加服用降压药物的抗性。

(4)适量运动:运动不足被认为是高血压、糖尿病、高脂血症等成人患病的重要原因。流行病调查结果表明,高血压患者身体活动量对疾病的预后有重要影响。为取得运动训练的良好效果,要确定运动的方式,强调时间和频度,增加有氧运动,最好能做到每天运动 30~45 分钟,量要适度(如每天快走 30~45 分钟),不要短时间大运动量锻炼,强度必须因人而异,按科学锻炼的要求,常用运动强度指标可用运动时最大心率达到 180 次/分(或 170 次/分)减去年龄(如 50 岁的人运动心率为 120～130 次/分),频度一般要求每周 3～5 次,每次持续 20～60 分钟即可,可根据运动者身体状况和所选择的运动种类等而定。

(5)减轻精神压力,保持平衡心理:高血压病是心身疾病,长期精神压力和心情抑郁是引起高血压和其他一些慢性病的重要原因之一。当机体受到内外环境的不良刺激时,可引起情绪激动,使交感神经兴奋,血管收缩,血压增高。对于高血压患者,这种精神状态常使他们较少采用健康的生活方式,如酗酒、吸烟等,并降低对抗高血压治疗的依从性。有研究观察到高血压患者比健康人更内向、情绪不稳、人际关系敏感、焦虑抑郁及偏执等。所以,对于精神压力大、心情抑郁的患者,需有针对性地对其进行心理调节,以保持良好的心情,稳定的血压。

4.健康教育

高血压防治最重要的措施是加强高血压病患者的健康教育。有研究显示,每花 1 元于患者健康教育服务上就会节省 6 元的医疗费用支出。

(1)提高患者对高血压病的认识:有研究认为,在非心内科就诊的高血压患者中 83.9% 是因体检被发现的。在检出的高血压患者中约有 1/4 的患者自己知道有高血压,但接受过治疗者不到半数;接受治疗的患者中能系统治疗并使血压控制在理想水平者仅占约 3%。究其原因,一是患者对高血压病缺乏认识,不知道高血压病将会引起严重后果,认识不到治疗的重要性,二是由于受某些不正确宣传的误导,服用的是保健药而不是有效的降压药,这就需要长期对群众进行健康教育,使他们接受治疗,正确治疗,坚持治疗。

(2)加大高血压病知识宣传力度:加强高血压病的健康指导以提高自我保健能力。调查显示,79.30% 的患者表示需要接受高血压防护知识指导,但只有 11.52% 的患者曾接受过此方面的详细指导。大部分患者认为,医护健康教育侧重点在于药物使用、饮食和运动指导等,而对高血压病的防护知识欠具体,不足以引起患者对高血压病的高度重视。文献报道,高血压病患者在健康教育前,人们对高血压的知晓率为 26.6%,服药率为 12.2%,控制率为 2.9%,在健康教育后,人们对高血压的知晓率为 77.6%,服药率为 38.6%,控制率为 20.9%。

5.社区防治

(1)医疗与预防资金重新分配,加强预防资金的比例。

(2)将高血压防治的"三率"等指标列入社区卫生服务常规考核体系中。

(3)医疗保险应支持社区卫生服务的发展,激励高质量低成本的医疗保健服务。

(4)基层医院与上级医院应建立畅通、互利的双向转诊渠道和运行机制,社区和各级医院应发展高血压防治的临床网络,通过规范化管理提高医疗保健质量。

三、糖尿病的预防

(一)概述

糖尿病是由遗传和环境因素相互作用而引起的临床综合征。因胰岛素分泌绝对或相对不足以及靶组织细胞对胰岛素敏感性降低,引起糖、蛋白质、脂肪、水和电解质等一系列代谢紊乱。临床以高血糖为主要共同标志,可出现多尿、多饮、体重减轻,有时尚可伴多食及视物模糊。久病可引起多个系统损害。视网膜病变可导致视力丧失;肾病变可导致肾衰竭;外周神经病变可导致下肢溃疡、坏疽、截肢和关节病变的危险;自主神经病变可引起胃肠道、泌尿生殖系统及心血管等症状与性功能障碍;外周血管及心脑血管并发症明显增加,并常合并有高血压、脂代谢异常。如不进行积极防治,将降低糖尿病患者的生活质量,寿命缩短,病死率增高。

随着生活方式的改变和老龄化进程的加速,我国糖尿病的患病率正在呈快速上升趋势,成为继心脑血管疾病、肿瘤之后的另一个严重危害人民健康的重要慢性非传染性疾病。据WHO的估计,目前全球已有糖尿病患者1.75亿左右,至2025年将达3亿。中国糖尿病患病率亦在急剧增高,从20世纪80年代至90年代中期增加了4～5倍,估计现已有糖尿病患者3 000万～4 000万。

值得注意的是,我国糖尿病患者的检出率、知晓率和控制率均较低,科学防治知识尚未普及,疾病的管理水平与卫生服务需求尚存在较大差距。

糖尿病主要分为1型糖尿病、2型糖尿病、其他特殊类型糖尿病和妊娠期糖尿病。

(二)危险因素

1型糖尿病及2型糖尿病均有遗传及环境因素参与。近年糖尿病患病率剧增主要是指2型糖尿病的患病率快速增加。体力活动减少和(或)能量摄入增多而致肥胖病(总体脂或局部体脂增多)。肥胖病是2型糖尿病患者中最常见的危险因素,其他1型及2型糖尿病的危险因素见表10-2。

表 10-2　糖尿病的危险因素

类型	危险因素
1型糖尿病	遗传易感性
	自身免疫
	病毒感染
	牛乳喂养
	药物及化学物
2型糖尿病	遗传易感性
	体力活动减少和(或)能量摄入增多
	肥胖病(总体脂增多或腹内体脂相对或者绝对增多)
	胎儿及新生儿期营养不良
	中老年
	吸烟、药物及应激(可能)

(三)预防与管理

1.筛查

(1)利用分期分批进行特殊人群体检,如单位集中体检。

(2)利用其他个别的体检方式,如司机体检、婚前体检、出国前体检。

(3)通过各级医院门诊检查。

(4)加强对非内分泌专科医师的培训,使之能尽早发现糖尿病。

(5)对于一些因大血管病变、高血脂、肥胖及其他与糖尿病有关的疾病住院者,进行常规筛查。

2.健康教育

糖尿病是慢性疾病,控制血糖是治疗的关键。糖尿病教育可使患者正确掌握饮食治疗,配合药物治疗,达到理想控制血糖,减少药物用量,减少并发症发生和发展,减少医疗费用。

社区应建立糖尿病教育小组,由糖尿病专科医师、全科医师、营养医师或营养师组成,定期举办糖尿病教育。各级卫生行政部门应支持社区糖尿病教育小组,在经费上给以一定的帮助。教育内容包括糖尿病的临床表现、并发症、饮食治疗、药物治疗、病情监测、自身保健等。教育手段采用授课、讨论、幻灯、录像片,观看各种食物模型、糖尿病防治资料。建立糖尿病患者档案,长期随访。重视家庭护理,糖尿病患者长期生活在家庭里,家庭人员应鼓励患者树立信心,尽量做好营养配餐,制订患者运动锻炼计划,并协助做好。保持家庭和睦,经常掌握患者心理状态,做好口腔、皮肤、足的护理,病情变化应与医师联系,争取早期处理,控制病情。

3.饮食治疗

(1)限制总热量:合理控制热能摄入是糖尿病的基础治疗。总热量应根据患者的标准体重、生理条件、劳动强度、工作性质而定。对正常体重的糖尿病患者,热能应维持或略低于理想体重。每天每千克体重成年休息者为 $105\sim125$ kJ($25\sim30$ kcal)、轻体力或脑力劳动为主者为 $125\sim146$ kJ($30\sim35$ kcal)、中度体力劳动者为 $146\sim167$ kJ($35\sim40$ kcal)、重体力劳动者 167 kJ(40 kcal)、4 岁以下儿童为 209 kJ(50 kcal)、$4\sim10$ 岁为 $167\sim188$ kJ($40\sim45$ kcal)、$0\sim15$ 岁为 $146\sim167$ kJ($35\sim40$ kcal)。肥胖者应限制热能摄入,热量每天应该限制在 $5\,020$ kJ($1\,200$ kcal)以内,以减轻体重,使体重逐渐下降至正常标准的 $\pm5\%$。孕妇、乳母、营养不良及消瘦者、伴消耗性疾病而体重低于标准体重者,应适当提高热量摄入,热量可增加 $10\%\sim20\%$。

(2)合理供给碳水化合物:碳水化合物能改善葡萄糖耐量,提高胰岛素的敏感性,而不增加胰岛素的需要量。另外,碳水化合物是构成身体组织的一种重要物质,如肝内及肌肉内糖原、体内的糖蛋白、核蛋白、糖脂等。人体器官时刻不能离开糖,尤其是脑细胞为维持其功能,在休息状态下,每天将消耗 $100\sim150$ g 葡萄糖。人们必须定时进食一定量的碳水化合物维持正常血糖水平以保障大脑的功能。糖尿病供给碳水化合物应占总热量的 $55\%\sim60\%$。人体如摄入碳水化合物不足,体内供能时则需动用脂肪和蛋白质,一旦体内脂肪分解酮体产生增多而胰岛素不足,不能充分利用酮体时,可引起酮症酸中毒。每天碳水化合物进量控制在 $250\sim350$ g,折合主食 $300\sim400$ g。肥胖者酌情可控制在 $150\sim200$ g,折合主食 $150\sim250$ g。含碳水化合物的食物有蜂蜜、白糖和红糖等精制糖。前者约含葡萄糖 3.42%、果糖 40.5%,后两者所含碳水化合物属双糖类,含量约 90%。这类糖易吸收、升血糖作用快,故糖尿病患者应忌食。当患者发生低血糖时例外。土豆、山药等块根类食物,因所含淀粉为多糖类,含量在 20% 左右,可代替部分主食。含糖量为 $10\%\sim20\%$ 的水果,因其吸收较快,对空腹血糖控制不理想者应忌食,对空腹血糖控制较好者应限制食用。部分喜欢食甜患者可选用甜叶菊、木糖醇、糖蛋白或糖精。

(3)蛋白质适量摄入:患者由于体内糖原异生旺盛,蛋白质消耗量大,故应保证蛋白质摄入。蛋白质供给量与正常人相似,具体根据机体需要酌情增减,成年人每天每千克体重 1 g。目前主张蛋白质所供热能占总热能的 $12\%\sim15\%$。儿童、孕妇、乳母、营养不良及消耗性疾病者,可酌情增加 20%。糖尿病肾病时,因尿中丢失蛋白质较多,在肾功能允许条件下酌情增加蛋白质摄入,但在氮质血症及尿毒症期,须减少蛋白质摄入,一般每天不超过 $30\sim40$ g。每天摄入蛋白质尽可能保证有 1/3 来自动物食物,因其含有丰富的必需氨基酸,保证人体营养中蛋白质代谢的需要。谷类含蛋白质 $7\%\sim10\%$,因每天用量较多,故也是提供蛋白质不可忽视的来源。如每天食谷类 300 g,相当于摄入蛋白质 $21\sim30$ g,占全天供量的 1/3~1/2。

(4)限制脂肪摄入:为防止或延缓糖尿病的心脑血管并发症,必须限制脂肪的摄入。目前主张脂肪所供热能应占总热量的 30%～35%，每天每千克体重 0.6～1.0 g。宜用不饱和脂肪酸，限制饱和脂肪酸的摄入。如肥胖患者伴血脂蛋白增高者，或者有冠状动脉粥样硬化等动脉粥样硬化者，脂肪摄入量宜控制在总热量的 30% 以下。血胆固醇与心血管病有密切关系，每天摄入量应低于 300 mg。富含饱和脂肪酸的有牛油、羊油、猪油、奶油等动物性脂肪，不饱和脂肪酸有植物油如豆油、花生油、芝麻油、菜籽油等可适当选用。

（5）提倡粗纤维饮食：粗纤维饮食可缓慢胃排空，改变肠转运时间。可溶性纤维在肠内形成凝胶时，可减慢糖的吸收，从而降低空腹血糖和餐后血糖，改善葡萄糖耐量，还可通过减少肠激素，如胰高血糖素或抑胃肽的分泌，减少对 β 细胞的刺激，减少胰岛素释放与增高周围胰岛素受体的敏感性，加速葡萄糖代谢。粗纤维饮食是指每天粗纤维摄入量 35～40 g。一般纤维在蔬菜中的含量为 20%～60%，在水果和谷类中含 10% 左右。可在正常膳食基础上多用富含食物纤维食品，如玉米皮、南瓜、米糠、麸皮、麦糟等，以利延缓肠道葡萄糖吸收及减少血糖上升的幅度，改善葡萄糖耐量。

（6）注意维生素、微量元素供给，减少酒和钠的摄入。患者应保证正常人的维生素 B_1、维生素 B_2、维生素 C 的每天摄入量供给。中国营养学会建议，维生素 B_1 成年男子每天 1.3 mg，成年女子每天 1.2 mg；维生素 B_2 成年男子 1.3 mg，成年女子 1.2 mg；维生素 C 成年男子、女子均 60 mg。

维生素是调节生理功能不可缺少的营养素，尤在糖尿病病情控制不好，易并发感染和酮症酸中毒的患者，更应注意维生素的补充。β 胡萝卜素有较强的抗氧化及调节免疫的作用。B 族维生素对糖代谢有重要作用。维生素 B_1 在代谢中起辅酶作用，是丙酮酸氧化脱羧必需的物质。维生素 B_6 不足可伴发葡萄糖耐量下降，胰岛素和胰高血糖素分泌受损。维生素 B_{12} 缺乏可导致神经细胞功能障碍，与多腺体自身免疫病和糖尿病神经病变有关。维生素 C 是人体血浆中最有效的抗氧化剂。维生素 D 补充可改善营养状况，增加血清钙水平，增加胰岛素分泌。维生素 E 是强抗氧化剂，长期补充能抑制氧化应激，有助于糖尿病控制，并能预防和延缓糖尿病并发症的发生。糖尿病患者因葡萄糖和糖基化蛋白质自动氧化等可产生大量自由基，大量自由基若不及时清除则可积聚在组织，引发生物膜上磷脂成分中不饱和脂酸的一系列自由基反应，即脂质过氧化，膜的流动性发生不可逆的改变，脆性增加，细胞膜的正常功能受损。人体中的维生素 C、维生素 E、β 胡萝卜素是清除积聚自由基的重要物质，能阻断和防止自由基引发的氧化和过氧化反应，保护生物膜，还可参与调节清除自由基的超氧化物歧化酶、过氧化氢酶、谷胱甘肽酶等抗氧化酶活性。提倡食用富含维生素 B_1 和维生素 B_2 的食物，如芦笋、牛肝、牛奶、羔羊腿、小牛肉等。富含维生素 C 的食物，如花椰菜、芽甘蓝、柠檬汁、葡萄汁、橘子汁、木瓜、草莓、辣椒等。

微量元素对人体很重要，与胰岛功能有相关关系：①锂能促进胰岛素的合成和分泌，能提高 β 细胞有丝分裂过程中的 DNA 系列和细胞数目增多，能改善外周血组织胰岛素敏感性。②锌参与构成人体的新生细胞和蛋白质合成，能协助葡萄糖在细胞膜上转运，并与胰岛素活性有关。临床实践补锌能加速愈合老年糖尿病患者的下肢溃疡。富含锌的食物有瘦牛肉、瘦猪肉、牡蛎、羔羊肉、牛奶、蛋、麸皮等。③镁缺乏时导致 2 型糖尿病对胰岛素不敏感，在补充镁后胰岛素分泌能力得到改善，缺镁与部分糖尿病视网膜病与缺血性心脏病有关。④锰代谢障碍可引起葡萄糖不耐受。

长期饮酒对肝脏有损害，因每克酒精虽可供给 29 kJ(7.1 kcal)热量，但它不含其他营养素，而且容易引起高甘油三酯血症，对应用胰岛素治疗患者易发生低血糖。糖尿病患者多数伴有高血压或肥胖症，应低钠饮食，每天钠摄入以 5～6 g 为宜。

4.体育锻炼

根据年龄、性别、病情、体力、爱好等不同条件,量力而行坚持有规律的运动。尤其对 2 型糖尿病合并肥胖症者,应持之以恒。适当运动不仅可减轻体重,还可提高胰岛素敏感性,改善血糖和脂代谢紊乱。但在运动期间要正确处理好用餐、运动量及有否发生低血糖症状,应及时做好调整。

5.改变生活方式的目标

(1)使 BMI 达到或接近 24,或体重至少减少 5%。

(2)至少减少每天总热量 1 674~2 093 kJ(400~500 kcal)。

(3)饱和脂肪酸摄入占总脂肪酸摄入的 30%以下。

(4)体力活动增加到 250~300 分钟/周。

(杜　鑫)

参 考 文 献

[1] 张阳阳,张树堂.内科常见病诊疗精要[M].汕头:汕头大学出版社,2023.

[2] 王建敏.实用内科常见疾病护理[M].上海:上海交通大学出版社,2023.

[3] 徐冉.当代内科理论与实践[M].长春:吉林科学技术出版社,2023.

[4] 郭大伟.内科疾病诊疗基础与康复[M].长春:吉林科学技术出版社,2022.

[5] 王芹.临床医学检验与内科诊疗[M].汕头:汕头大学出版社,2022.

[6] 费秀斌,张承巍,任芳兰,等.内科疾病检查与治疗方法[M].北京:中国纺织出版社,2022.

[7] 宋波.内科医师临床必备[M].青岛:中国海洋大学出版社,2023.

[8] 王佃亮,黄晓颖.内科医师诊疗与处方[M].北京:化学工业出版社,2023.

[9] 李志宏.临床内科疾病诊断与治疗[M].汕头:汕头大学出版社,2023.

[10] 张群英,龙涛,林荡,等.实用内科诊疗学[M].上海:上海科学技术文献出版社,2023.

[11] 解莘生,李爽,张建林,等.现代内科临床诊治[M].长春:吉林科学技术出版社,2023.

[12] 赵健.内科疾病诊治与公共卫生管理[M].上海:上海交通大学出版社,2023.

[13] 江科.临床内科疾病诊治与传染病防治[M].上海:上海交通大学出版社,2023.

[14] 毛真真,贺广爱,丁明红,等.内科疾病诊疗思维精解[M].青岛:中国海洋大学出版社,2023.

[15] 李毅,满玉洁,赵宏,等.内科疾病诊治与康复理疗[M].上海:上海科学技术文献出版
社,2023.

[16] 宋明明.内科临床诊断治疗实践[M].汕头:汕头大学出版社,2023.

[17] 柴倩倩,黄彩娜,张清,等.内科疾病治疗与用药指导[M].上海:上海科学技术文献出版
社,2023.

[18] 马路.当代内科医学诊断及治疗[M].济南:山东大学出版社,2023.

[19] 吴照科,石小智,熊申明,等.临床内科疾病诊疗案例分析[M].开封:河南大学出版社,2023.

[20] 王丽娜.常见内科疾病诊疗思维与实践[M].上海:上海交通大学出版社,2023.

[21] 马冉.消化内科疾病临床基础与技巧[M].武汉:湖北科学技术出版社,2022.

[22] 王玉梅,刘建林,丁召磊,等.临床内科诊疗与康复[M].汕头:汕头大学出版社,2022.

[23] 张红,刘友兵,蔡静,等.实用内科诊疗学[M].长春:吉林科学技术出版社,2022.

[24] 刘伟霞,孙晓梅,贾安海,等.内科疾病临床治疗[M].哈尔滨:黑龙江科学技术出版社,2022.

[25] 刘新民,王涤非,王祖禄,等.内科常见病治疗手册[M].沈阳:辽宁科学技术出版社,2023.

［26］薛晓明,马飞,刘佳.现代内科疾病综合治疗［M］.北京:中国纺织出版社,2023.

［27］李栋,石伟丽,冯兴兰,等.现代内科病症诊疗精要［M］.长春:吉林科学技术出版社,2023.

［28］李祥欣,王成刚,陈鸿程.内科疾病综合治疗学［M］.南昌:江西科学技术出版社,2022.

［29］刘国丽,刘术青,王威.临床内科诊断与治疗方案［M］.南昌:江西科学技术出版社,2022.

［30］庄志强,江勇,王成刚.内科疾病综合治疗与病例解析［M］.南昌:江西科学技术出版社,2022.

［31］石新慧.现代内科诊疗精要［M］.武汉:湖北科学技术出版社,2022.

［32］焉鹏.消化内科疑难病例解析［M］.济南:山东科学技术出版社,2022.

［33］曹瑞祥.新编公共卫生与预防医学精要［M］.长春:吉林科学技术出版社,2023.

［34］江海东,琚雄飞.基本公共卫生服务技术［M］.北京:中国医药科技出版社,2023.

［35］赵健.内科疾病诊治与公共卫生管理［M］.上海:上海交通大学出版社,2023.

［36］余雅坤,王鑫,王红霞,等.难治性类风湿关节炎影响因素分析［J］.医学研究杂志,2023,52(4):36-40.

［37］底瑞青,叶琳,王文娟,等.青年鼻咽癌患者恐惧疾病进展现状及影响因素分析［J］.郑州大学学报:医学版,2023,58(3):411-415.

［38］罗丹,吴邵娟,杨乐,等.鼻咽癌患者放化疗期间发生营养不良的危险因素［J］.医疗装备,2023,36(11):102-104.

［39］欧阳天斌.鼻咽癌患者调强放射治疗后鼻窦炎的临床特征分析［J］.中国眼耳鼻喉科杂志,2023,23(1):44-48.

［40］程平,王秋香,程辉,等.20例原发性胃肠道非霍奇金淋巴瘤临床分析［J］.临床内科杂志,2023,40(5):342-343.